"十四五"时期国家重点出版物出版专项规划项目

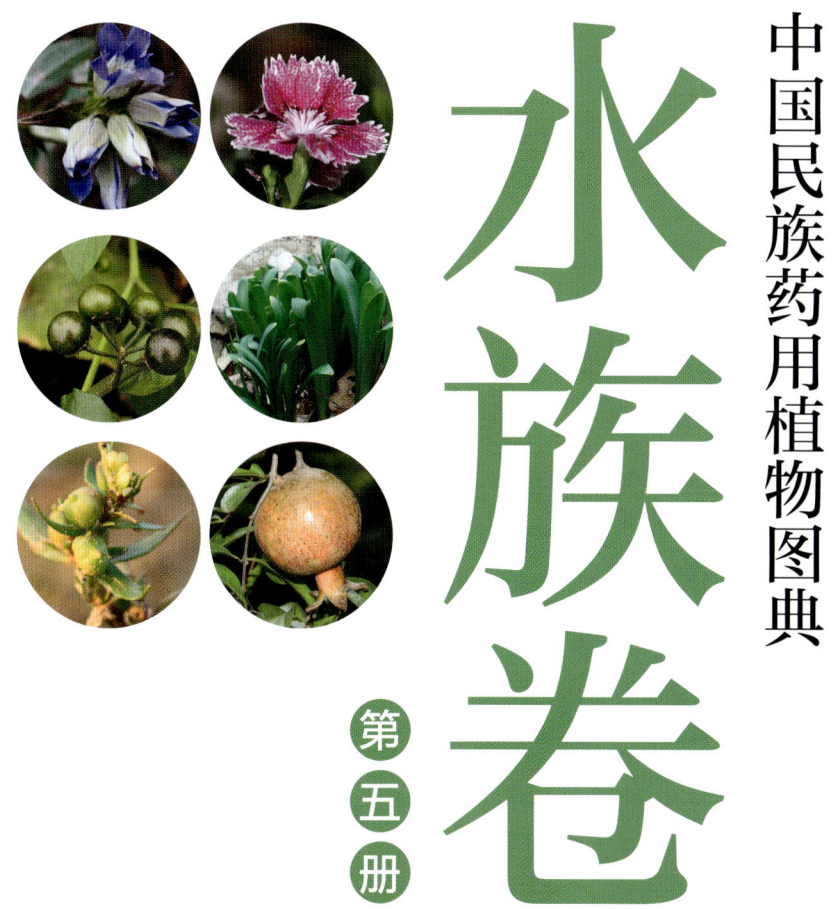

水族卷

第五册

中国民族药用植物图典

总 主 编: 肖培根　诸国本

主　　编: 司有奇

副 主 编: 司岚清　司勤国

编　　委: 姜 雷　司高飞　马永春　司勤元　杨光海　杜 蓉　袁树华

图片摄影: 周重建　谢 宇　裴 华　邬坤乾　袁井泉　孙骏威　谢 言　钟炯平　司有奇　夏云海

CSK 湖南科学技术出版社·长沙

国家一级出版社　全国百佳图书出版单位

"十四五"时期国家重点出版物出版专项规划项目

《中国民族药用植物图典》
丛书编委会

总主编： 肖培根　诸国本

编　委： 马光宇　王　庆　叶　红　田华敏　宁迪敏
　　　　　朱　进　朱　宏　任智标　全继红　刘士勋
　　　　　刘卫华　刘立文　刘建新　齐　菲　孙　真
　　　　　孙瑷琨　严　洁　芦　军　李建军　杨　帆
　　　　　肖　卫　吴　晋　吴卫华　何清湖　汪　冶
　　　　　汪　昕　张在其　陈艳蕊　罗建锋　周　芳
　　　　　周重建　赵志远　赵来喜　赵梅红　莫　愚
　　　　　徐　娜　郭　号　程宜康　谢　宇　谢　言
　　　　　路　臻　蔡　伟　裴　华　翟文慧　曾朝辉

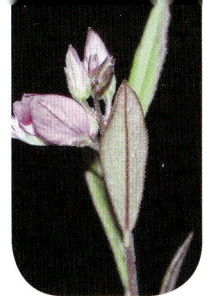

目 录

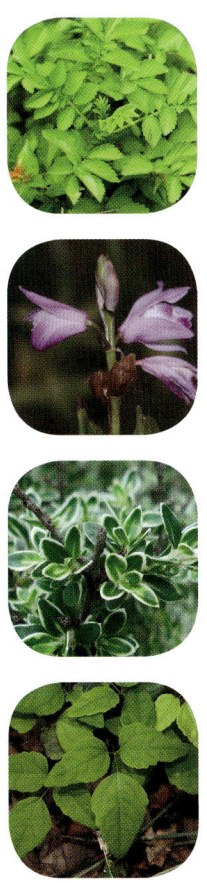

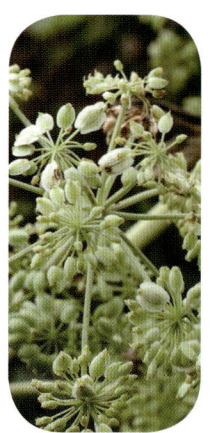

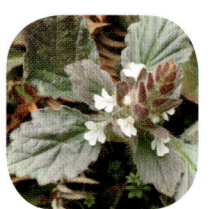

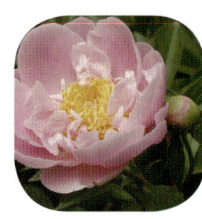

中国民族药用植物图典（第一辑）

水族卷（第五册）

中国民族药用植物图典·苗族卷
中国民族药用植物图典·壮族卷
中国民族药用植物图典·藏族卷
中国民族药用植物图典·蒙古族卷
中国民族药用植物图典·水族卷
中国民族药用植物图典·维吾尔族卷

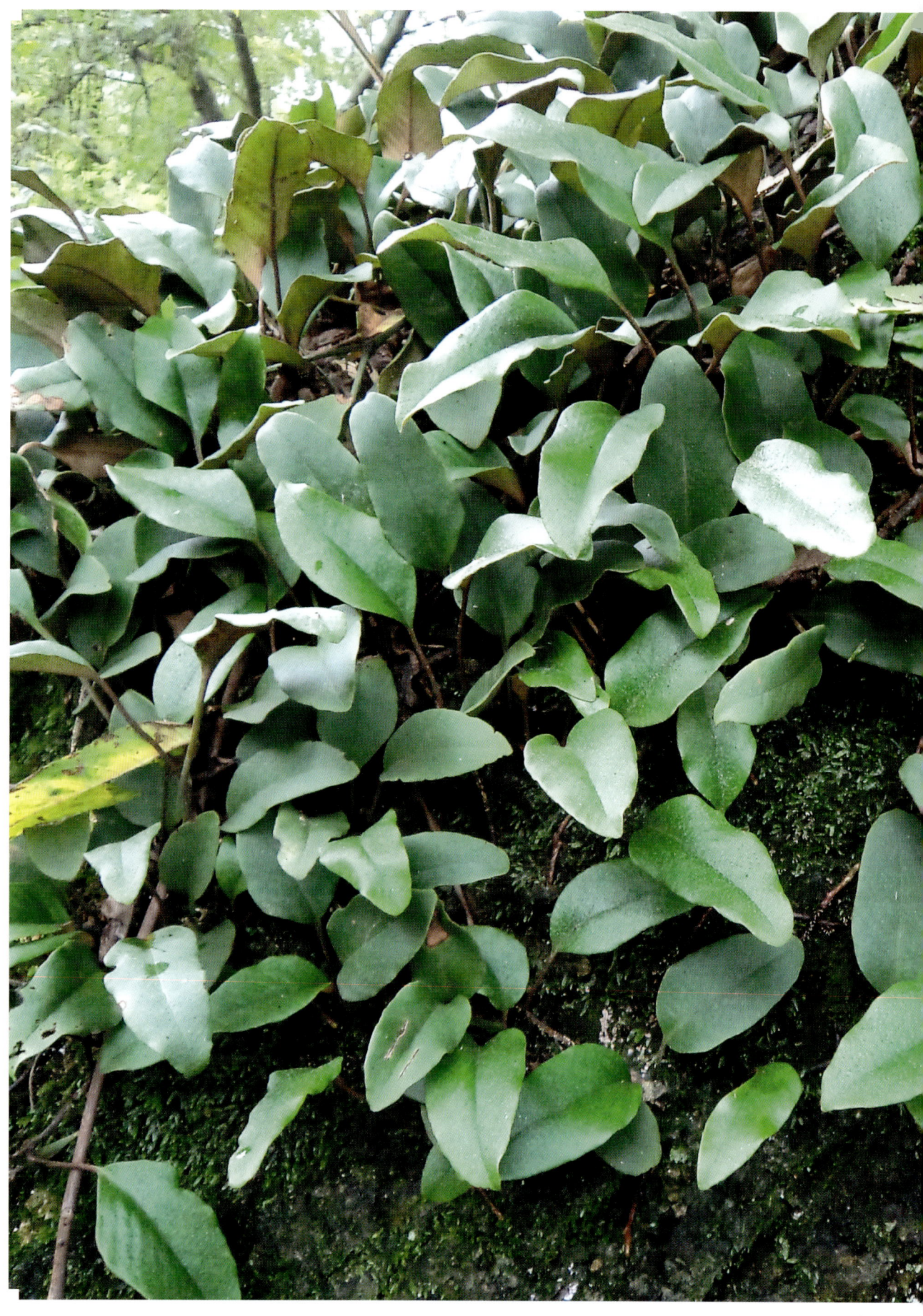

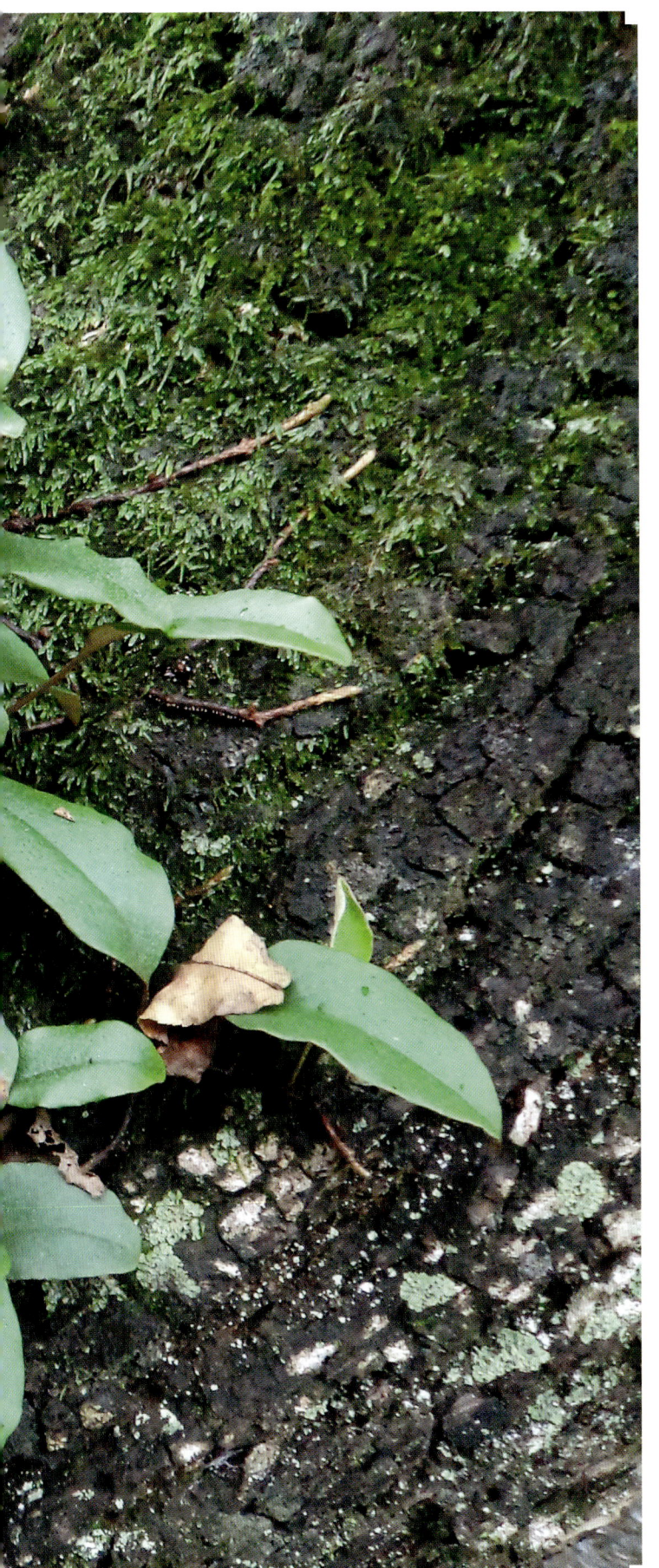

石韦

【水药名】骂抹辉。

【别　名】飞刀剑、石皮、金星草。

【来　源】本品为水龙骨科植物石韦 *Pyrrosia lingua* (Thunb.) Farwell. 的全草。

【性味归经】味苦、微甘，性凉。归肺、膀胱经。

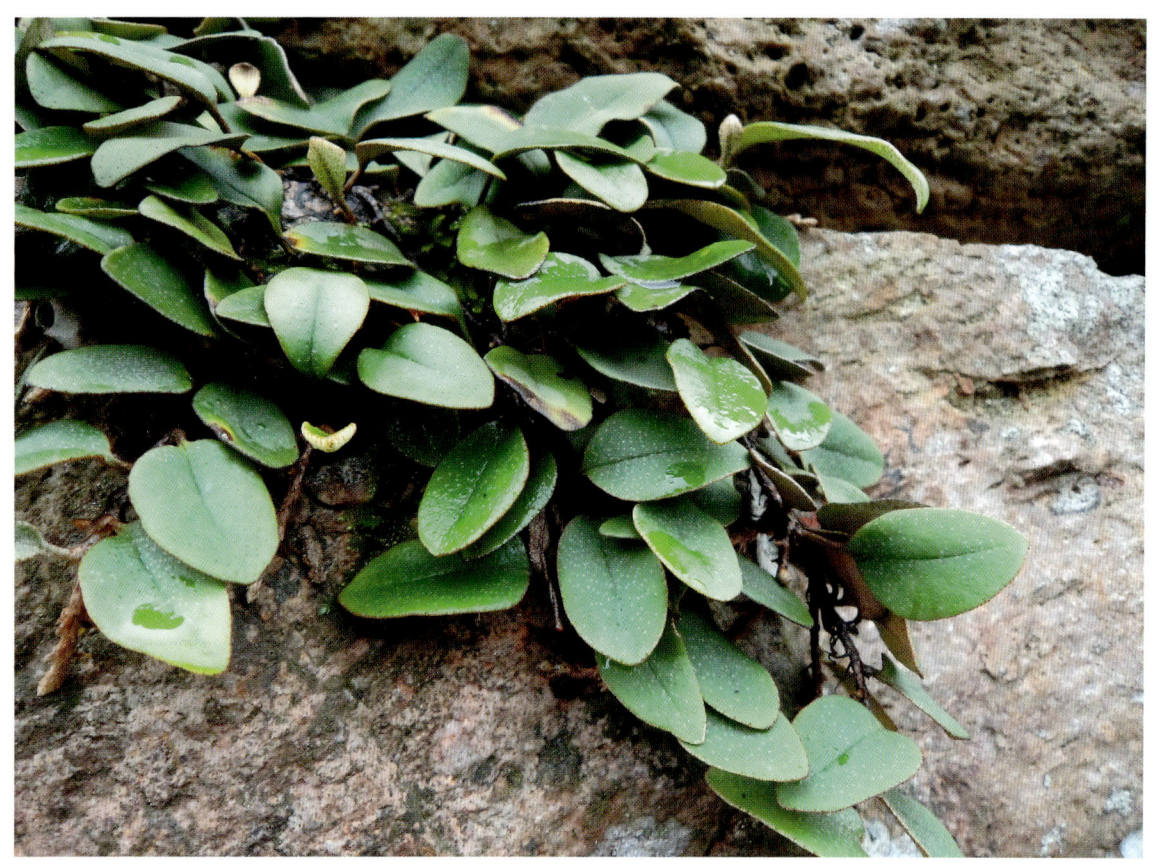

石韦

识别特征

多年生草本。根茎细长，横走，密被深褐色披针形的鳞片；根须状，深褐色。叶疏生，叶柄长6～15 cm，略呈四棱形。叶片披针形、线状披针形或长圆状披针形，长7～20 cm，先端渐尖，基部渐狭，全缘、革质。孢子囊群椭圆形，散生在叶下面的全部或上部。

生境分布

生长于山里的岩石上或树上。分布于安徽、江苏、浙江、福建、台湾、广东、广西、江西、湖北、四川、贵州、云南等省区。

采收加工

全年均可采收，除去根茎和根，晒干或阴干。

药材鉴别

本品叶片略皱缩，展平后呈披针形，宽3～8 cm。先端渐尖，基部耳状偏斜，全缘，边缘常向内卷曈；上表面黄绿色或灰绿色，散布有黑色圆形小四点；下表面密生红棕色星状毛，有的侧脉间布满棕色圆点状的孢子囊群。叶柄具四棱，略扭曲，有纵槽，叶片革质。气微，味微涩苦。

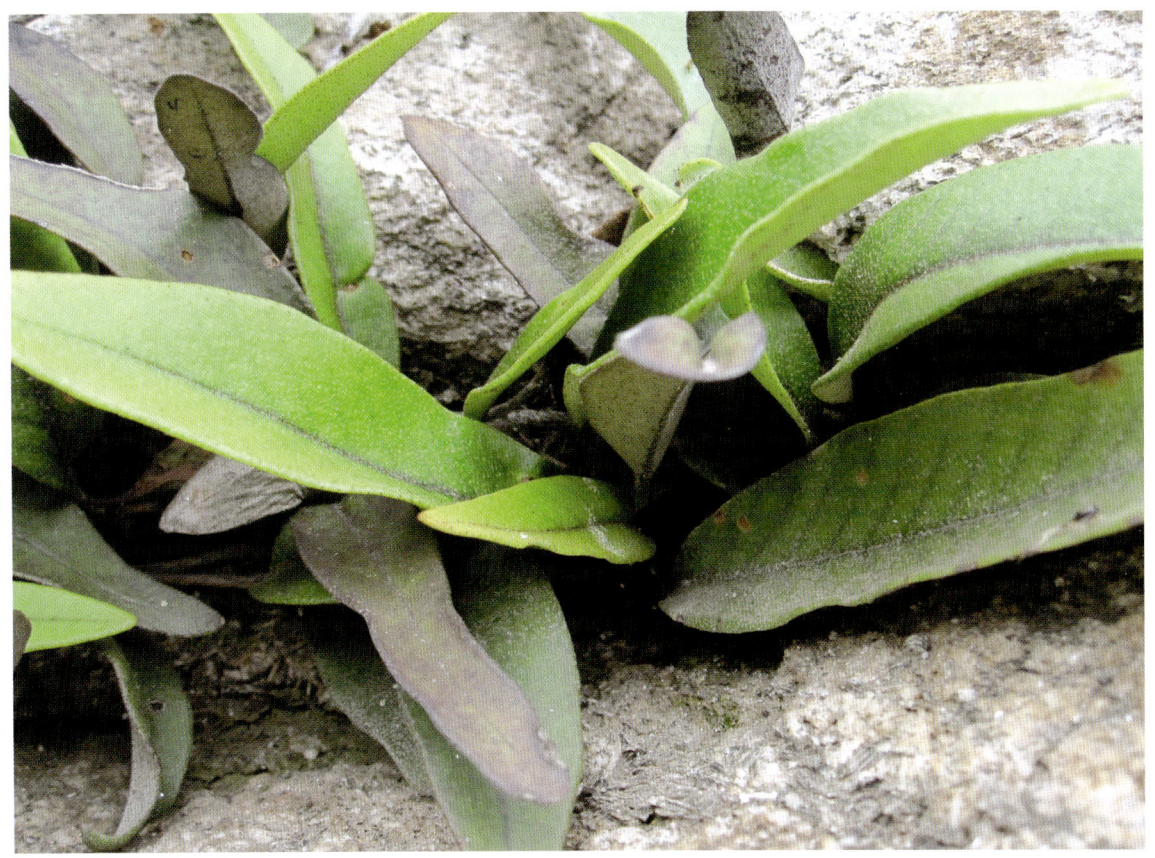

石韦

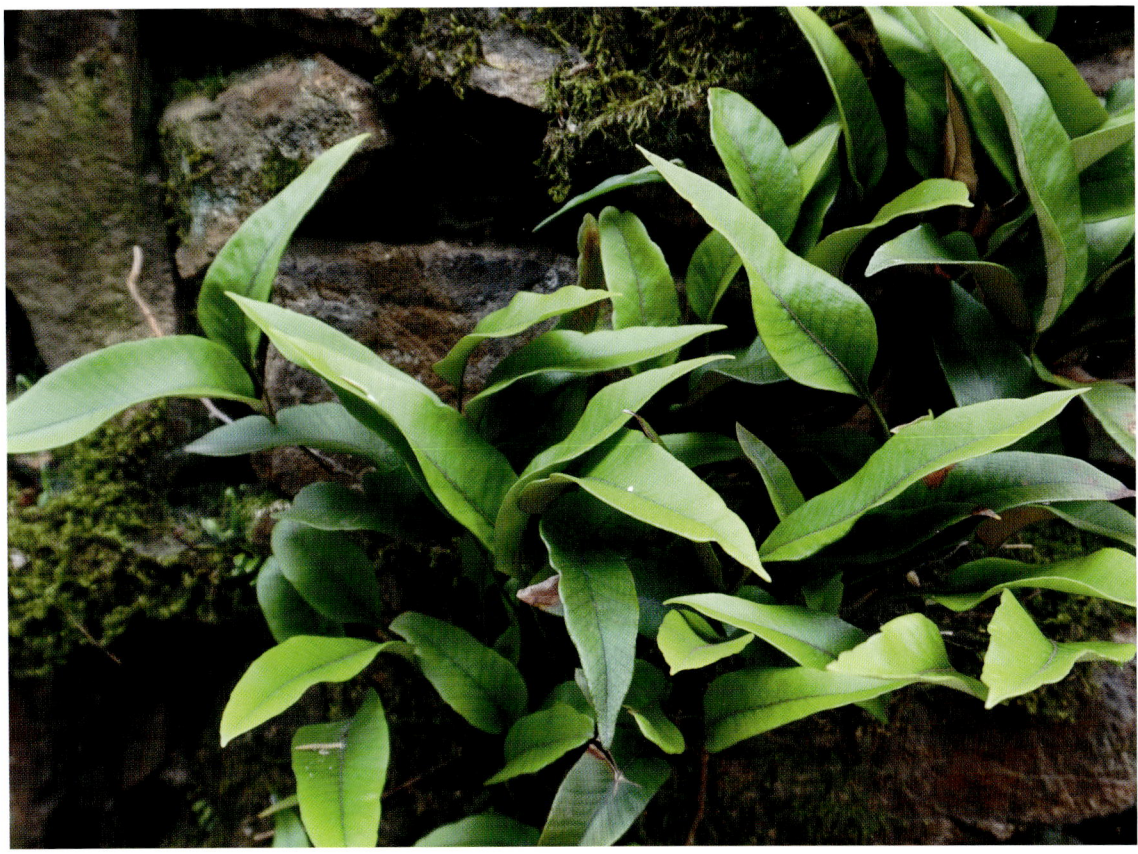

石韦

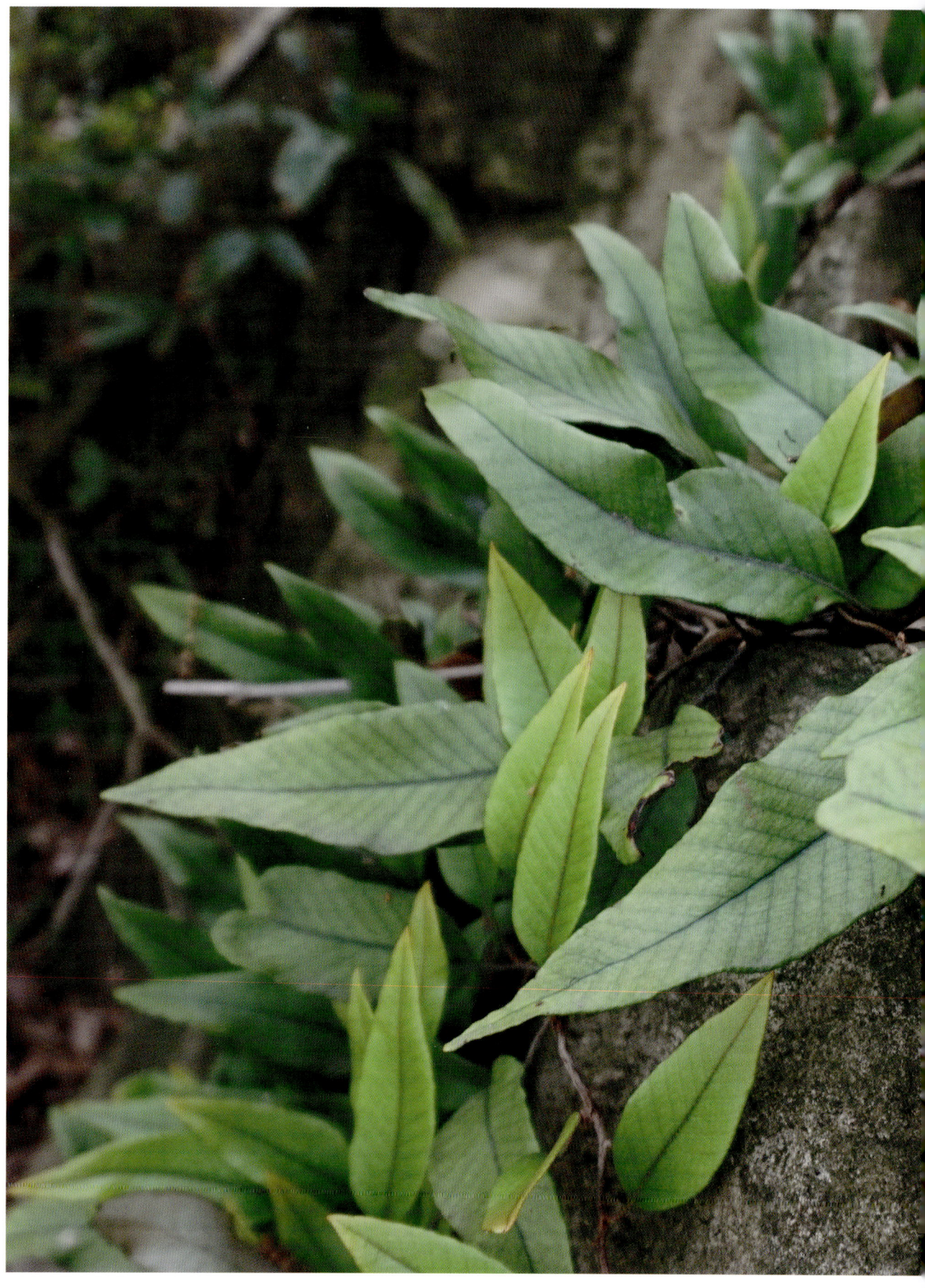

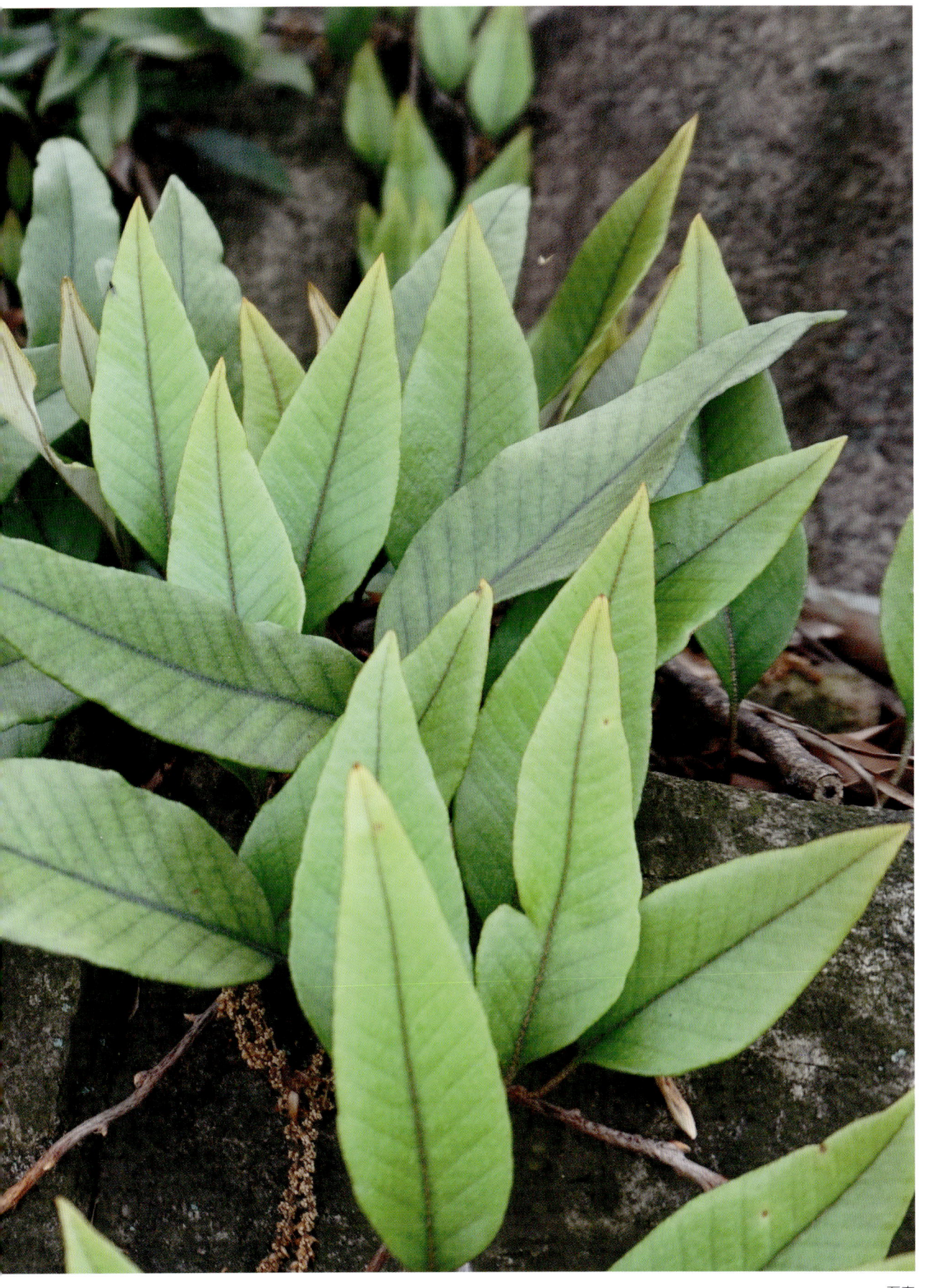

石韦

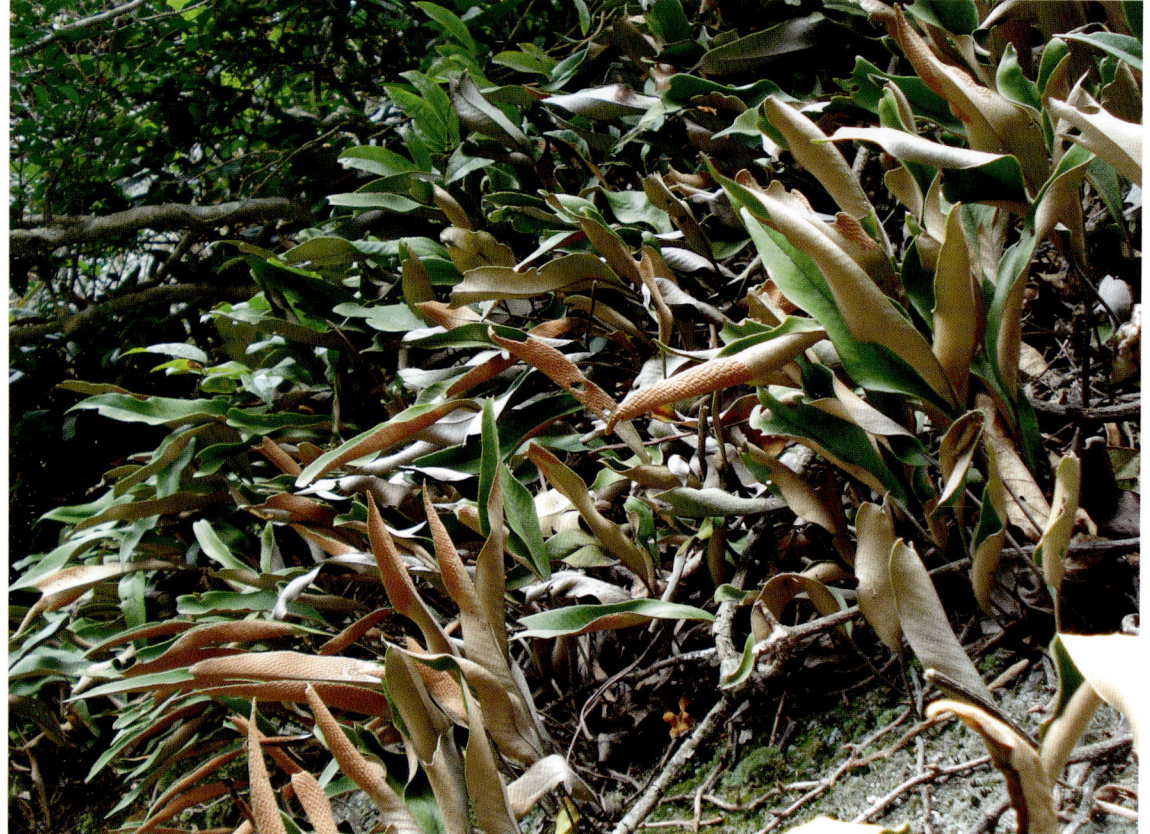

石韦

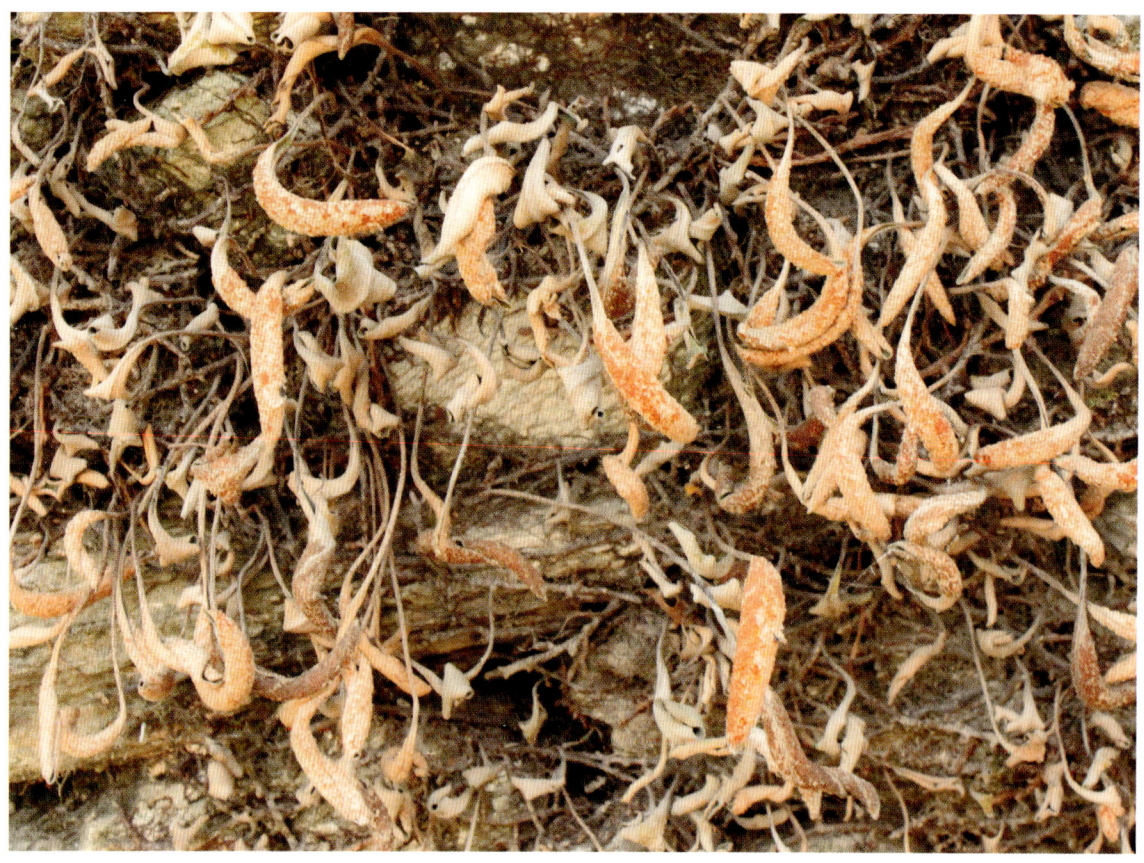

石韦

▍功效主治

利水通淋，清肺泄热。主治淋痛，尿血，尿路结石，肾炎，崩漏，痢疾，肺热咳嗽，慢性气管炎，金疮，痈疽。

▍用法用量

内服：10 ~ 30 g，煎汤；或入散剂。

▍民族药方

1. 尿路结石　石韦、车前草、川木通各 15 g，海金沙、黄柏、甘草各 10 g，滑石 30 g。水煎服。

2. 肾炎，小便黄赤　石韦、天胡荽、金钱草各 15 g，车前子、黄柏、玉米须各 10 g，土茯苓 30 g，甘草 5 g。水煎服。

3. 淋浊尿血　石韦、猪鬃草、连钱草各 25 g。煨水服。

4. 尿路结石　石韦、车前草各 50 g，生栀子 25 g，甘草 15 g。水煎 2 次，早、晚各服 1 次。

5. 痢疾　石韦全草适量，冰糖 25 g。水煎，饭前服。

6. 慢性气管炎　石韦、蒲公英、佛耳草、一枝黄花各 50 g。水煎浓缩，分 2 次服。

7. 气热咳嗽　石韦、槟榔各等份。研为细末，每服 10 g，姜汤送下。

▍使用注意

阴虚及无湿热者忌服。

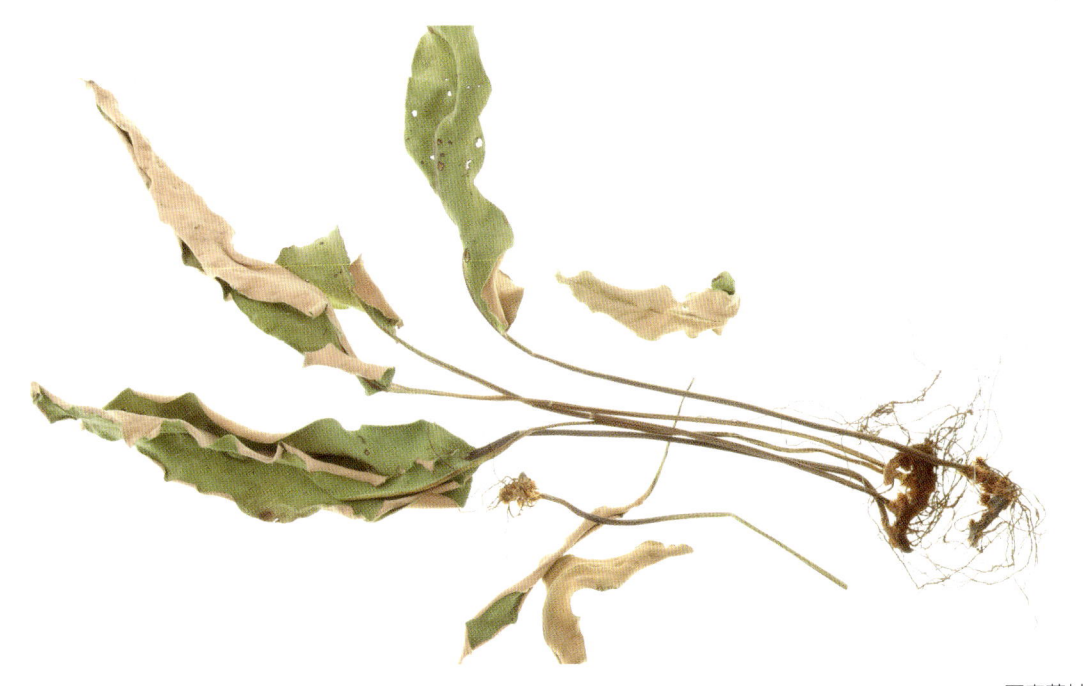

石韦药材

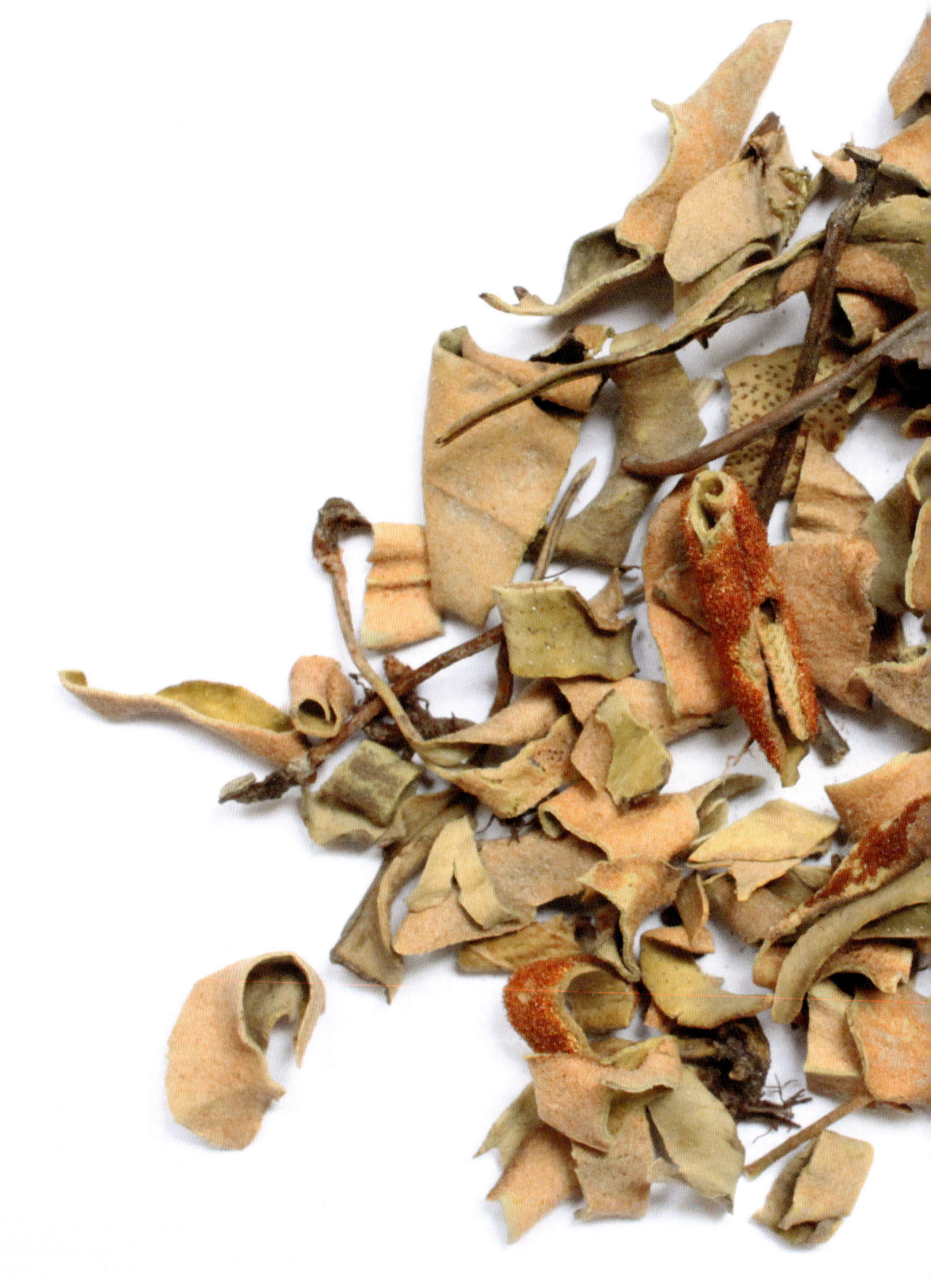

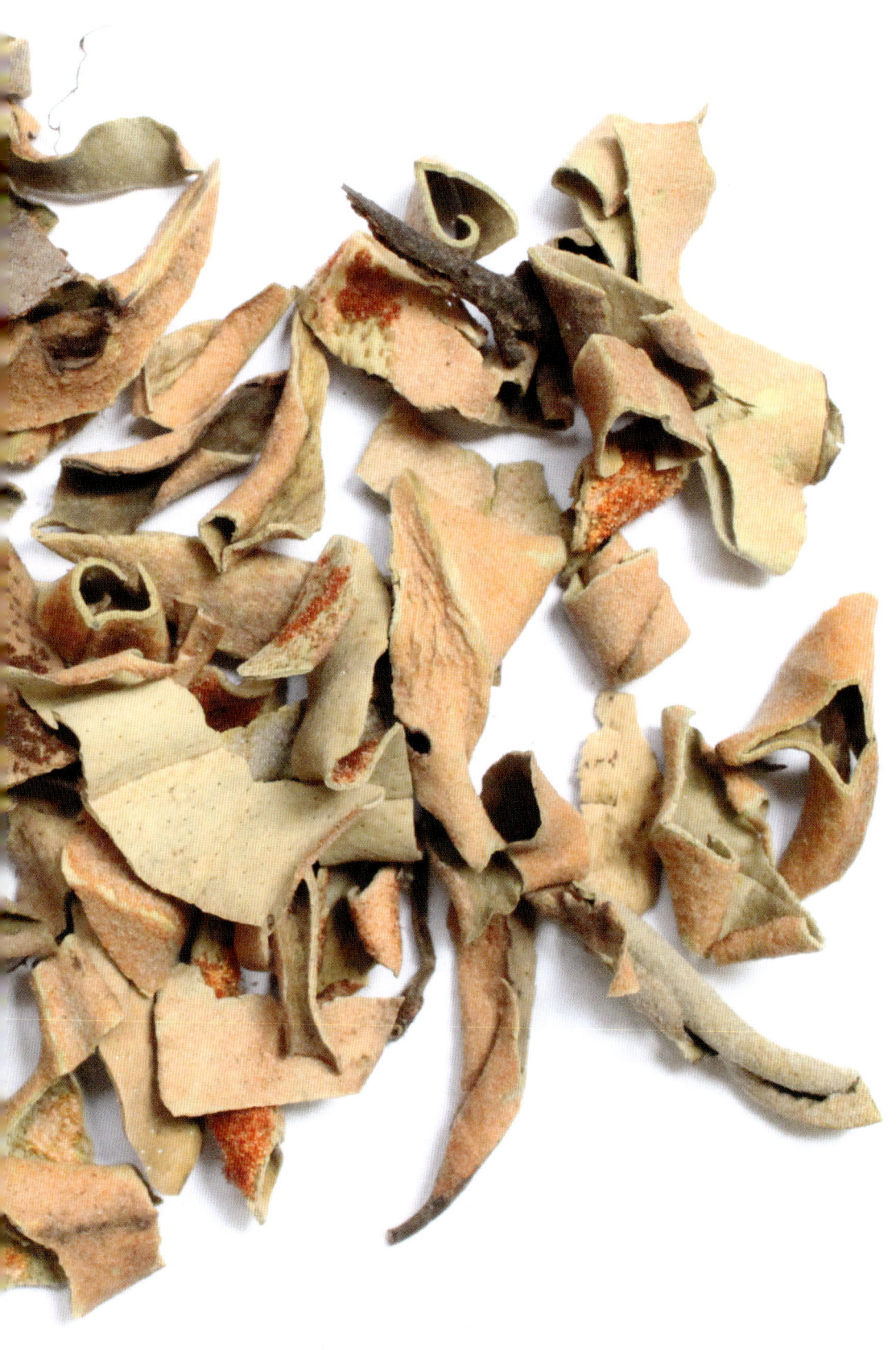

石韦饮片

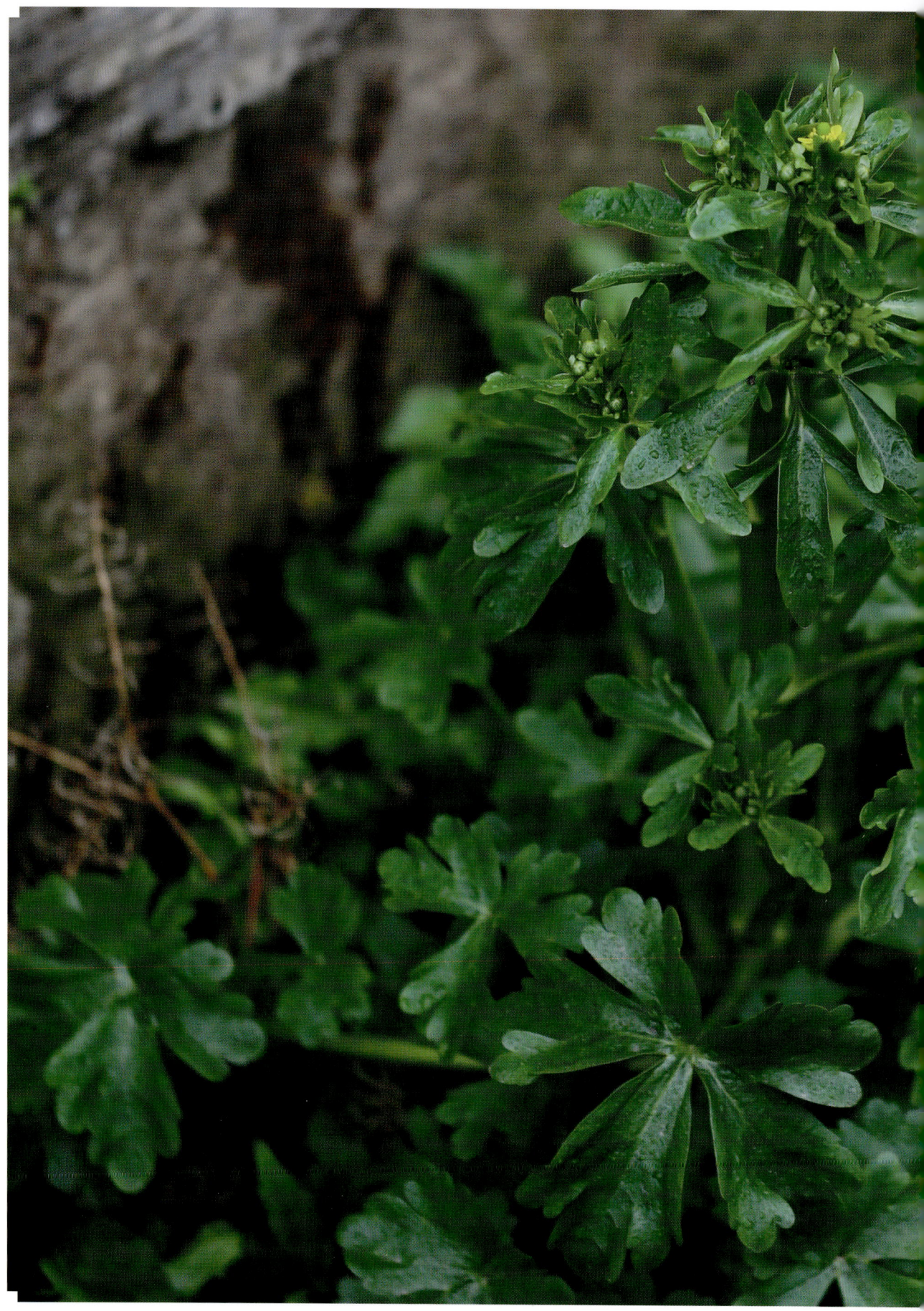

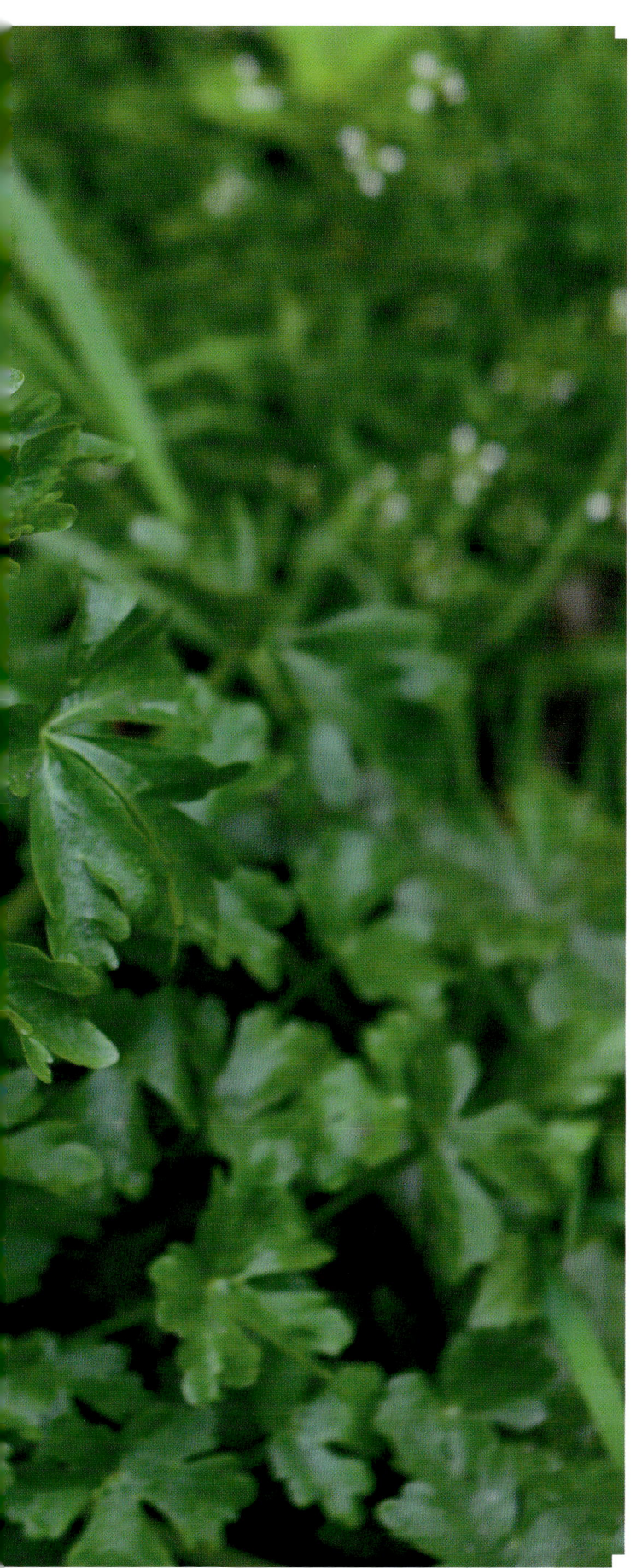

石龙芮

【水药名】骂杠奠。

【别　名】水堇、胡椒菜、鬼见愁、黄花菜。

【来　源】本品为毛茛科植物石龙芮 *Ranunculus sceleratus L.* 的全草和果实。

【性味归经】味苦、辛，性寒，有毒。归心、肺经。

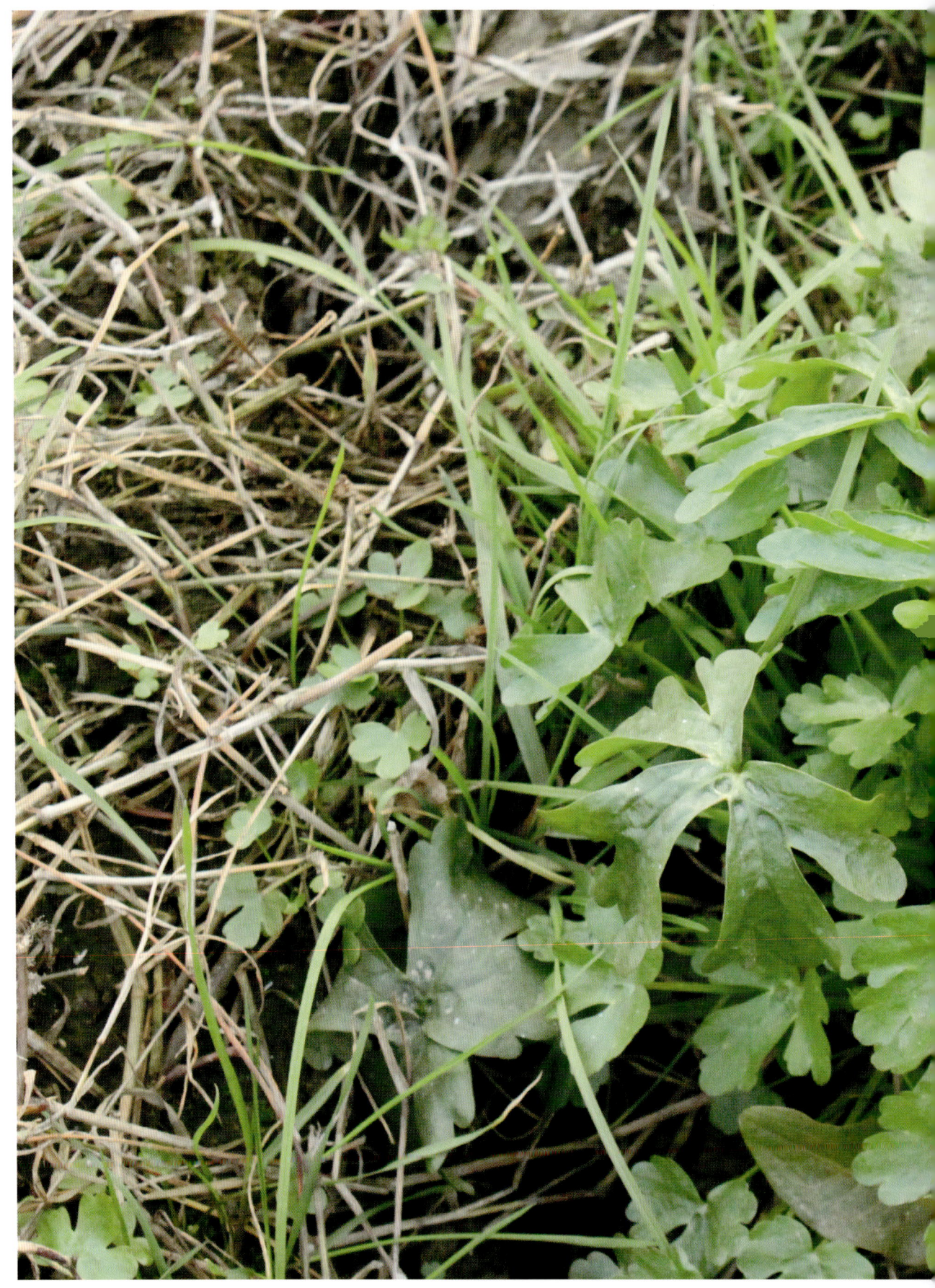

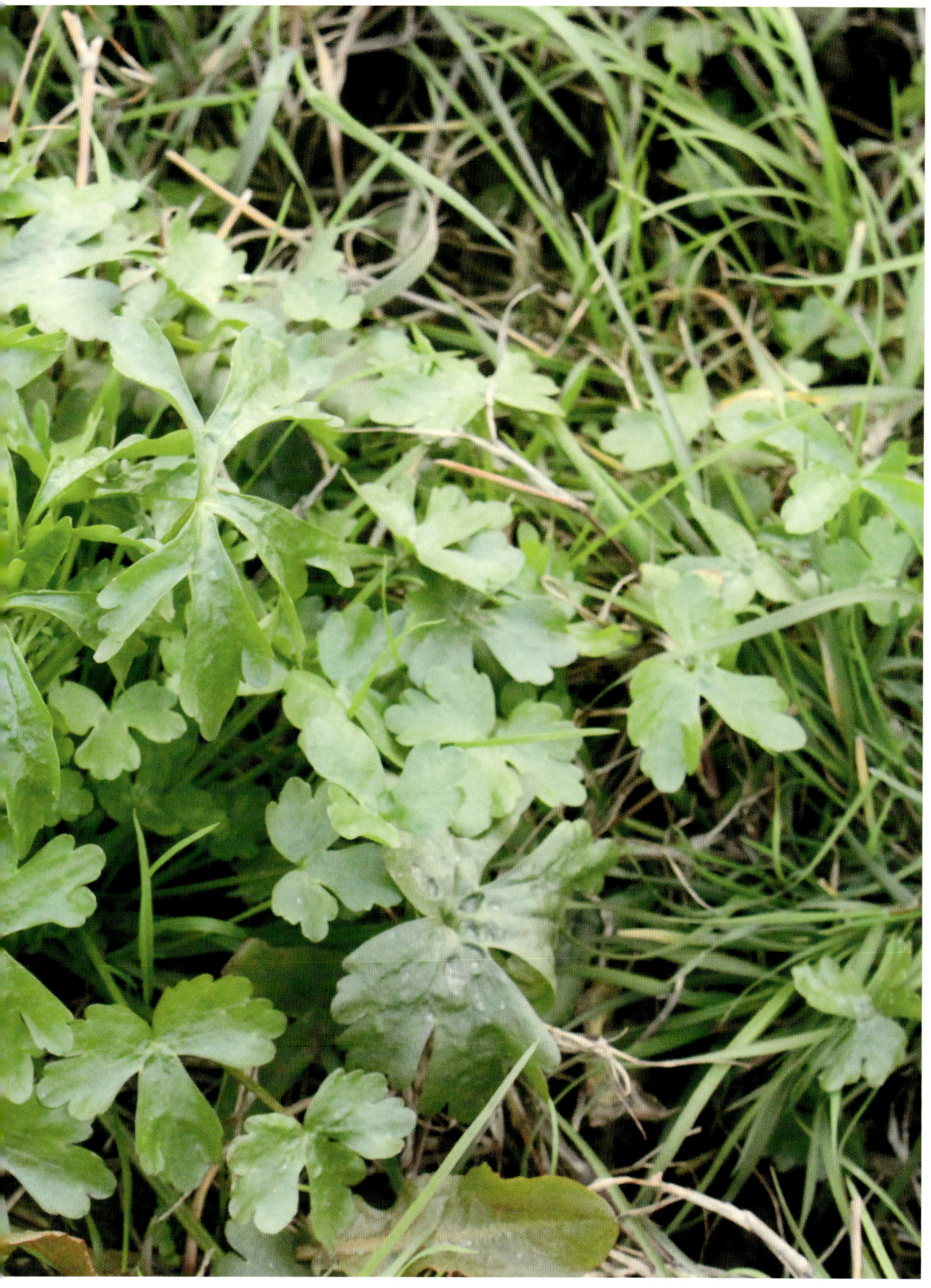

石龙芮

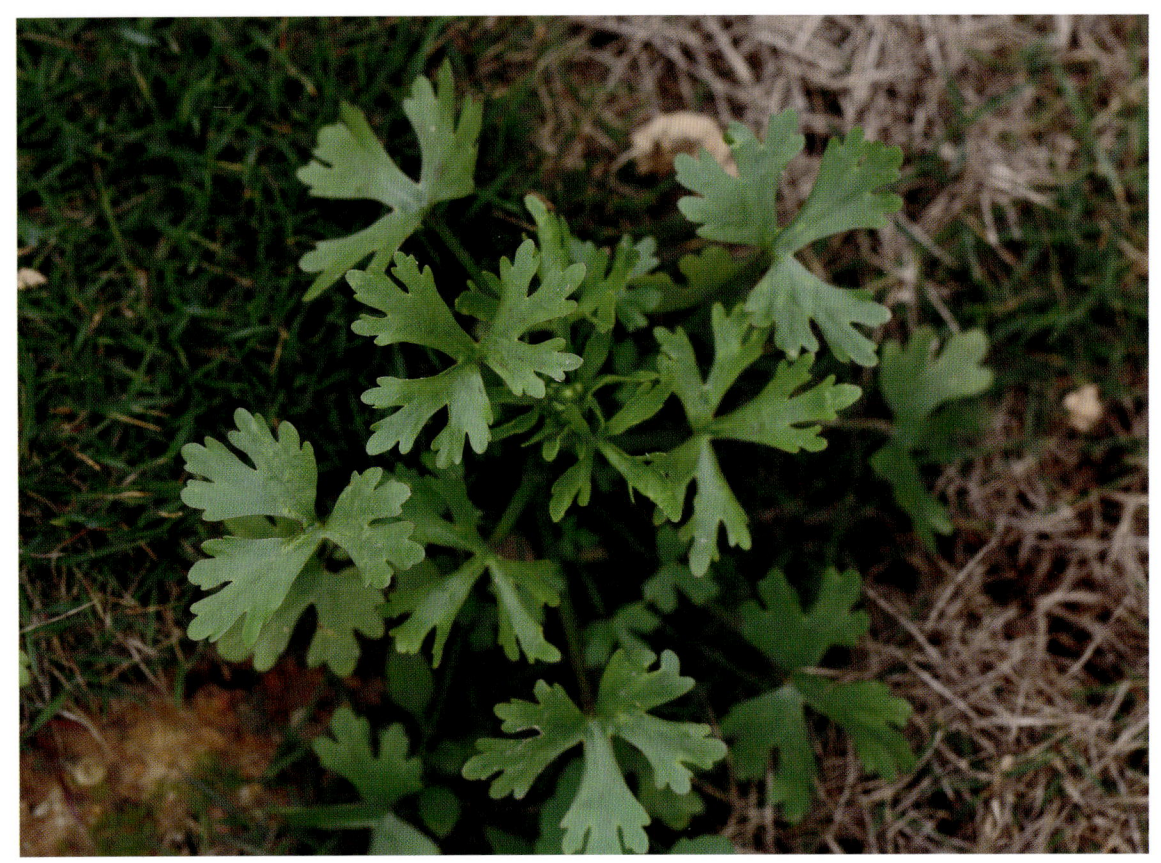

石龙芮

识别特征

　　一年生草本，全株几无毛，多枝，地下有白色须根。茎粗壮，高 15 ～ 60 cm。根生叶丛生，有柄，单叶 3 深裂，圆形、肾脏形或心脏形，长宽约 5 cm，基部广心形，侧裂片 2 裂，中裂片楔形，钝头，边缘浅裂，且有钝粗齿牙；茎叶互生，基部膜质，扩大，通常 3 全裂，裂片狭窄不分裂或 3 裂，钝头；最上部叶几无柄，裂片矩圆线形，有光泽，无毛。春时上部多分枝，上生黄色小花。聚合果椭圆形乃至长椭圆状圆柱形，瘦果多数，广卵圆形。花期 3—5 月。

生境分布

　　生长于潮湿地、水边，或静水中。分布于全国各地。

采收加工

　　夏季采收，洗净晒干或鲜用。

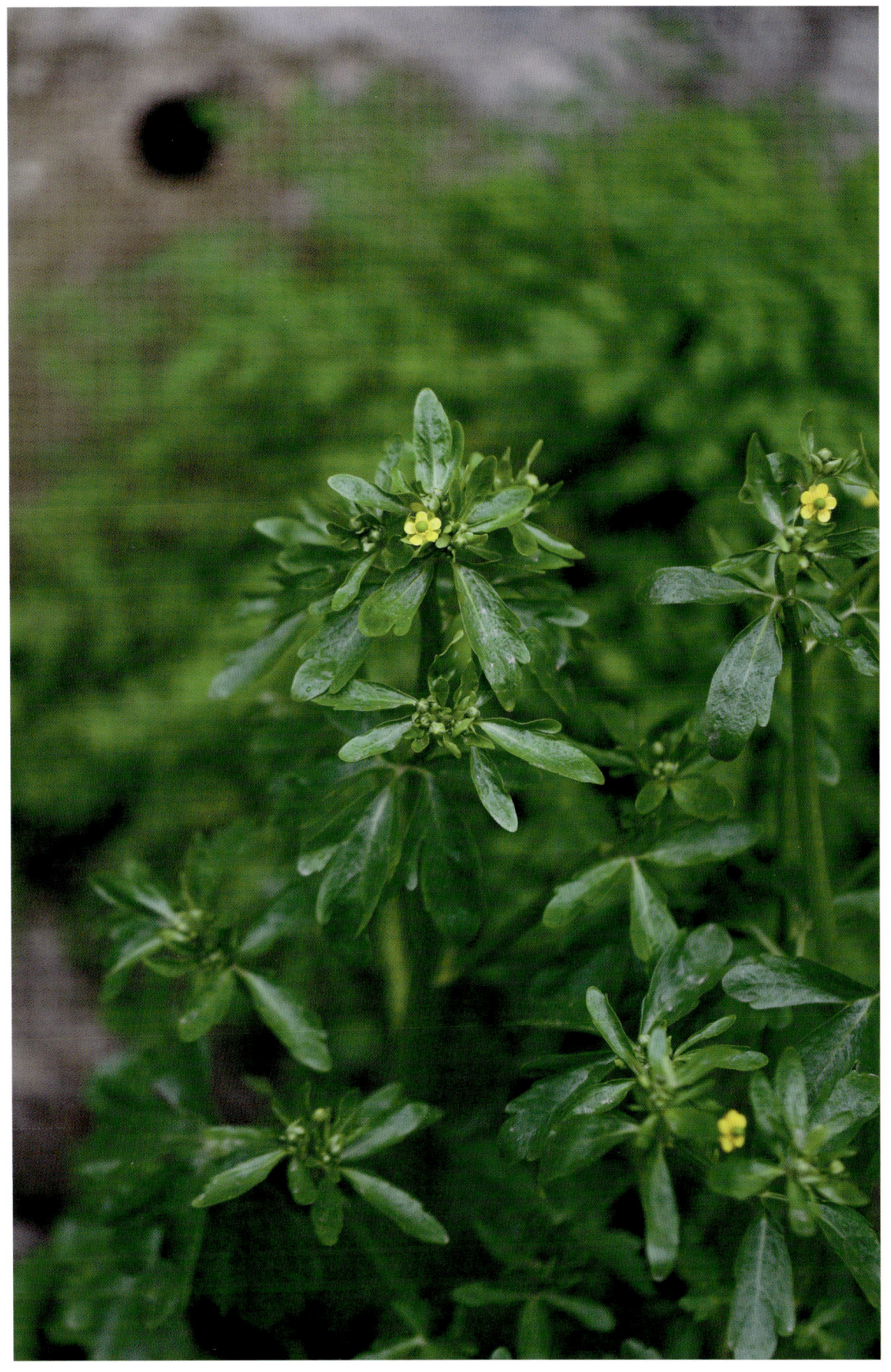

石龙芮

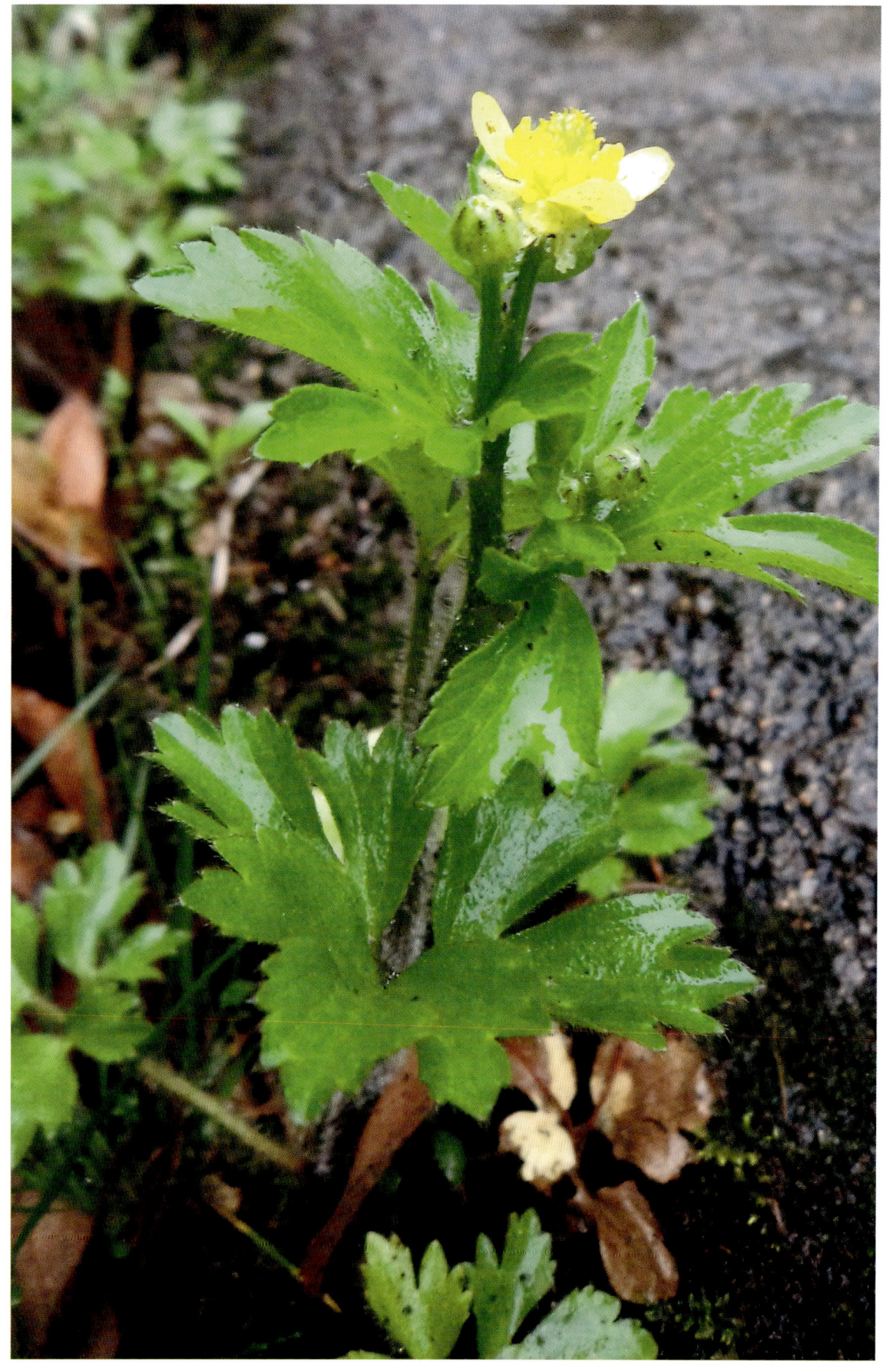

石龙芮

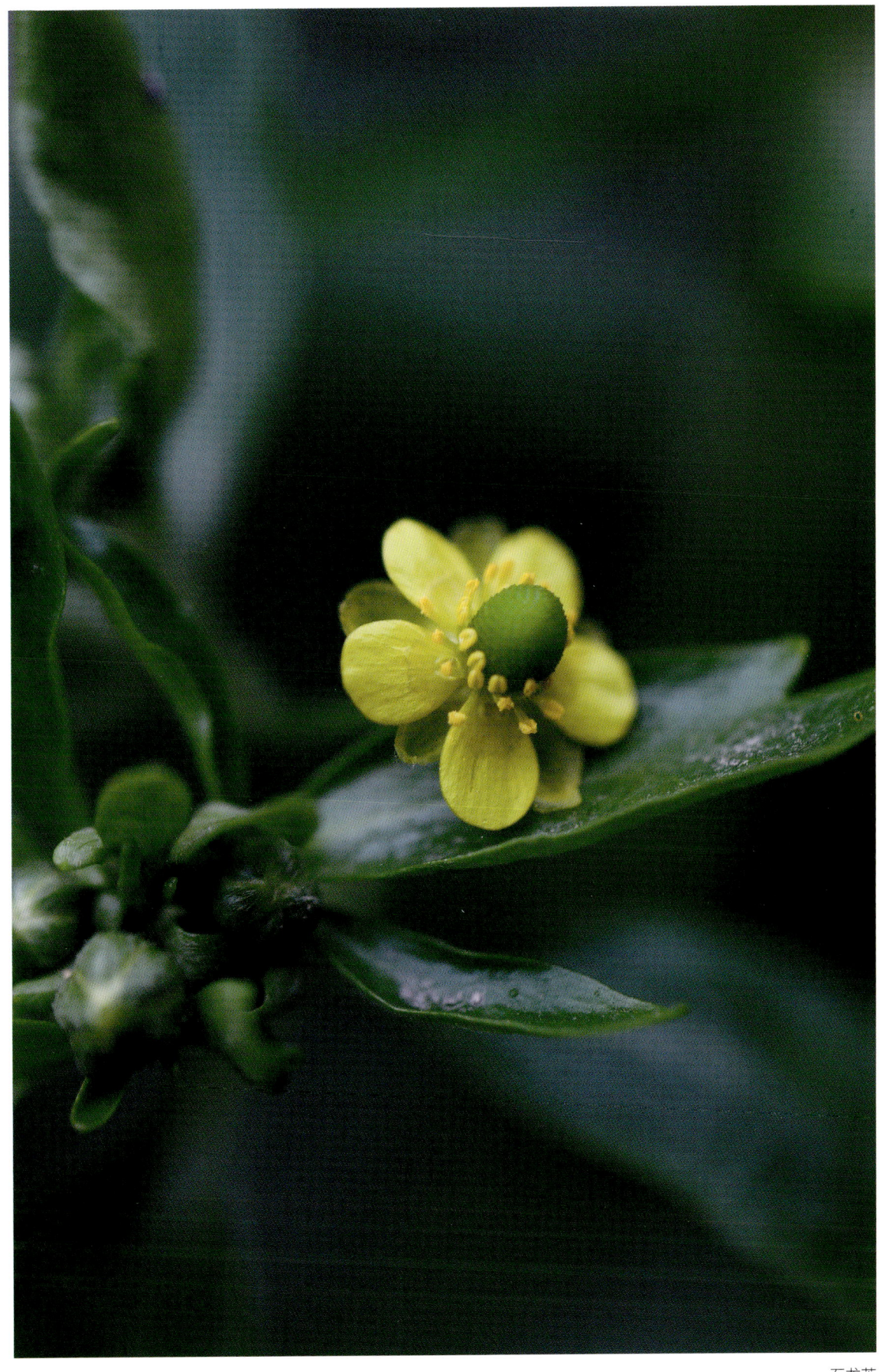

石龙芮

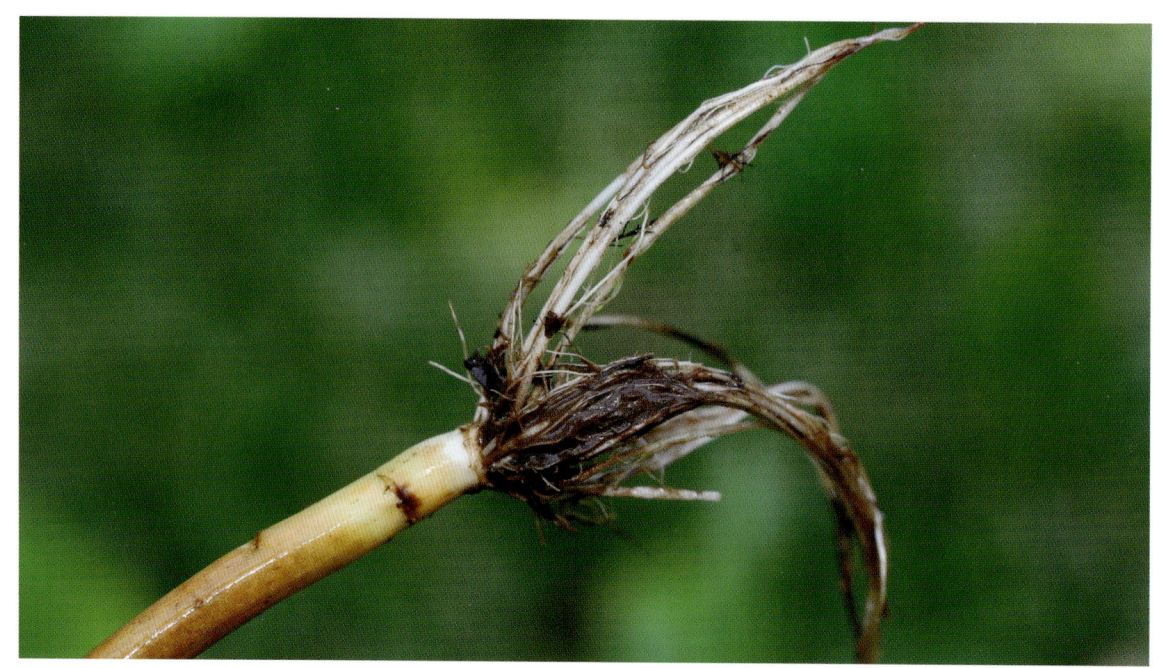

石龙芮

药材鉴别

全草长 10 ～ 45 cm，疏生短柔毛或无毛。基生叶及下部叶具长柄；叶片肾状圆形，棕绿色，长 0.7 ～ 3 cm，3 深裂，中央裂片 3 浅裂；茎上部叶变小，聚伞花序有多数小花，花托被毛；萼片 5，船形，外面被短柔毛；花瓣 5，狭倒卵形。聚合果距圆形；瘦果小而极多，倒卵形，稍扁，长约 1.2 mm。气微，味苦、辛。有毒。

功效主治

截疟，杀虫，消肿毒。主治痈疖肿毒，瘰疬结核，疟疾，下肢溃疡。

用法用量

内服：5 ～ 10 g，煎汤。外用：捣汁或熬膏涂。

民族药方

1. 疥癣，干疙瘩，皮肤湿疹　石龙芮、金钱松叶各 100 g，九里光 60 g，了哥王 15 g。煎水外洗或浸洗。

2. 疟疾　鲜石龙芮全草适量。捣烂，于疟发前 6 h 敷大椎穴。

3. 肝炎　石龙芮 3 ～ 6 g。水煎服。

使用注意

皮肤有破损及过敏者禁用，孕妇慎用。

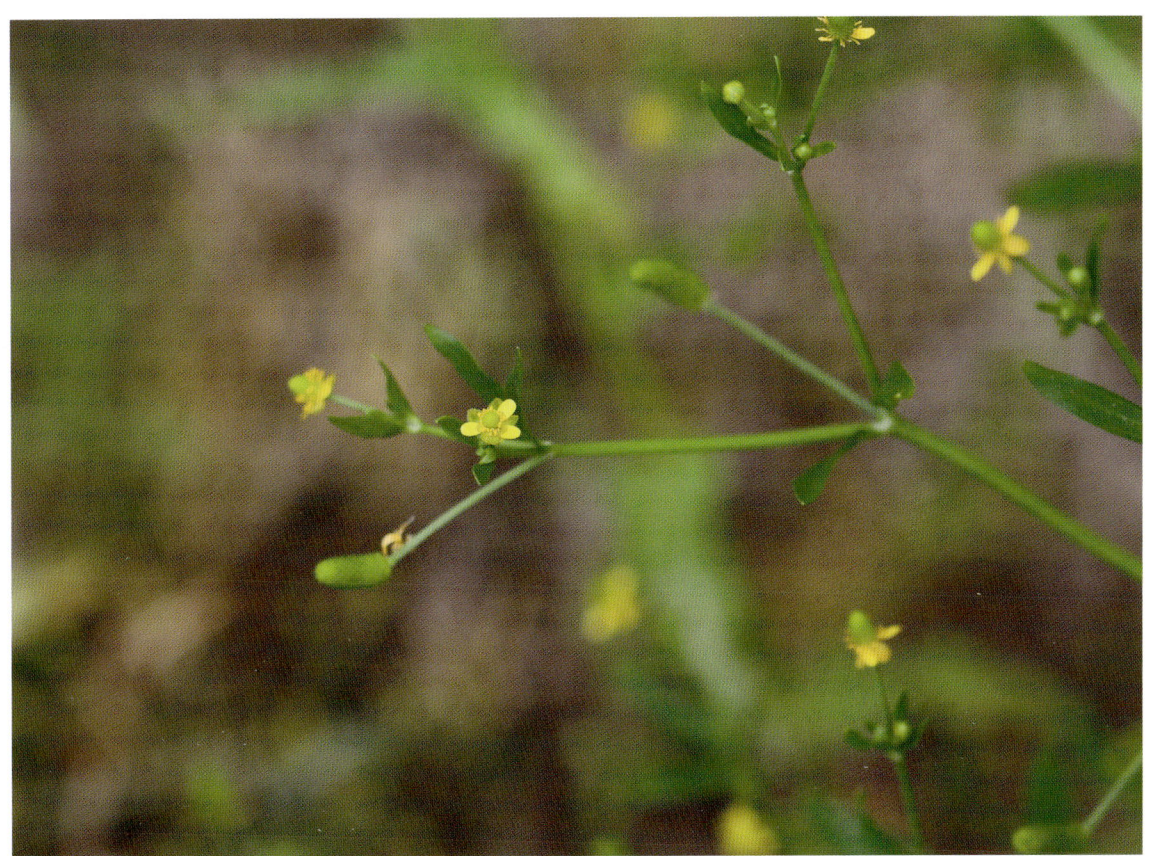

石龙芮

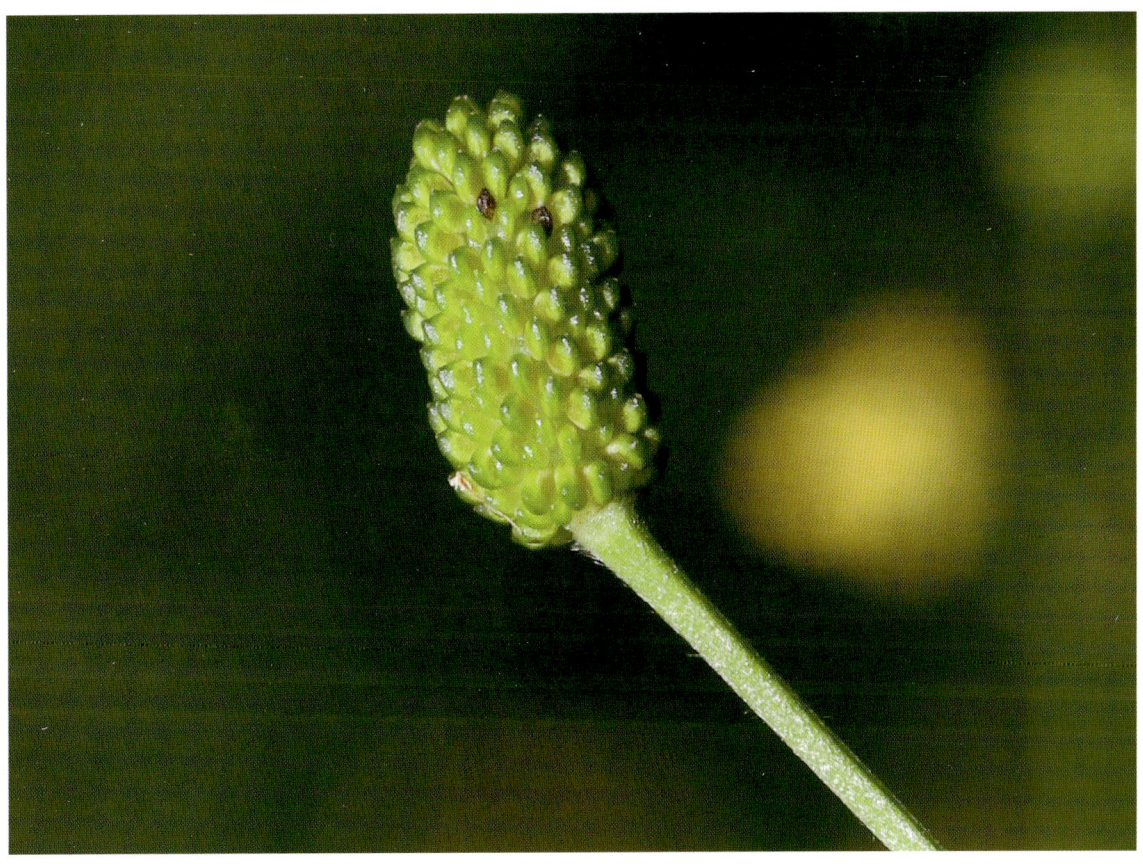

石龙芮

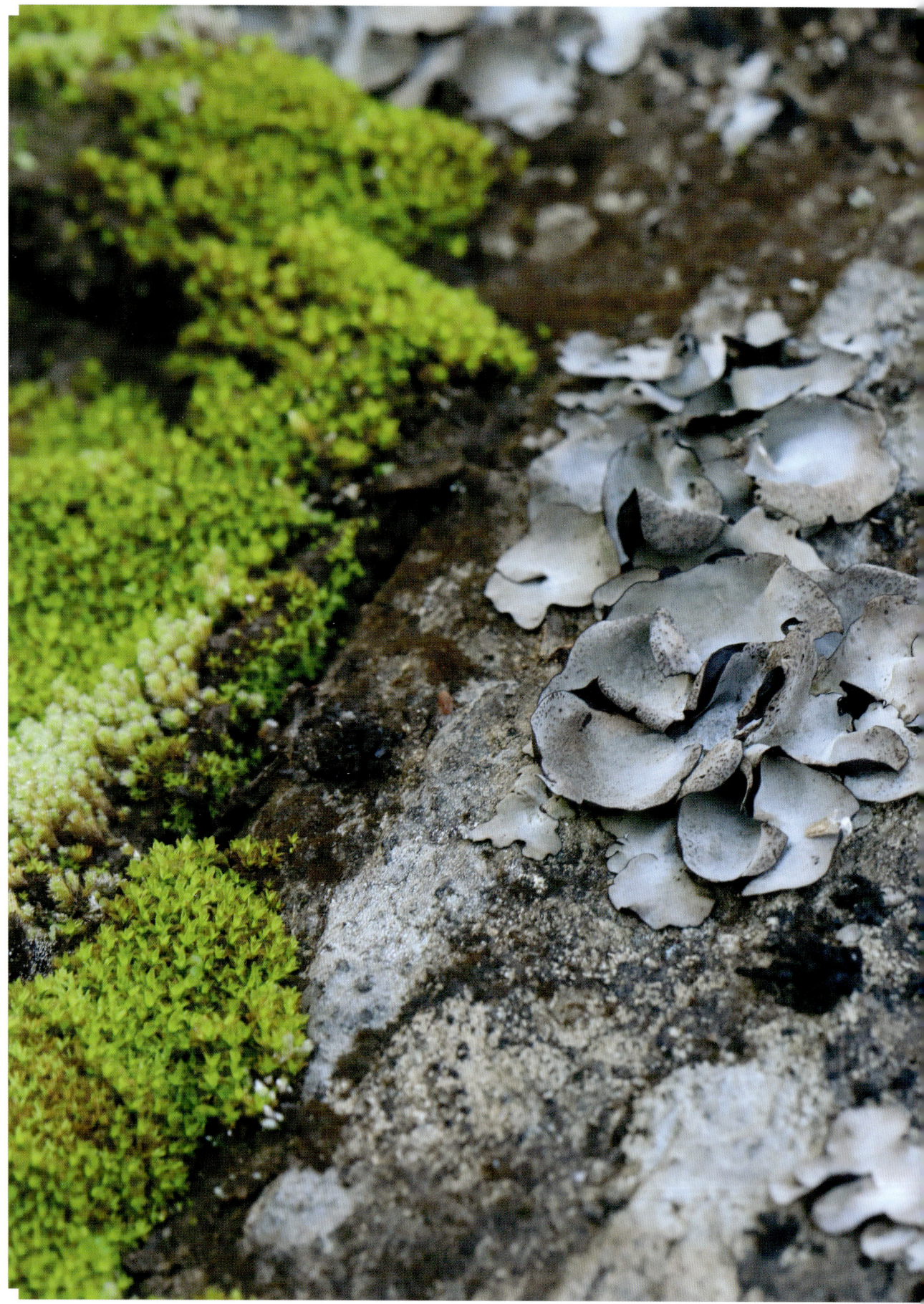

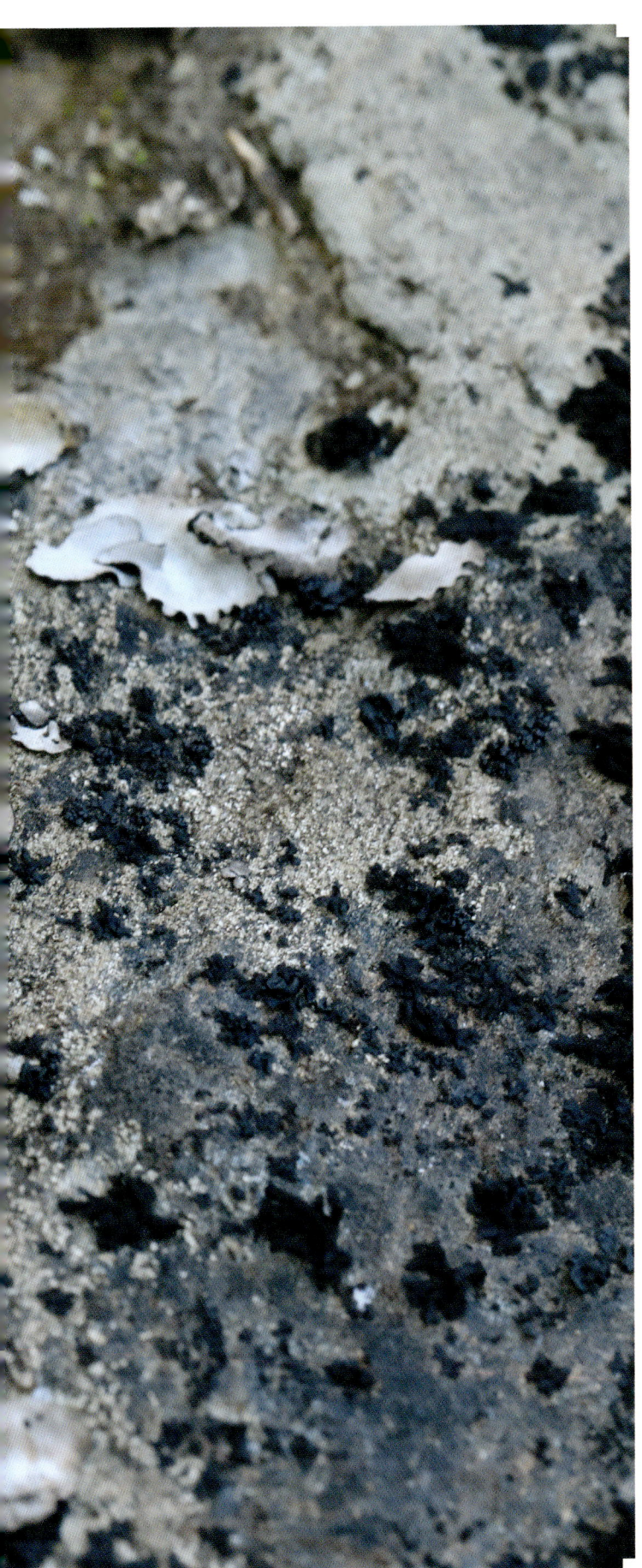

石耳

【水药名】定嘎。

【别　　名】石龙皮、肺衣、石龙衣、兜衣、老龙皮、石邋遢。

【来　　源】本品为牛皮叶科植物肺衣 Lobaria pulmonaria (L.) Hoffm. 的全体。

【性味归经】味甘、淡，性凉。归肺、心、胃经。

肺衣

识别特征

地衣植物。体大形，叶状，长约 20 cm，凹凸不平，如网状，边缘分裂，裂片如鹿角状，先端平截，上面湿润时鲜绿色，干燥时黄褐色或褐色，下面白色，凹内密生黄褐或黑褐色茸毛。子器赤褐色，皿状；雄器小，黑点状，生长于上面裂片边缘和凸出部棱线上。

生境分布

生长于树干或林下岩石上。分布于黑龙江、吉林、浙江、安徽、江西、湖北、贵州、西藏等省区。

采收加工

四季可采，晒干备用。

药材鉴别

本品多干裂皱缩，呈片状，平展后完整者呈不规则圆形，直径 12 cm 左右，边缘有时碎裂，小穿孔较大。脐背突起。上表面灰棕色较光滑；下表面棕黑色至灰黑色，较粗糙，有由多数珊瑚状黑色假根组成的毡层。干时质脆，易碎。折断面可见明显的黑白两层。气微，味淡。以片大、完整者为佳。

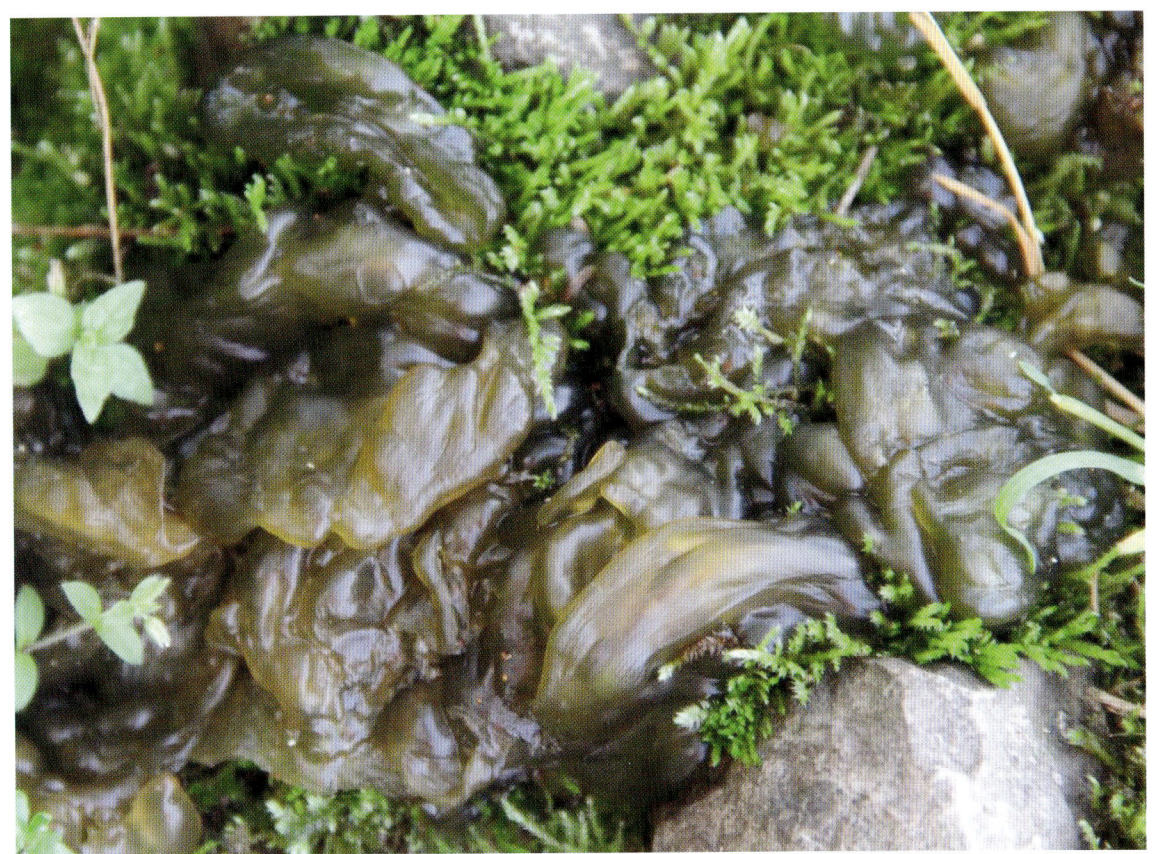

肺衣

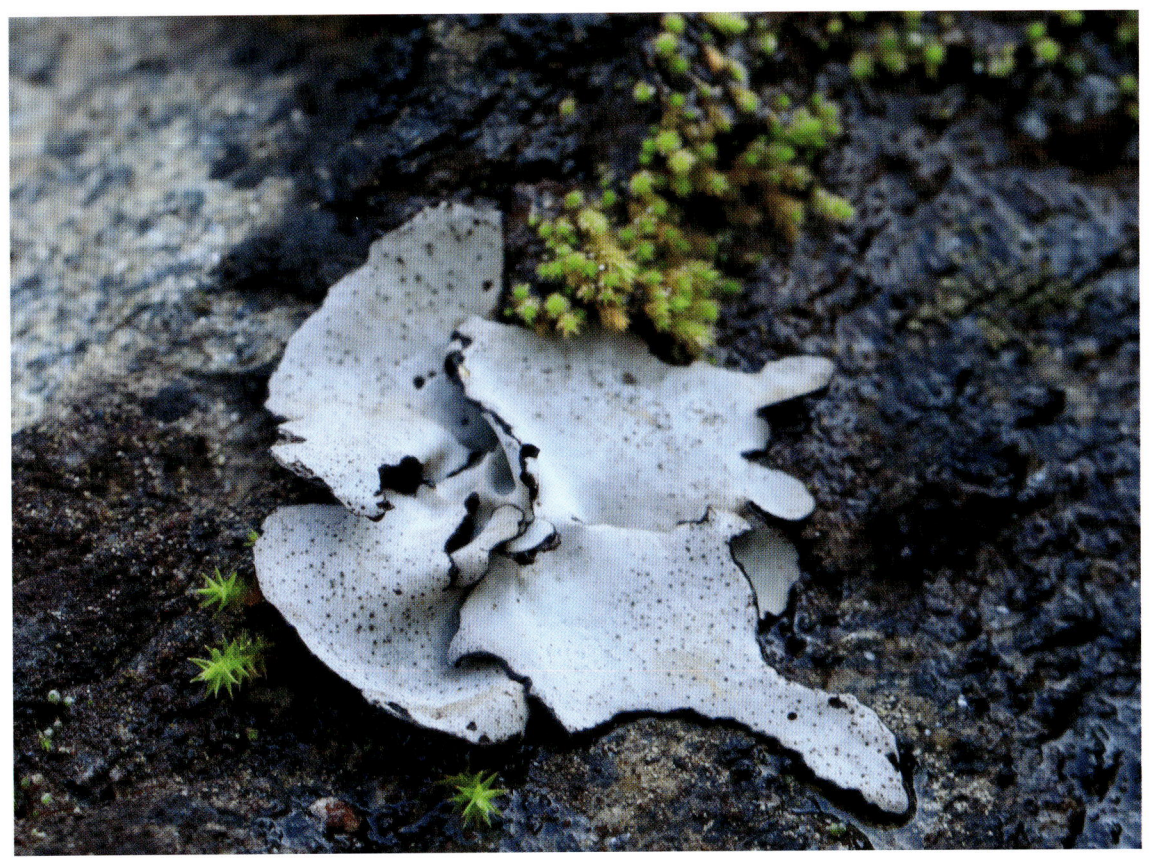

肺衣

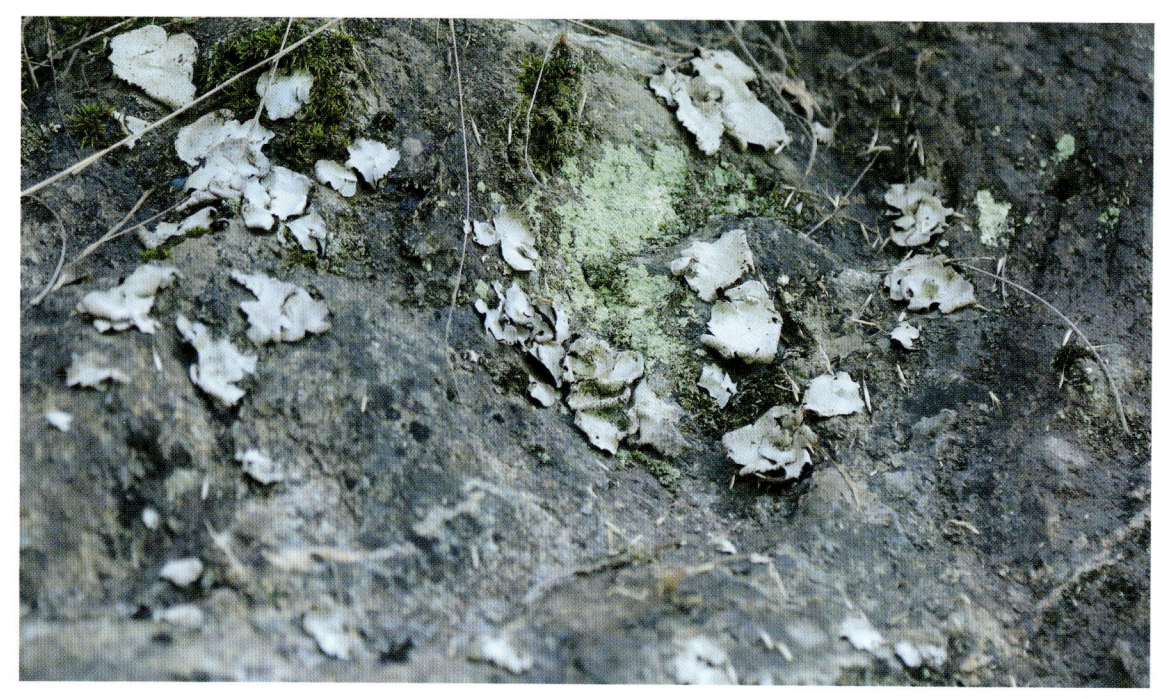

肺衣

功效主治

健脾利水，祛风止痒，消炎。主治消化不良，小儿疳积，蛔虫症，腹胀，肾炎水肿，烫火伤，皮肤瘙痒，无名肿毒。

用法用量

内服：10～15 g，煎汤。外用：烧灰研粉菜油调敷。

民族药方

1. **肾炎水肿**　石耳 10 g，小雪人参、车前草、积雪草、芦根各 15 g，茯苓 30 g。水煎服。

2. **便血不止或脱肛**　石耳 150 g，枯矾、密陀僧各 30 g。共研末为丸，如梧桐子大，每次于饭前，以米饮送服 20 丸。

3. **慢性气管炎**　石耳 25 g（首剂 50 g），猪瘦肉 150 g，盐少许。隔水蒸服。

4. **鼻出血**　石耳 15 g，鸭蛋 2 个。煮食，连服 3 剂；或石耳 15 g，红鸡冠花 30 g，鸡蛋 1 个。煮服。

5. **吐血红崩**　石耳、红茶花、杜鹃花各等份。研成粉兑水服或煮酒糟服。

6. **痢疾**　鲜石耳适量。洗净，嚼服 15～30 g。

7. **急性肠炎**　石耳 9 g，沙参 15 g。水煎服。

使用注意

阳虚体质，脾胃虚寒的病人不宜服。

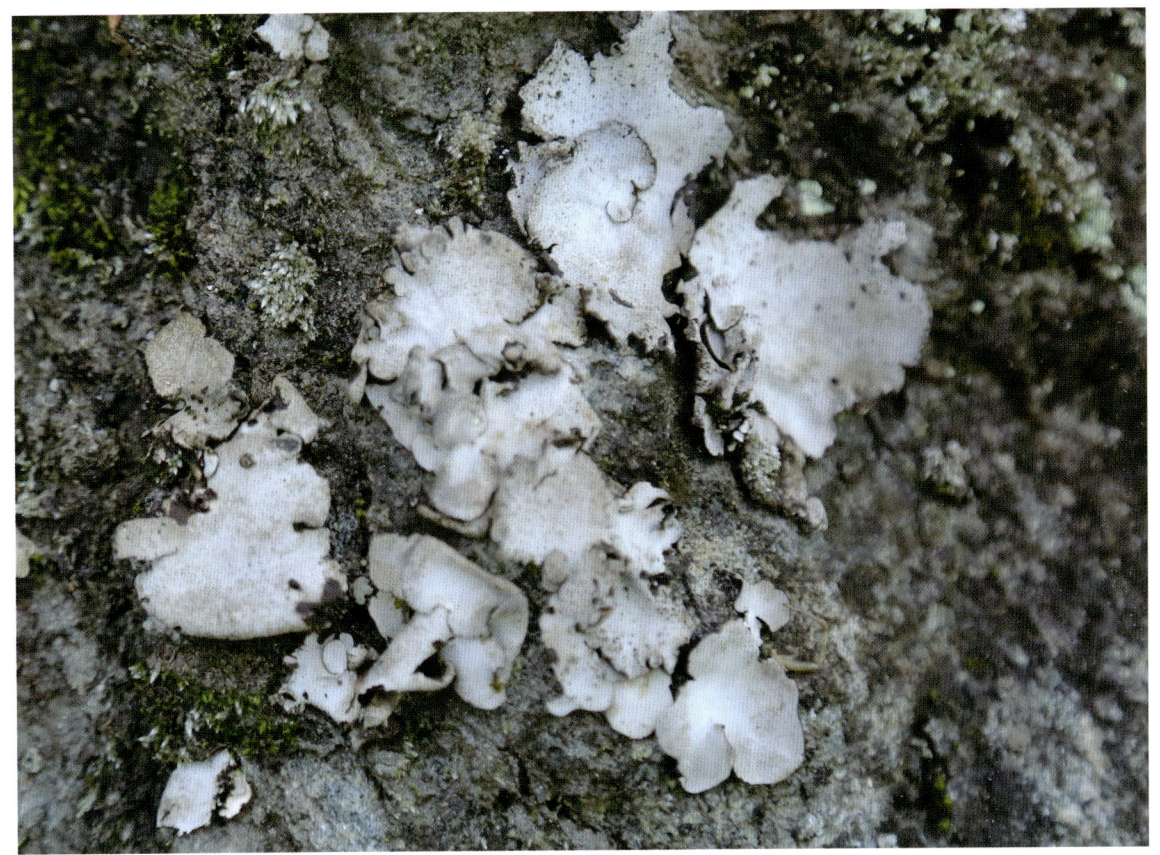

肺衣

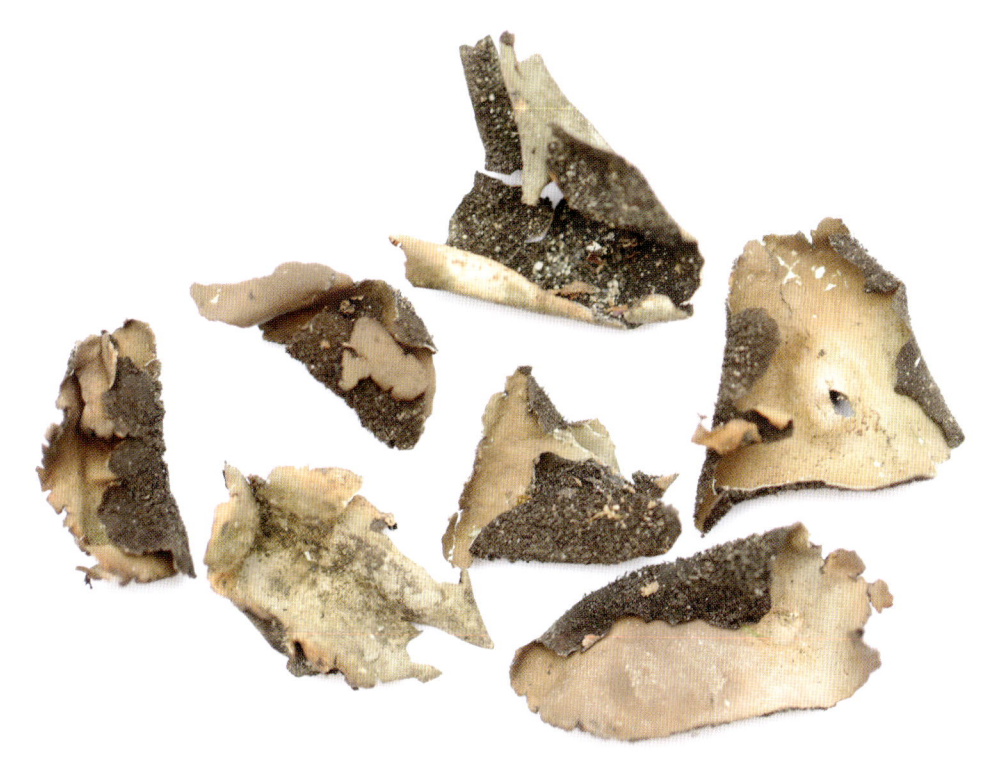

石耳药材

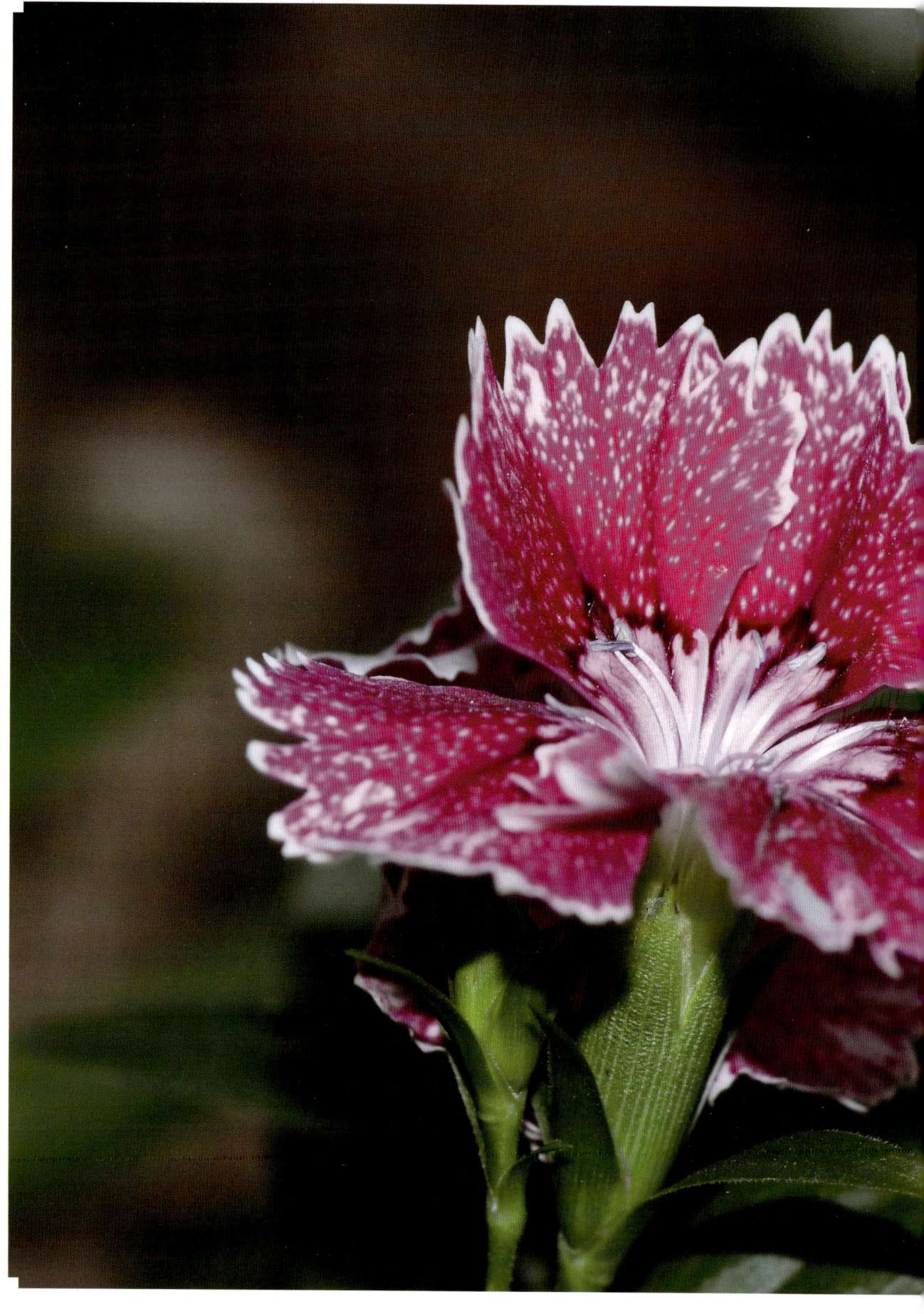

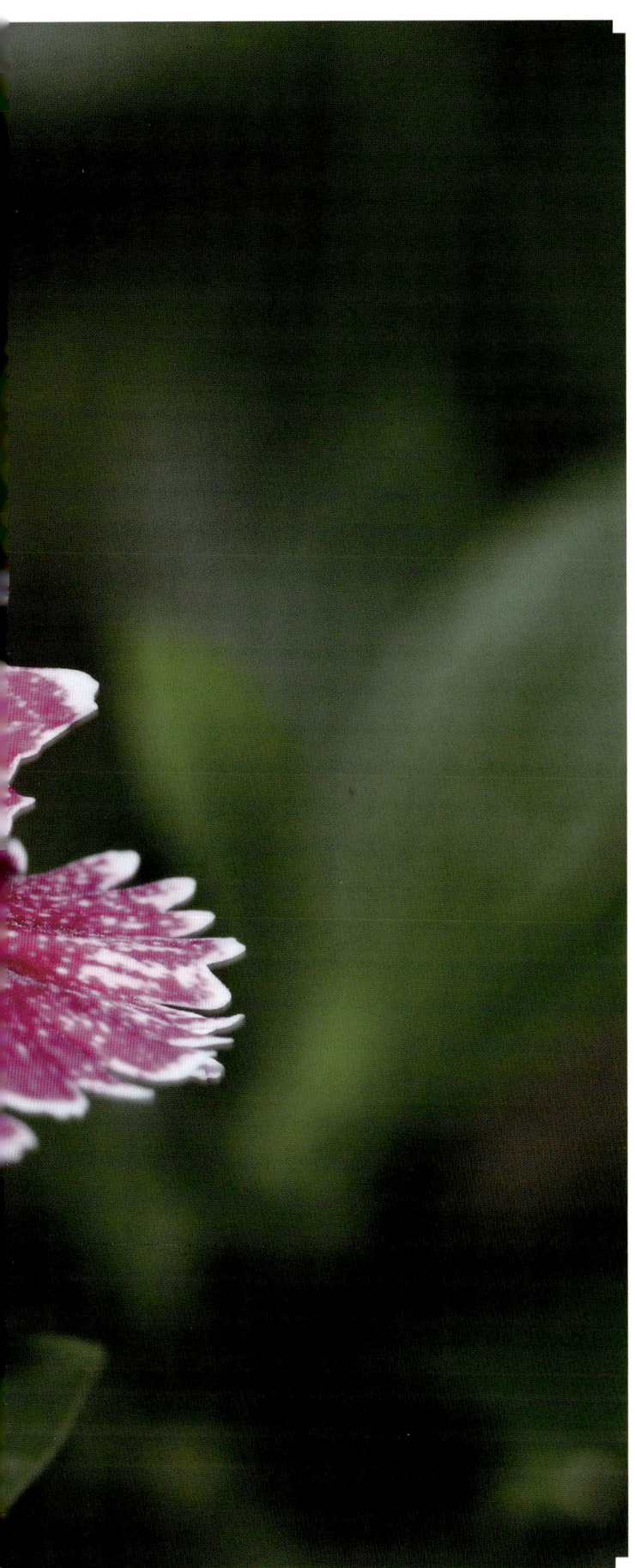

石竹

【水 药 名】骂正安。

【别　　名】鹅毛石竹、绣竹、石柱花、竹叶梅。

【来　　源】本品为石竹科植物石竹 *Dianthus chinensis* L. 的全草。

【性味归经】味微苦，性凉。归心、小肠经。

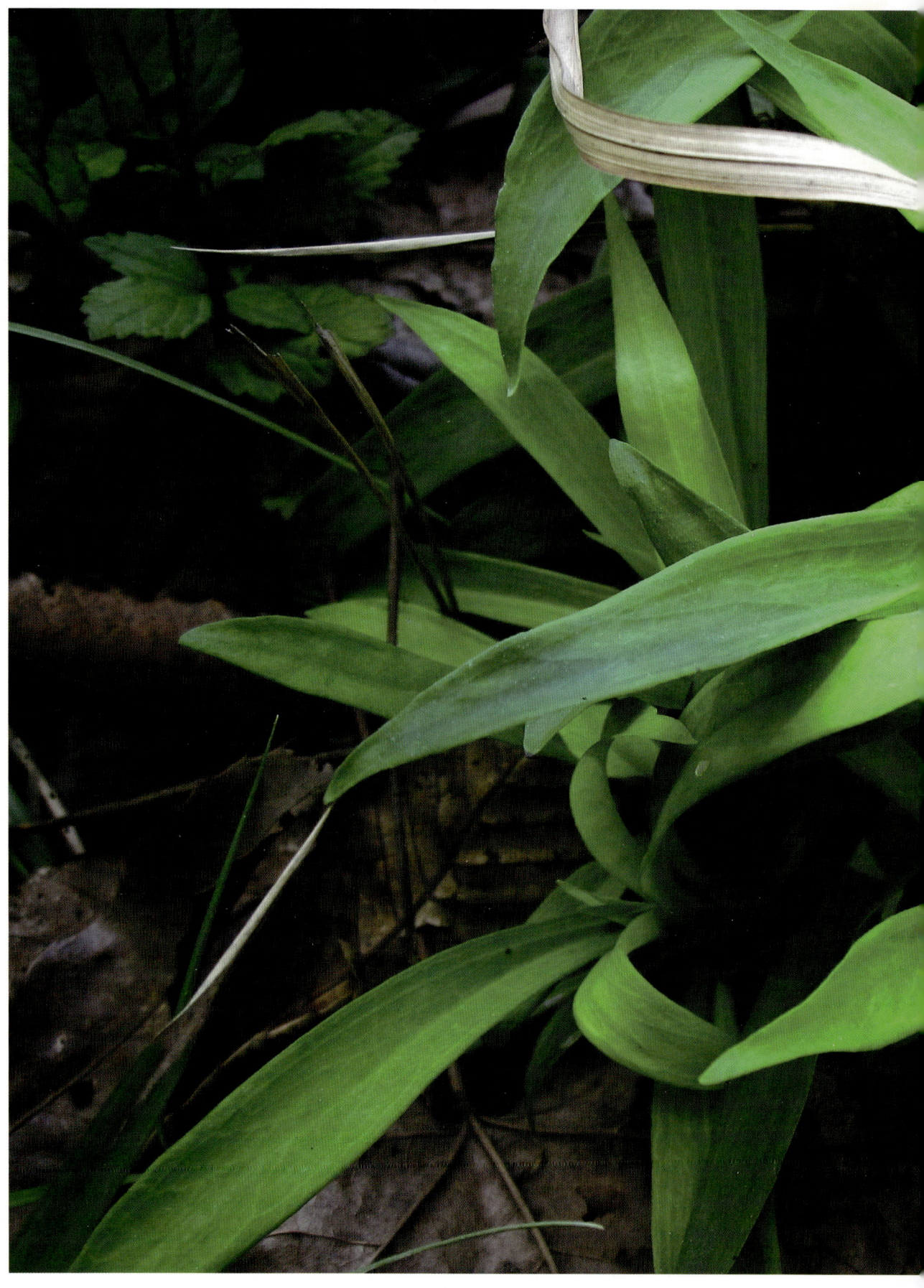

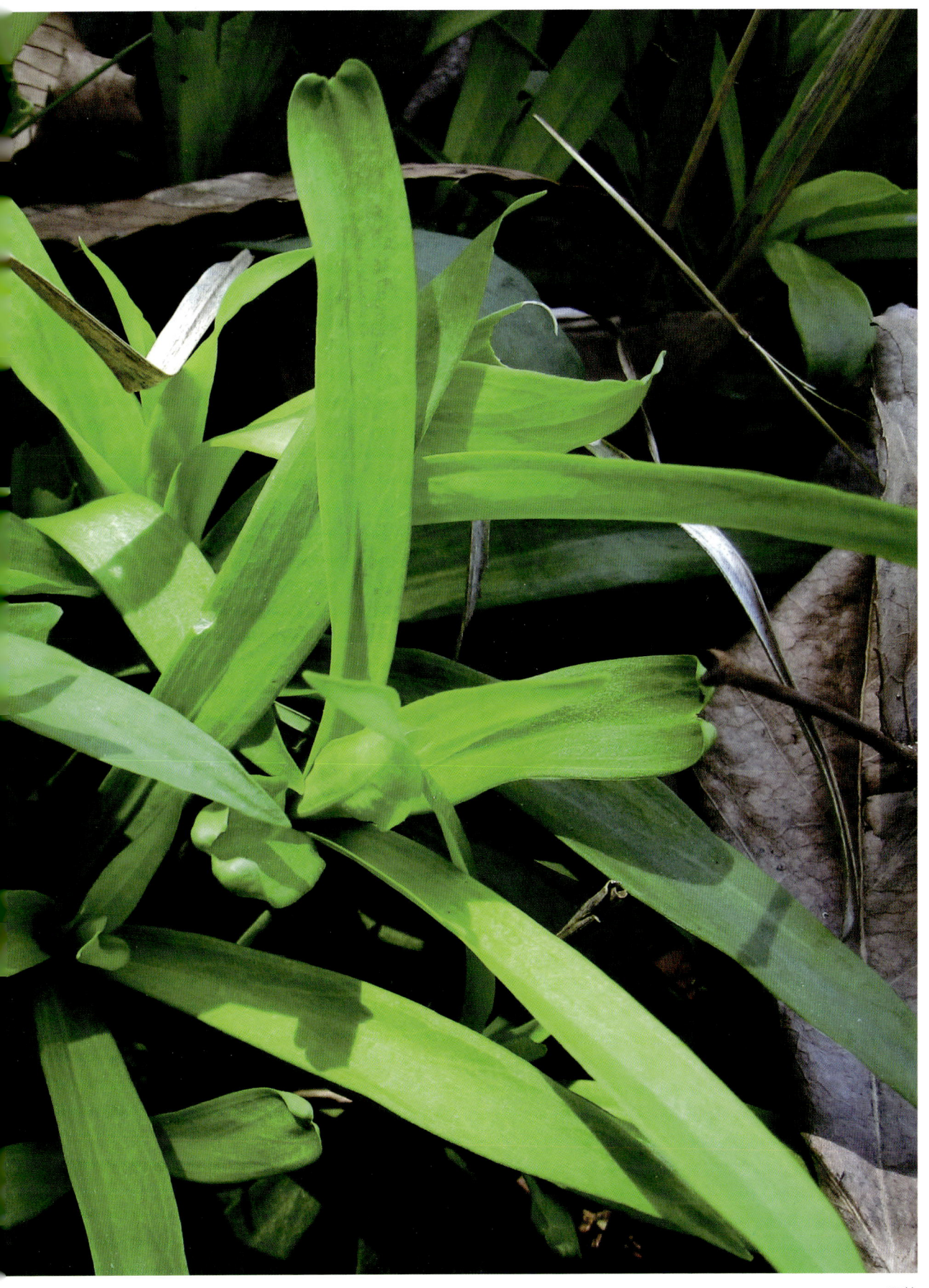

石竹

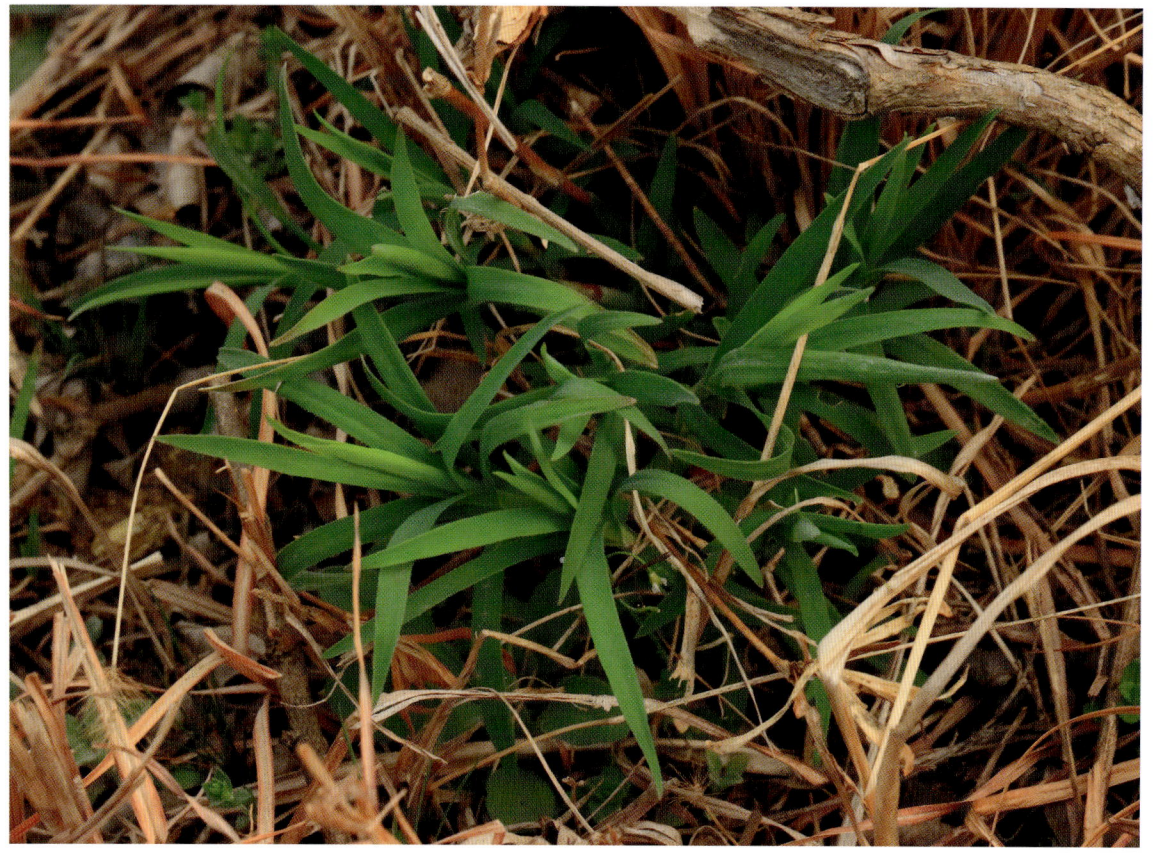

石竹

识别特征

多年生草本，高达 1 m。茎丛生，直立，无毛，上部二歧分枝，节明显。叶对生，披针形，长 3 ~ 5 cm，宽 0.5 ~ 1 cm，先端渐尖，基部楔形，全缘。苞片卵形，萼筒长 2 ~ 2.5 cm，裂片宽披针形；花瓣通常紫红色，亦有多色，喉部有斑纹和疏生须毛，先端浅裂成锯齿状。蒴果长圆形，种子黑色。

生境分布

均为栽培。全国各地有分布。

采收加工

夏、秋二季均可采收，一般在花未开放前采取。栽培者每年可收割 2 ~ 3 次，割取全株，除去杂草、泥土，晒干。

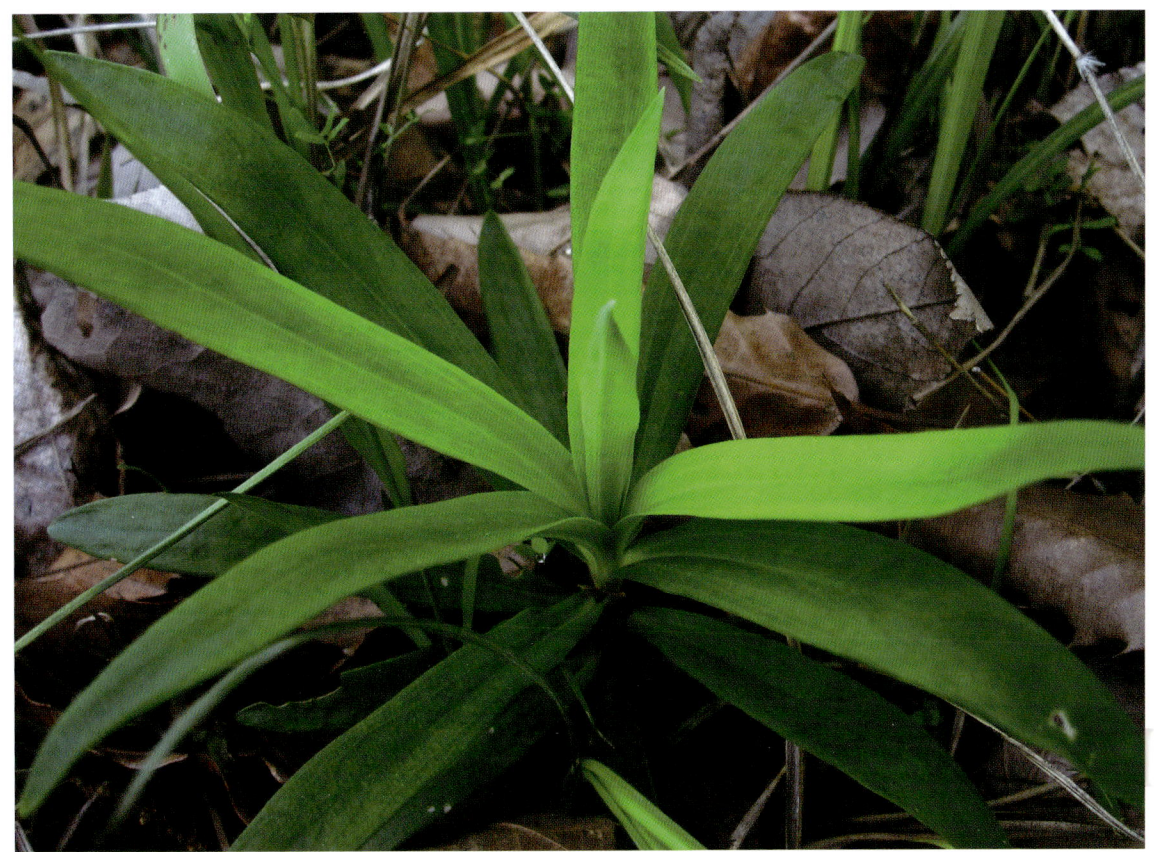

石竹

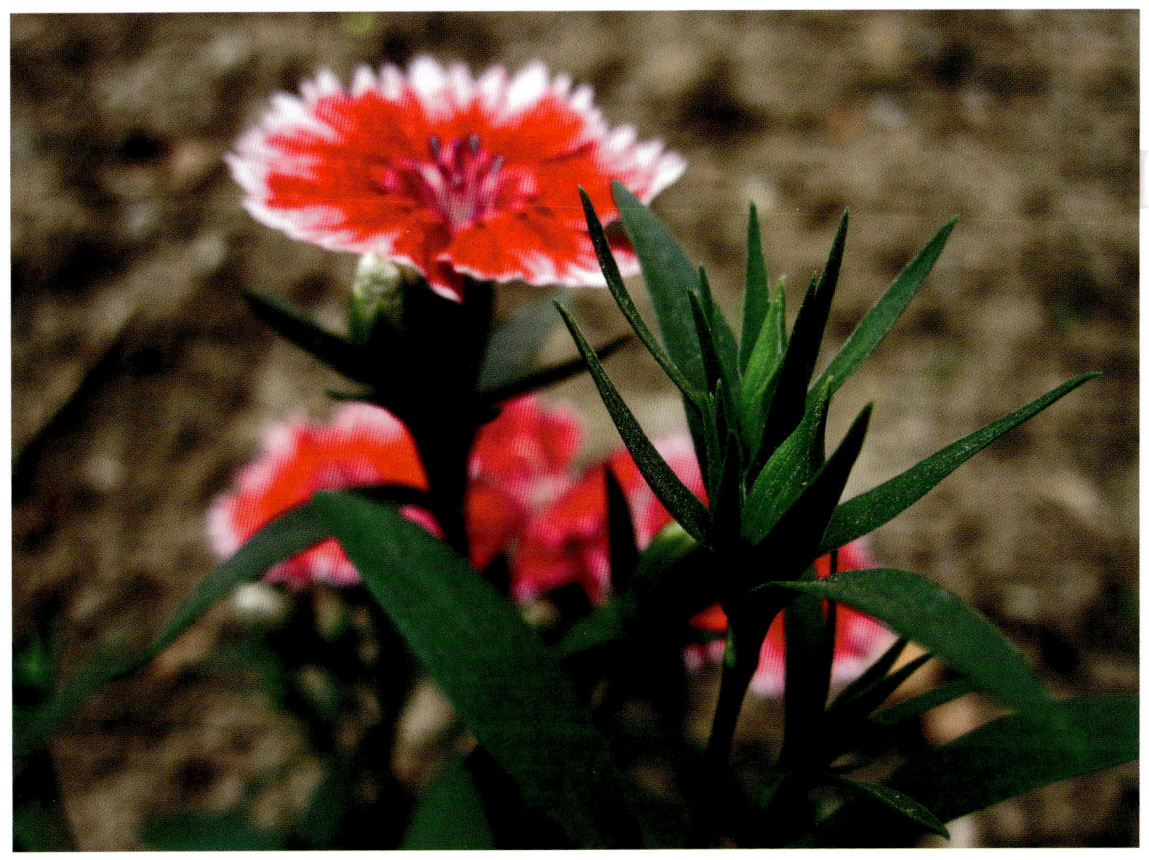

石竹

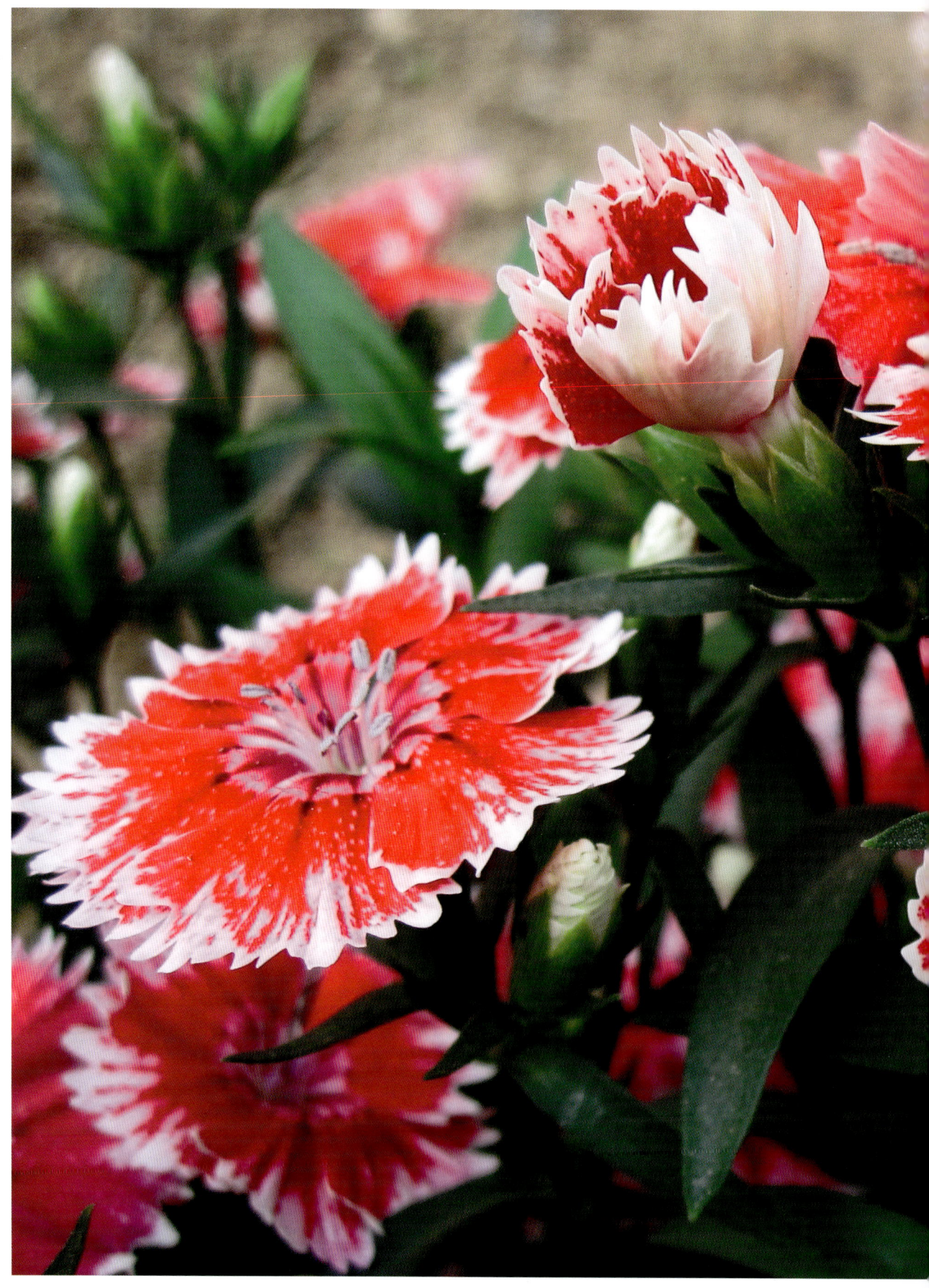

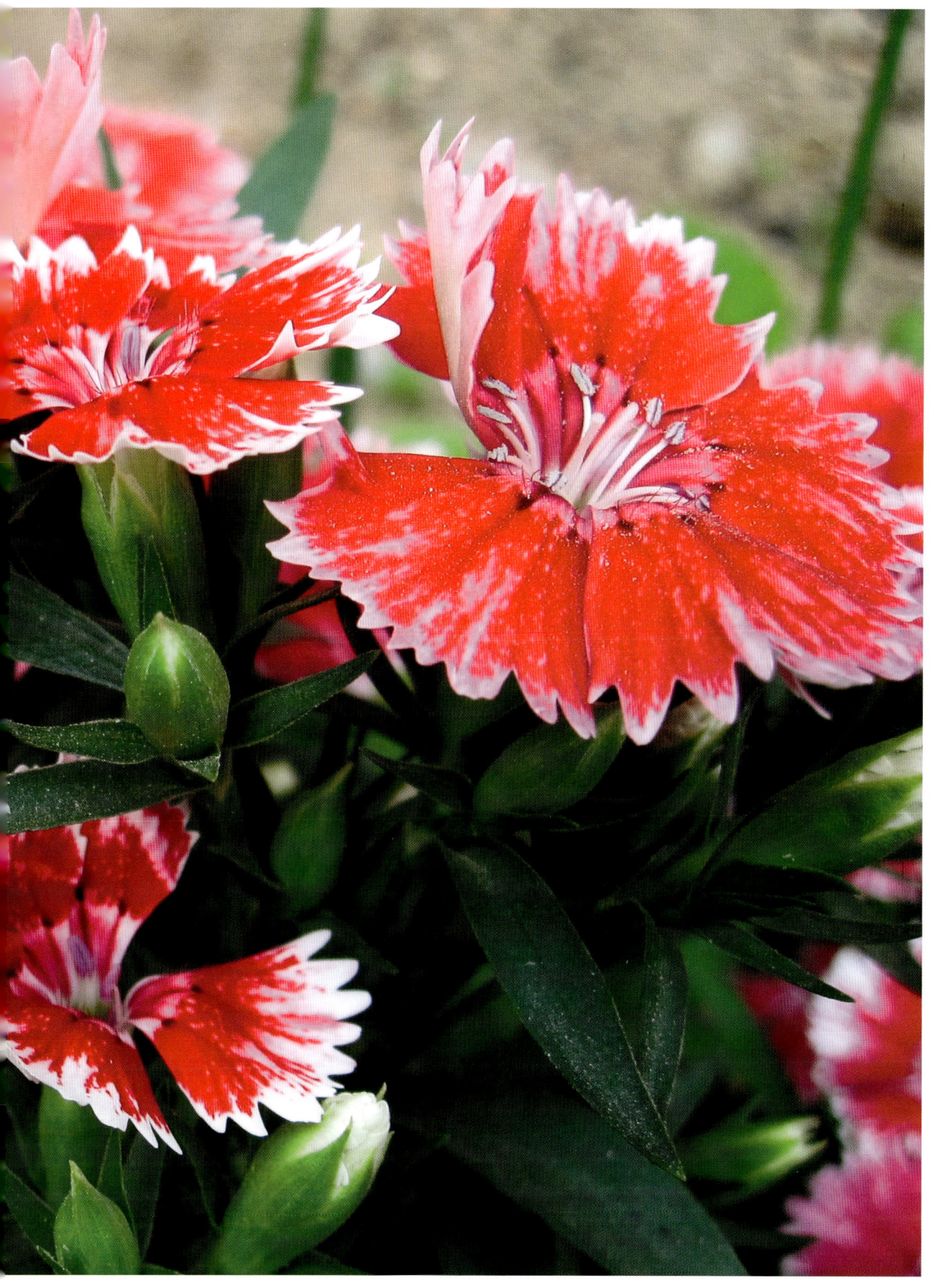

石竹

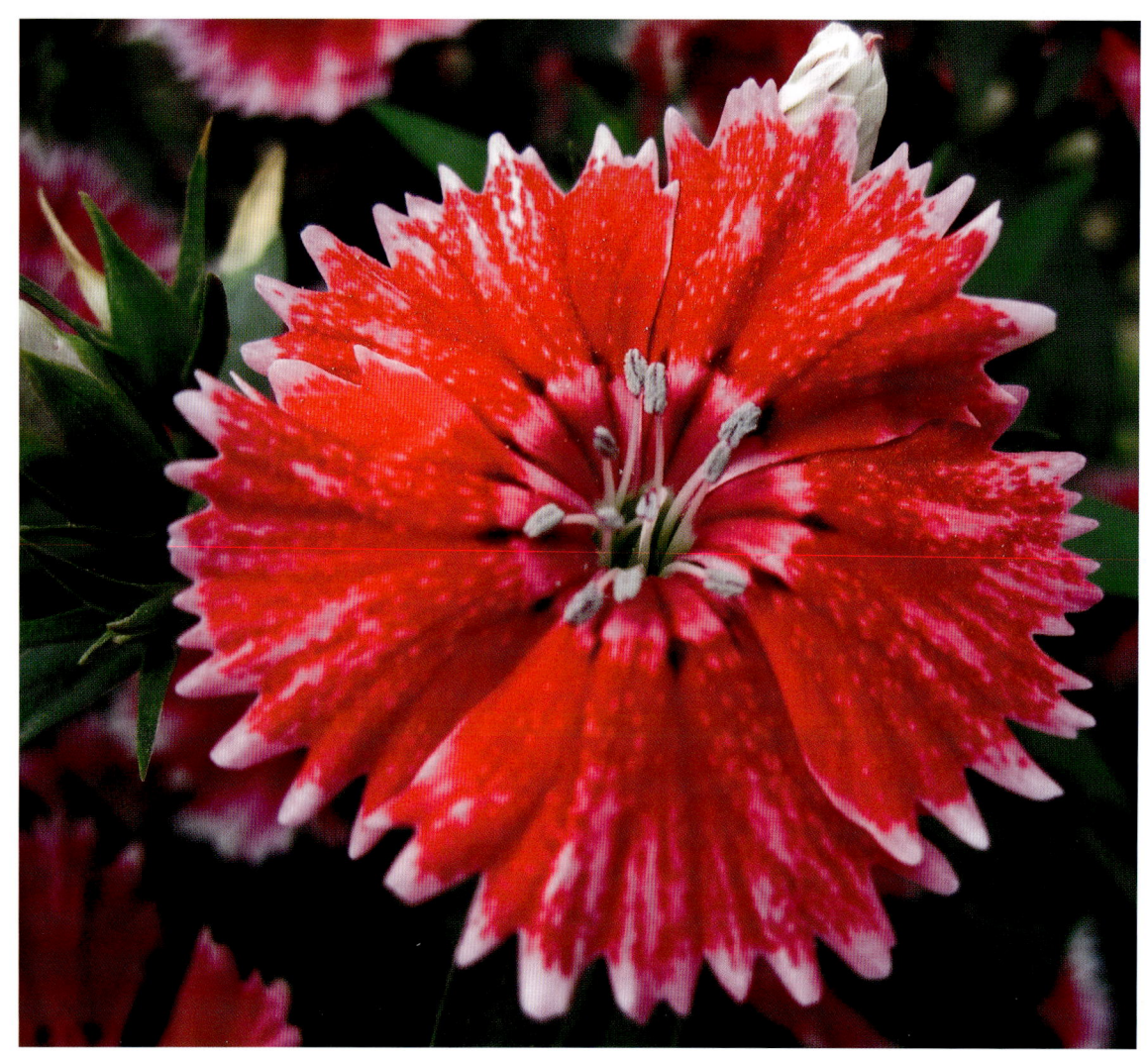

石竹

药材鉴别

本品为干燥全草，长约 30 cm，茎直立，淡绿至黄绿色，光滑无毛，节部稍膨大。叶多数完整，对生，线形或线状披针形。花全长约 3 cm，有淡黄色膜质的宿萼，萼筒长约为全花的 1/2；萼下小苞片淡黄色，约为萼筒的 1/2。花冠先端浅裂呈锯齿状，棕紫色或棕黄色。有时可见到蒴果，长圆形，外表皱缩，顶端开裂，种子褐色、扁平。茎中空，质脆易断。气微，味微甜。以青绿色、干燥、无杂草、无根及花未开放者为佳。

功效主治

利小便，清湿热，活血通经，抗癌。主治食道癌，直肠癌，水肿，淋浊，月经不调。

用法用量

内服：10 ~ 30 g，煎汤；或研末，作丸、散服。

民族药方

1. **小便不利**　石竹 30 g，车前草 15 g，玉米须 10 g。水煎服。

2. **月经不调**　石竹 15 g，月季花 5 g，徐长卿 10 g。水煎服。

3. **血淋**　鲜石竹 30 g，仙鹤草 15 g，炒栀子 9 g，甘草梢 6 g。水煎服。

4. **血瘀经闭**　石竹、丹参、益母草各 15 g，赤芍、香附各 9 g，红花 6 g。水煎服。

5. **目赤肿痛**　石竹、菊花各 9 g。水煎服。

6. **妇女外阴糜烂，皮肤湿疮**　石竹适量。煎汤洗；或为细面撒患处。

7. **食管癌、直肠癌**　石竹鲜品 30 ~ 60 g（干品 18 ~ 30 g）。水煎服。

使用注意

孕妇忌服。

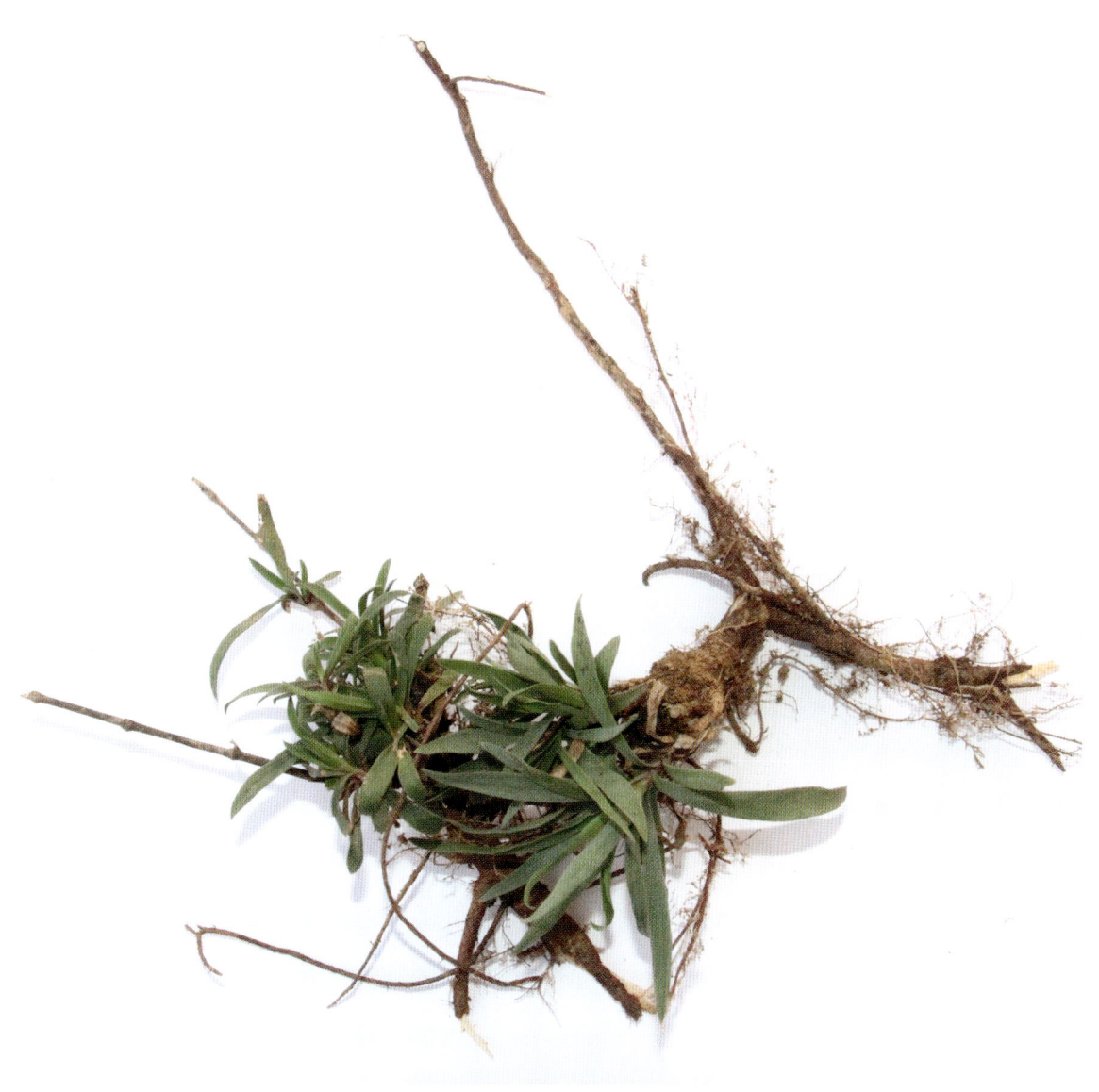

石竹药材

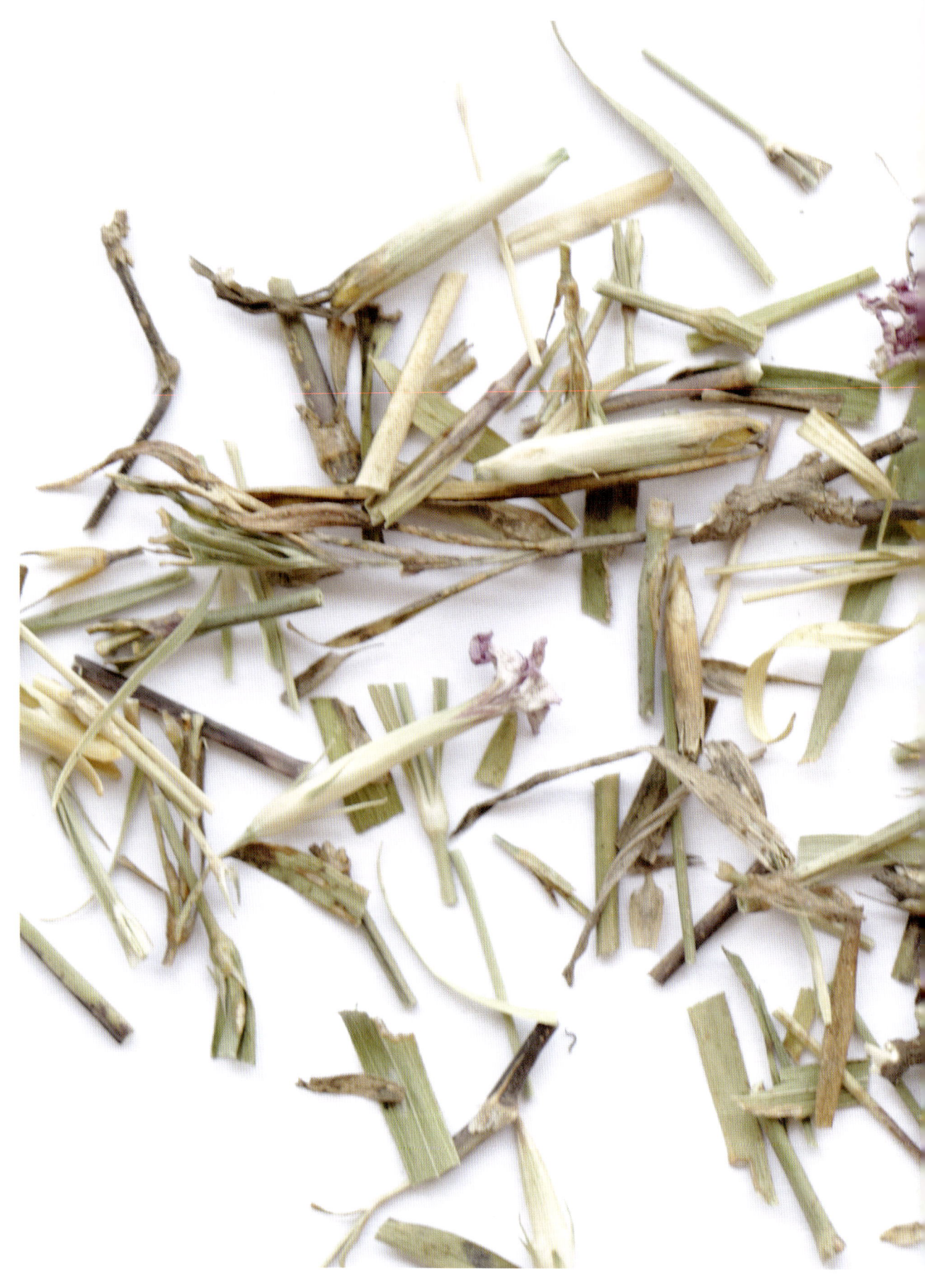

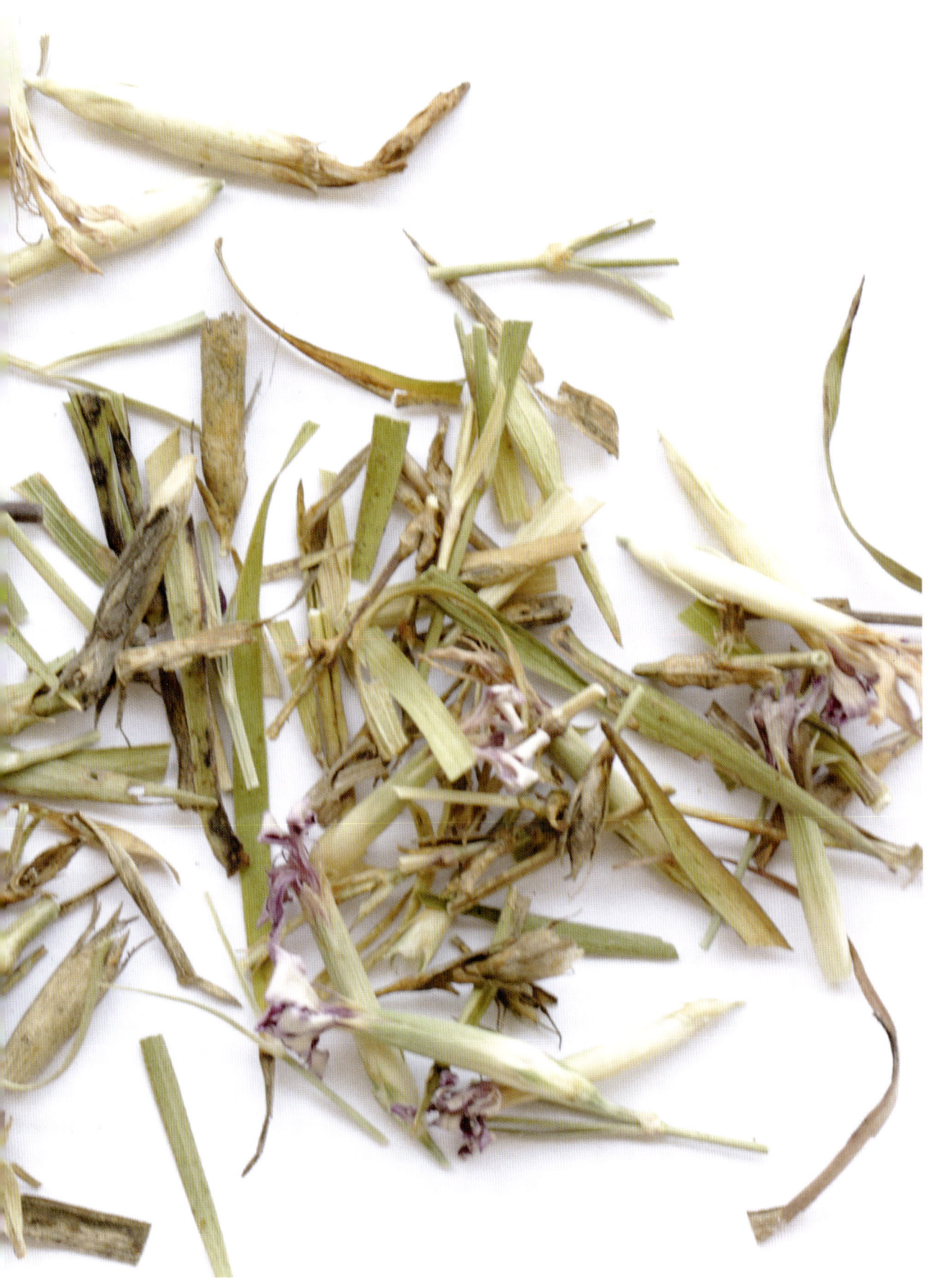

石竹饮片

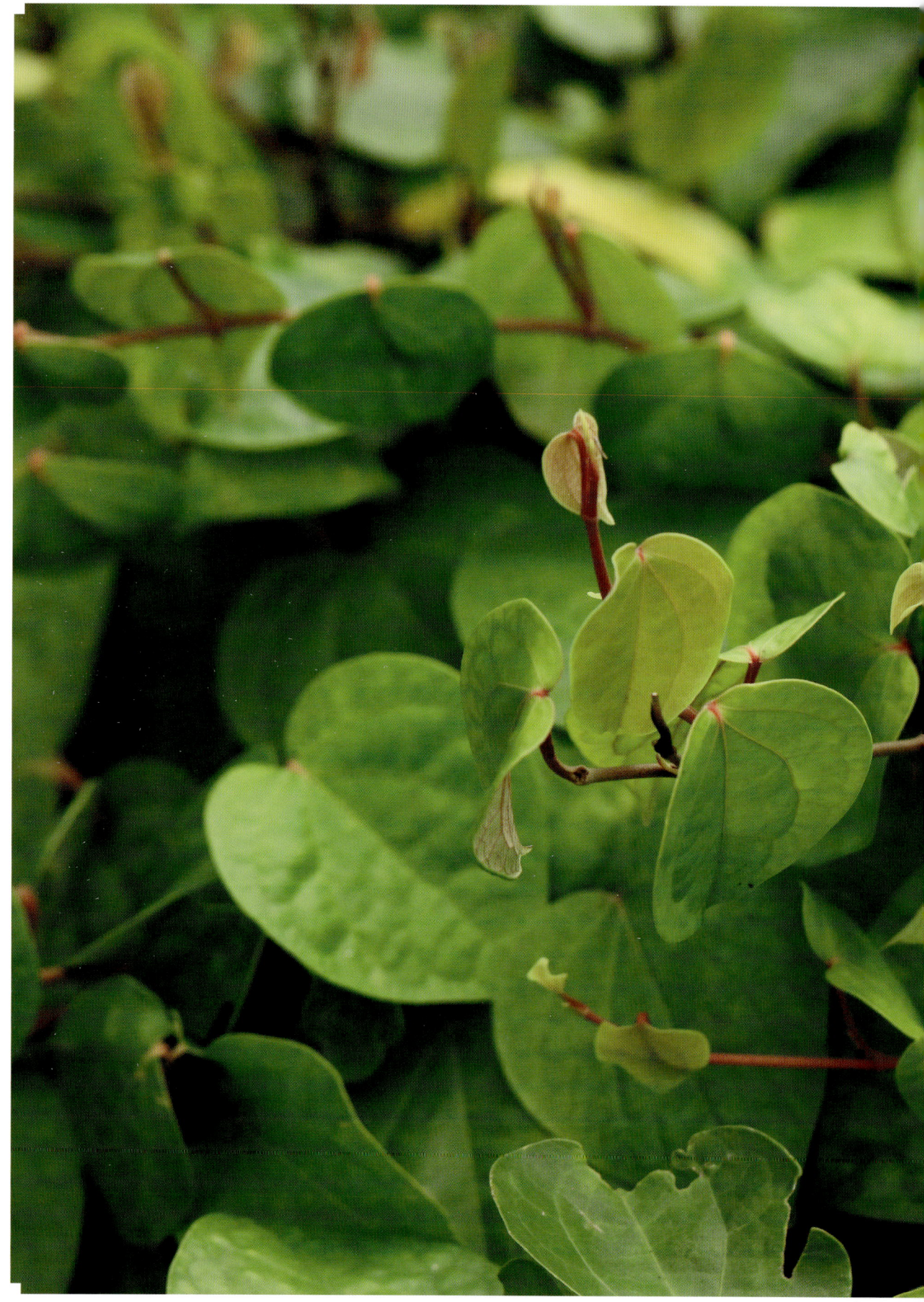

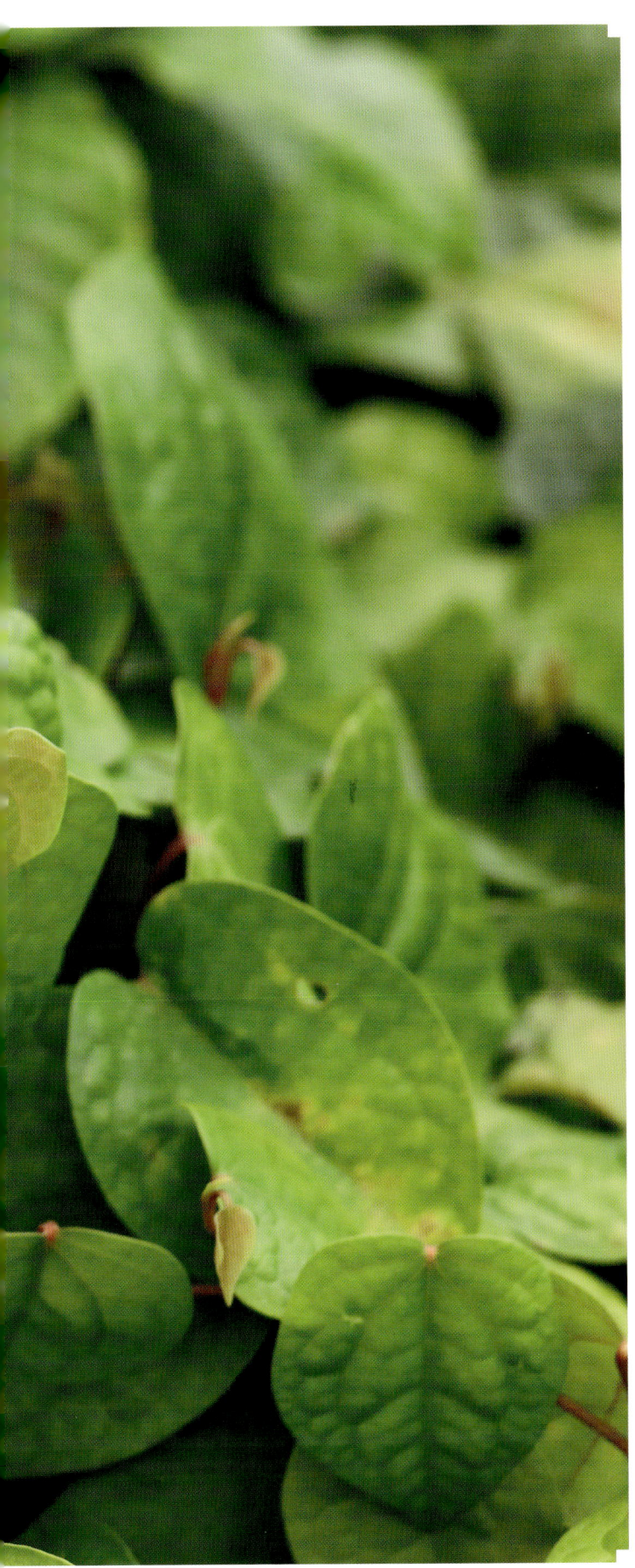

石南藤

【水药名】骂梅。

【别　名】爬岩香、巴岩香。

【来　源】本品为胡椒科植物石南藤 Piper wallichii (Miq.) Hand.-Mazz.var. 的全草。

【性味归经】味辛，性温。归肝、脾经。

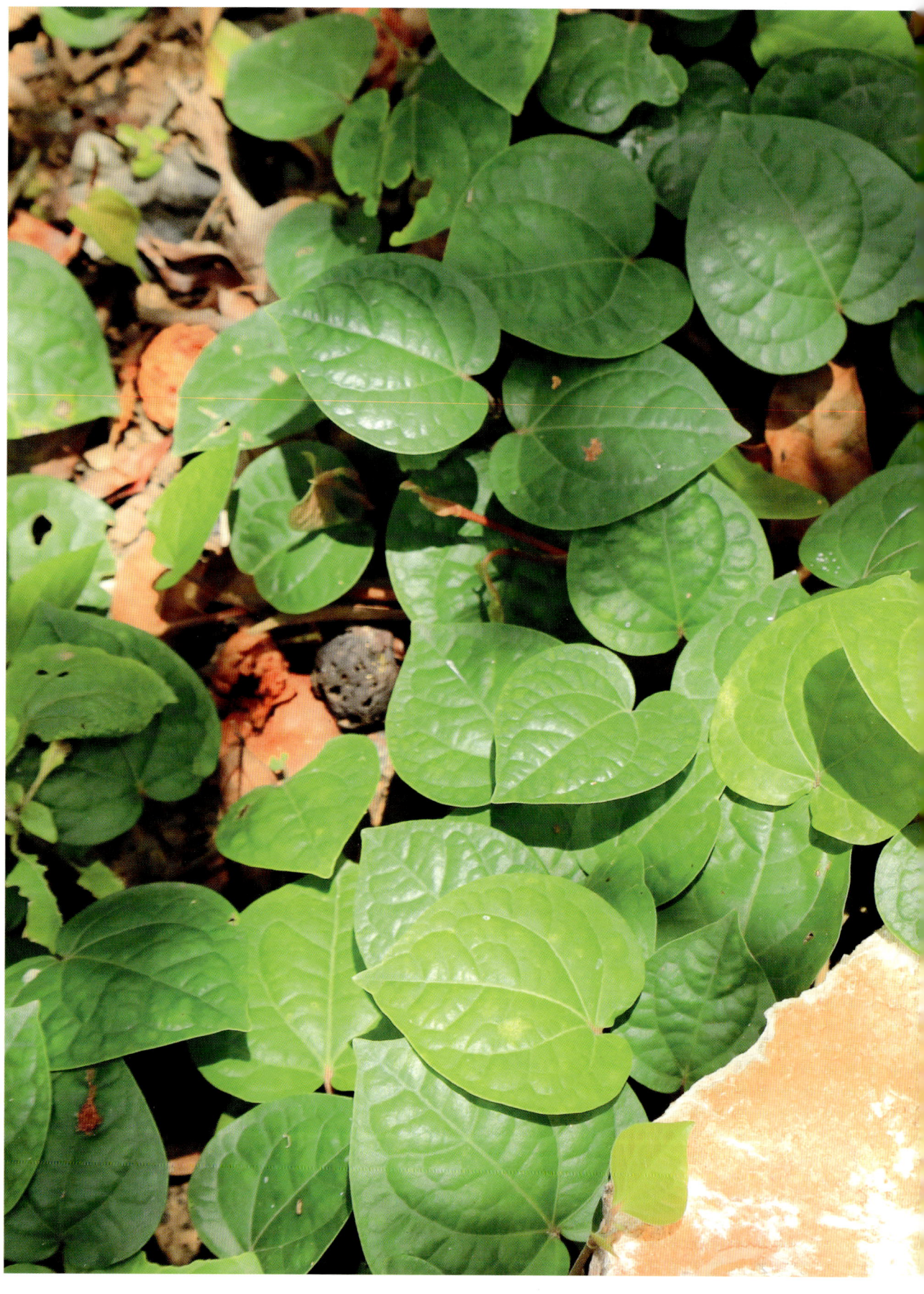

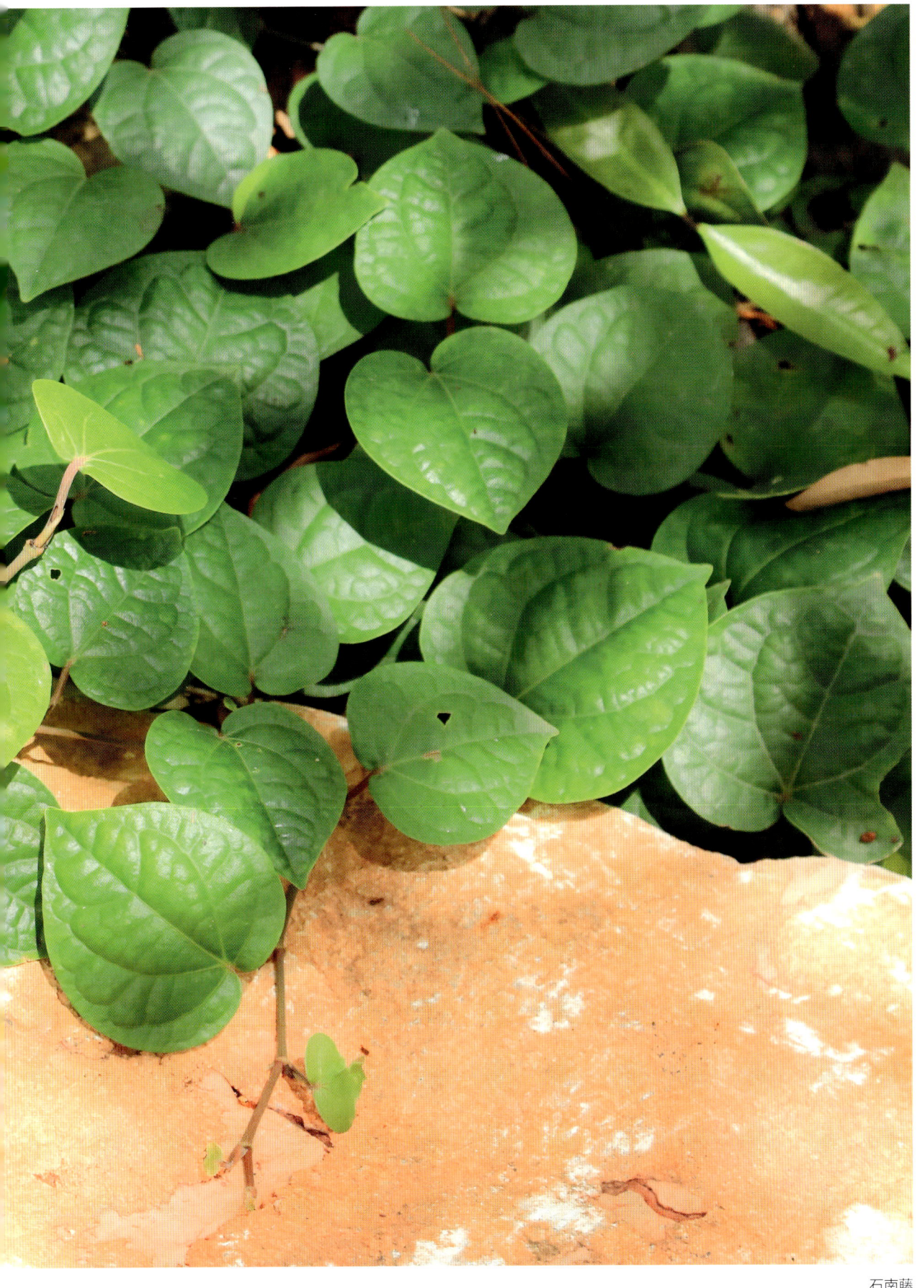

石南藤

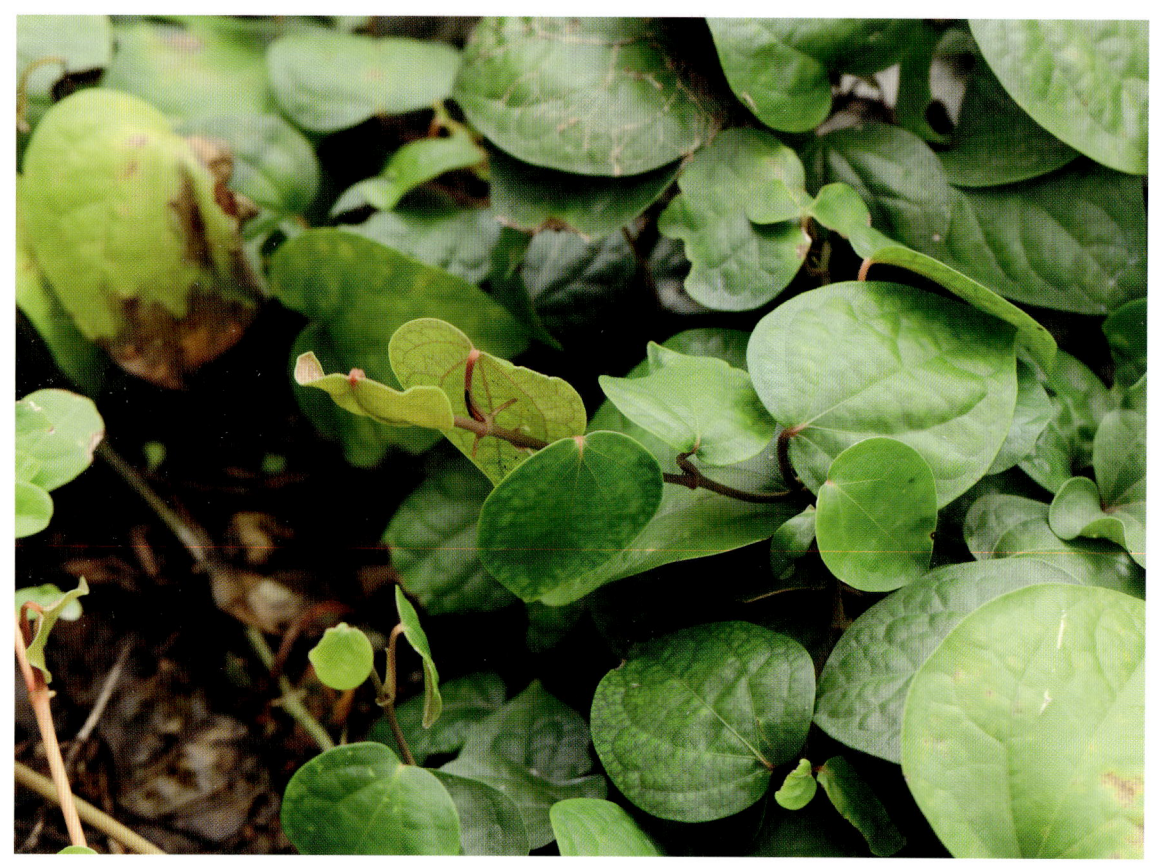

石南藤

识别特征

攀缘木质藤本，搓之有香气。茎深绿色，光滑无毛。有节膨大，生有细长不定根，用以攀附。单叶互生，具长柄，叶片卵状椭圆形，长 6～11 cm，宽 3.5～5 cm，先端渐尖，基部近圆形微斜，全缘，上面无毛，下面有毛，主脉 3 条。夏季开花，花小，穗状花序长 4～10 cm。浆果球形，无柄，排列较密，集成长短不等的果穗，黄褐色。

生境分布

常攀爬于树干及岩石上。分布于湖北、湖南、广东、贵州、四川、云南等省。

采收加工

全年可采。割取带叶茎枝，晒干。

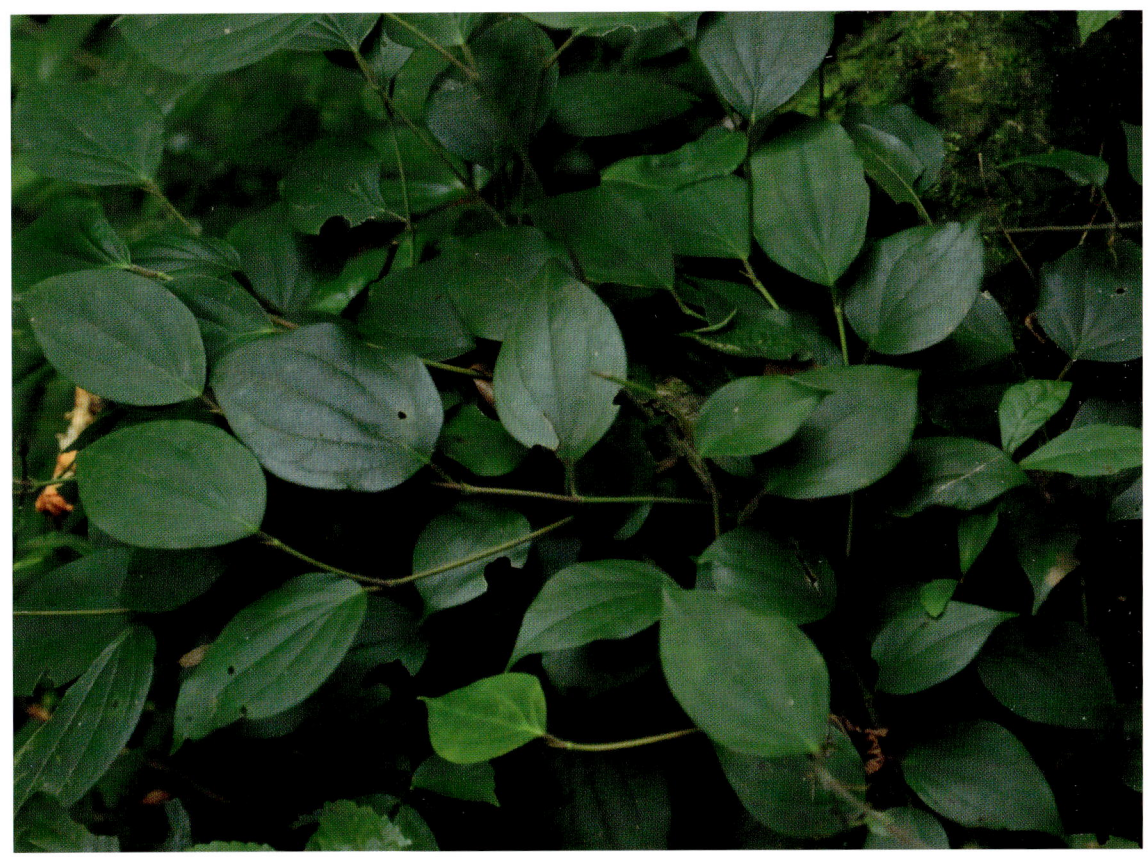

石南藤

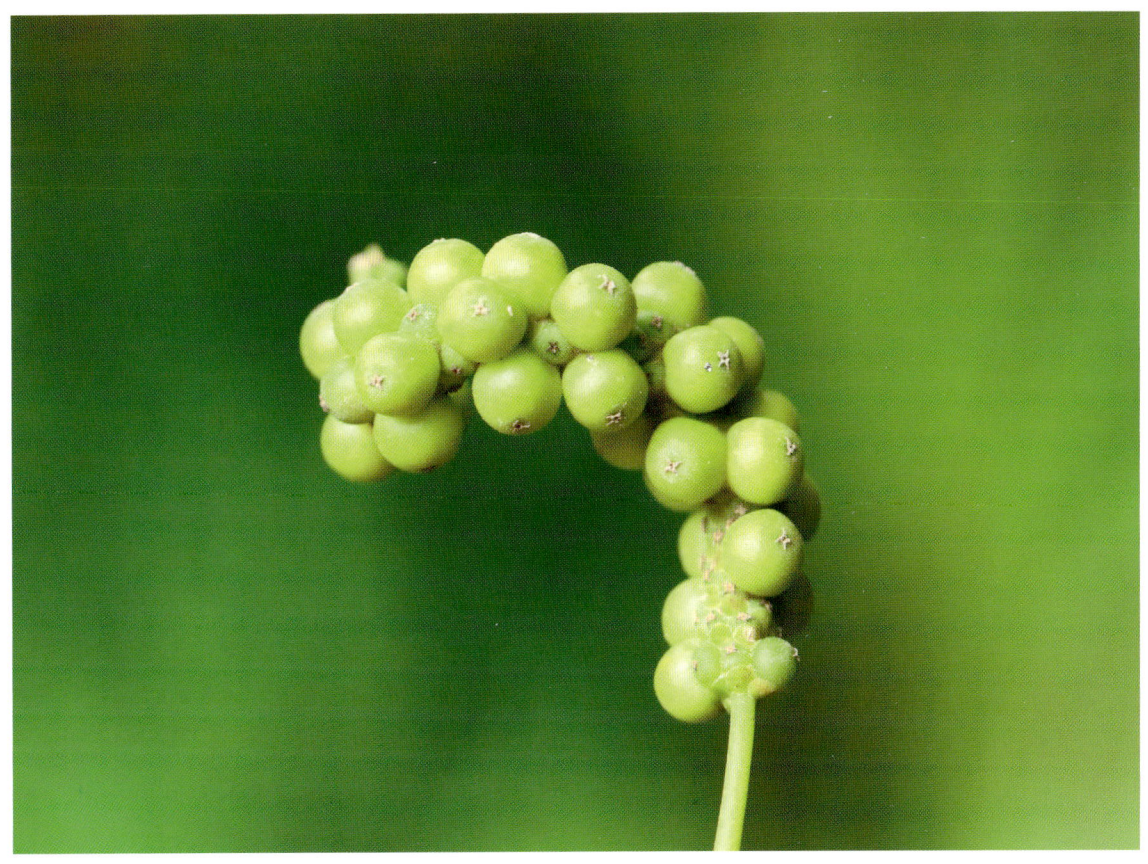

石南藤

药材鉴别

本品茎枝呈细长圆柱形，常略扁，有分枝，长达 150 cm 或过之，直径 0.3 ～ 0.6 cm。表面灰褐色或灰棕色，有纵沟纹。节部膨大，主茎节部生有不定根，幼枝有短柔毛。质稍韧，断面黄白色，木质部有针孔状导管，髓灰白。单叶互生，纸质，干后皱缩，青绿色，卵形至长卵形，长 5 ～ 11 cm，宽 2 ～ 6 cm，顶端渐尖至短尖。基部稍偏斜，心形，叶脉 5 ～ 7 条，两面或下面被短柔毛。气微香，味辛辣。以茎细、叶多、色青绿者为佳。

功效主治

舒筋活络，驱风除湿，强腰膝，止痛。主治风湿痹痛，扭挫伤，腰膝无力，痛经，风寒筋骨痛。

用法用量

内服：10 ～ 30 g，煎汤；或研末，入丸、散服；或浸酒服。外用：捣敷。

民族药方

1. 风湿痹痛，偏瘫，腰膝无力 石南藤 15 g，胡颓根 30 g，灯盏细辛 10 g，猪蹄 1 只。同炖服。

2. 颈椎病 石南藤、茯苓、秫米各 30 g，羌活、橘络、薤白、竹茹、防风、乌药、枳实、瓜蒌各 9 g，陈皮 10 g，炙甘草 12 g，半夏 6 g，炙川乌、炙草乌各 4.5 g，桑枝、丹参各 15 g。水煎服。

3. 腰脚疼痛，跌打损伤，筋骨疼痛 石南藤 500 g，炙川乌 60 g，五灵脂、木瓜各 120 g，乳香、没药、自然铜各 15 g。共为细末，面糊为丸如梧桐子大，每服 50 丸，温黄酒送下。

4. 风湿性关节炎 石南藤、透骨草各 24 g，凌霄花 30 g，八角枫、虎杖、寻骨风、当归、川芎、川断、牛膝各 15 g。水煎服。

5. 风湿痹痛 石南藤、追风伞、肥猪苗各 15 g。水煎服。

6. 筋骨冷痛 石南藤、山姜、骆驼蓬各 30 g。泡酒服。

7. 阳痿 石南藤、九牛造、双肾草各 50 g。泡酒服。

8. 咳嗽 石南藤、兔耳风各 20 g。水煎服。

使用注意

经期女性、脾胃虚寒者慎用，孕妇禁用。

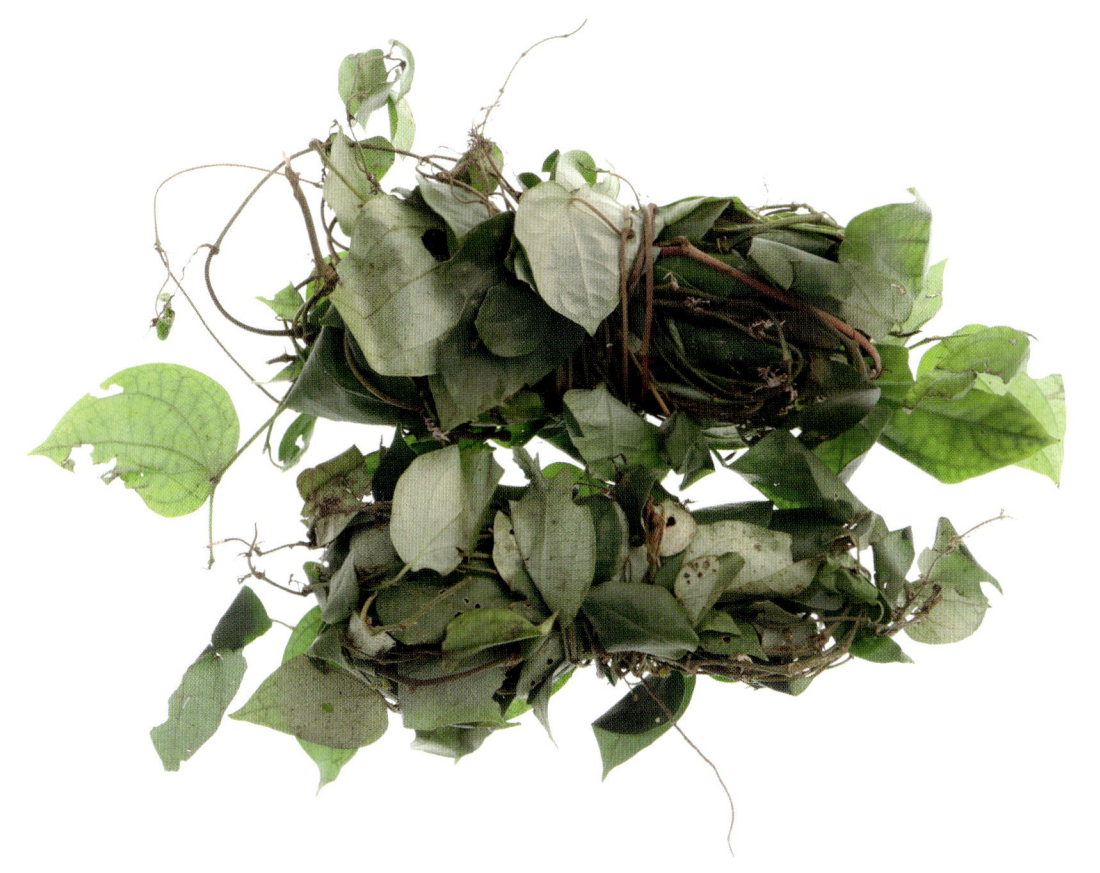

石南藤药材

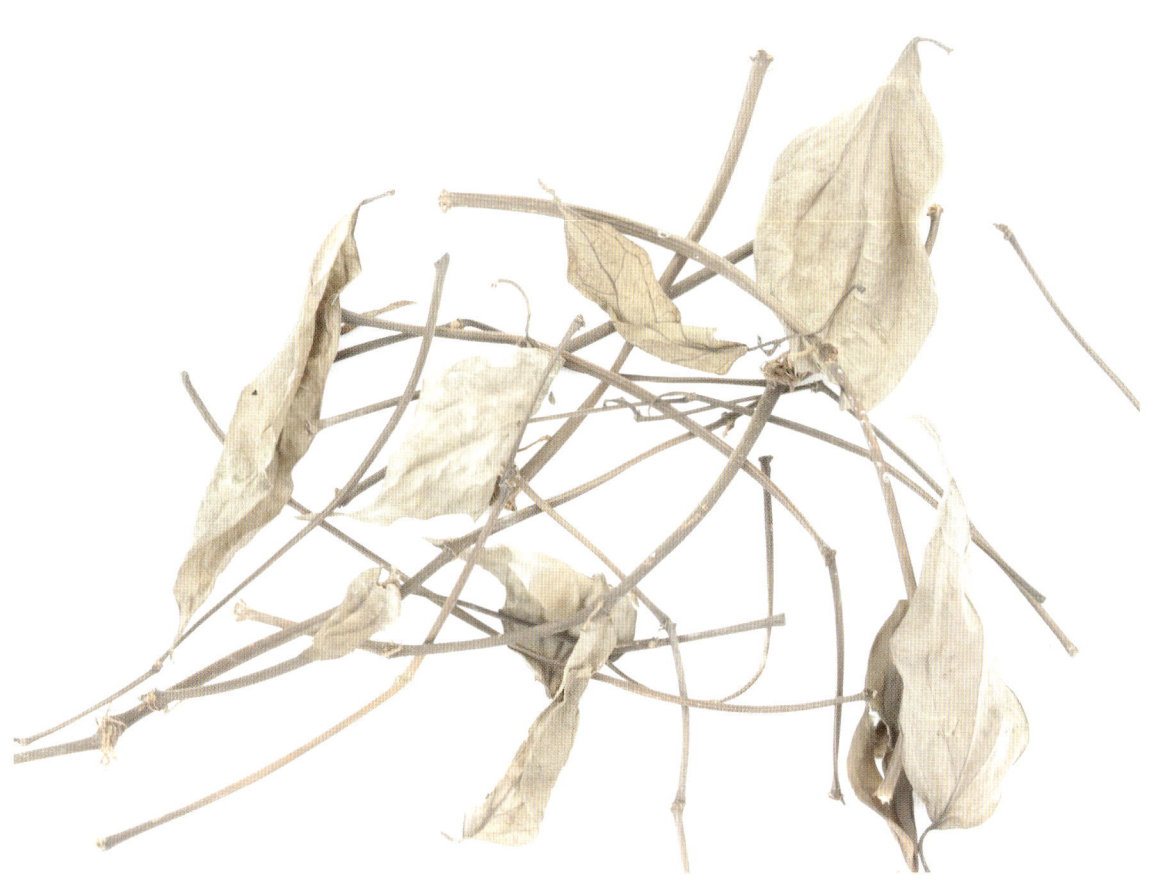

石南藤药材

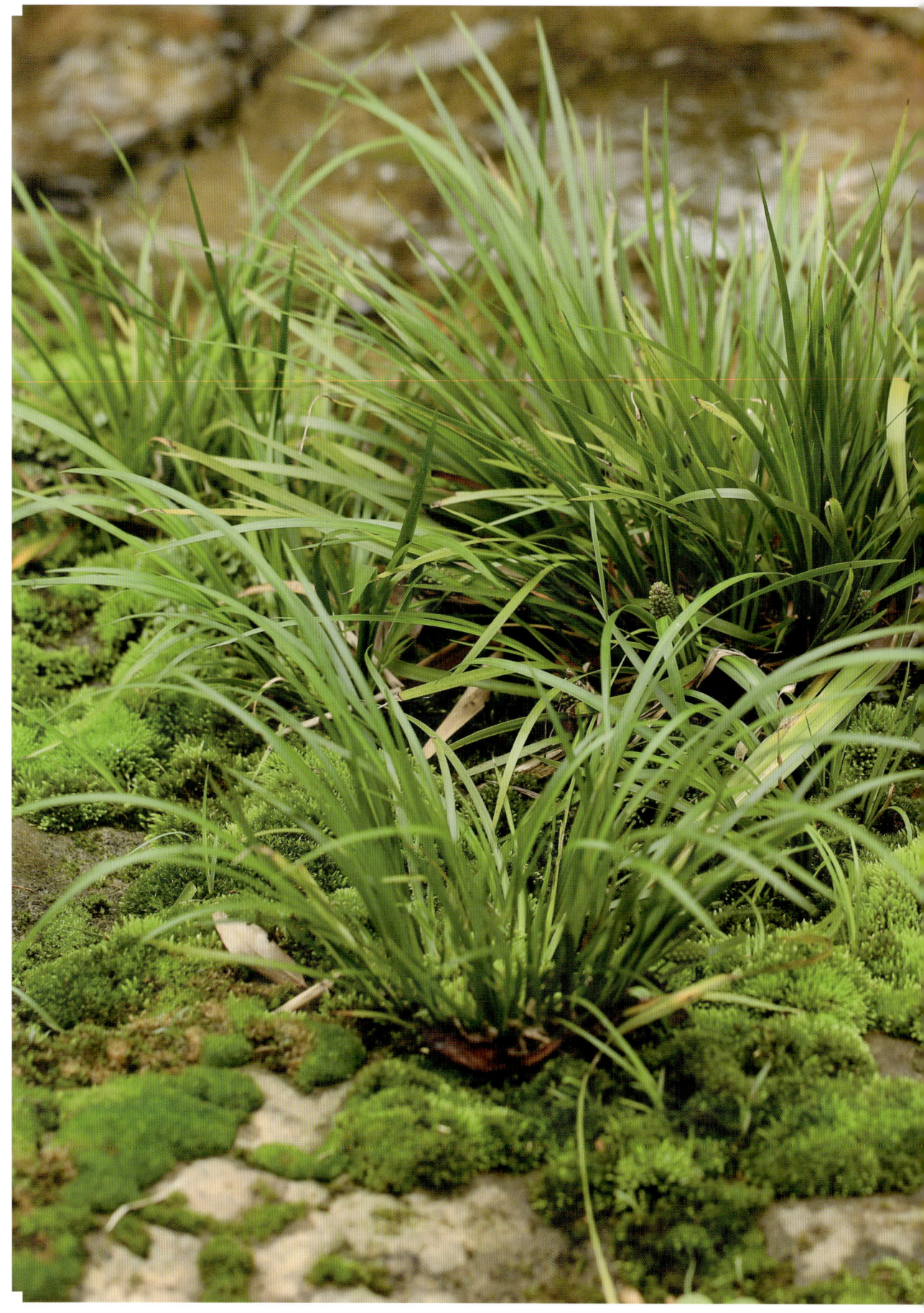

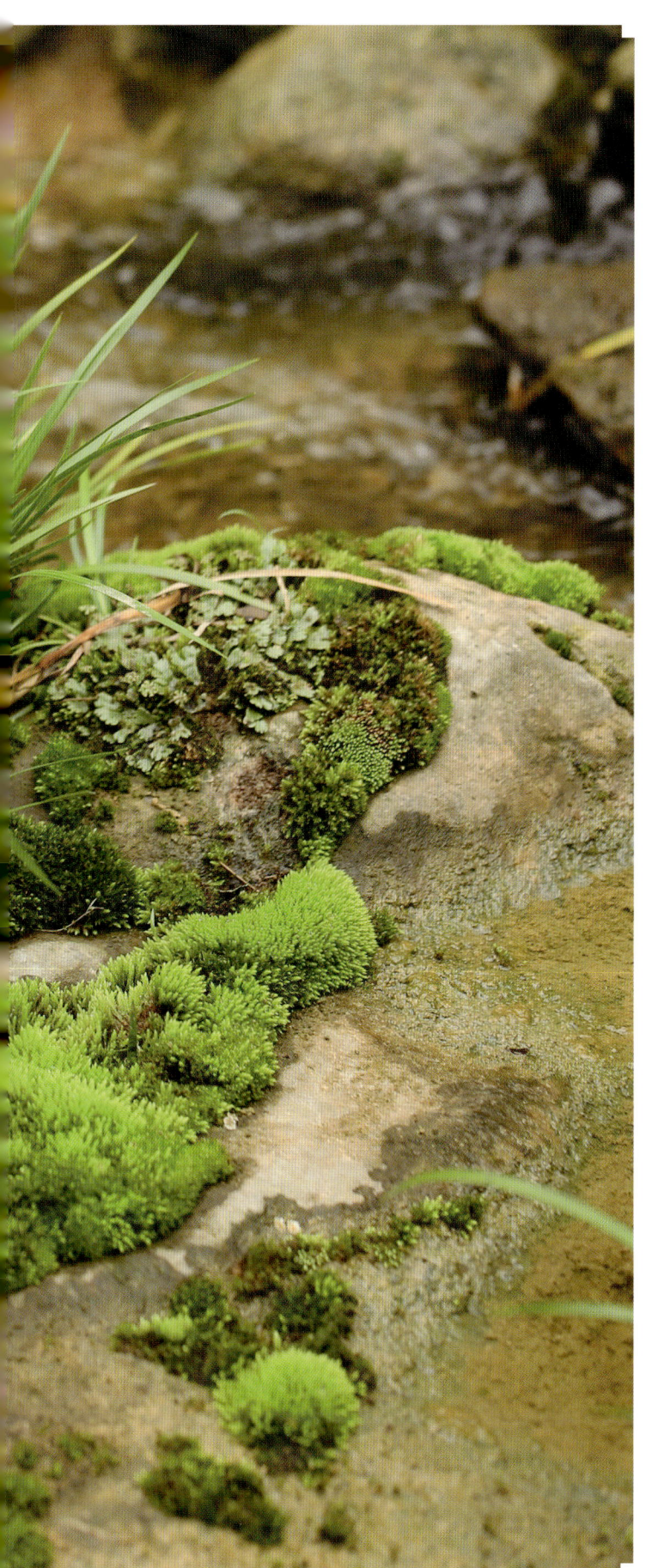

石菖蒲

【水 药 名】杏福嘎。

【别 名】菖蒲、九节菖蒲、水剑草、粉菖、剑草、苦菖蒲。

【来 源】本品为天南星科植物石菖蒲 *Acorus gramineus* Soland. 的根茎。

【性味归经】味辛，性微温。归心、肝、脾、胃经。

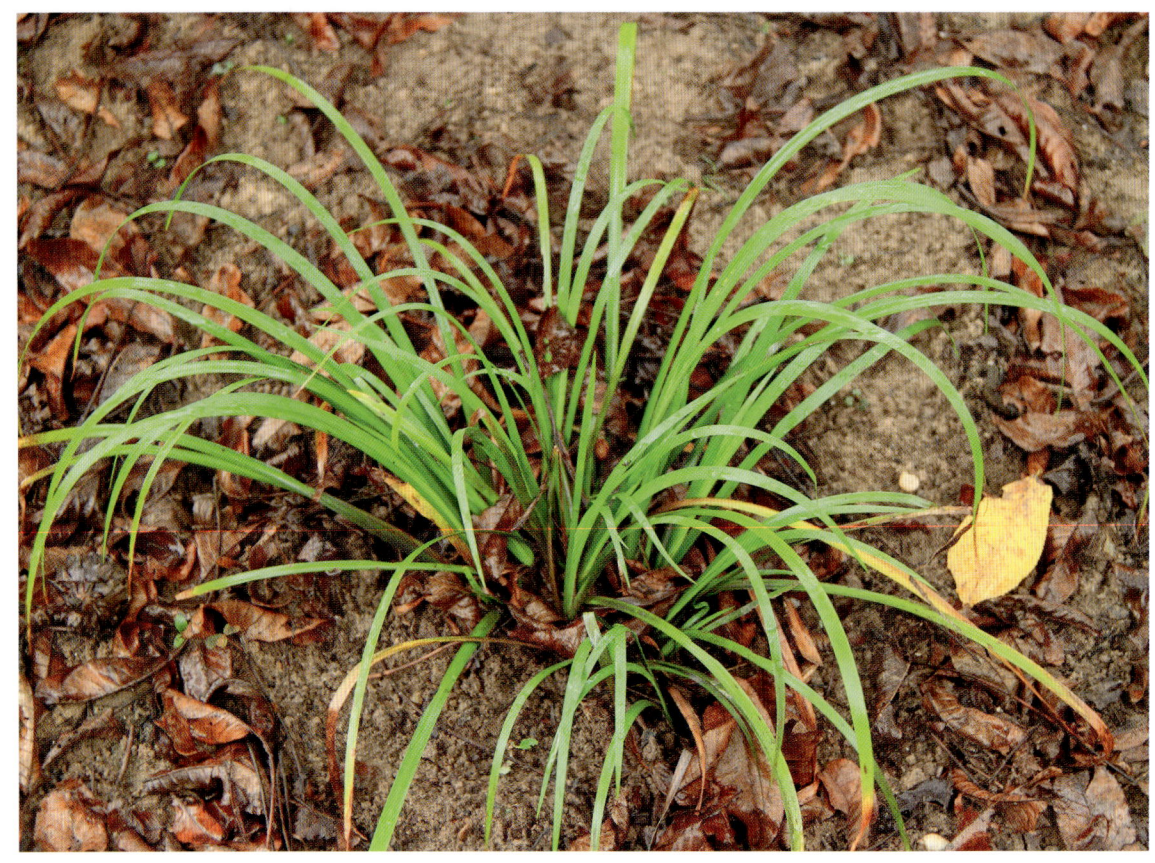

石菖蒲

识别特征

多年生草本。根茎横卧，芳香，粗 6 ~ 10 mm，外皮黄褐色，节间长 3 ~ 5 cm，具多数须根，根茎上部分枝甚密，成丛生状，分枝常被纤维状宿存叶基。叶片薄，线形，长 20 ~ 30 cm，基部对折，中部以上叶平展，宽 7 ~ 13 mm，先端渐狭，基部两侧膜质，叶鞘宽可达 5 mm，上延几达叶片中部，暗绿色，无中脉，平行脉多数，稍隆起。花序柄腋生，长 4 ~ 15 cm，三棱形。叶状佛焰苞长 13 ~ 25 cm，为肉穗花序长的 2 ~ 5 倍或更长，稀近等长；肉穗花序圆柱状，长 2.5 ~ 8.5 cm，粗 4 ~ 7 mm，上部渐尖，直立或稍弯。花白色。成熟果穗长 7 ~ 8 cm，粗可达 1 cm；幼果绿色，成熟时黄绿色或黄白色。花、果期 2—6 月。

生境分布

生长于山涧溪流水石之间。分布于长江流域及其以南各地。主产四川、浙江、江苏、贵州等省。

采收加工

秋、冬二季采挖，除去须根及泥沙，晒干。

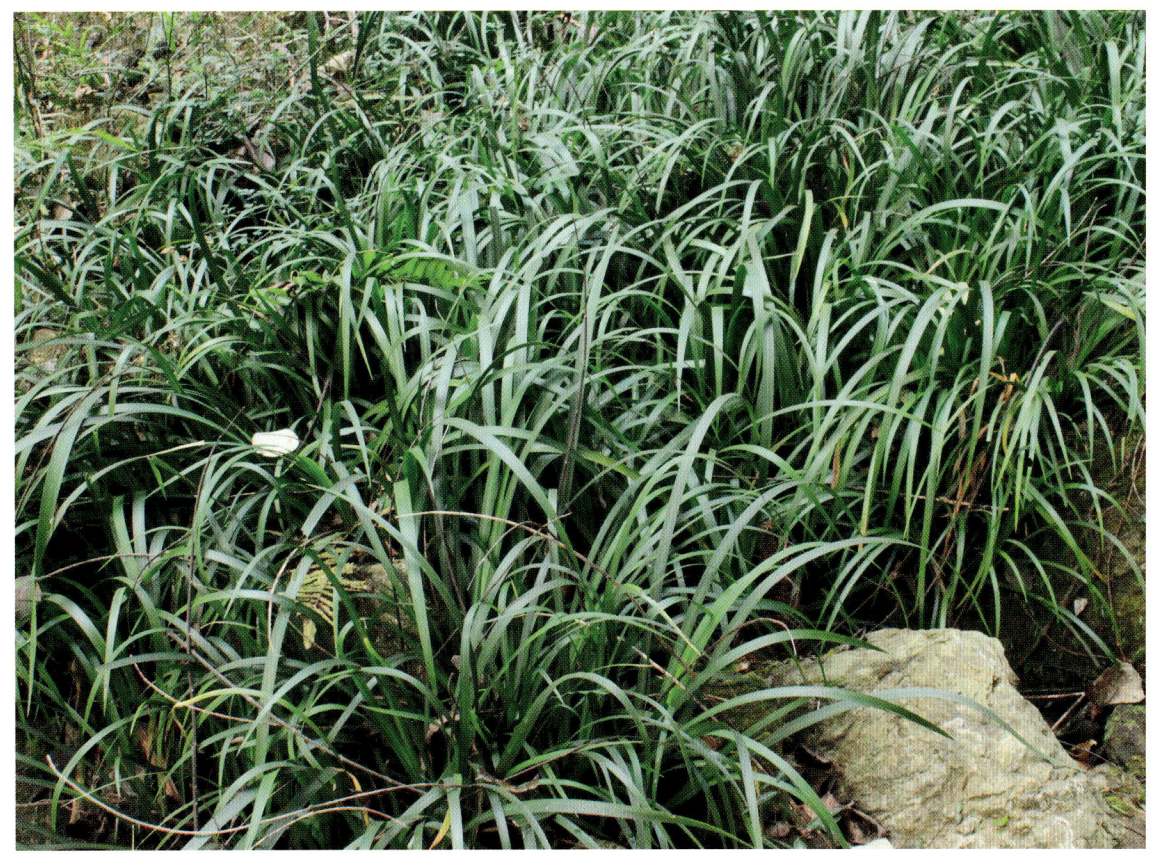

石菖蒲

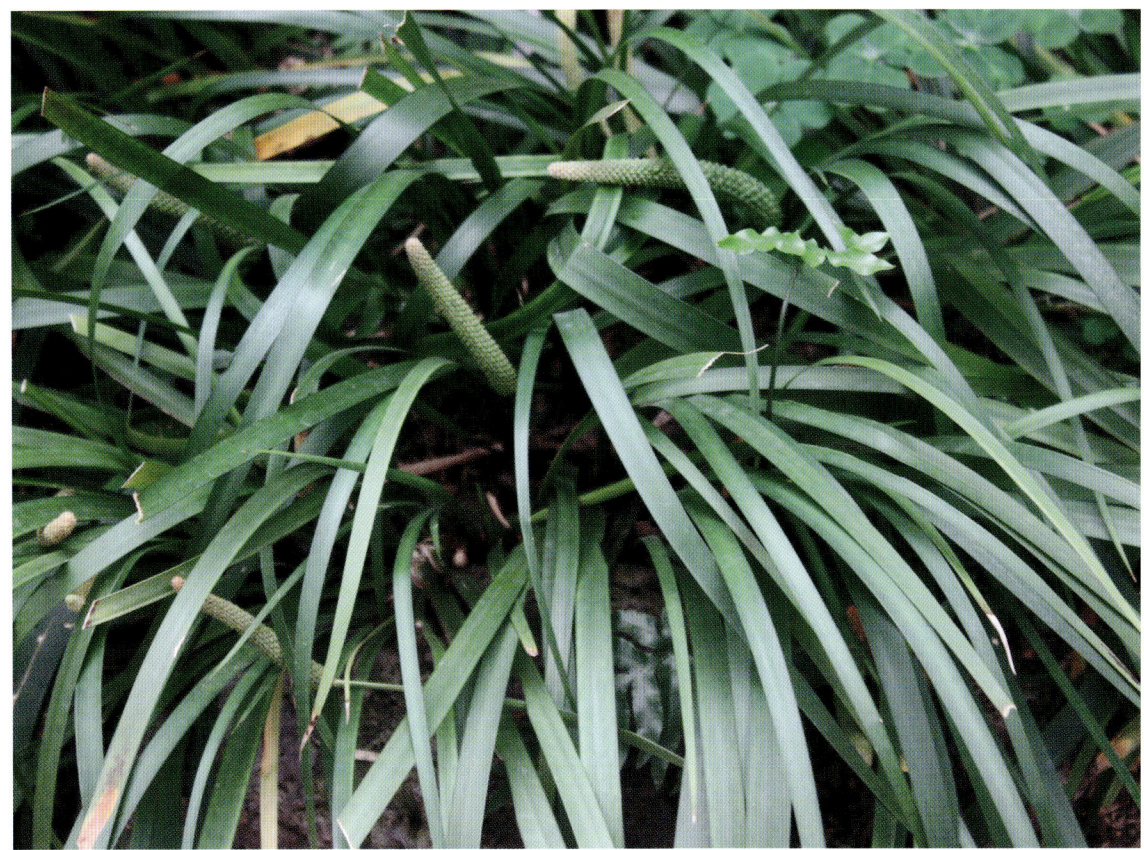

石菖蒲

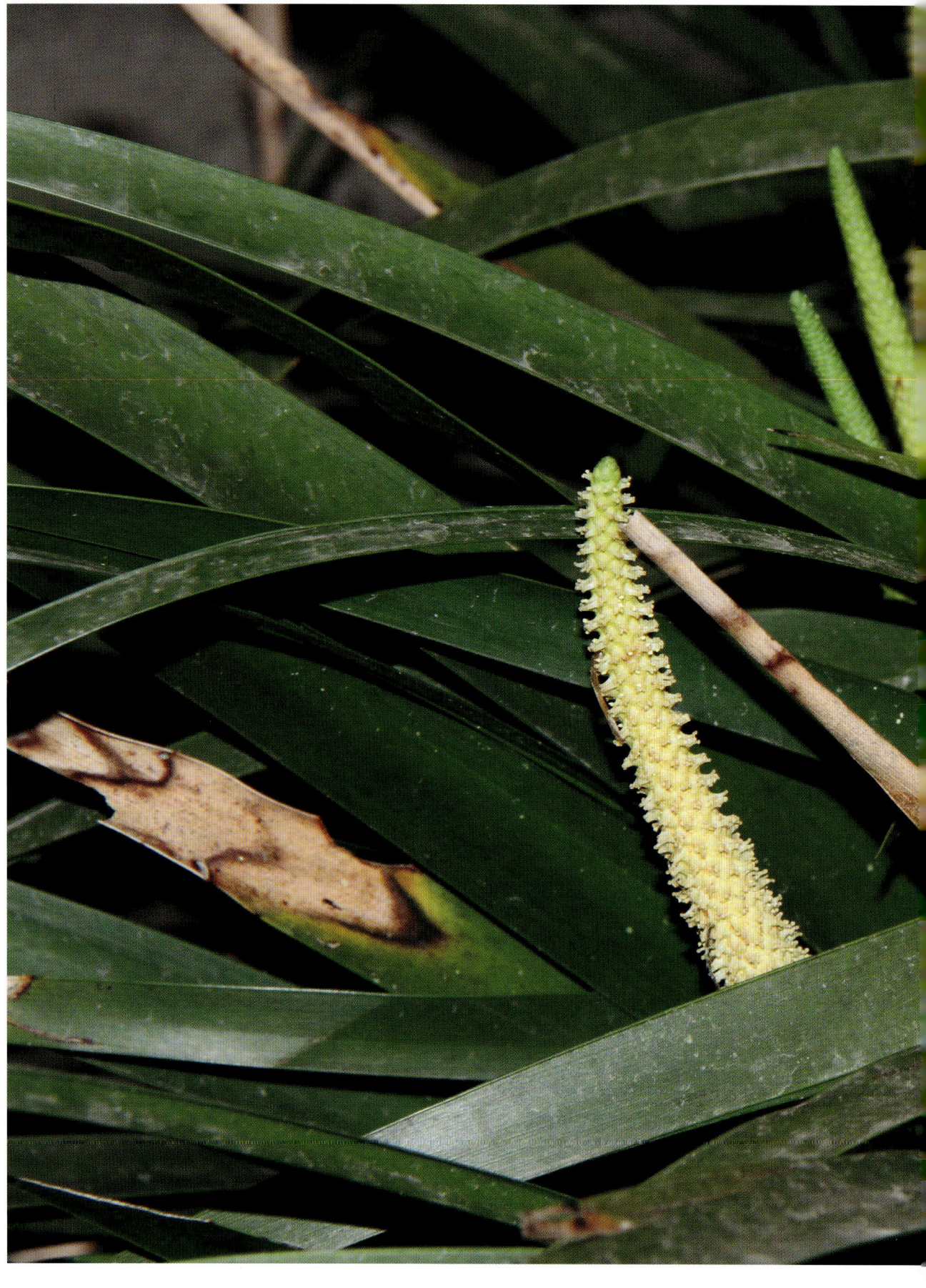

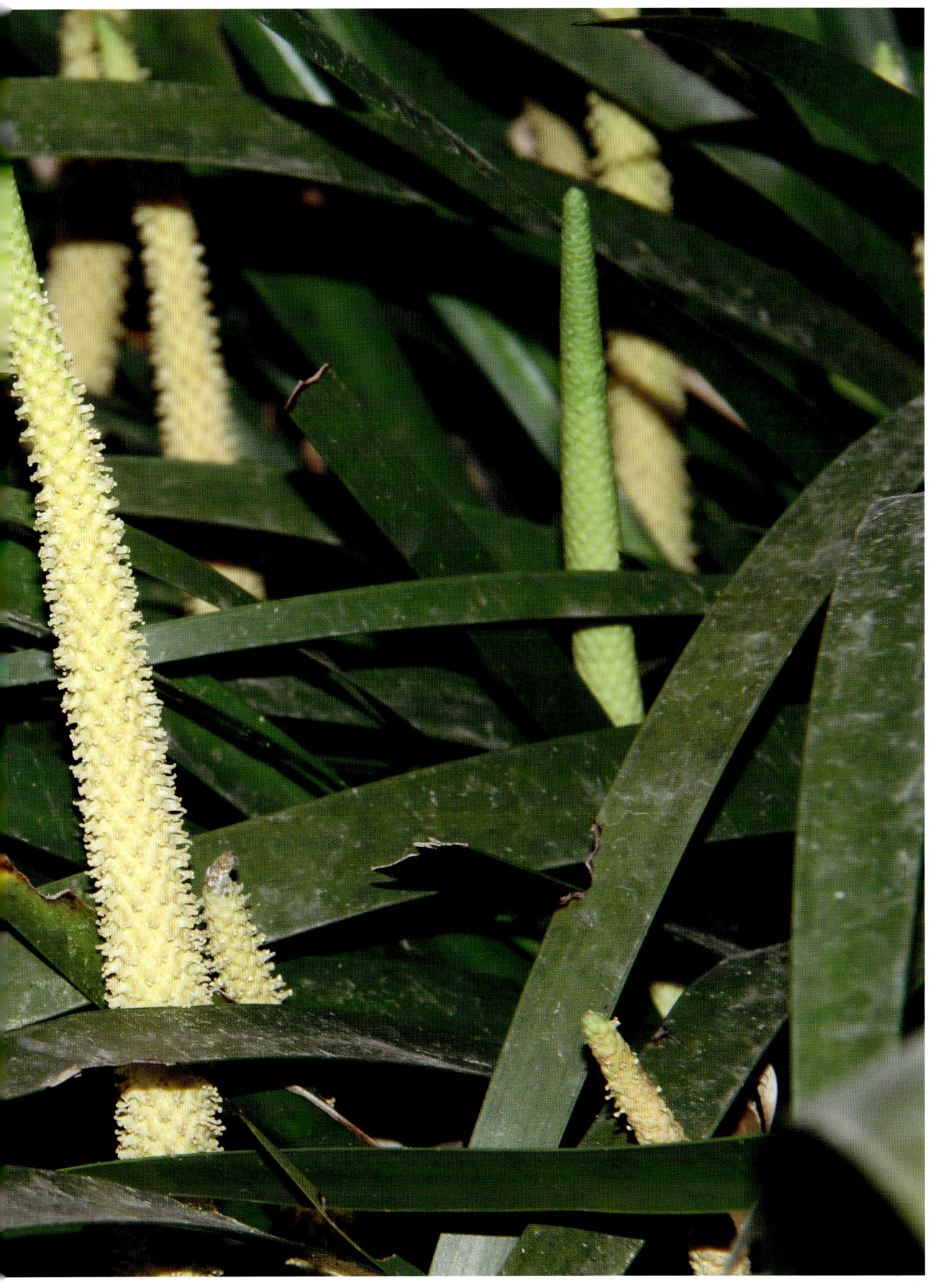

石菖蒲

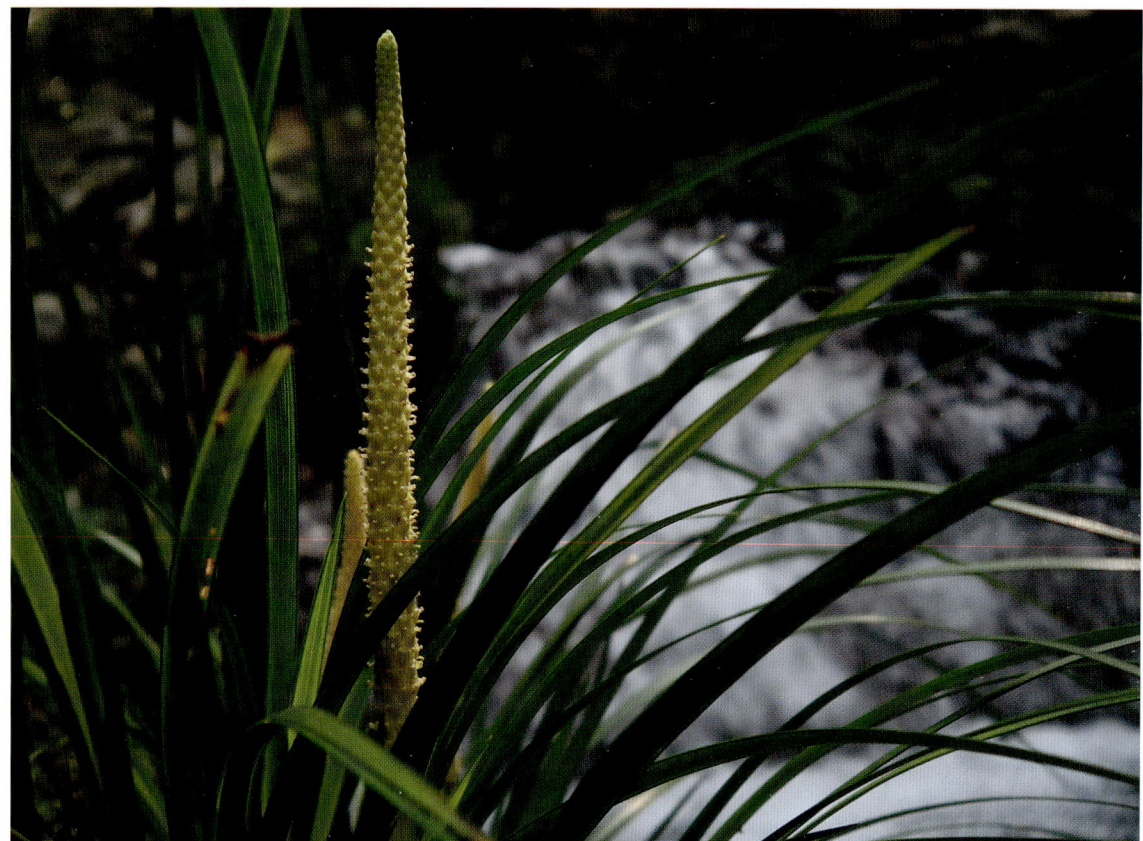

石菖蒲

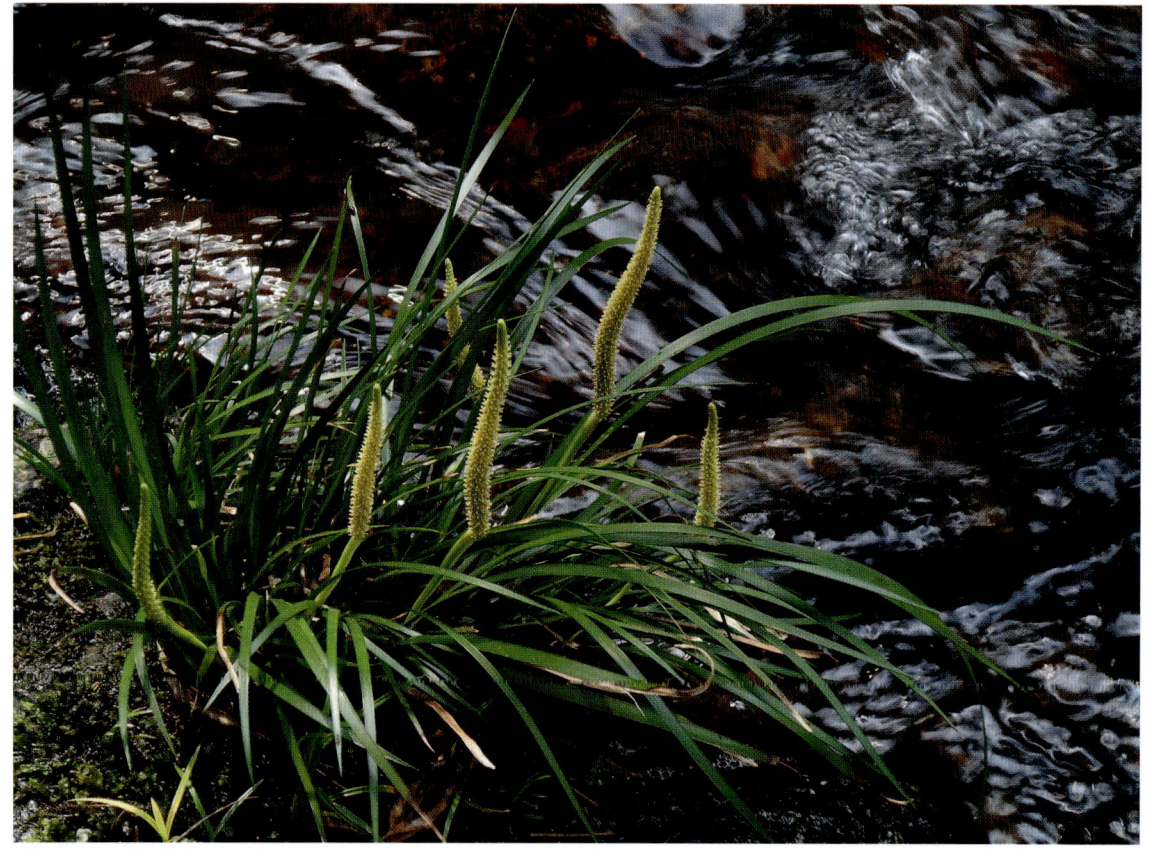

石菖蒲

药材鉴别

本品干燥根茎略呈扁圆柱形，稍弯曲，有时分枝，一般长3～20 cm，直径0.5～1 cm。表面灰黄色、红棕色或棕色，环节紧密，节间长3～6 mm，有略呈扁三角形的叶痕，左右交互排列，下方具多数圆点状突起的根痕，并有细皱纹，节间有时残留叶基，纤维状，偶有短小细根。质坚硬，难折断，断面纤维性，类白色至淡棕色，可见环状的内皮层，维管束散在，中心部较显著。气芳香，味微辛。以条长、粗肥、断面类白色、纤维性弱者佳。

功效主治

开窍，豁痰，理气，活血，散风，去湿。主治癫痫，痰厥，热病神昏，健忘，气闭耳聋，心胸烦闷，胃痛，腹痛，风寒湿痹，痈疽肿毒，跌打损伤。

用法用量

内服：10～30 g，煎汤；或入丸、散服。外用：煎水洗或研末调敷。

民族药方

1. **癫痫** 石菖蒲（研粉）10 g，猪心1个（竹刀批开纳入药粉）。蒸倒汗汤服。
2. **痰迷心窍** 鲜石菖蒲、生姜各30 g。捣汁，稍加水去渣，煨服。

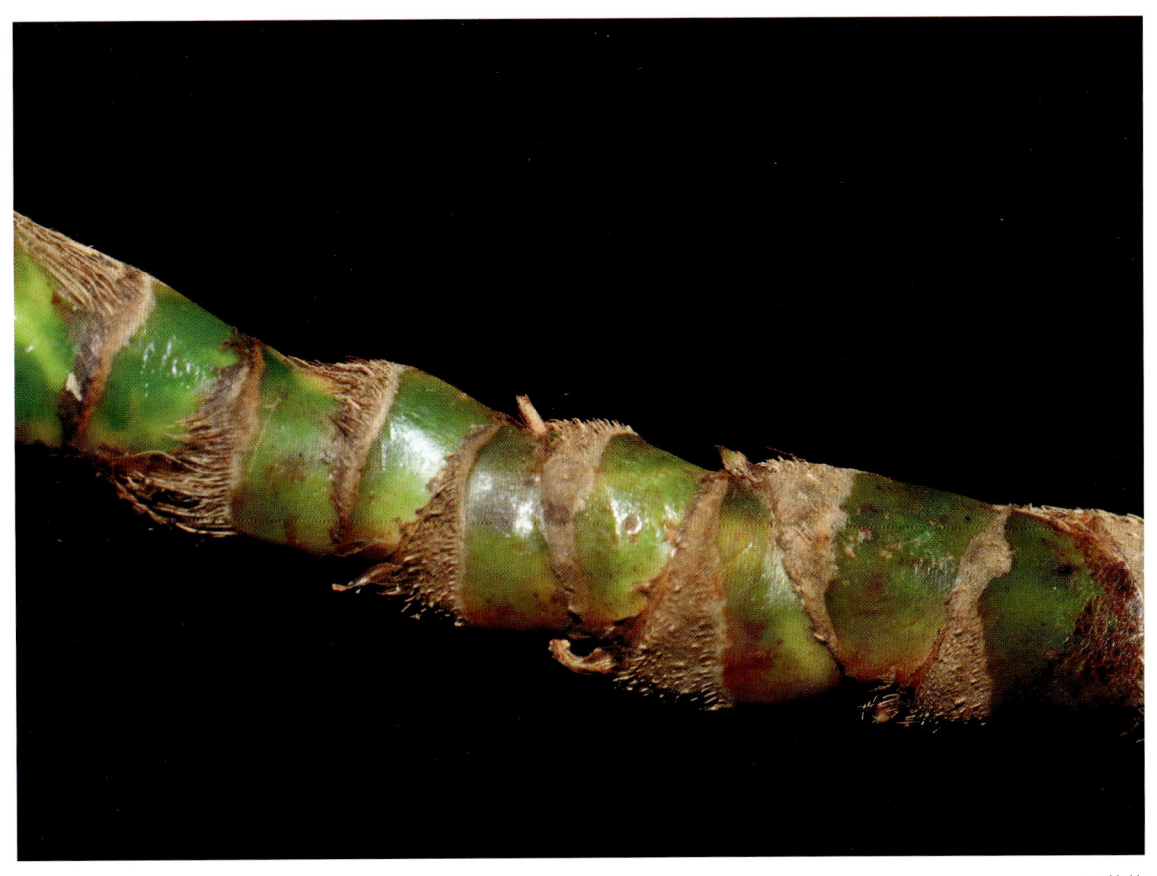

石菖蒲

3. **神识昏乱** 石菖蒲 9 g, 远志、茯苓各 12 g, 龙齿 15 g。水煎服。

4. **湿温证** 石菖蒲 9 g, 郁金 12 g, 竹沥 30 g。水煎服。

5. **中风** 石菖蒲 12 g, 制南星 6 g, 全蝎、木香各 9 g, 天麻 2 g。水煎服。

6. **湿阻脾胃** 石菖蒲、香附、佩兰各 9 g, 广藿香、陈皮各 12 g, 炒薏苡仁 6 g。水煎服；有食滞再加山楂、神曲各 12 g。

7. **健忘** 石菖蒲、益智仁各 9 g, 远志、菟丝子各 12 g, 熟地黄 15 g。水煎服。

8. **抽搐** 石菖蒲、远志、天麻、茯苓、川贝母各 12 g, 胆南星 6 g, 全蝎、天竺黄、郁金各 9 g, 蜈蚣（煅制）2 条, 朱砂水飞（兑水服）3 g。水煎服。

9. **惊恐** 石菖蒲 9 g, 党参 15 g, 茯苓 12 g, 龙齿 24 g, 琥珀（研细末另包）6 g, 朱砂（兑水服）3 g。水煎服。

9. **泻痢** 石菖蒲、石莲子、陈皮各 9 g, 黄连 6 g, 陈仓米 15 g。水煎服。

10. **霍乱吐泻** 石菖蒲、高良姜、青皮各 9 g, 白术 12 g, 甘草 3 g。水煎服。

▍使用注意

阴虚阳亢、烦躁汗多、咳嗽、吐血、精滑者慎服。

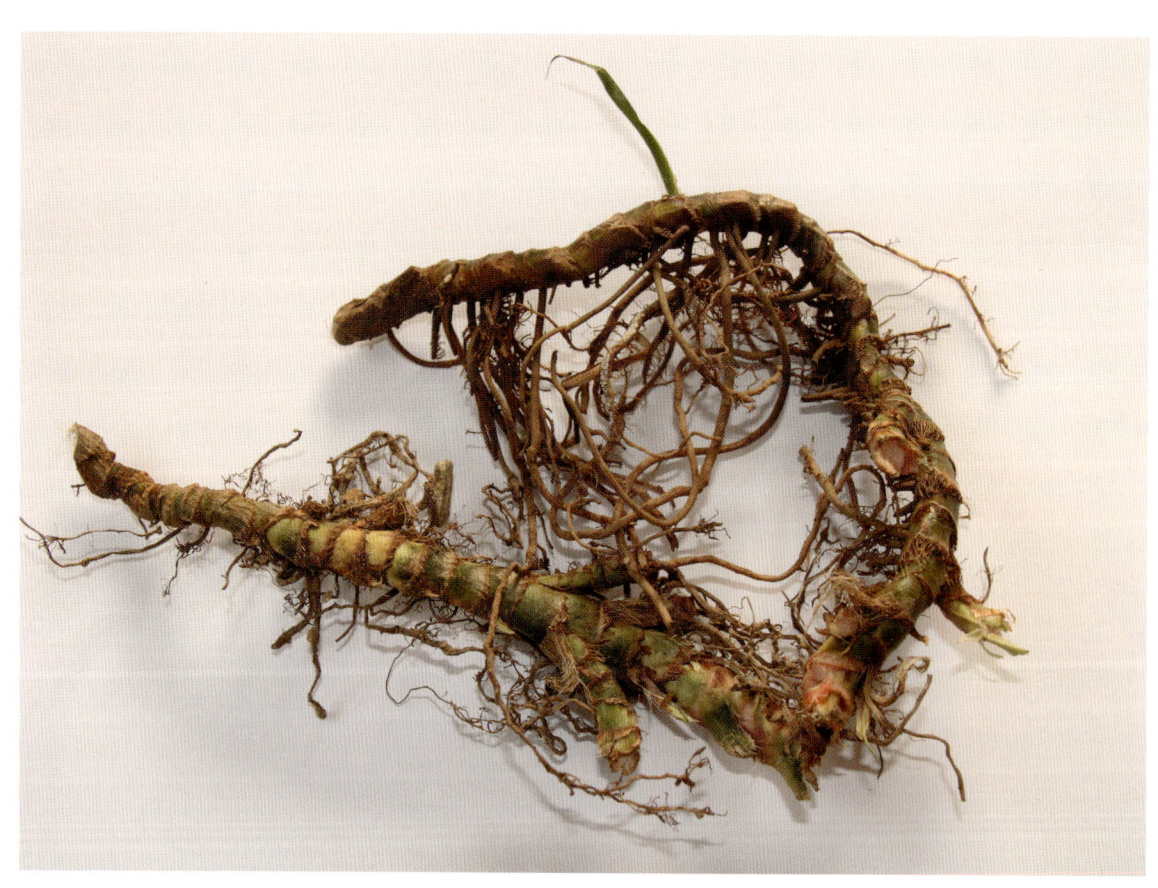

石菖蒲根

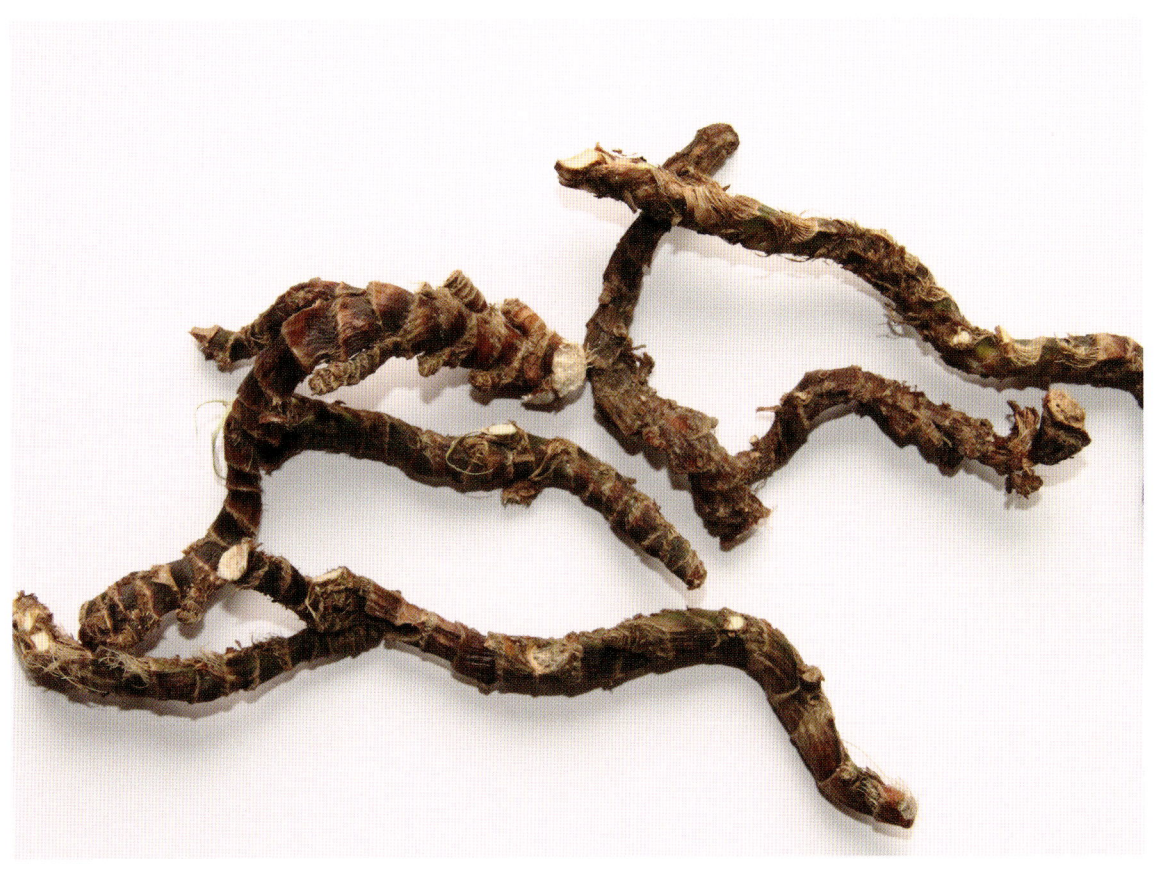

石菖蒲根

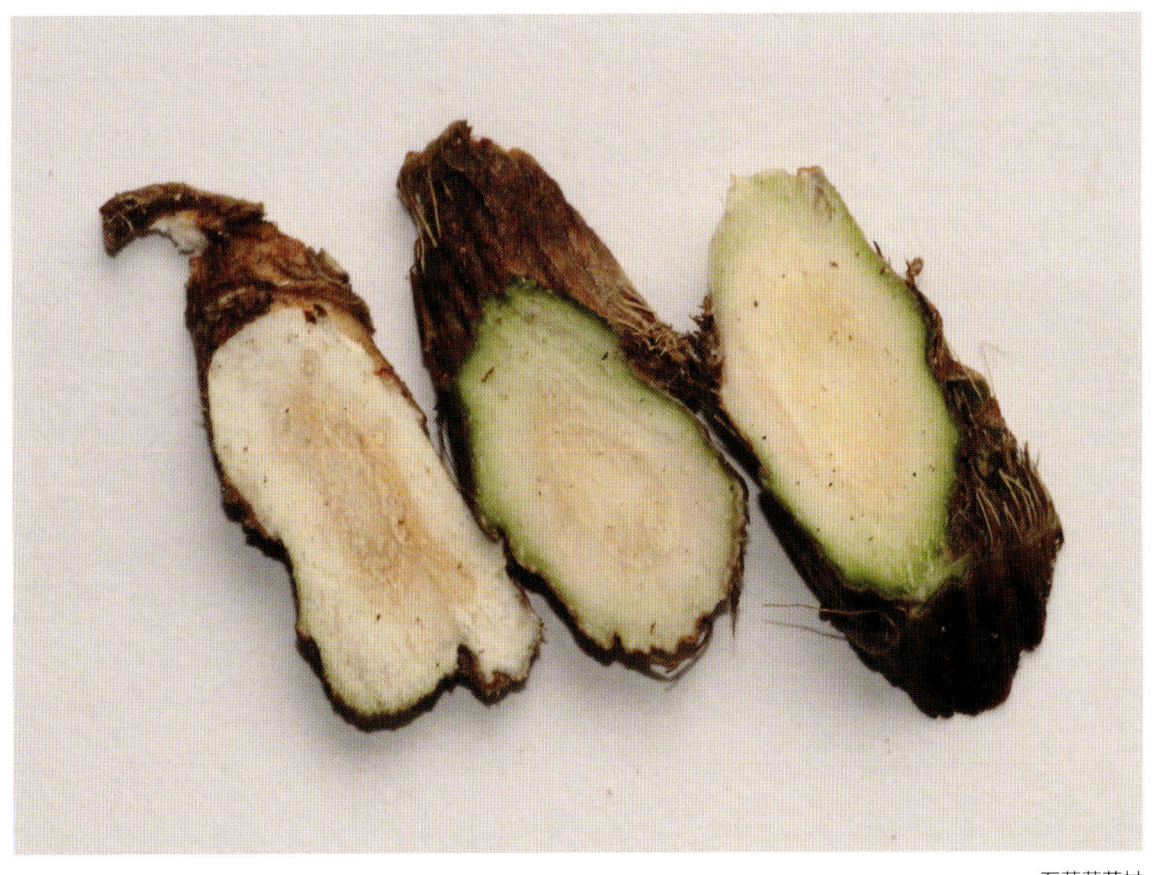

石菖蒲药材

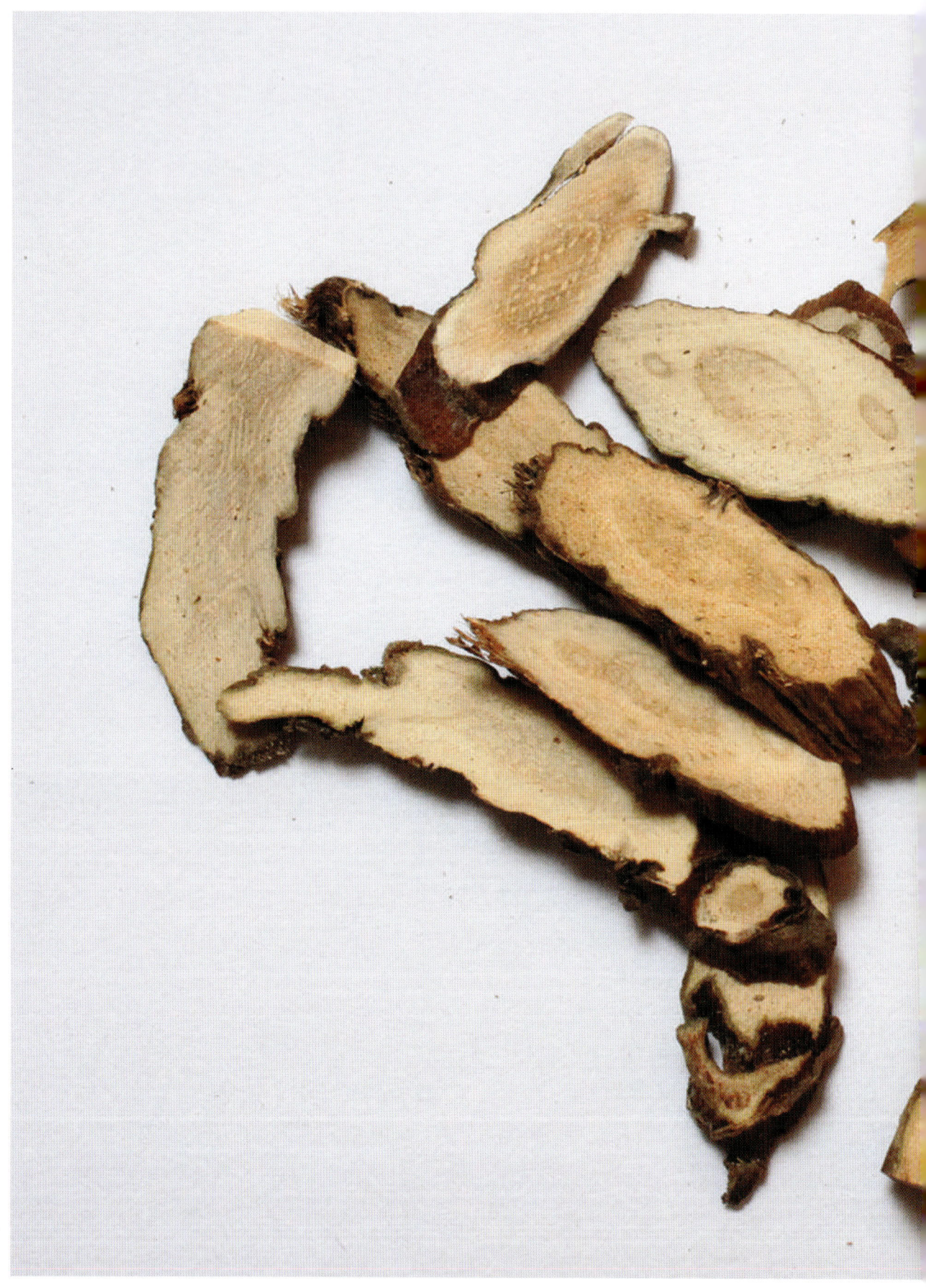

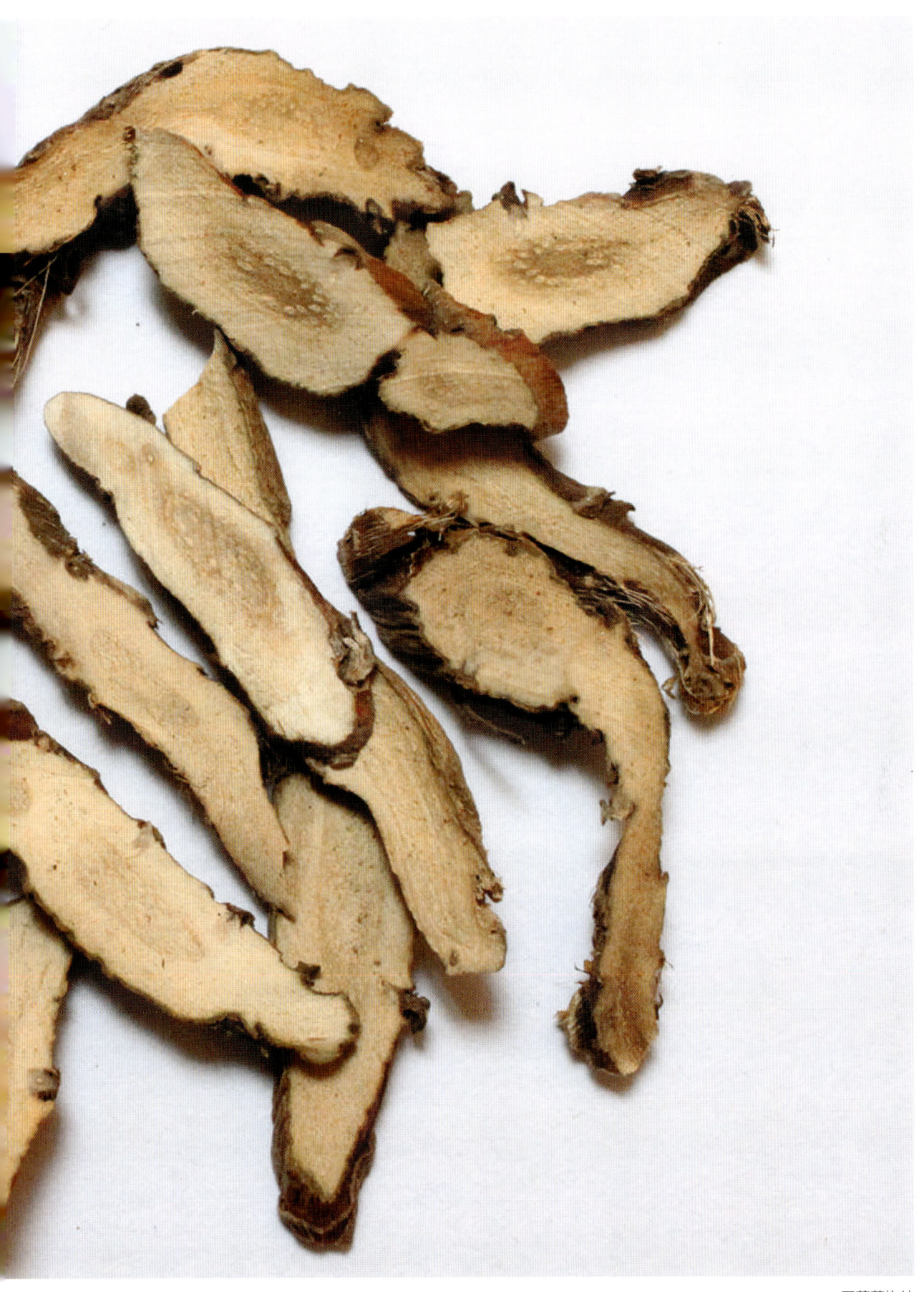

石菖蒲饮片

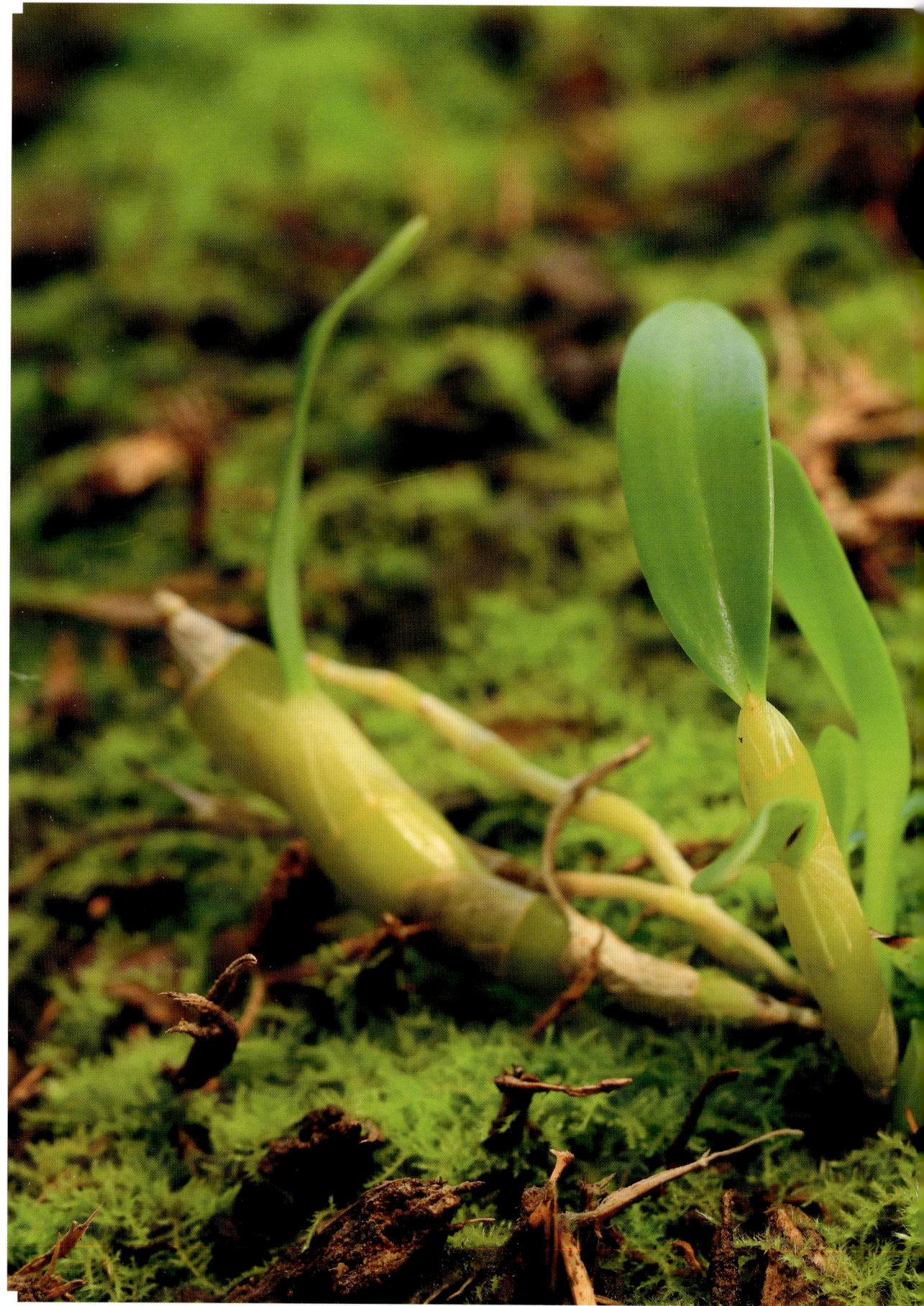

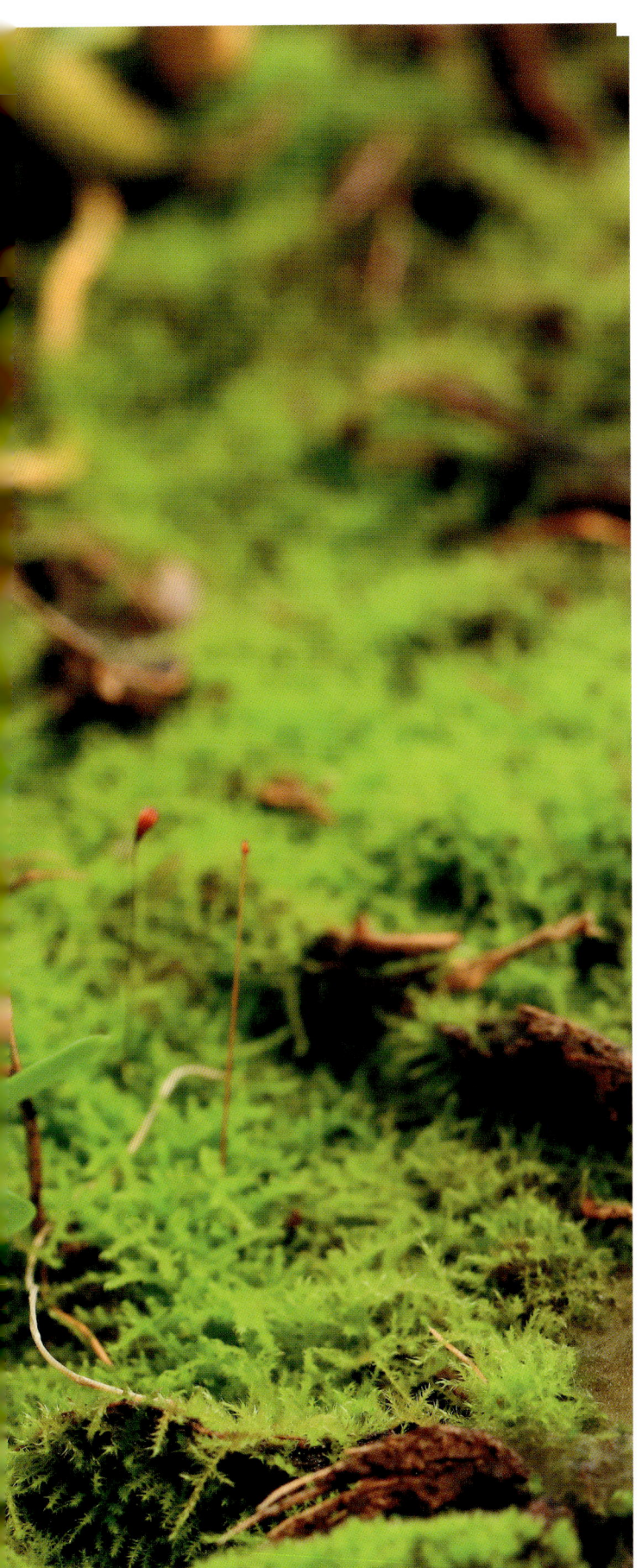

石斛

【水药名】骂骈。

【别　名】林兰、杜兰、黄草、吊兰花、铜皮石斛、中黄草。

【来　源】本品为兰科植物金钗石斛 *Dendrobium nobile* Lindl. 等的新鲜或干燥茎。

【性味归经】味甘、淡，微咸，性寒。归胃、肺、肾经。

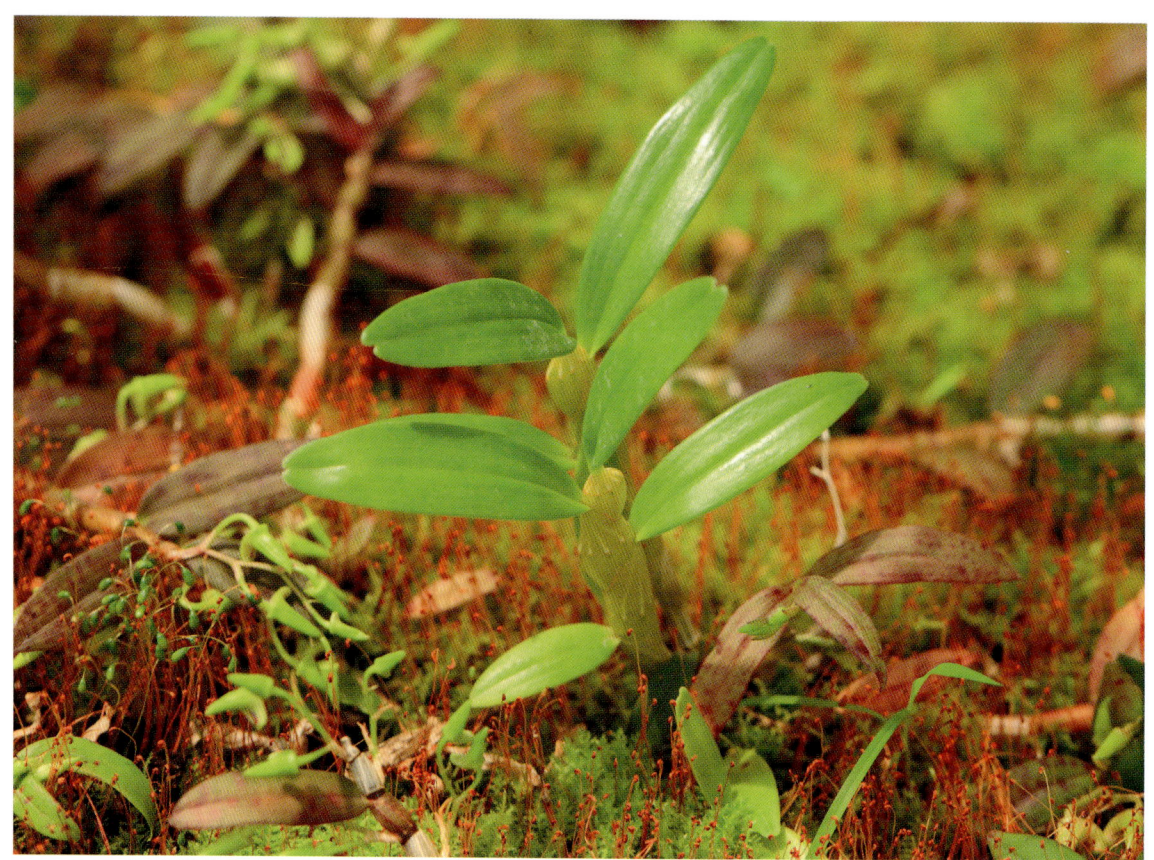

金钗石斛

识别特征

多年生附生草本。茎丛生，高 10 ~ 20 cm，圆柱形，黄绿色，多节。叶少数，生长于茎上部，无柄，叶片长圆状披针形，先端钝或急尖；叶鞘非灰色不清洁状。总状花序具花 2 ~ 4 朵，花淡黄绿色。花期 5—6 月，果期 7—8 月。

生境分布

生长于高山岩石或林中树干上。现已稀少。分布于台湾、湖北、广东、广西、四川、贵州、云南等省区。

采收加工

全年均可采收，鲜用者除去根和泥沙；干用者采收后，除去杂质，用开水略烫或烘软，再边搓边烘晒，至叶鞘搓净，干燥。

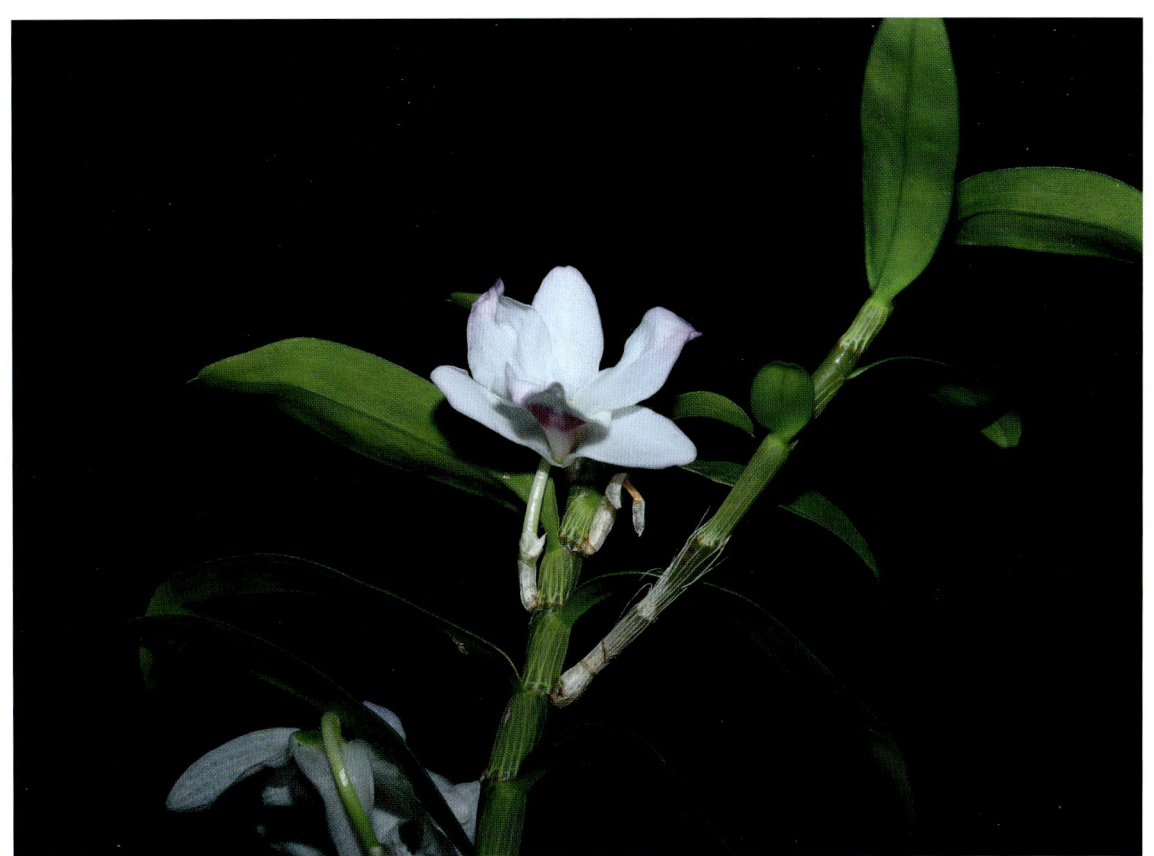

金钗石斛

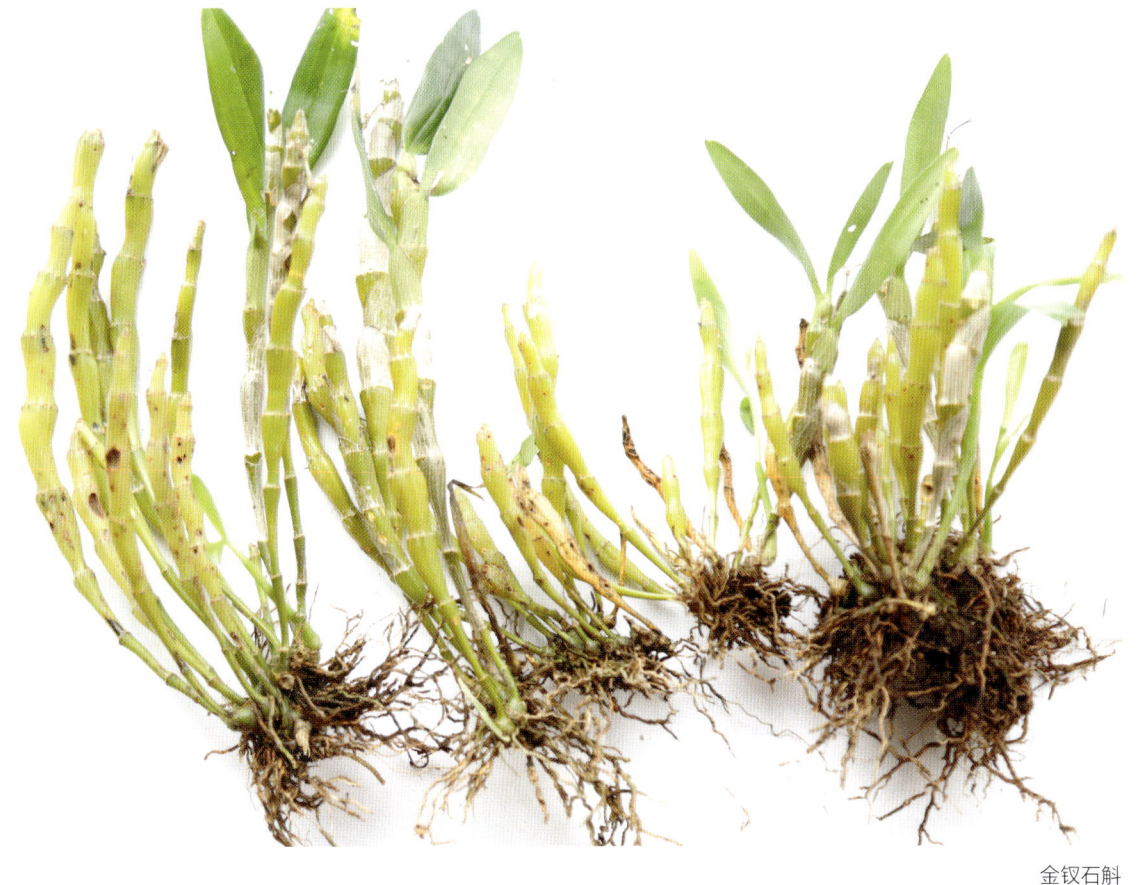

金钗石斛

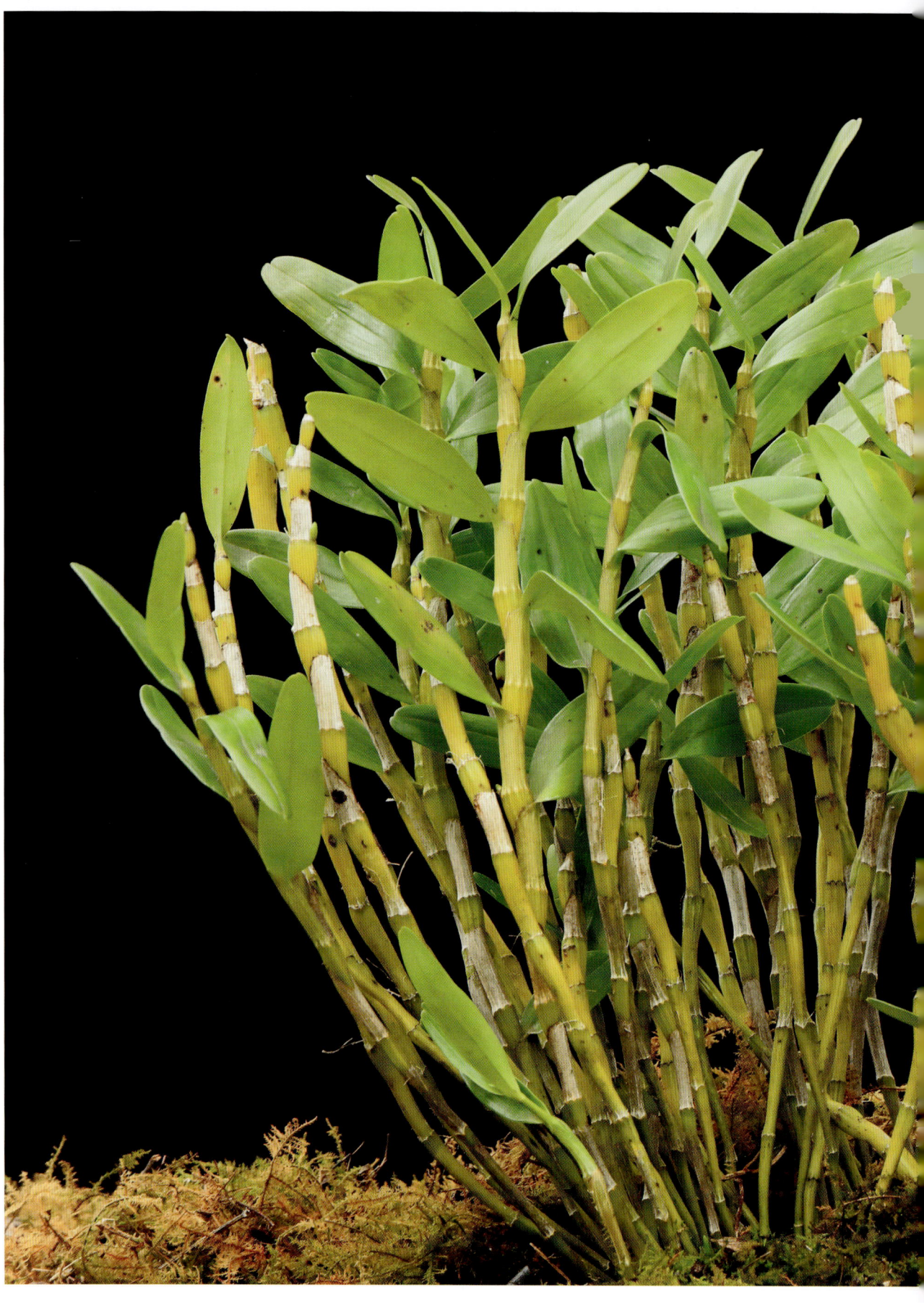

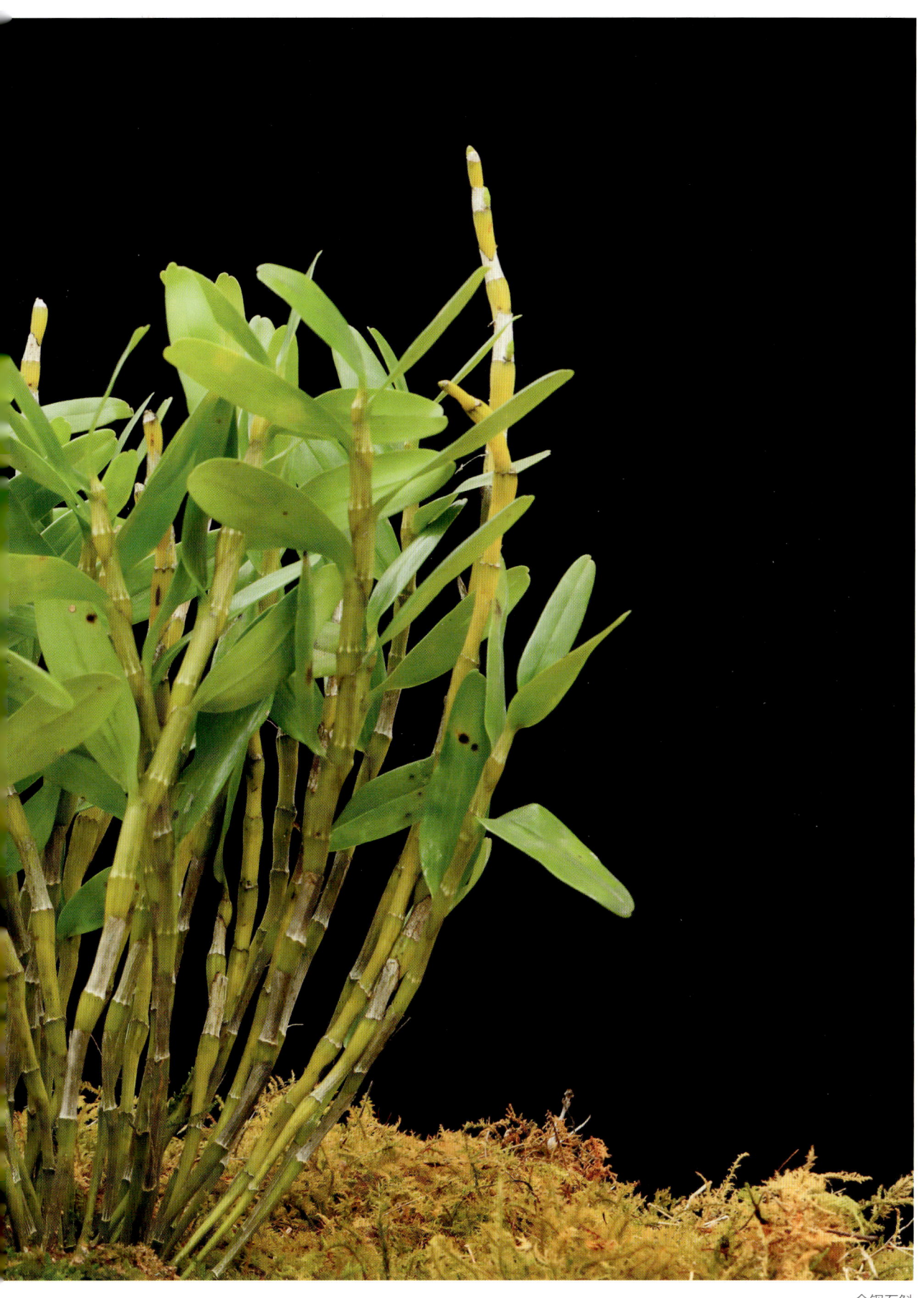

金钗石斛

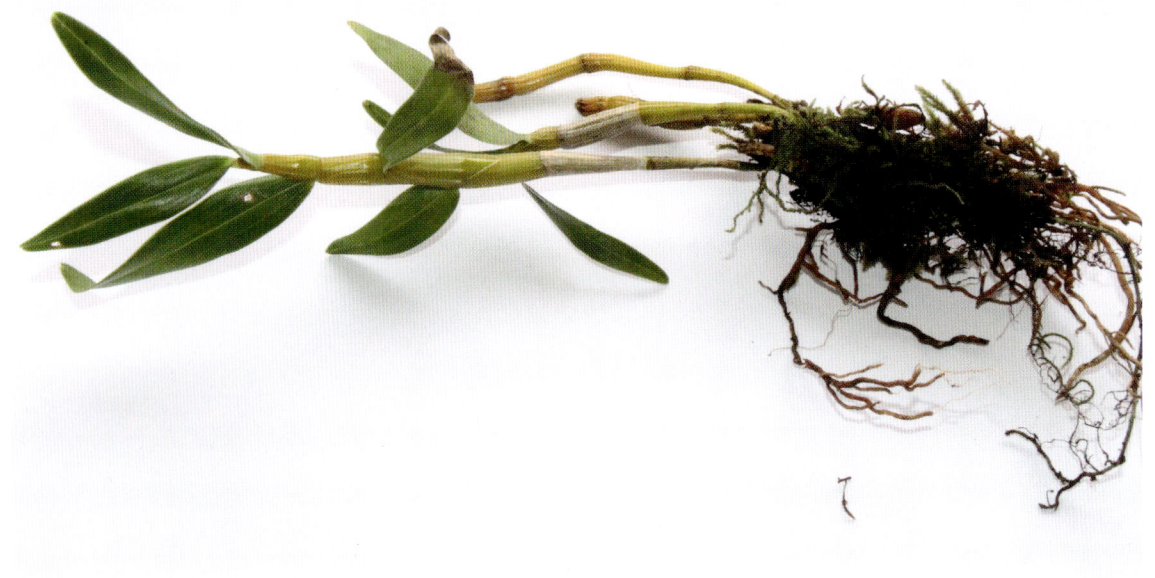

金钗石斛

药材鉴别

本品呈圆柱形或扁圆柱形，长约 30 cm，直径 0.4 ~ 1.2 cm。表面黄绿色，光滑或有纵纹，节明显，色较深，节上有膜质叶鞘，有光泽，有深纵沟或纵棱，有的可见棕褐色的节。切面黄白色至黄褐色，有多数散在的筋脉点。肉质多汁，易折断。气微，味微苦而回甜，嚼之有黏性。

功效主治

生津益胃，清热养阴。主治热病伤津，口干烦渴，病后虚热，阴伤目暗。

用法用量

内服：10 ~ 15 g，煎汤（须久煎）；熬膏或入丸、散服。

民族药方

1. 温热有汗，风热化火，热病伤津，温疟舌苔变黑 石斛、连翘各 15 g，天花粉 10 g，生地黄、麦冬各 20 g，人参叶 5 g。水煎服。

2. 夜盲症（雀目）　石斛、淫羊藿各 50 g，苍术（米泔浸，切，焙）25 g。共为细末，每服 10 g，米汤下。

3. 中消（糖尿病早期）　石斛、天花粉、南沙参、玉竹各 15 g，熟石膏、麦冬、山药、茯苓、半夏各 10 g，陈皮 5 g，甘蔗 120 g。水煎服。

4. 秋燥干咳，咽喉痛　石斛、诃子各 3 g，胖大海 2 颗，麦冬 2 g。适量沸水冲泡，当茶饮。

5. 糖尿病口干舌燥　石斛 150 g，天花粉、西洋参、葛根各 100 g。烘干磨成粉，每次 6 g，每日 2 次，冲开水服。

6. 肝肾虚弱视物昏花　石斛、枸杞子各 3 g，菊花 2 g。以沸水冲泡，当茶常饮。

7. 脾胃虚弱　石斛、炒白术、山药、茯苓、薏苡仁、芡实、党参各 100 g，陈皮 30 g。同烘烤干，磨成粉末，每日冲服 10 g。

8. 血压偏高，头目眩晕　石斛、桑寄生各 15 g，草决明 10 g，石决明 30 g。水煎分 2 次服，每日 1 剂。

▎使用注意

脾胃虚寒者慎用。

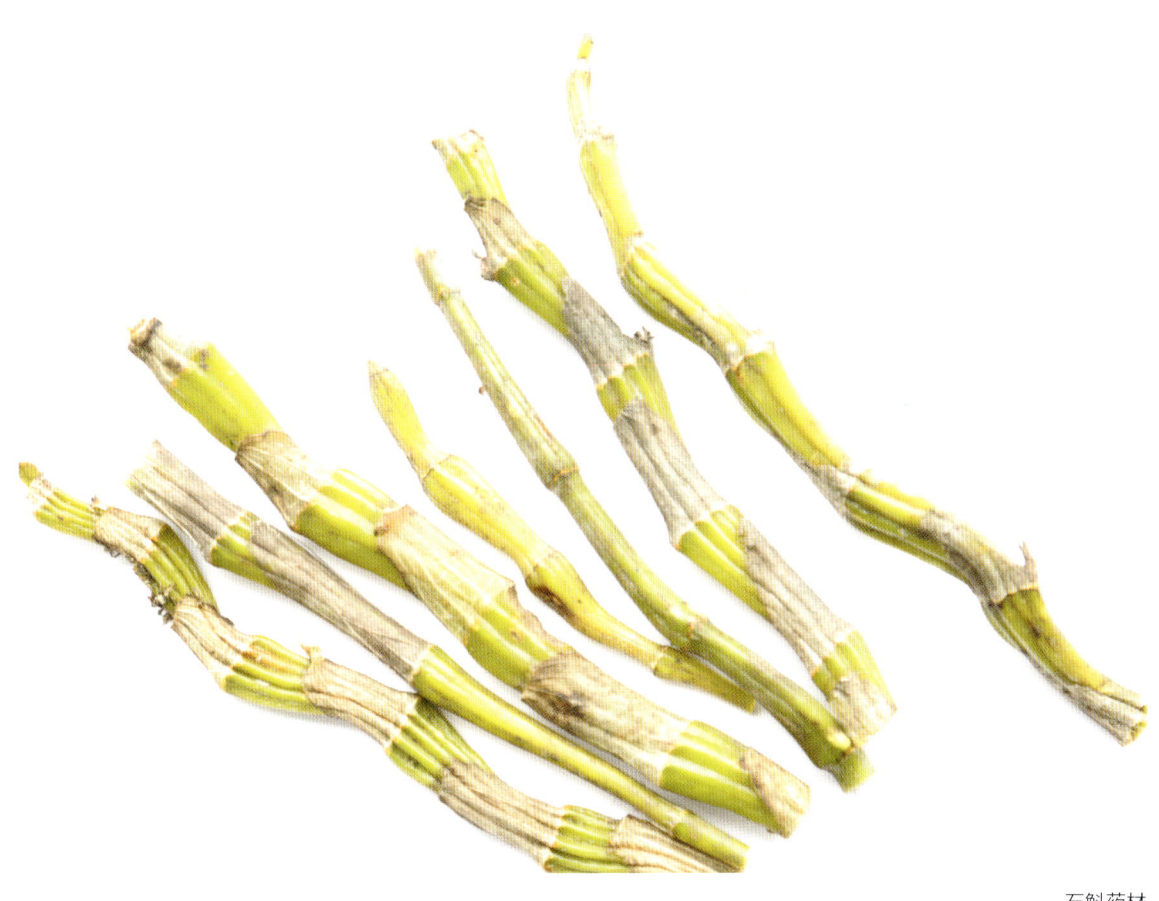

石斛药材

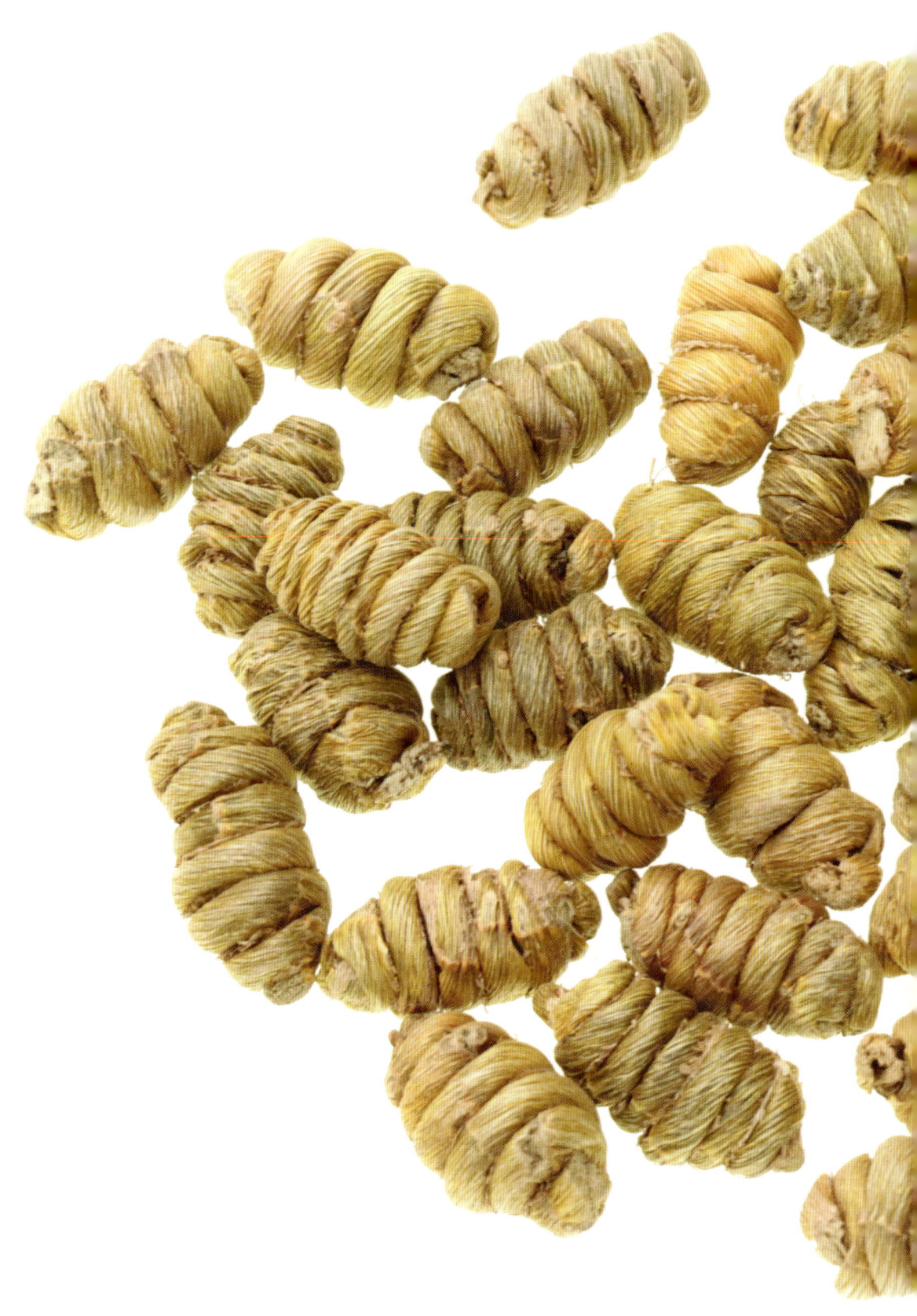

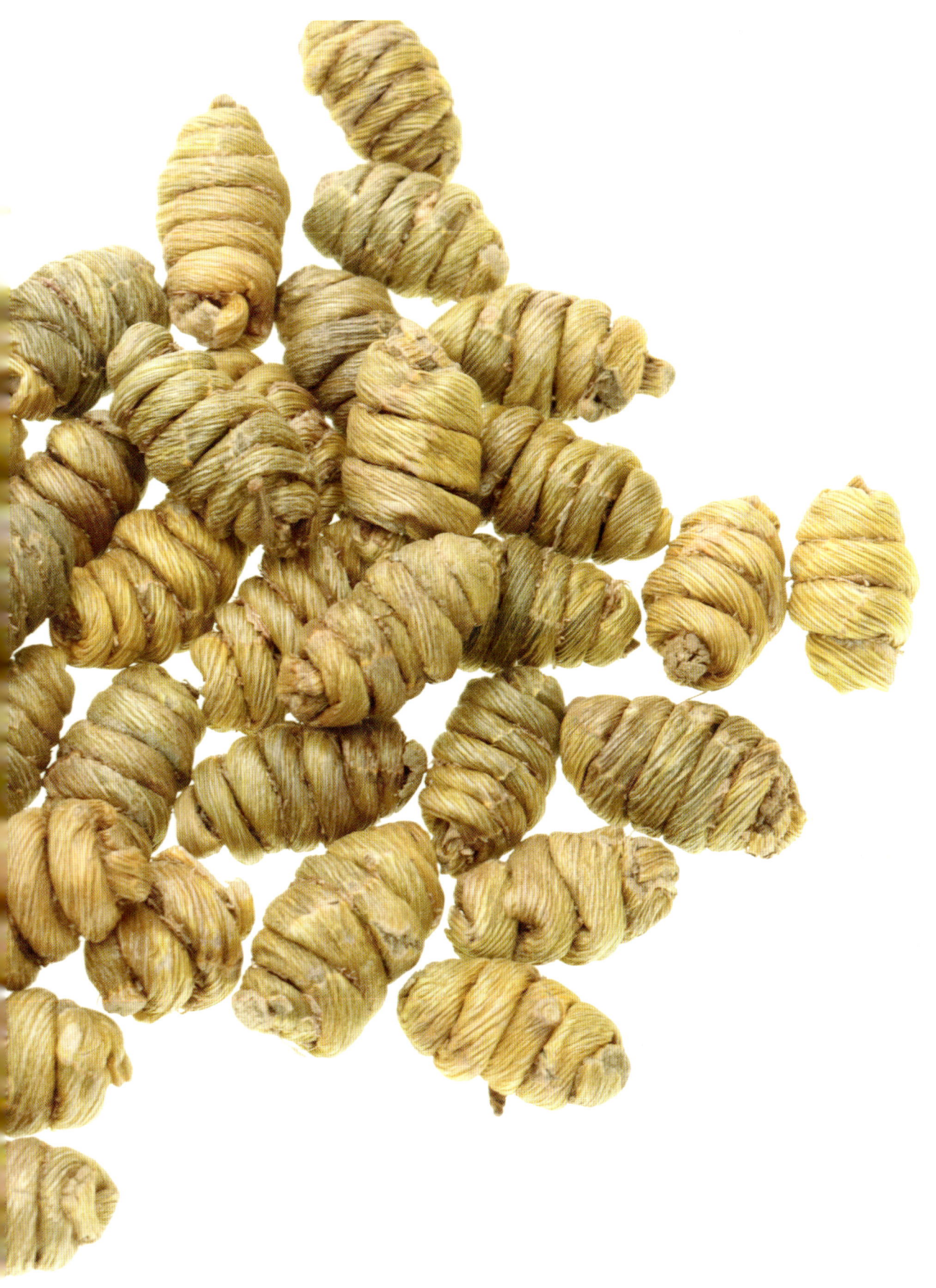

石斛饮片

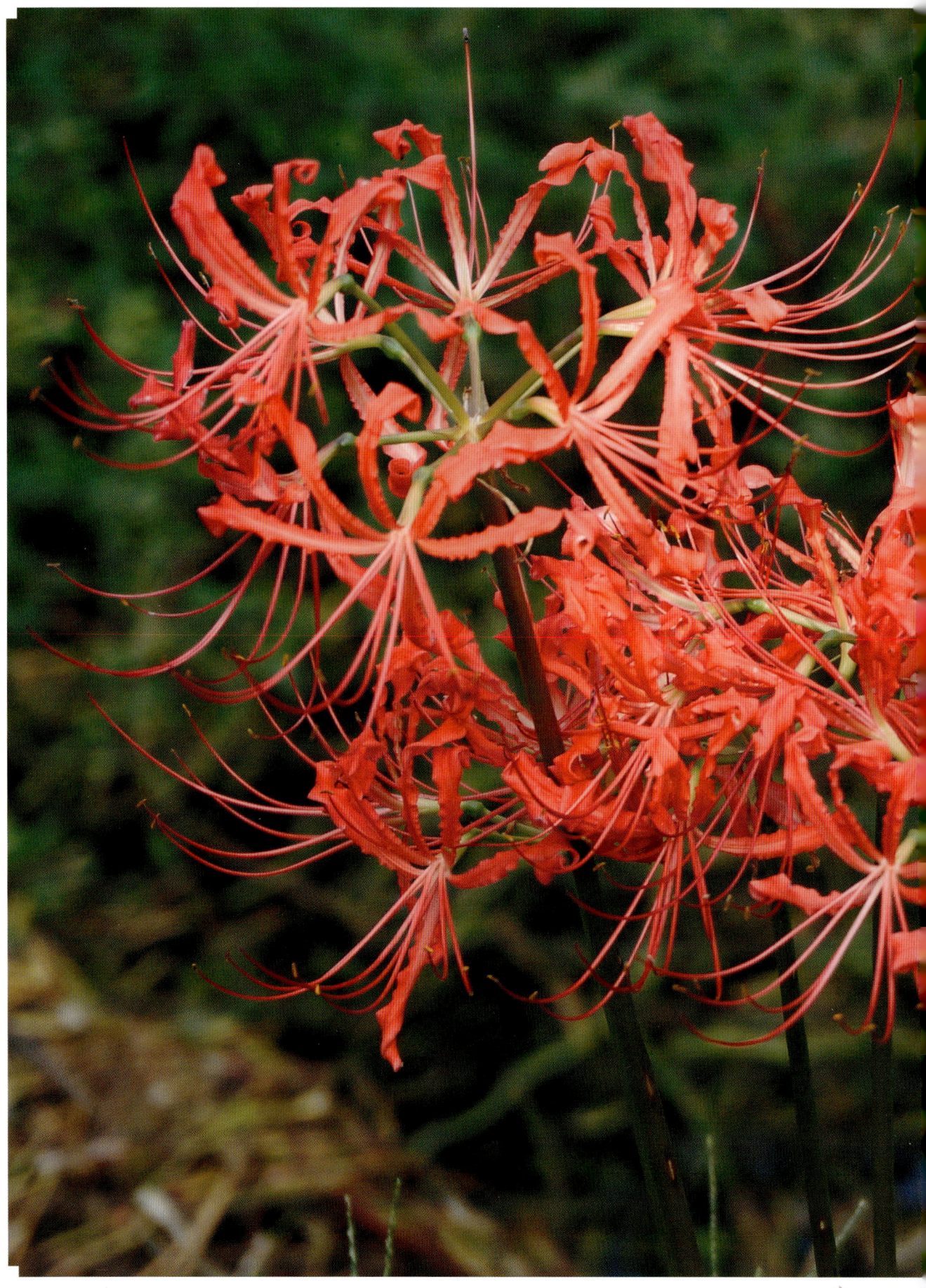

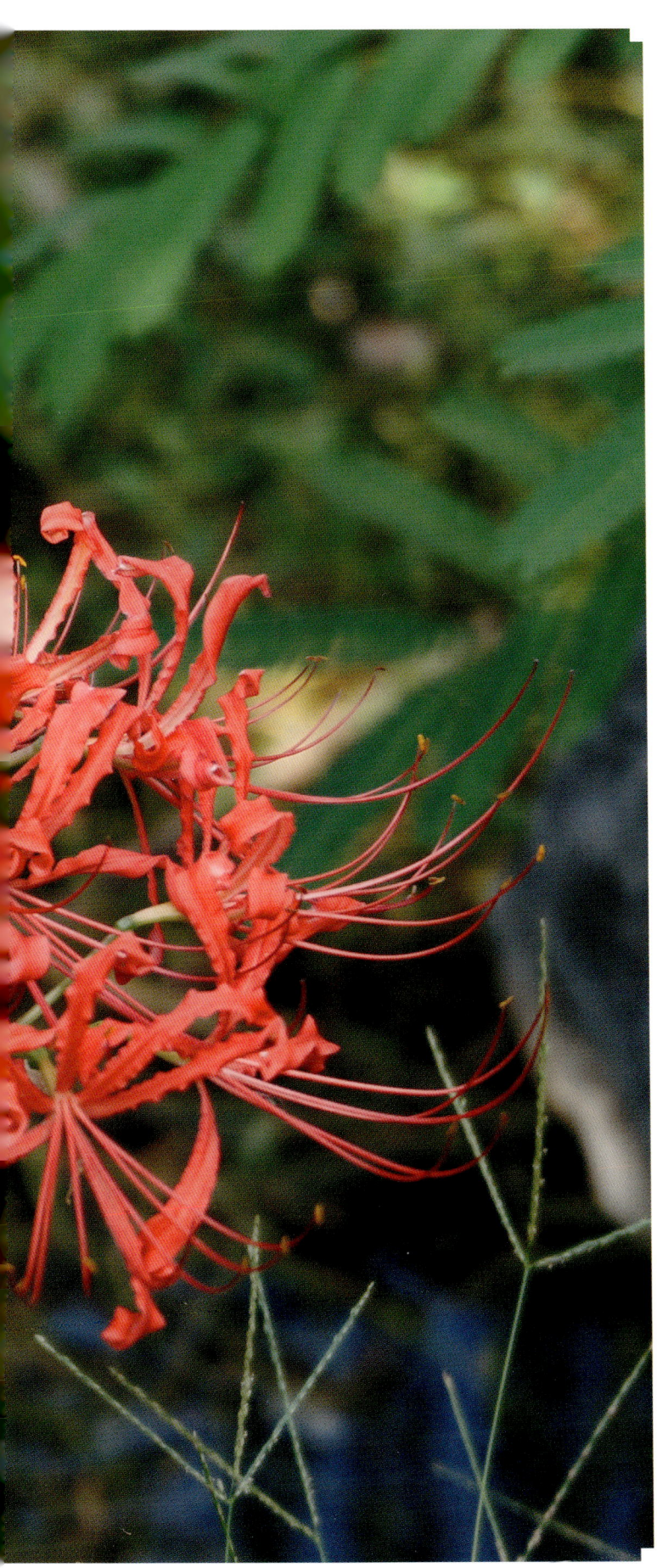

石蒜

【水 药 名】杠农老。

【别　　名】老鸦蒜、乌蒜、独蒜、蟑螂花。

【来　　源】本品为石蒜科植物石蒜 *Lycoris radiata* (L'Her.) Herb. 的鳞茎。

【性味归经】味辛，性温，有毒。归肺、胃、肝经。

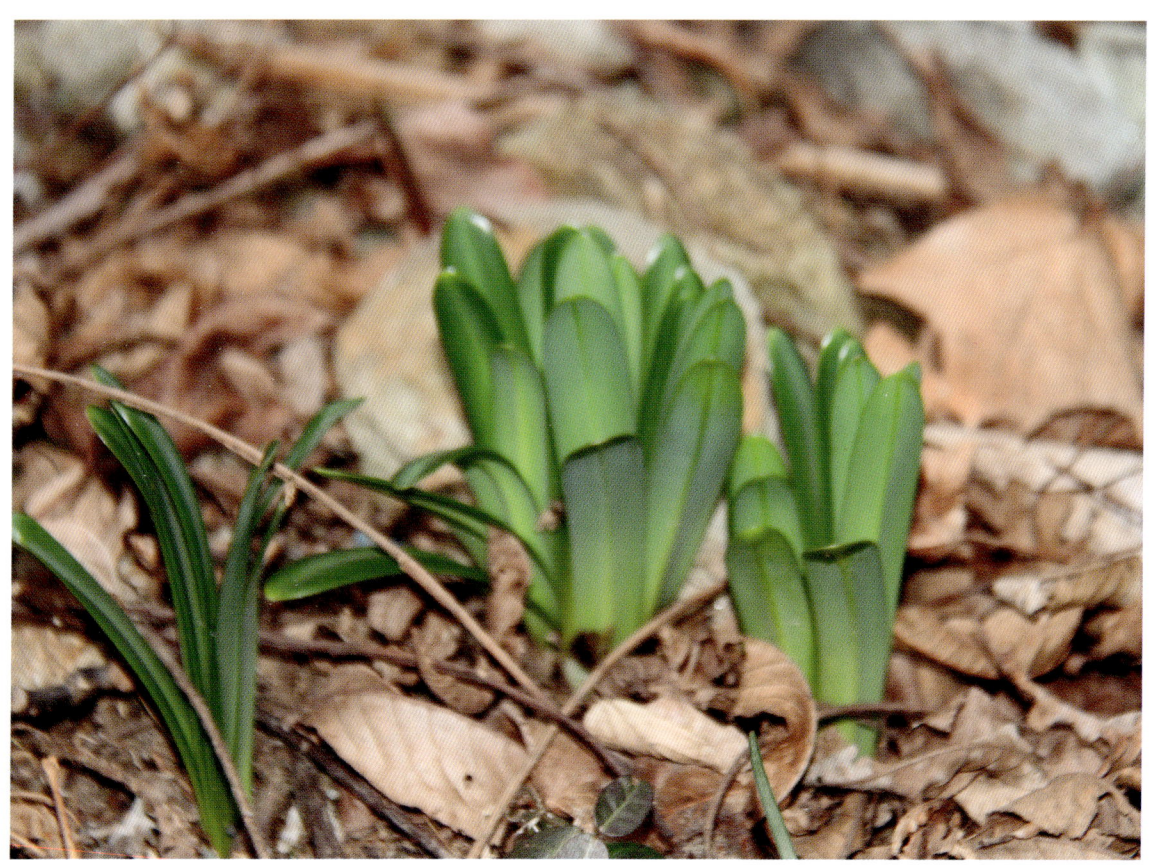

石蒜

识别特征

多年生草本，鳞茎阔椭圆形，或近球形，外被紫褐色鳞茎皮。叶丛生，线形或带形，肉质，全缘。花茎在叶前抽出（花叶不相见），实心，高约30 cm，伞形花序，有花4~6朵；花两性，通常红色，亦有黄色略带红者，或具白色边缘，无香味；花被狭倒披针形，向后反卷；花柱纤弱，很长，柱头头状。蒴果背裂，种子多数。花、果期9—11月。

生境分布

生长于山地阴湿处或路边、林缘。分布于河南、陕西及华东、华南、西南各地。

采收加工

秋季将鳞茎挖出，选大者洗净，晒干入药，小者做种。野生者四季均可采挖鲜用或洗净晒干。

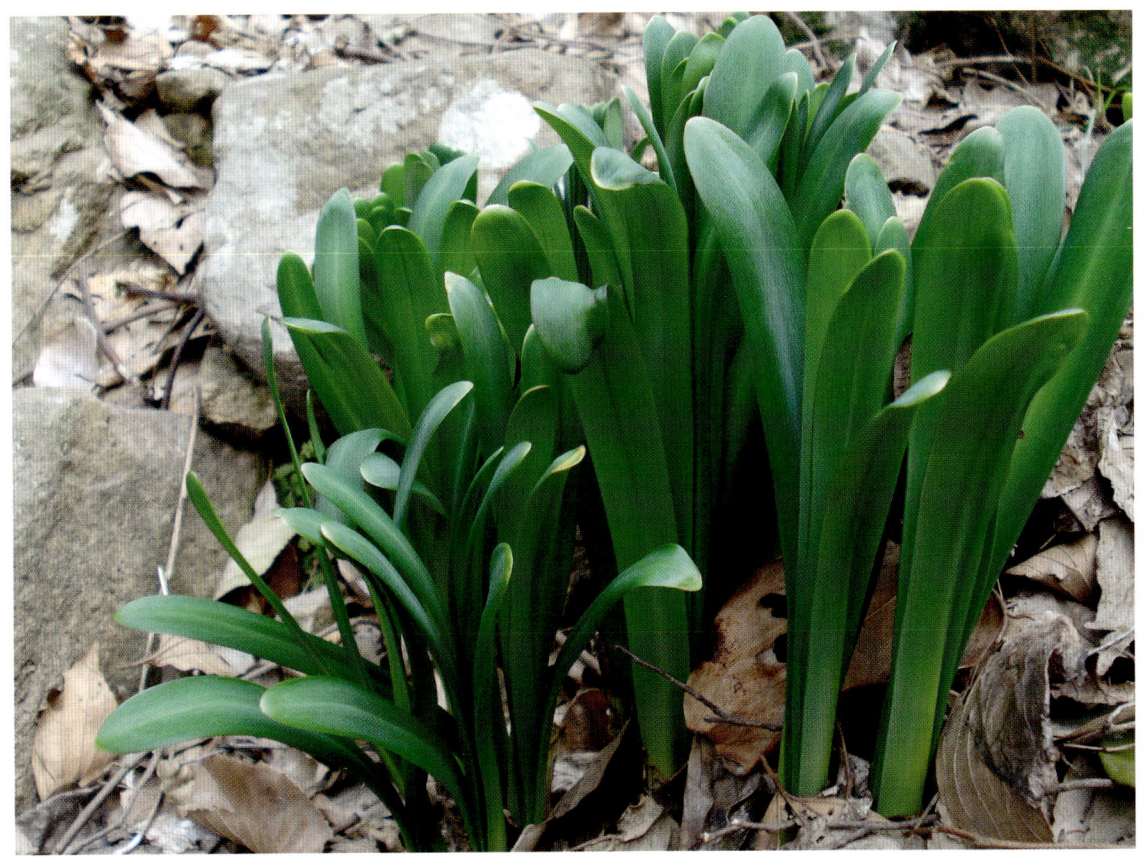

石蒜

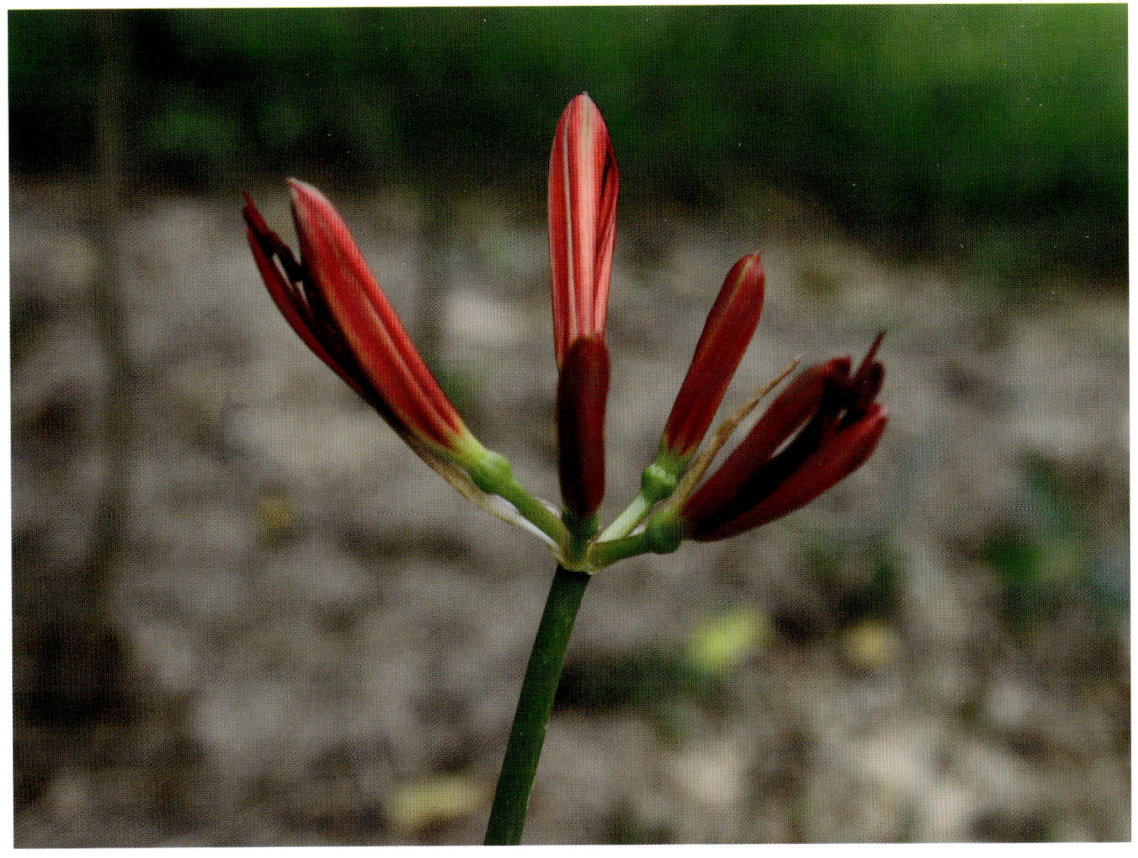

石蒜

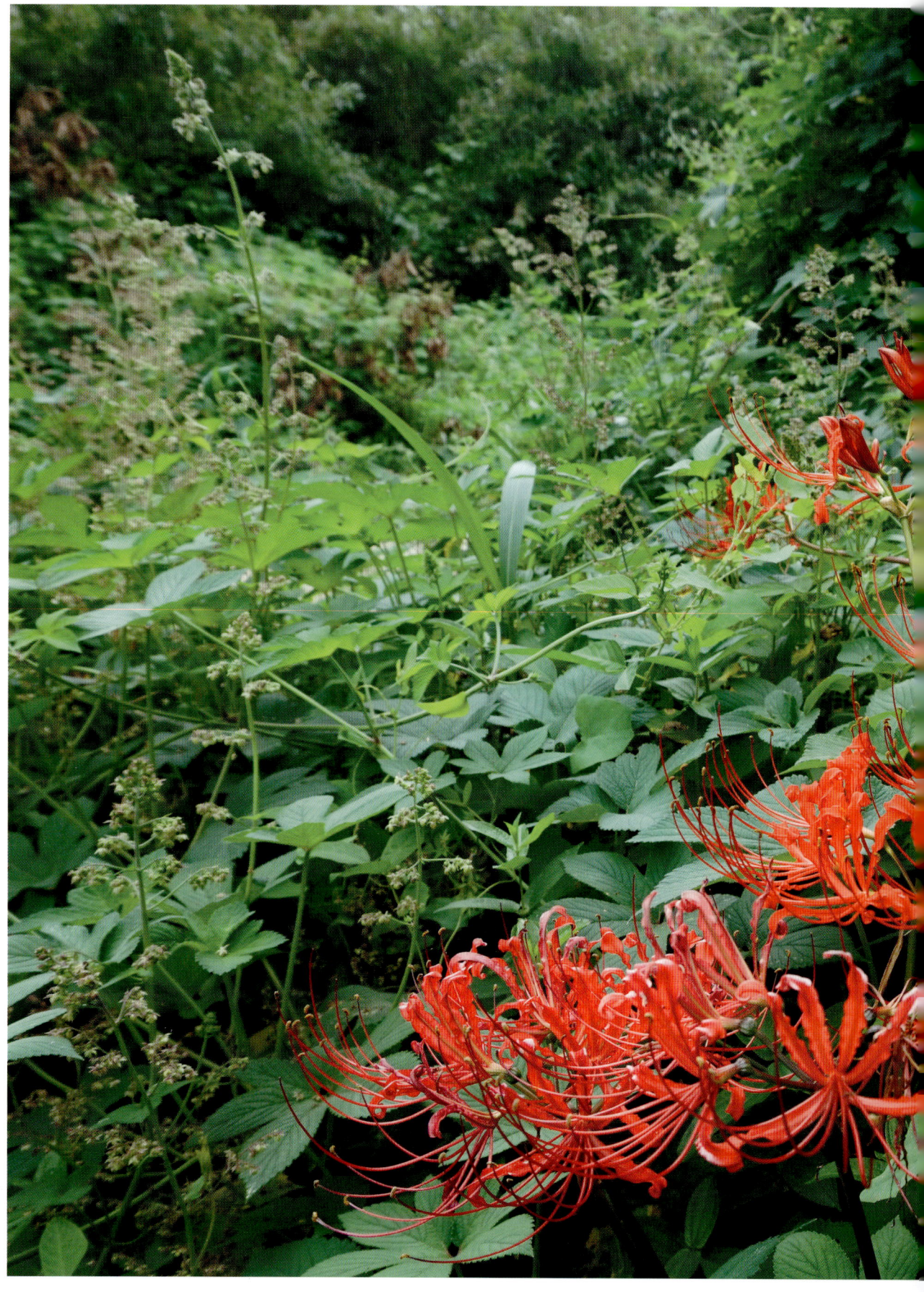

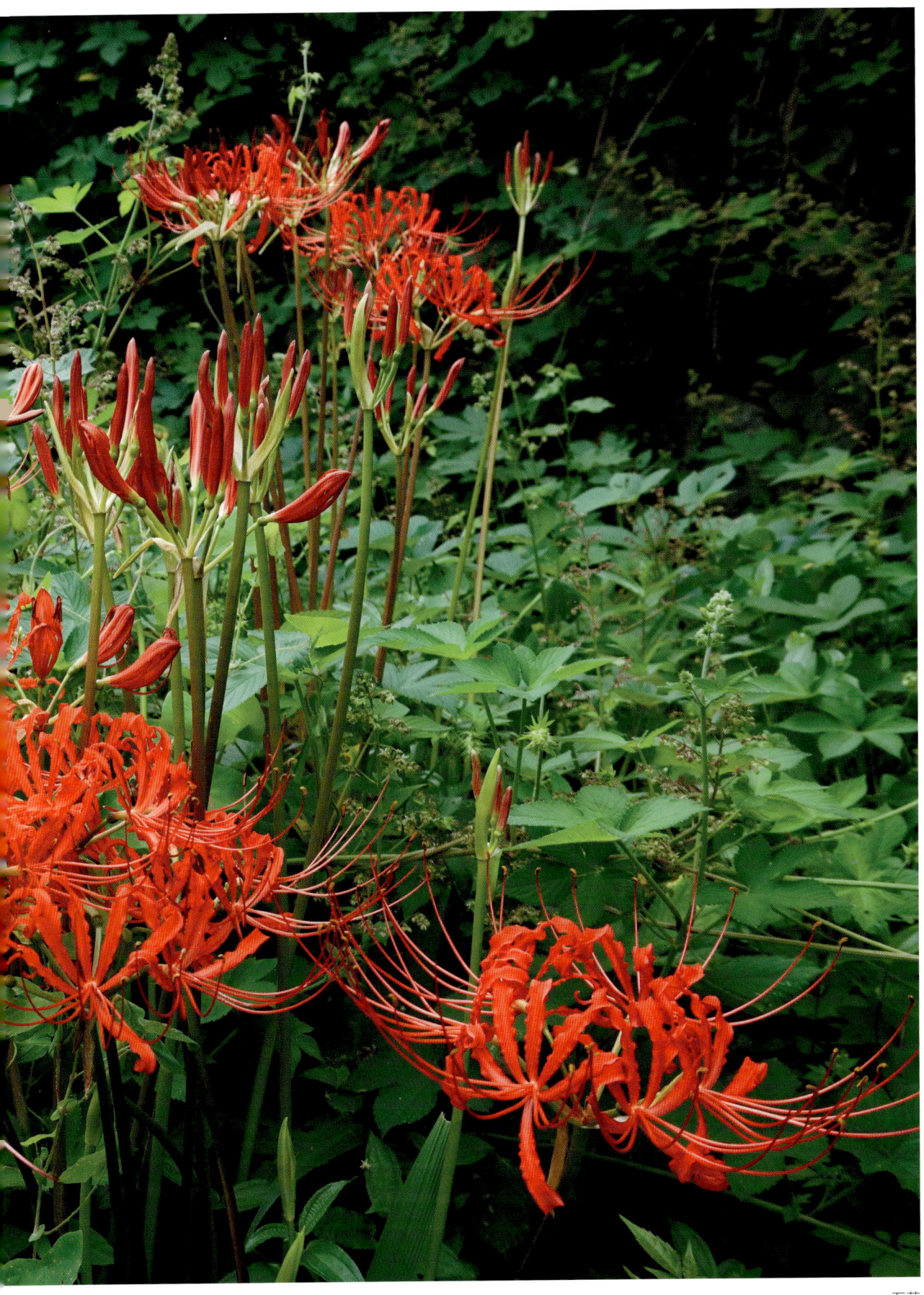

石蒜

药材鉴别

干燥鳞茎呈椭圆形或近球形，长 4 ~ 5 cm，直径 2.5 ~ 4 cm，顶端残留叶基长可达 3 cm，基部着生多数白色须根。鳞茎表面有 2 ~ 3 层黑棕色的膜质鳞片包被；内有 10 多层白色富黏性的肉质鳞片，着生在短缩的鳞茎盘上；中央部有黄白色的芽。有特异蒜气，味辛辣而苦。

功效主治

祛痰，利尿，解毒，催吐。主治喉风，水肿，痈疽肿毒，疔疮，瘰疬。

用法用量

内服：1.5 ~ 3 g，煎汤。外用：捣敷或煎水熏洗。

民族药方

1. 淋巴结核，疔疮肿毒　鲜石蒜适量，食盐少许。同捣烂，外敷患处。

2. 肾炎水肿、腹水　鲜石蒜 3 枚，蓖麻仁 10 粒。共捣烂如泥，敷足心涌泉穴，每日 1 次。

3. 足底挫伤瘀血或脓肿　鲜石蒜鳞茎 2 ~ 4 个，红糖 20 g。将鲜石蒜洗净，与红糖共捣烂，外敷患处，每日换药 1 次。

4. 腹中痞块　石蒜 12 g，猪瘦肉 60 g。切碎，加水蒸烂，吃肉不吃蒜。

5. 风寒感冒　鲜石蒜鳞茎 60 g，鸡蛋清 1 个。将石蒜捣烂，加入鸡蛋清拌匀，分成两半，敷双涌泉穴。

6. 食物中毒，痰涎壅盛　鲜石蒜鳞茎 1.5 ~ 3 g。将石蒜煎水去渣，口服催吐。

7. 癫痫　鲜石蒜（醋浸或童便浸）、青风藤各 30 g，威灵仙藤叶（童便浸）60 g。水煎服，每日 2 次。

8. 久行脚肿，脚痛　鲜石蒜鳞茎 1 个。将鲜石蒜捣烂，敷双涌泉穴（脚底心）；继续行走时少敷一点，晚间休息时可多敷一些。

9. 痈疽疮疖　鲜石蒜茎适量，甜酒糟少许。将鲜药洗净，加甜酒糟捣烂，外敷患处。

使用注意

体虚、呕恶者及孕妇均忌用。

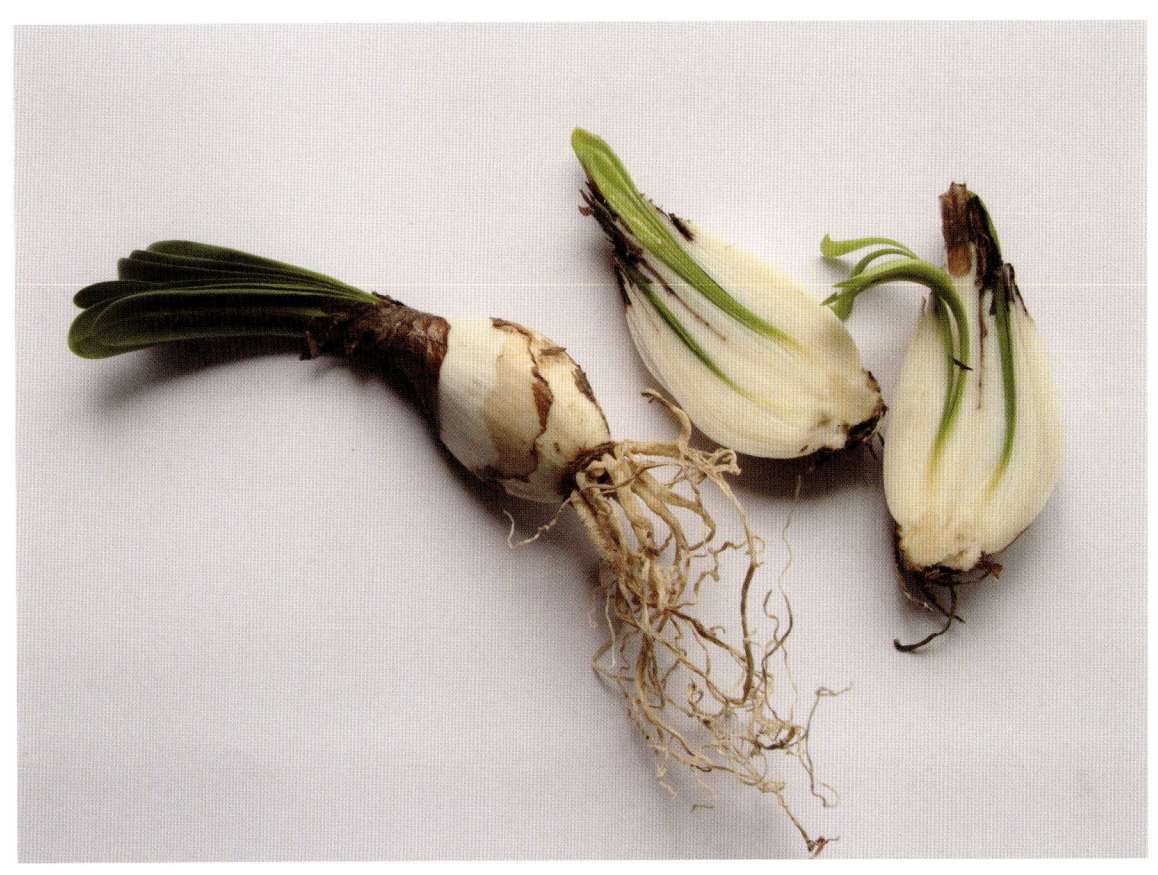

石蒜药材

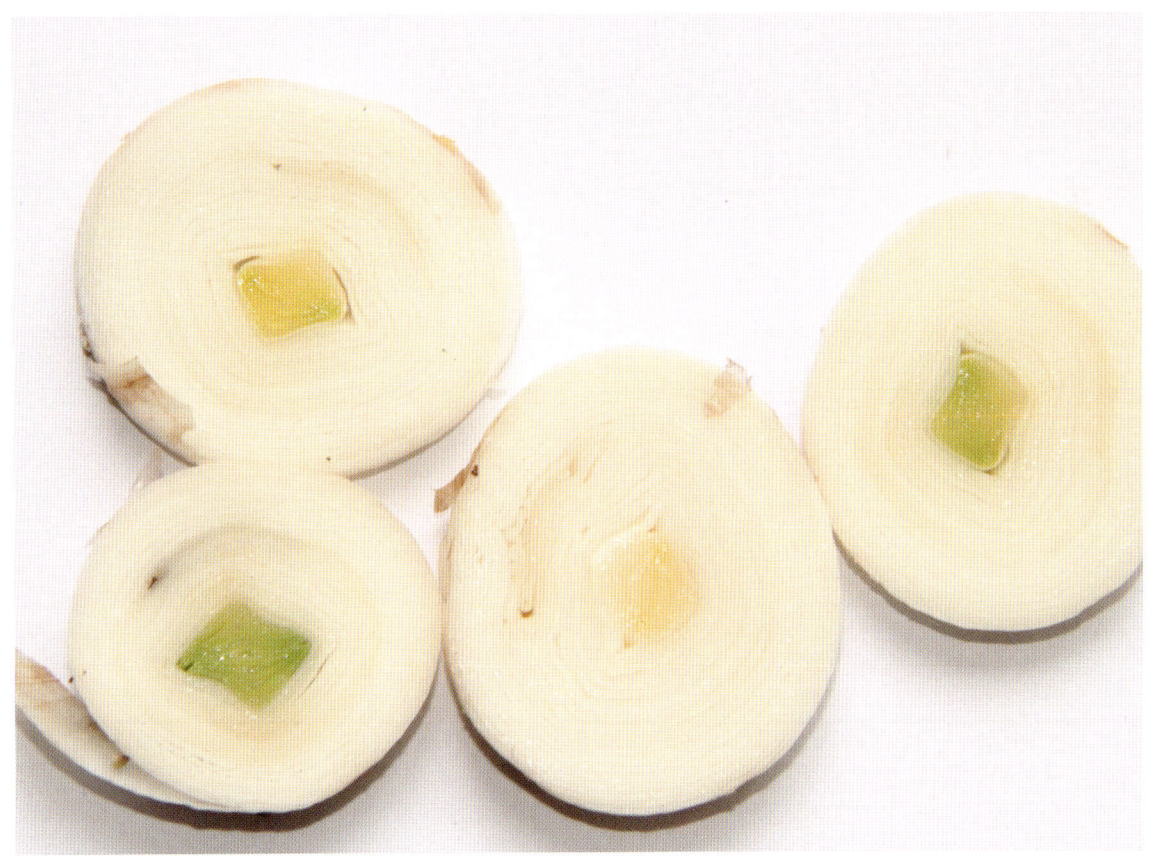

石蒜药材

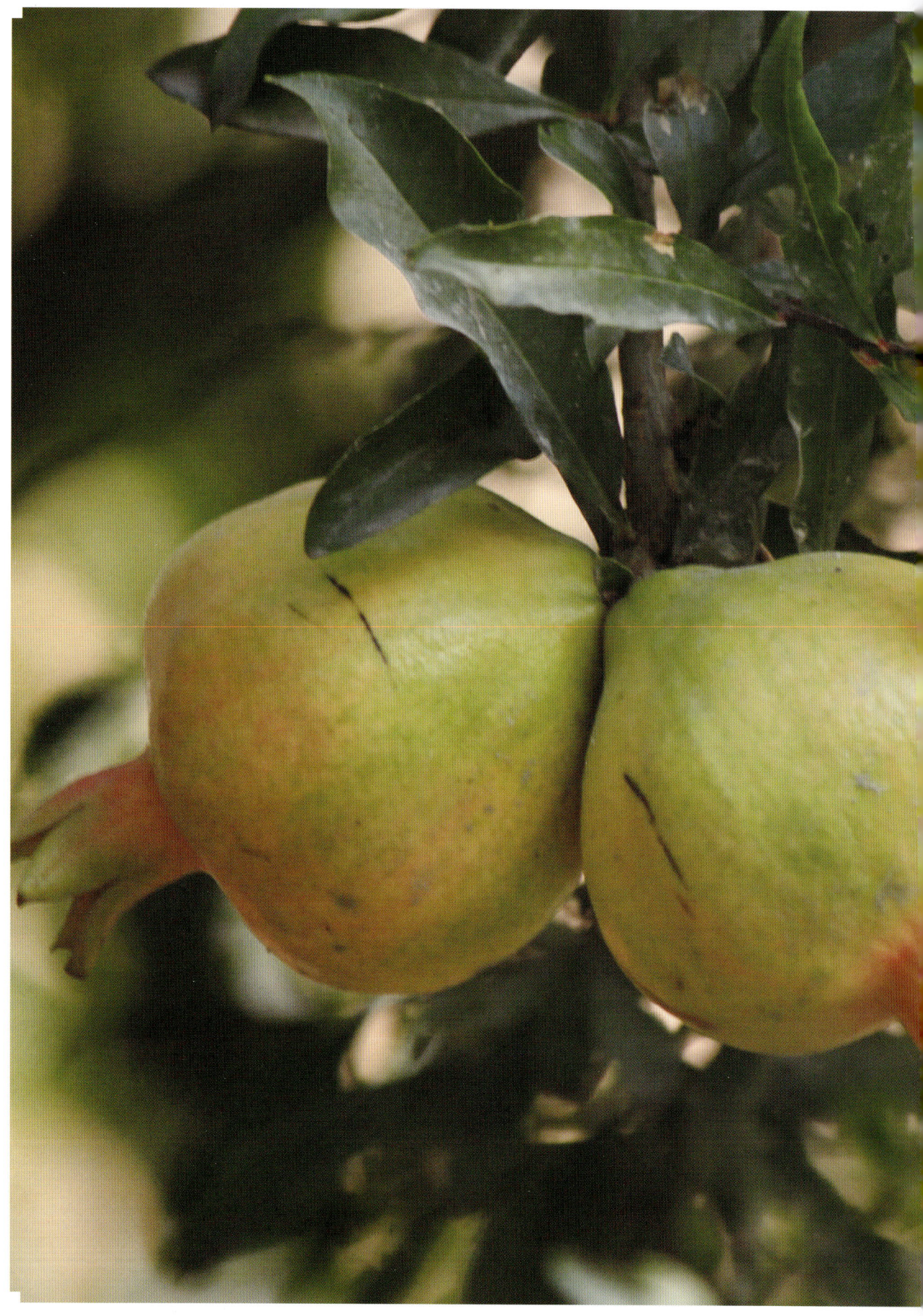

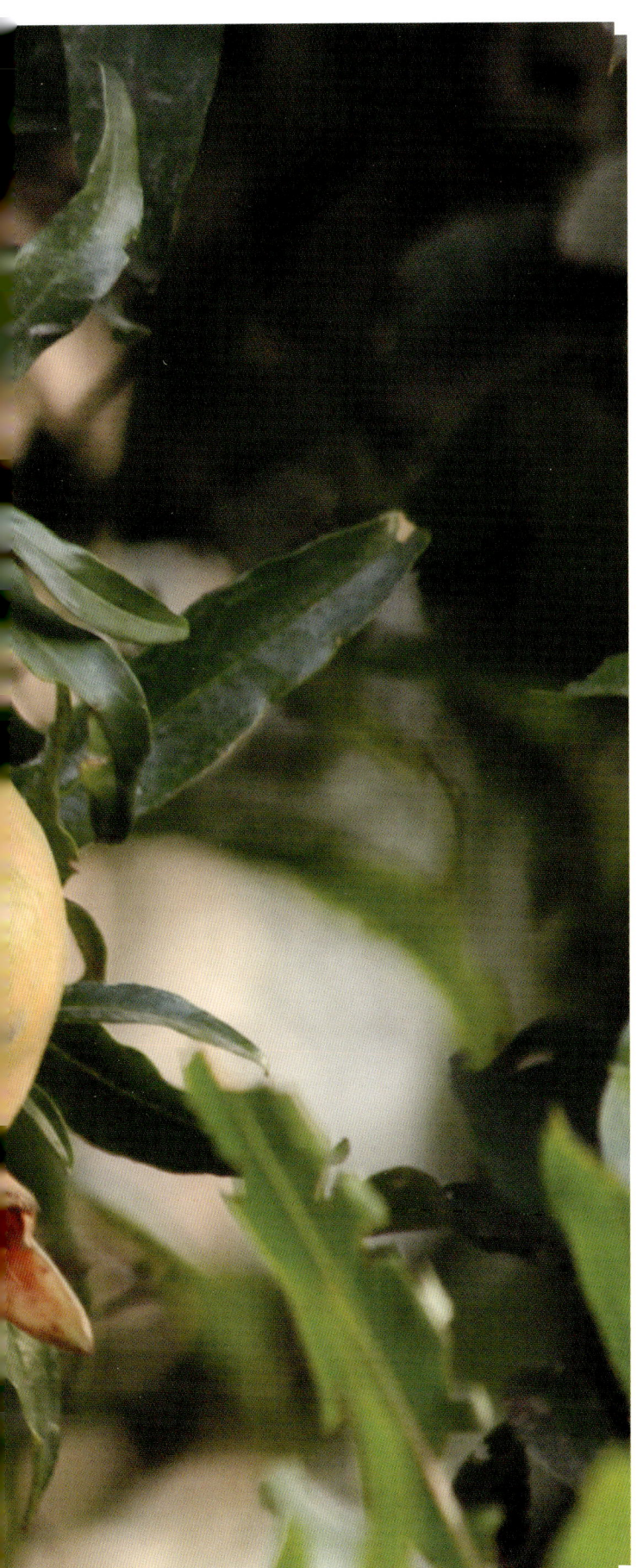

石榴

【水药名】所榴。

【别　名】土石榴、石榴壳、酸石榴皮、安石榴、酸实壳、酸榴皮、西榴皮。

【来　源】本品为石榴科植物石榴 *Punica granatum* L. 的果皮。

【性味归经】味酸涩，性微温。归胃、大肠经。

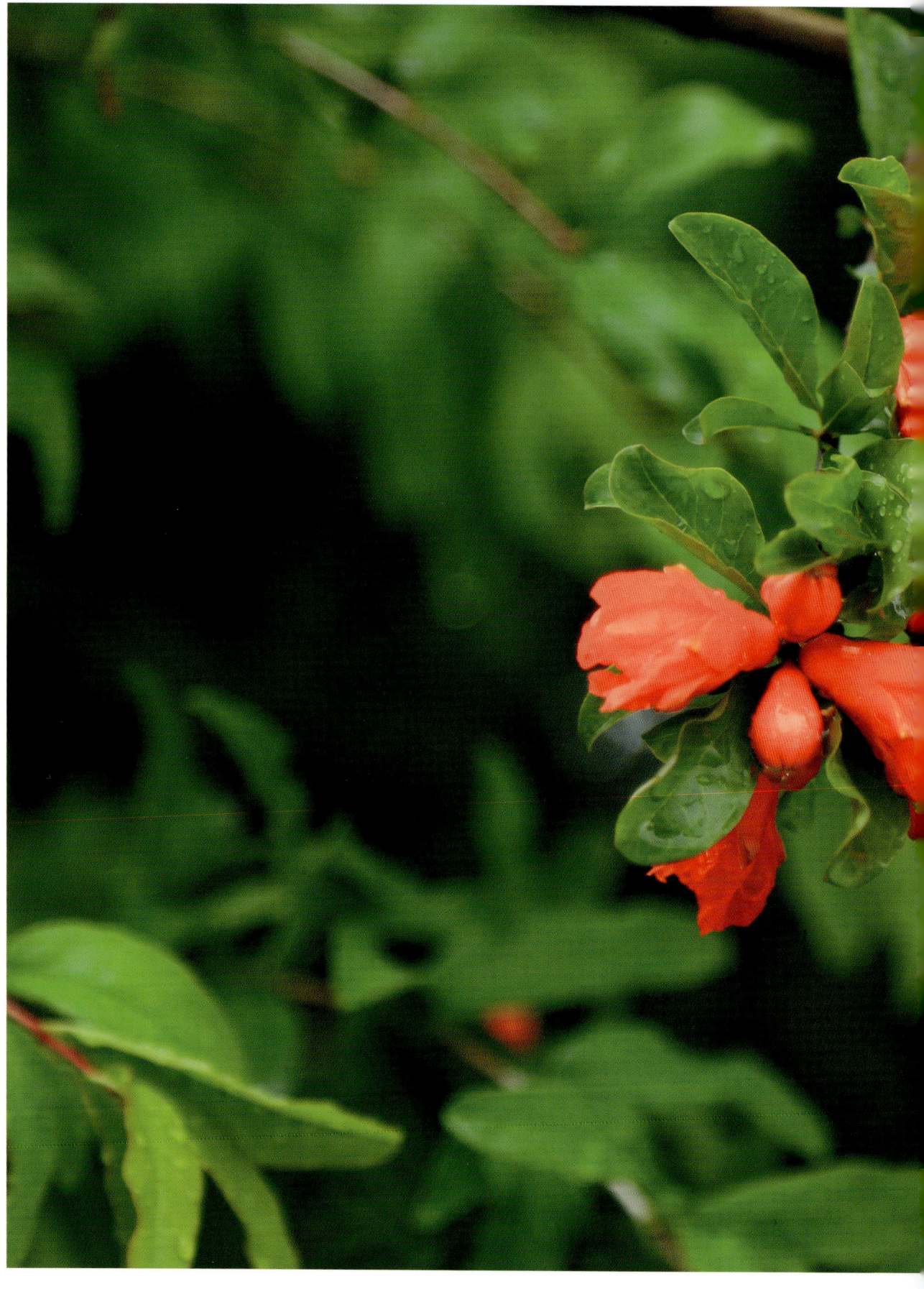

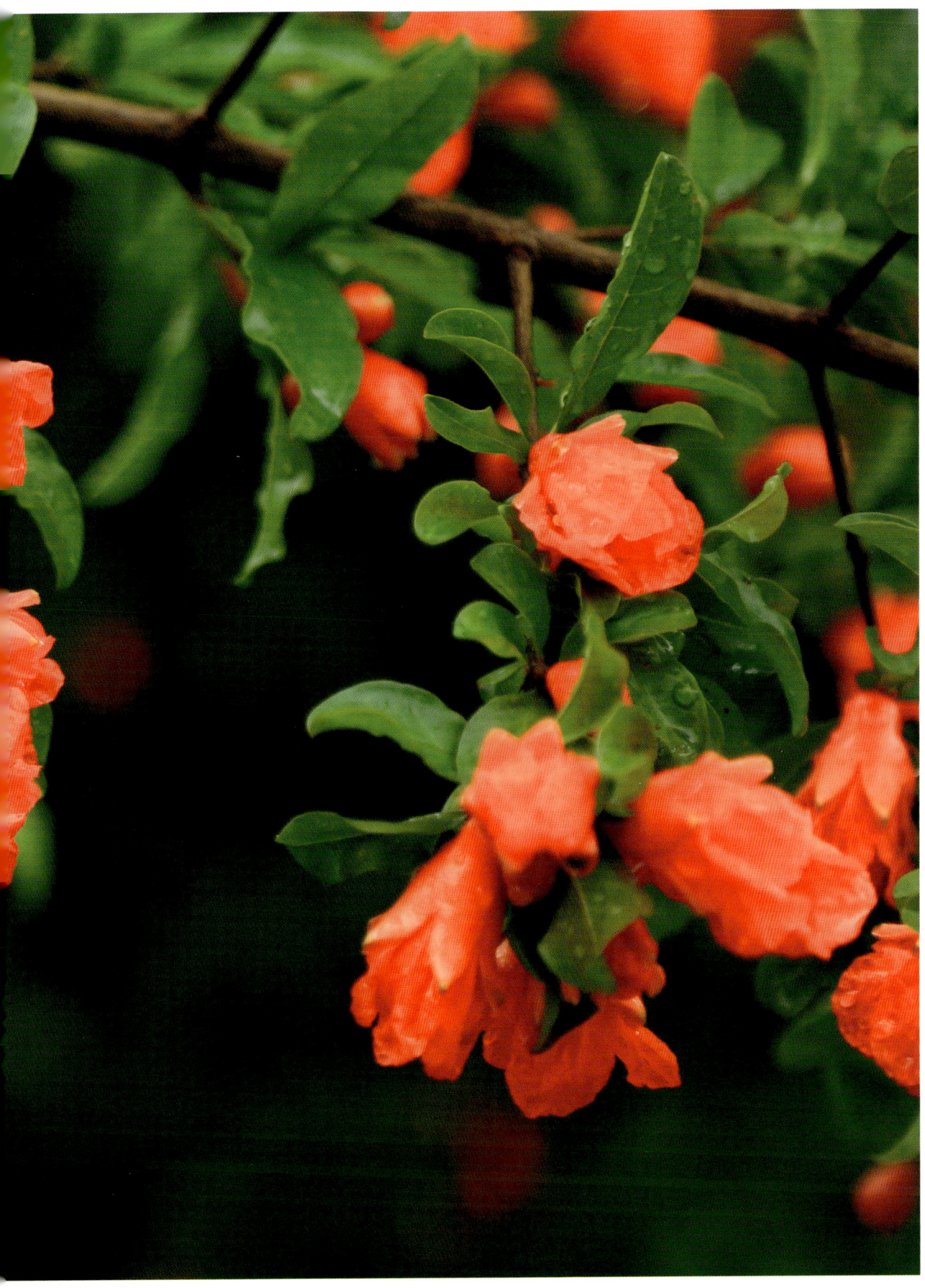

石榴

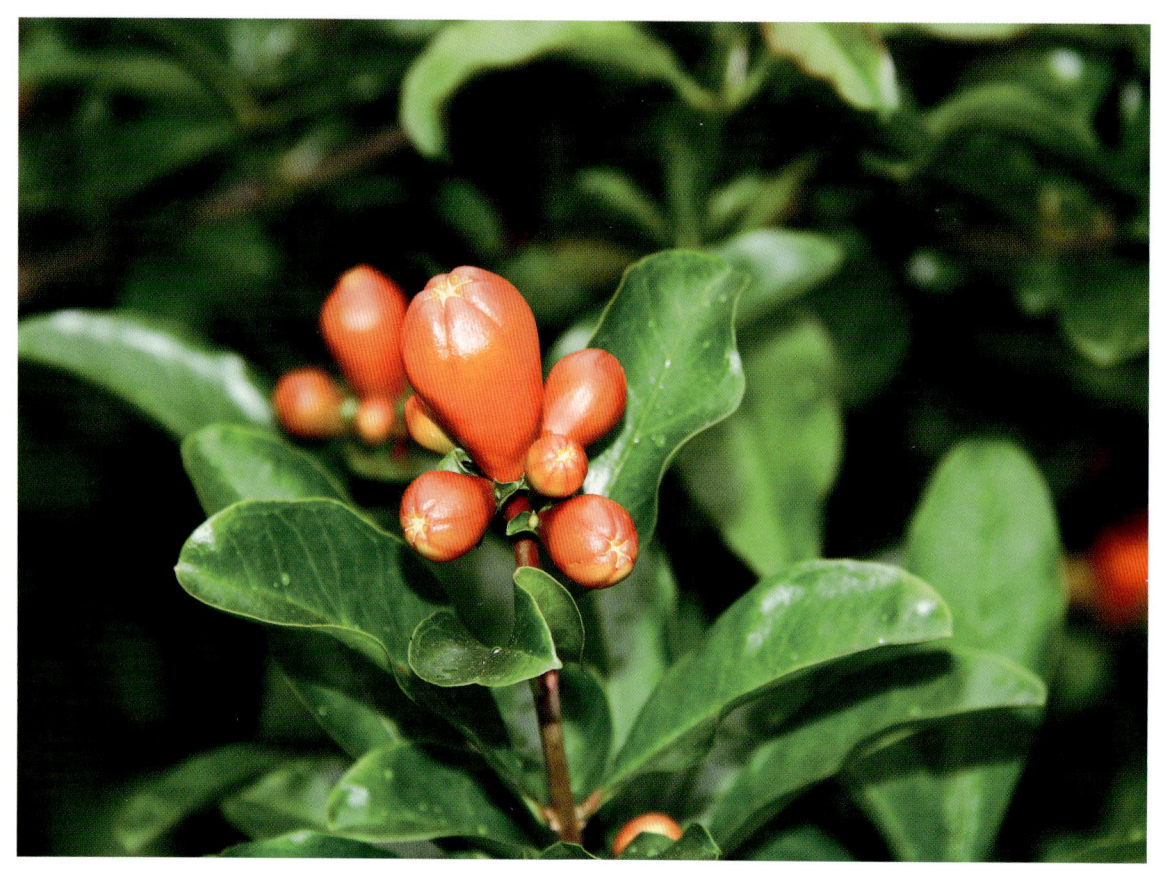

石榴

识别特征

　　落叶灌木或乔木，高 2～5 m。树皮青灰色；幼枝近圆形或微呈四棱形，枝端通常呈刺状，无毛，叶对生或簇生；叶片倒卵形至长椭圆形，长 2.5～6 cm，宽 1～1.8 cm，先端尖或微凹；基部渐狭，全缘，上面有光泽，无毛，下面有隆起的主脉，具短柄。花 1 至数朵，生小枝顶端或腋生，花梗长 2～3 mm；花的直径约 3 cm；萼筒钟状，肉质而厚，红色，裂片 6，三角状卵形；花瓣 6，红色，与萼片互生，倒卵形，有皱纹；雄蕊多数，着生长于萼管中部，花药球形，花丝细短；雌蕊 1，子房下位或半下位，上部 6 室，具侧膜胎座，下部 3 室，具中轴胎座，花柱圆形，柱头头状。浆果近球形，果皮肥厚革质，熟时黄色，或带红色，内具薄隔膜，顶端有宿存花萼。种子多数，倒卵形，带棱角。花期 5—6 月，果期 9—10 月。

生境分布

　　生长于山坡向阳处或栽培于庭园。分布于全国各地。

采收加工

　　秋季果实成熟后收集，洗净，晒干，生用或炒用。

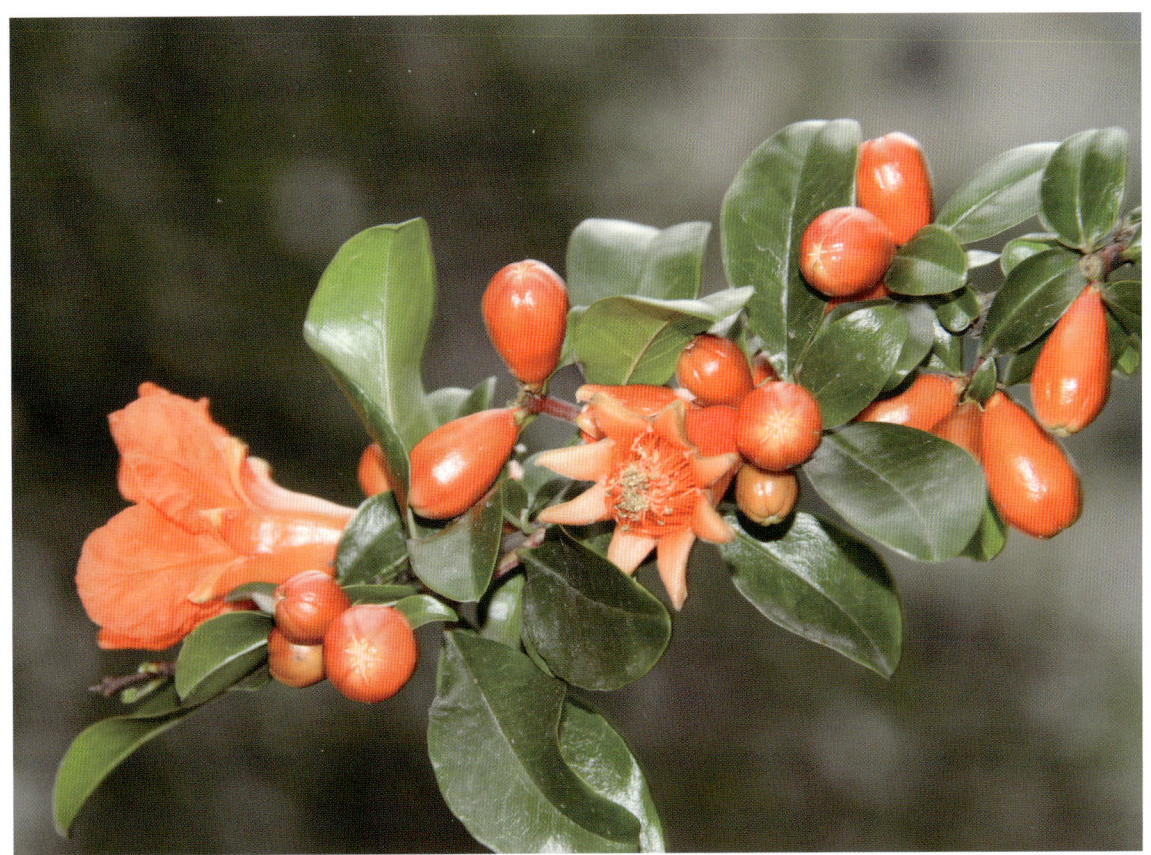

石榴

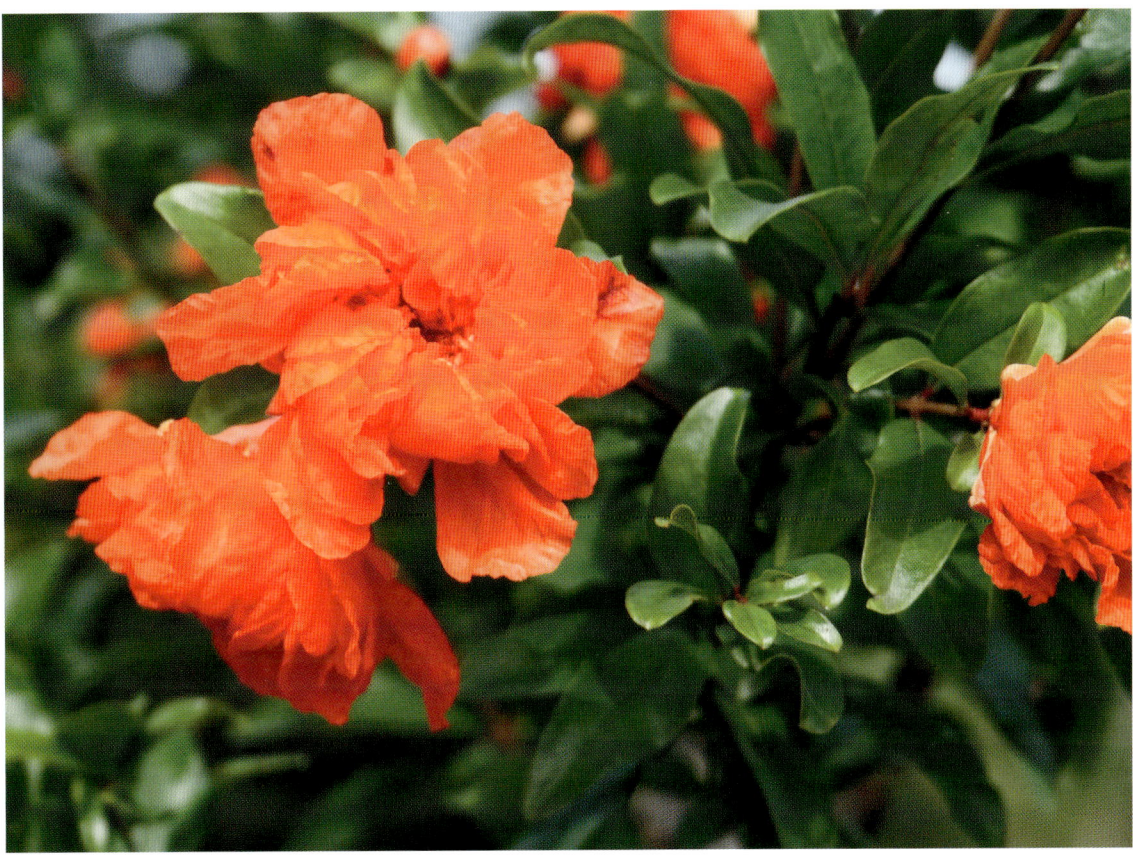

石榴

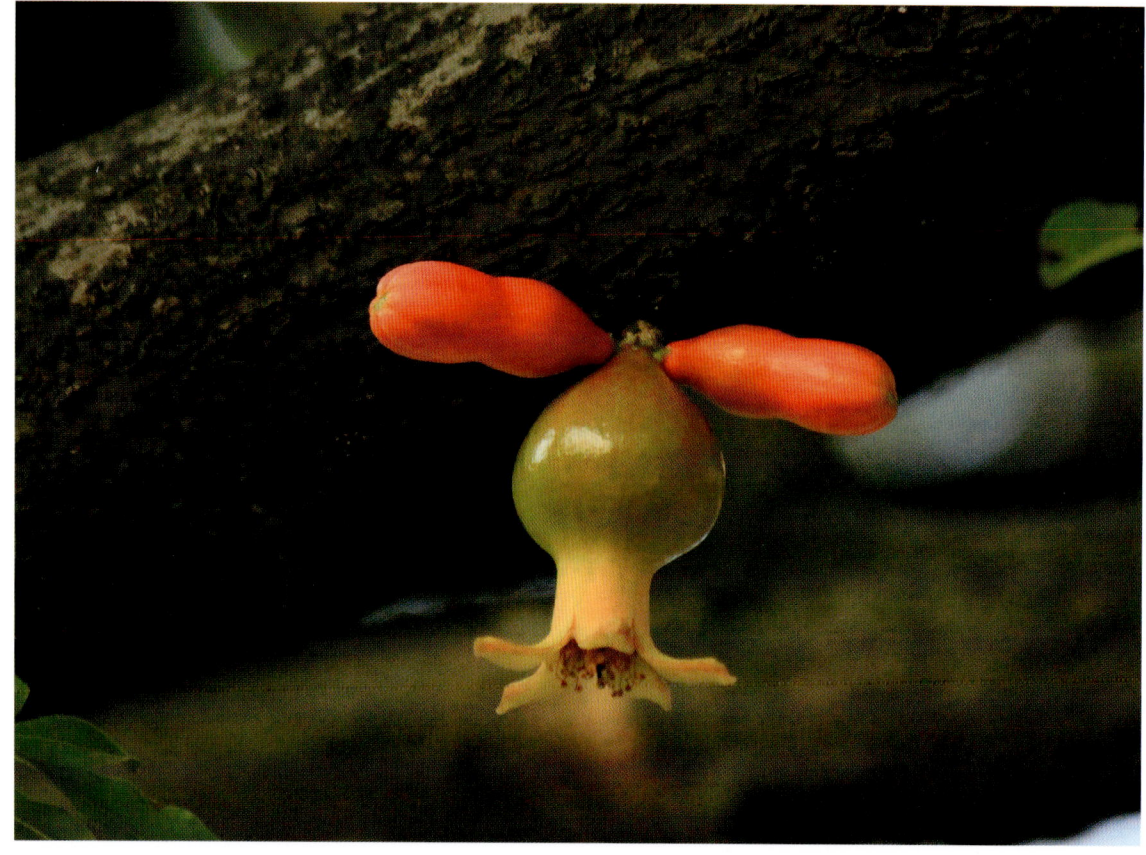

石榴

石榴

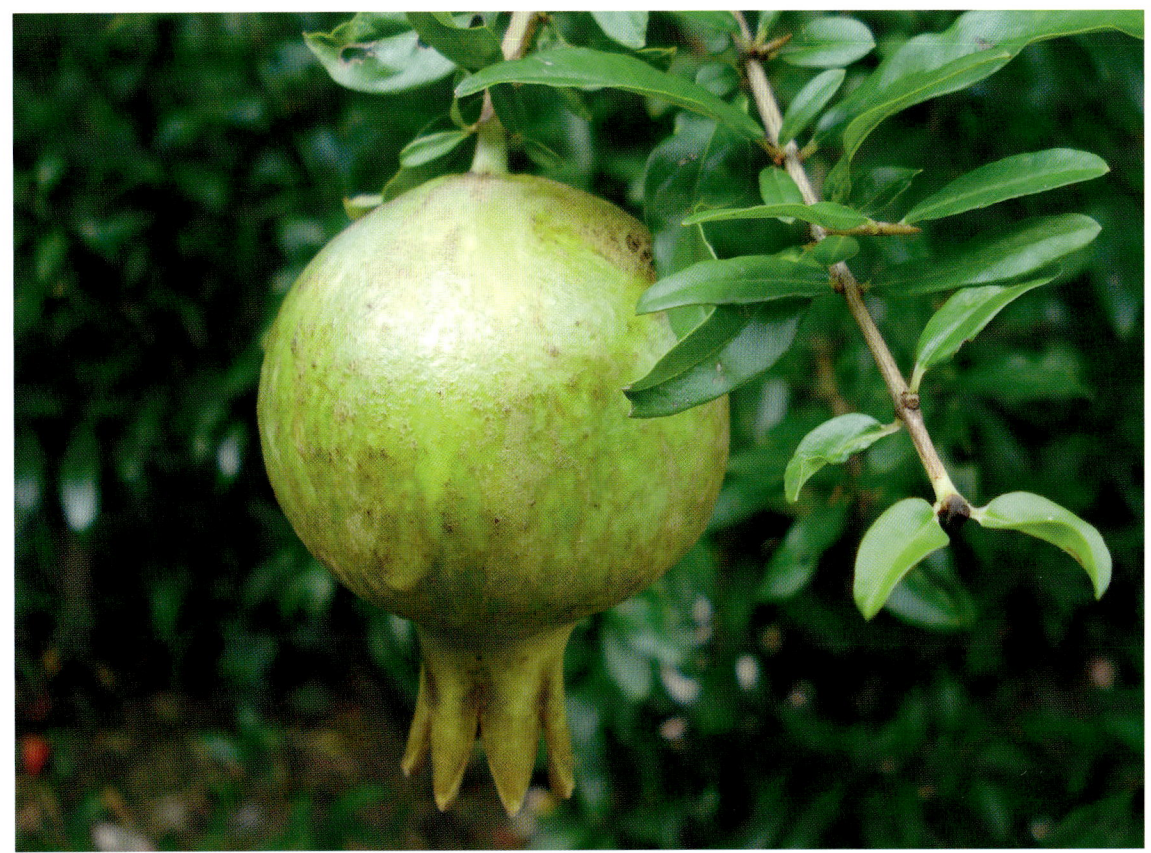

石榴

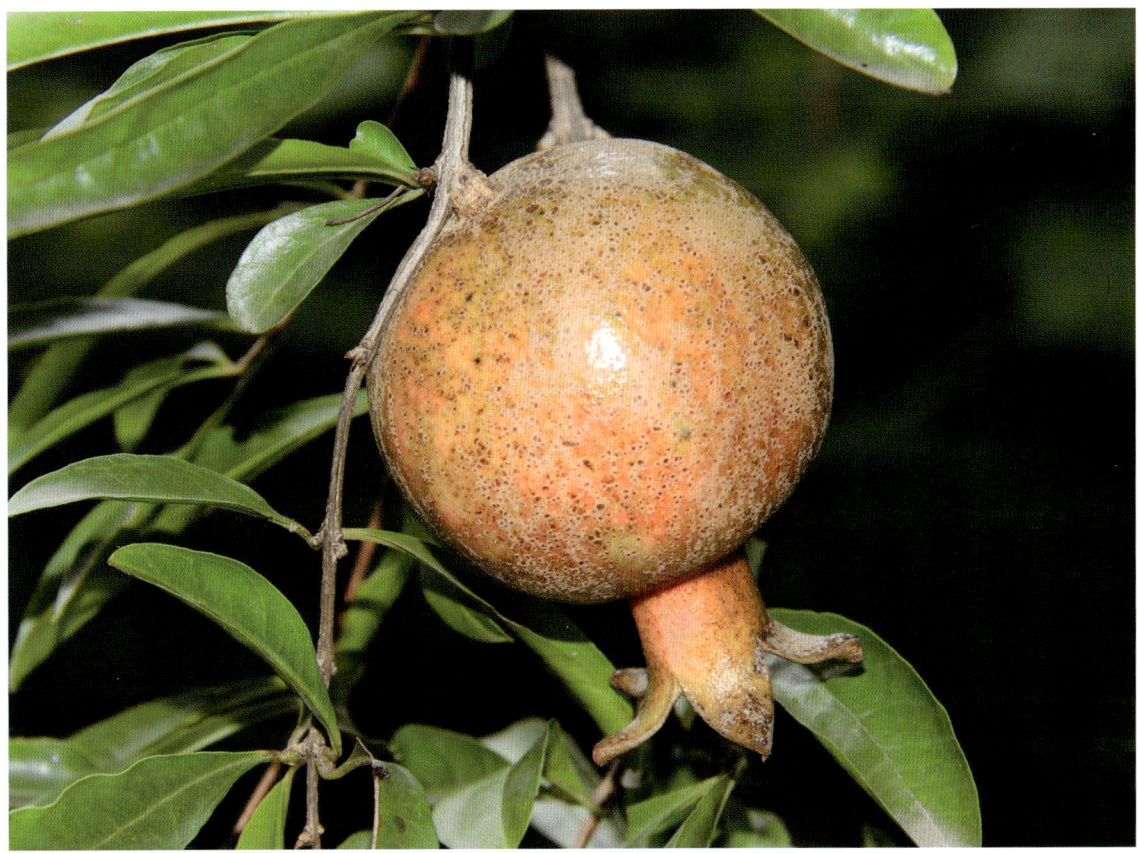

石榴

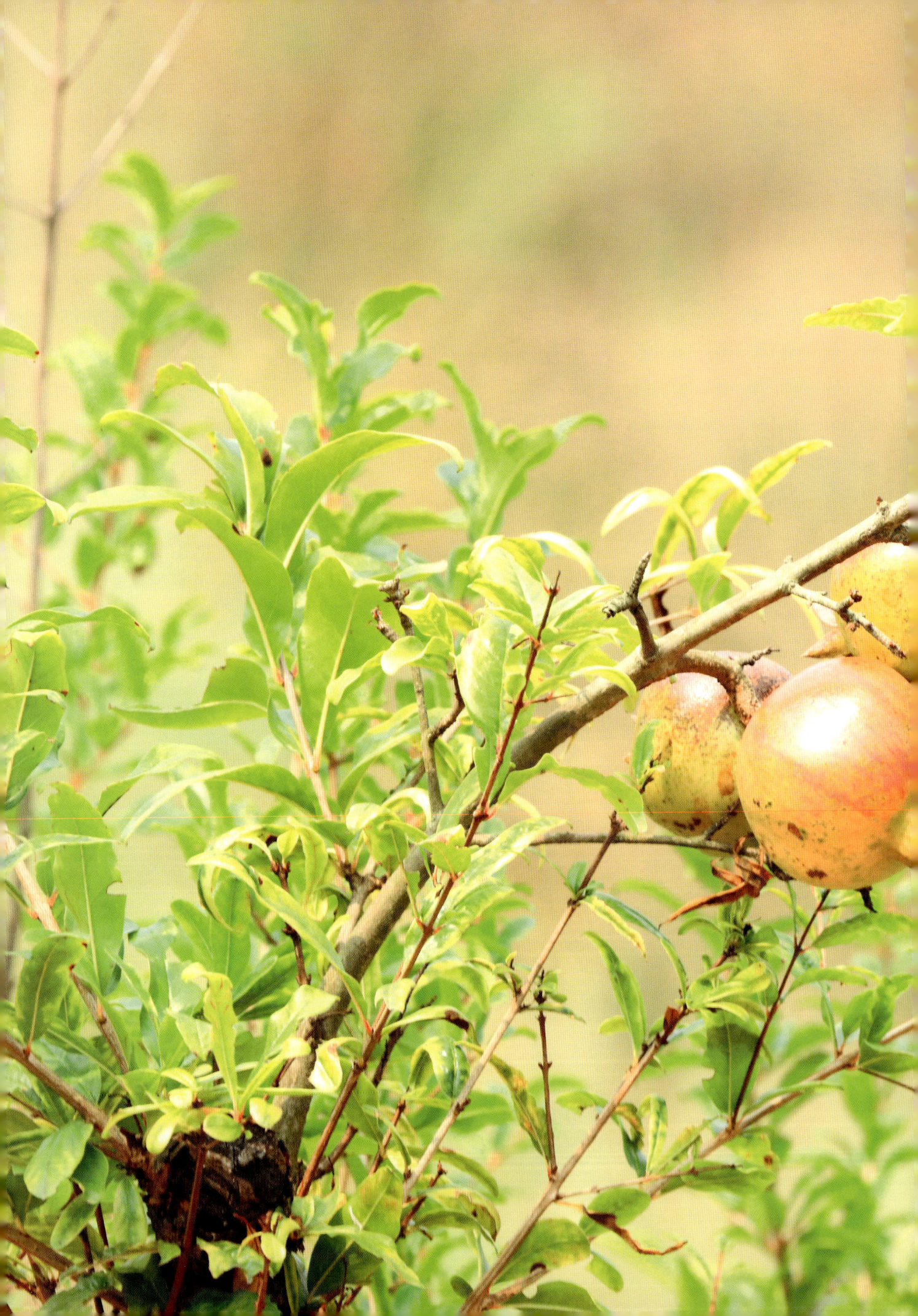

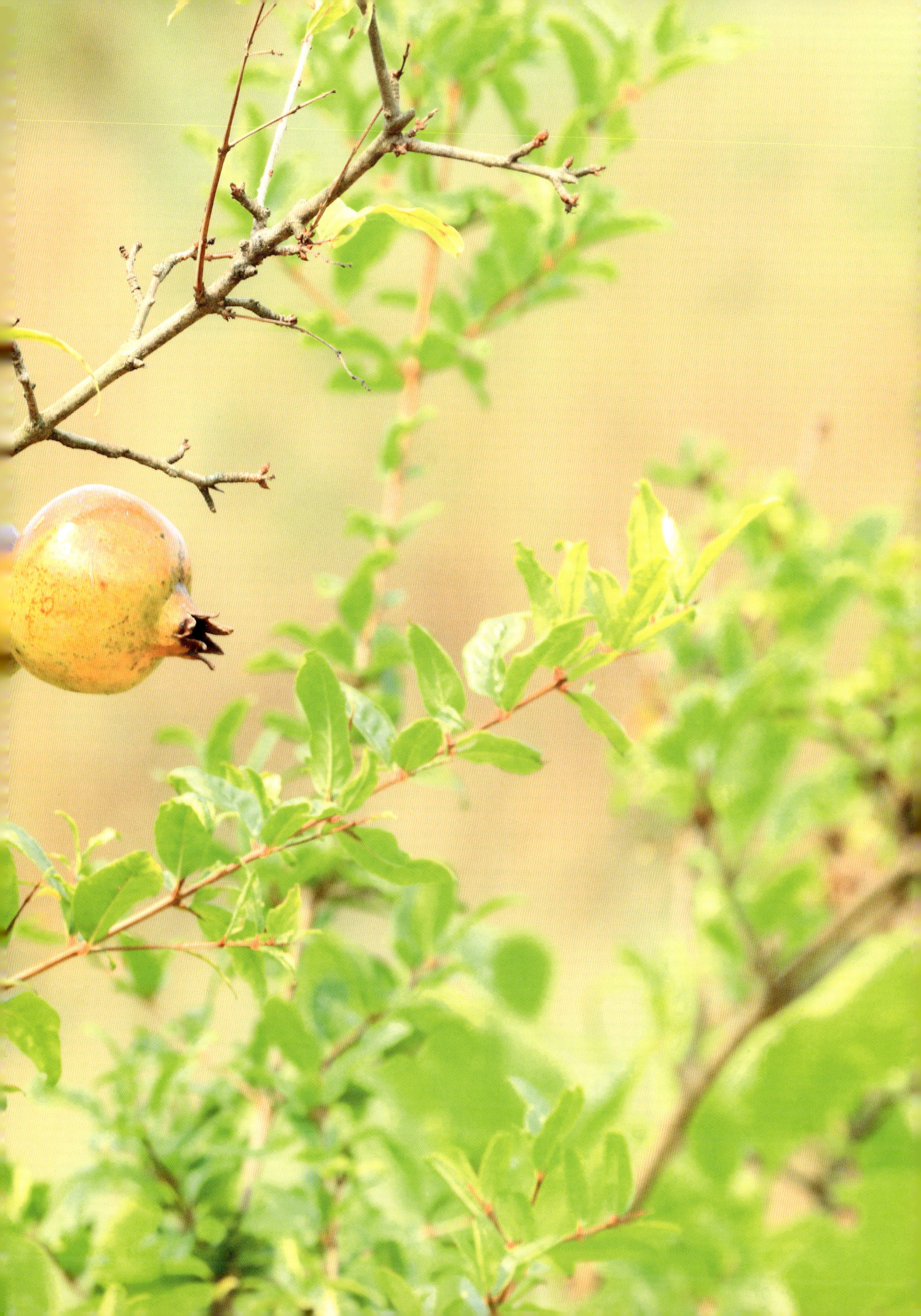

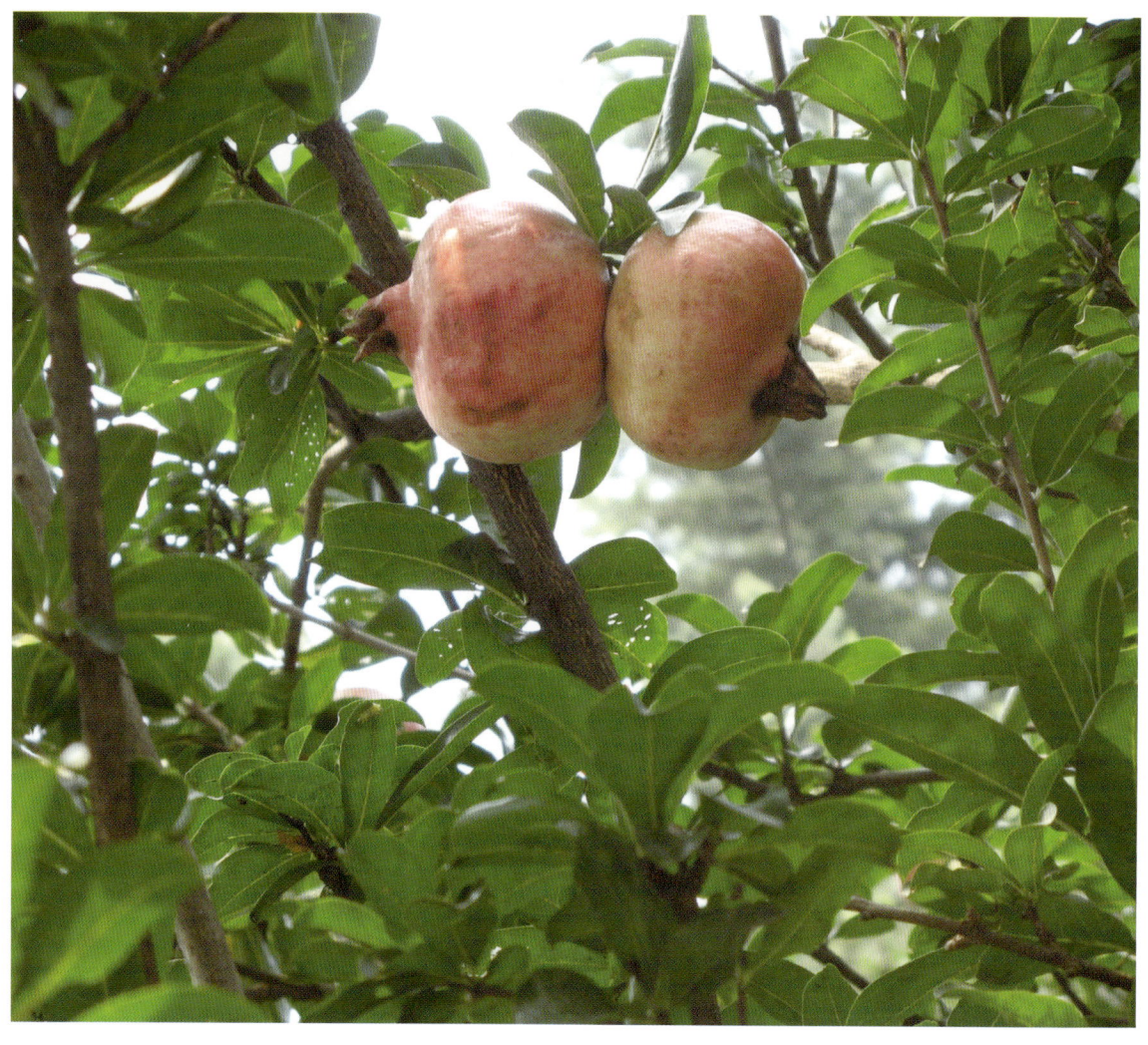

石榴

药材鉴别

本品为不规则的片状或瓢状，大小不一，厚 1.5 ~ 3 mm。外表面红棕色、棕黄色或暗棕色，略有光泽，粗糙，有多数疣状突起，有的有突起的筒状宿萼及粗短果梗痕。内面黄色或红棕色。有隆起呈网状的果蒂残痕。质硬而脆，断面黄色，略呈颗粒状。气微，味苦涩。以皮厚、色红棕、整洁者为佳。

功效主治

涩肠，止血，驱虫。主治久泻，久痢，便血，脱肛，滑精，崩漏，带下，虫积腹痛，疥癣。

用法用量

内服：3 ~ 15 g，煎汤；或作丸、散剂服，每服1 ~ 3 g。外用：煎水熏洗或研末调涂。

民族药方

1. 久痢不瘥　石榴皮适量。焙干研为细末，米汤调下 3 ~ 6 g。

2. 粪前有血，令人面黄　石榴皮适量。炙研末，每服 10 g，用茄子枝煎汤服。

3. 脱肛　石榴皮、陈壁土、白矾各等份。浓煎熏洗，再加五倍子炒研敷托上之。

4. 驱绦虫、蛔虫　石榴皮、槟榔各等份。研细末，每次服 6 g（小儿酌减），每日 2 次，连服 2 日。

5. 汤火烫伤　石榴皮适量。研细末，麻油调搽患处。

使用注意

泻痢初起者忌用。

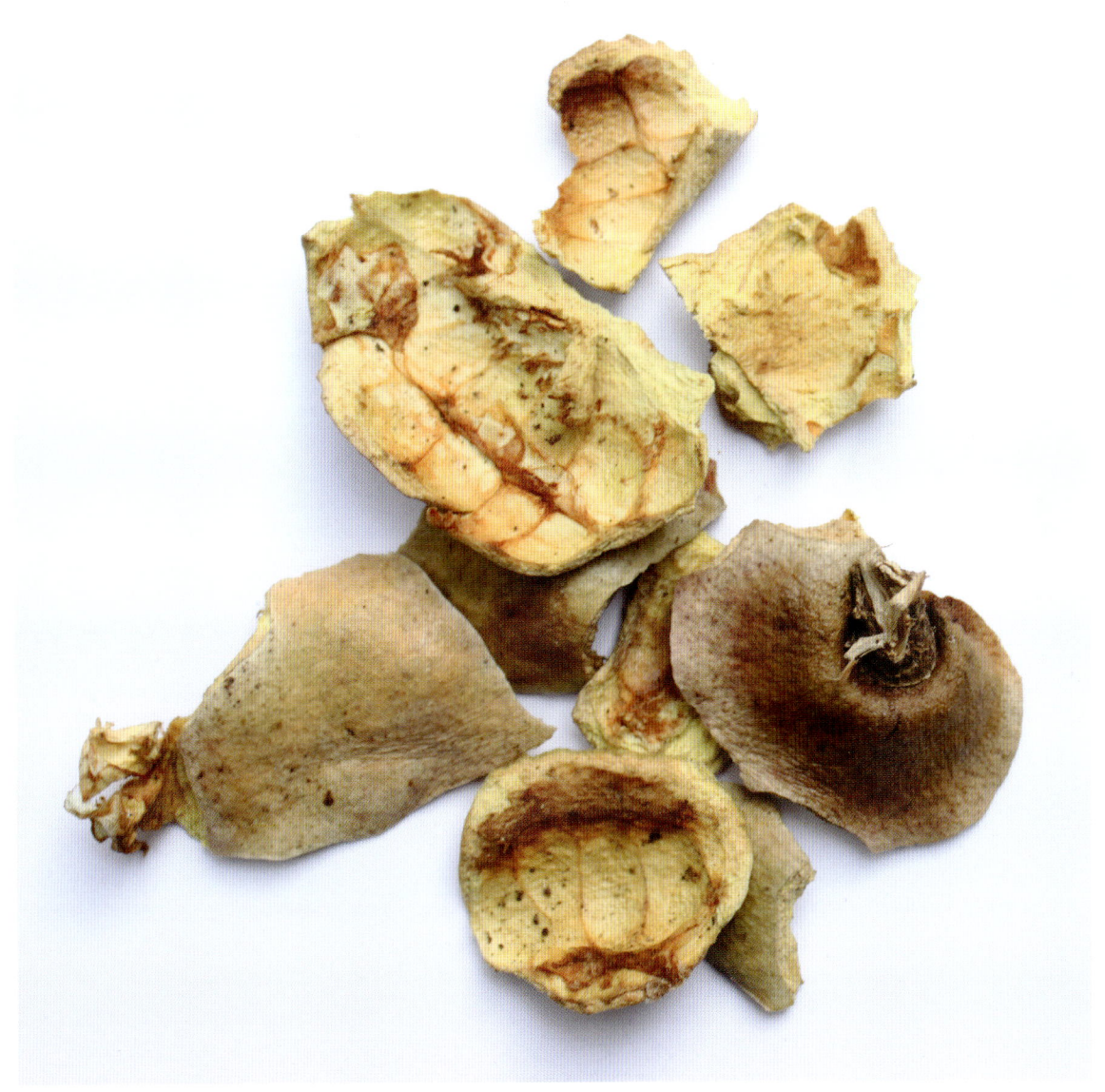

石榴皮药材

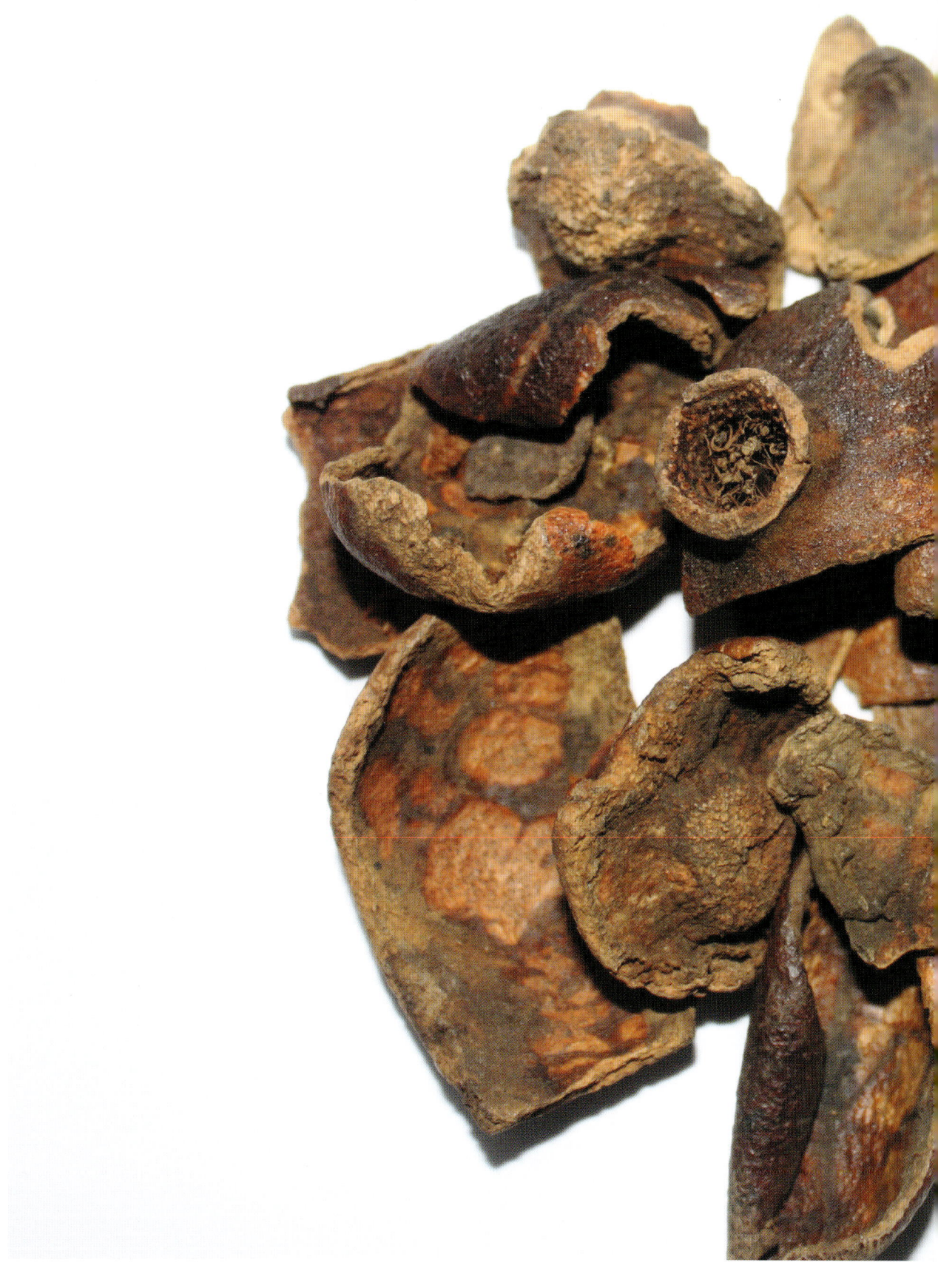

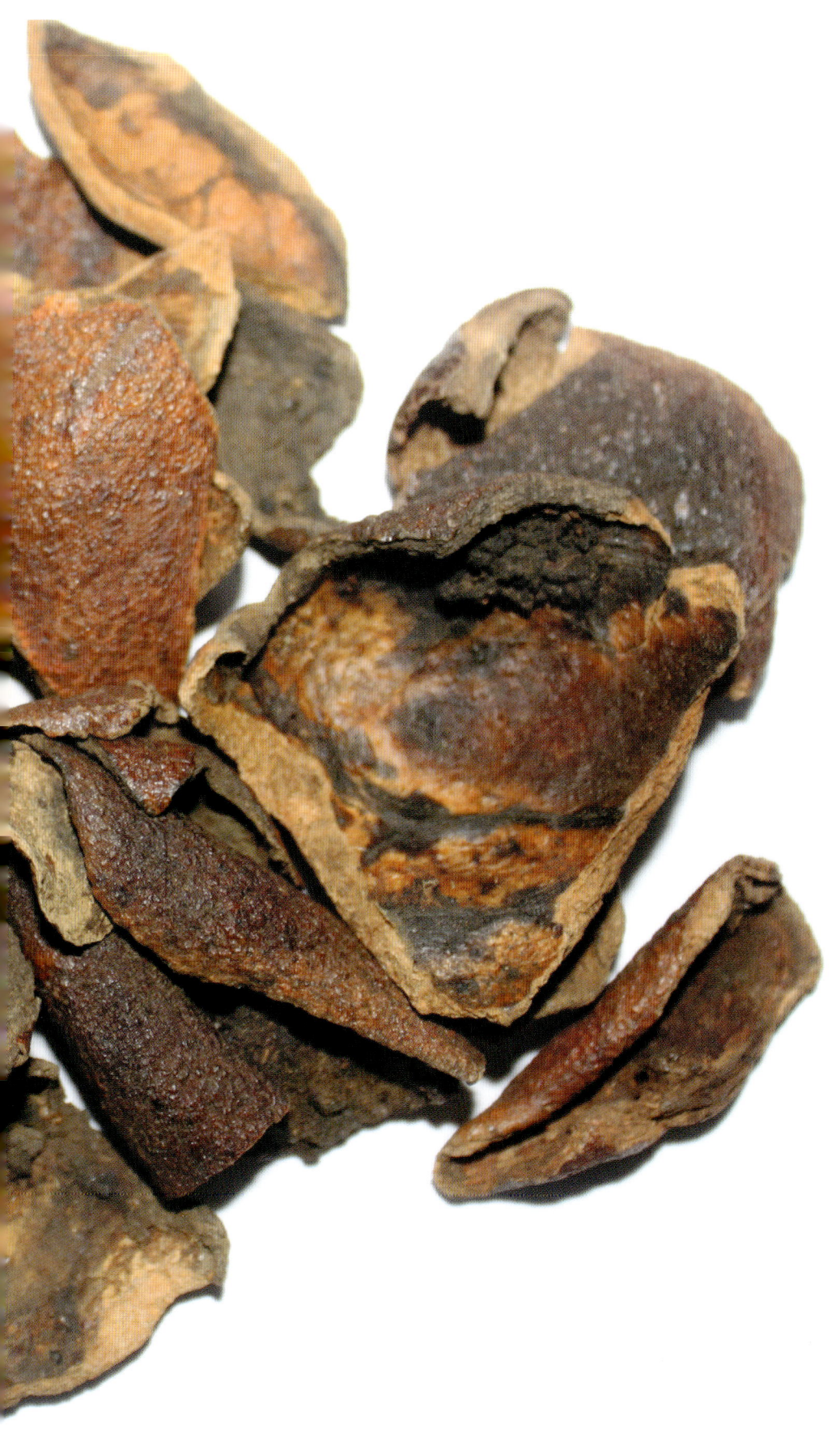

石榴皮饮片

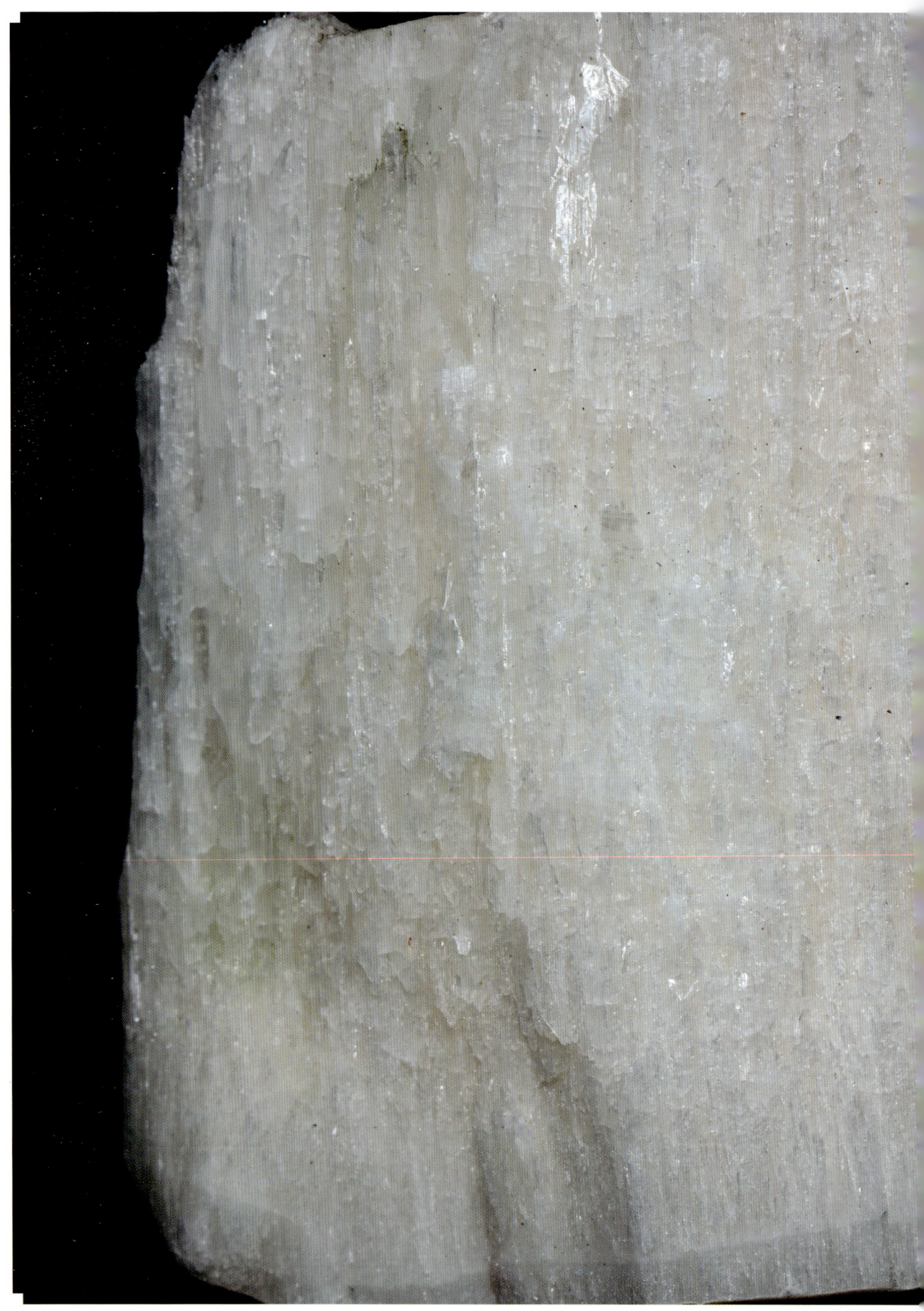

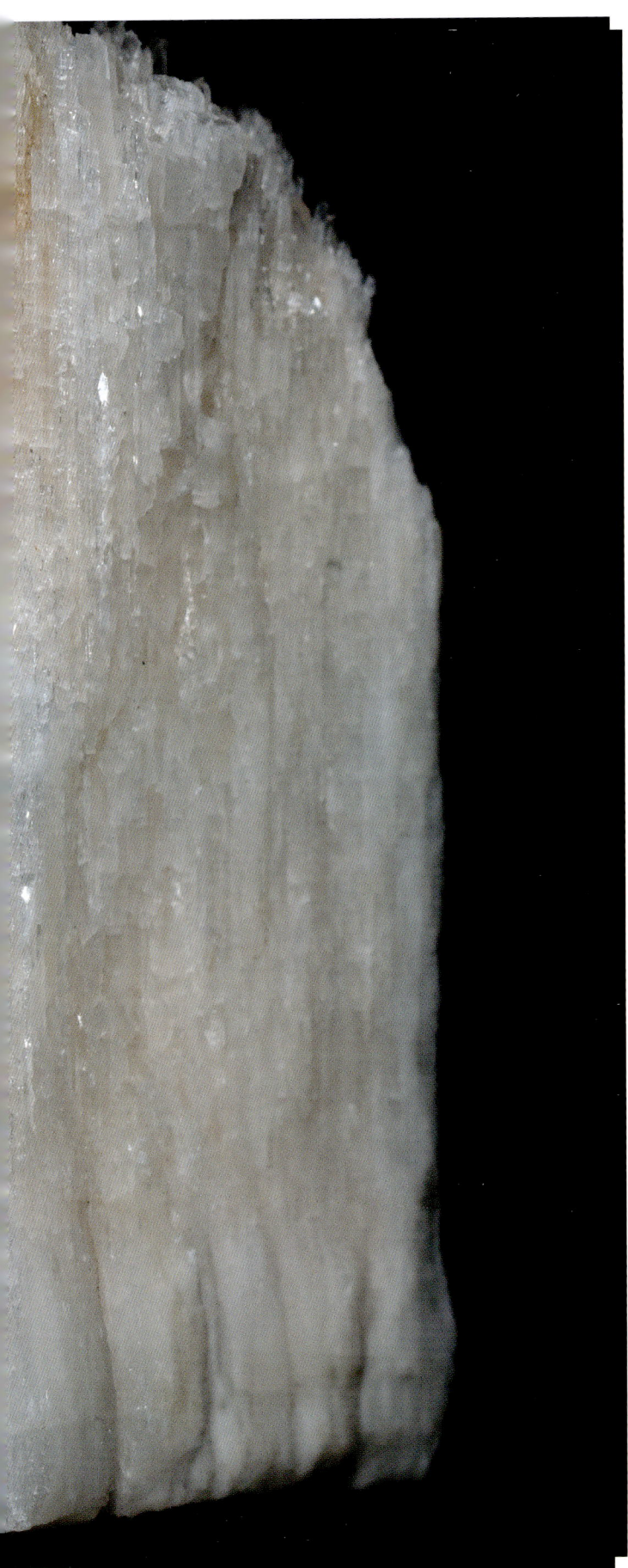

石膏

【水 药 名】顶定帕。

【别　　名】生石膏、细石、细理石、软石膏、寒水石、白虎。

【来　　源】本品为硫酸盐类矿物石膏 Cypsum 的矿石。

【性味归经】味辛、甘，性寒。归肺、胃经。

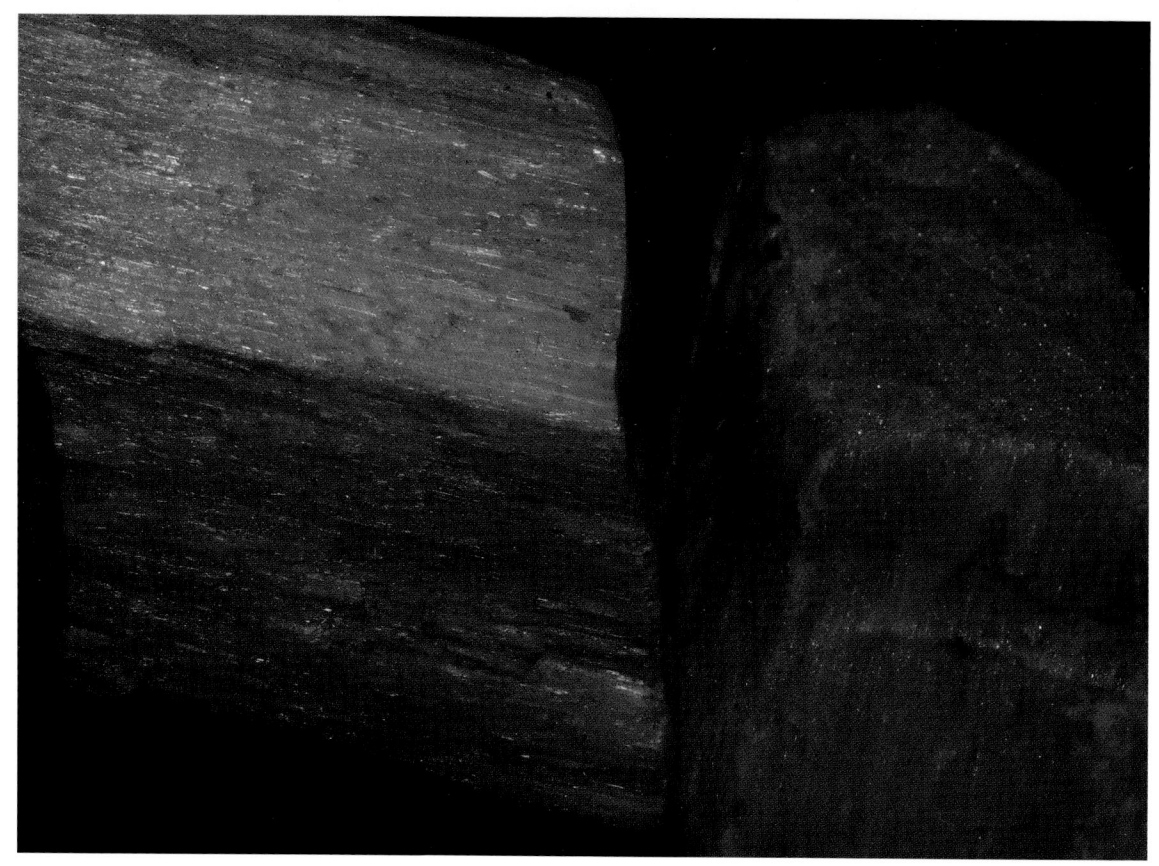

石膏

物质形态　单斜晶系。晶体常作板状，集合体常呈致密粒状、纤维状或叶片状。颜色通常为白色，结晶体无色透明，当成份不纯时可呈现灰色、肉红色、蜜黄色或黑色等。条痕白色。透明至半透明。解理面呈玻璃光泽或珍珠状光泽，纤维状者呈绢丝光泽。片状解理显著。断口贝状至多片状。硬度 1.5～2，质量 2.3，具柔性和挠性。药材为长块状或不规则形纤维状的结晶集合体，大小不一。全体白色至灰白色。无臭，味淡。以块大、色白、质松、纤维状、无杂石者为佳。

生境分布

常产于海湾盐湖和内陆湖泊形成的沉积岩中；亦见于洞穴。分布于湖北、安徽、河南、山东、四川、贵州、湖南、广西、广东、云南、新疆等省区。

采收加工

一般于冬季采挖，挖出后，去净泥土及杂石。

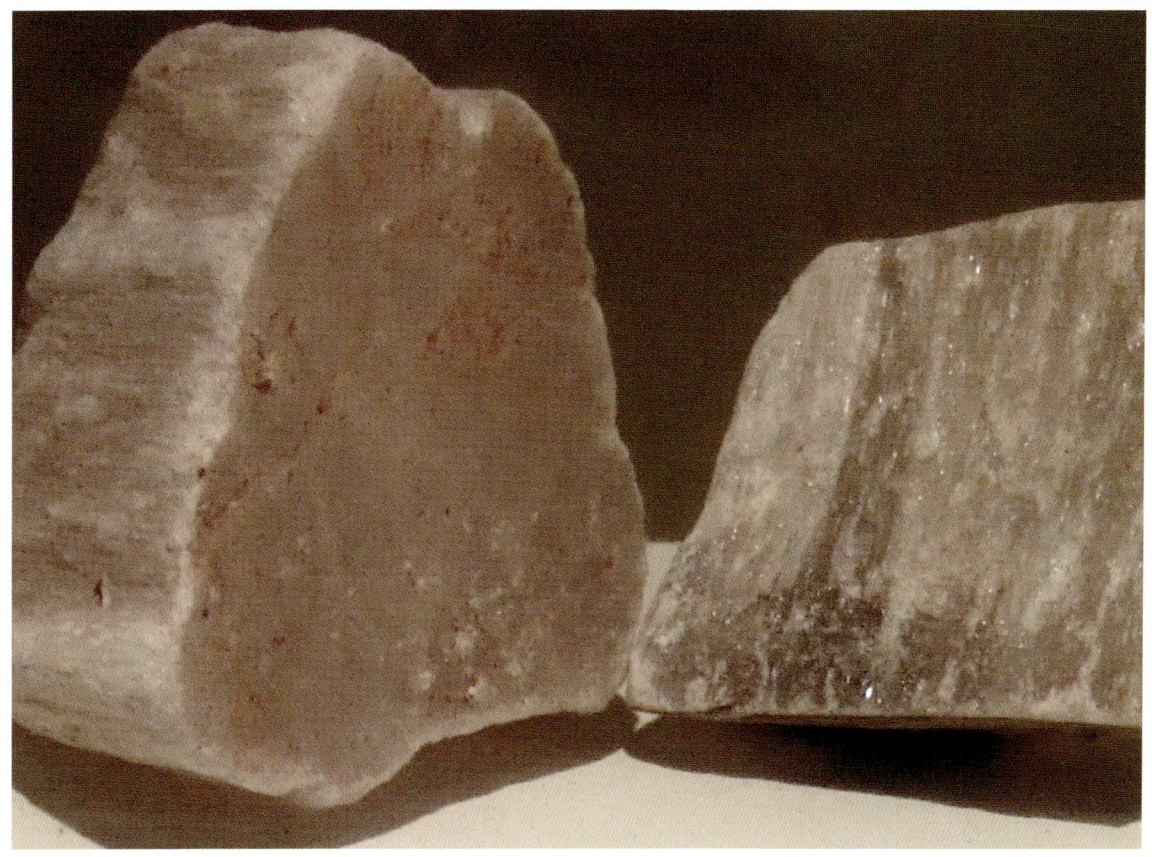

石膏

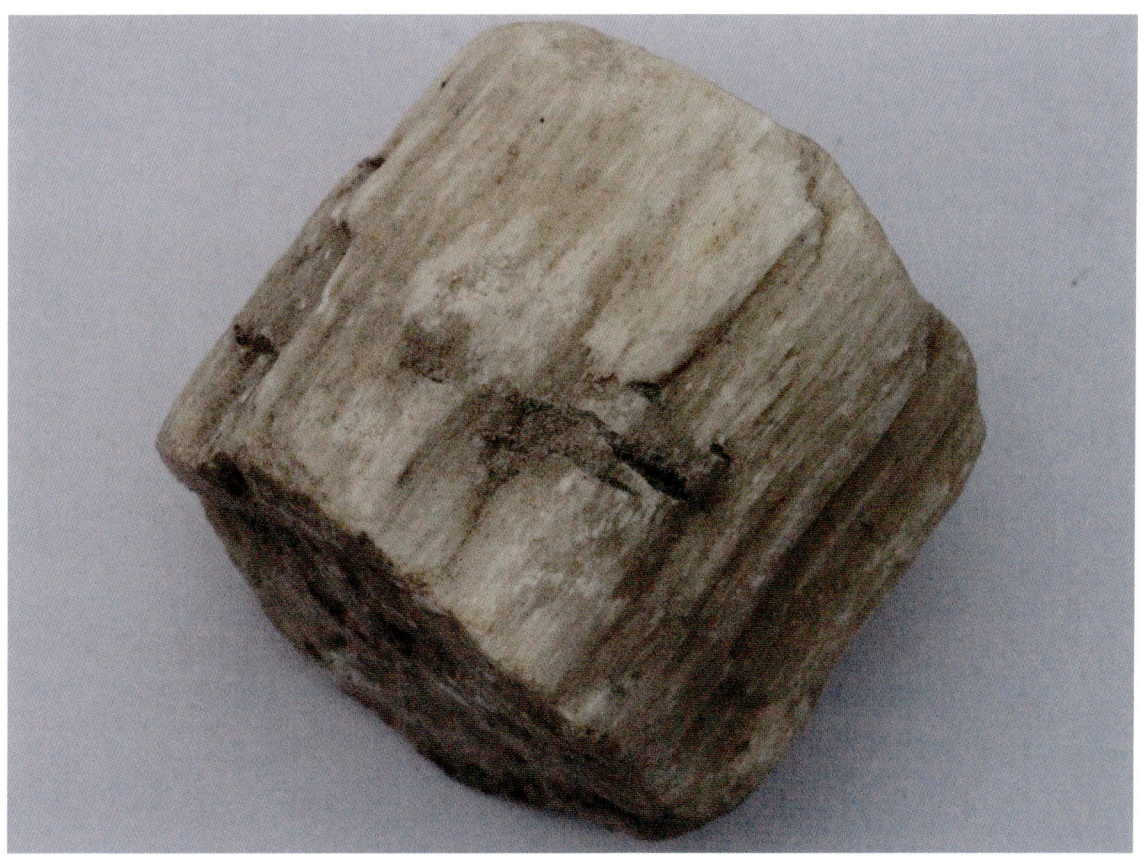

石膏

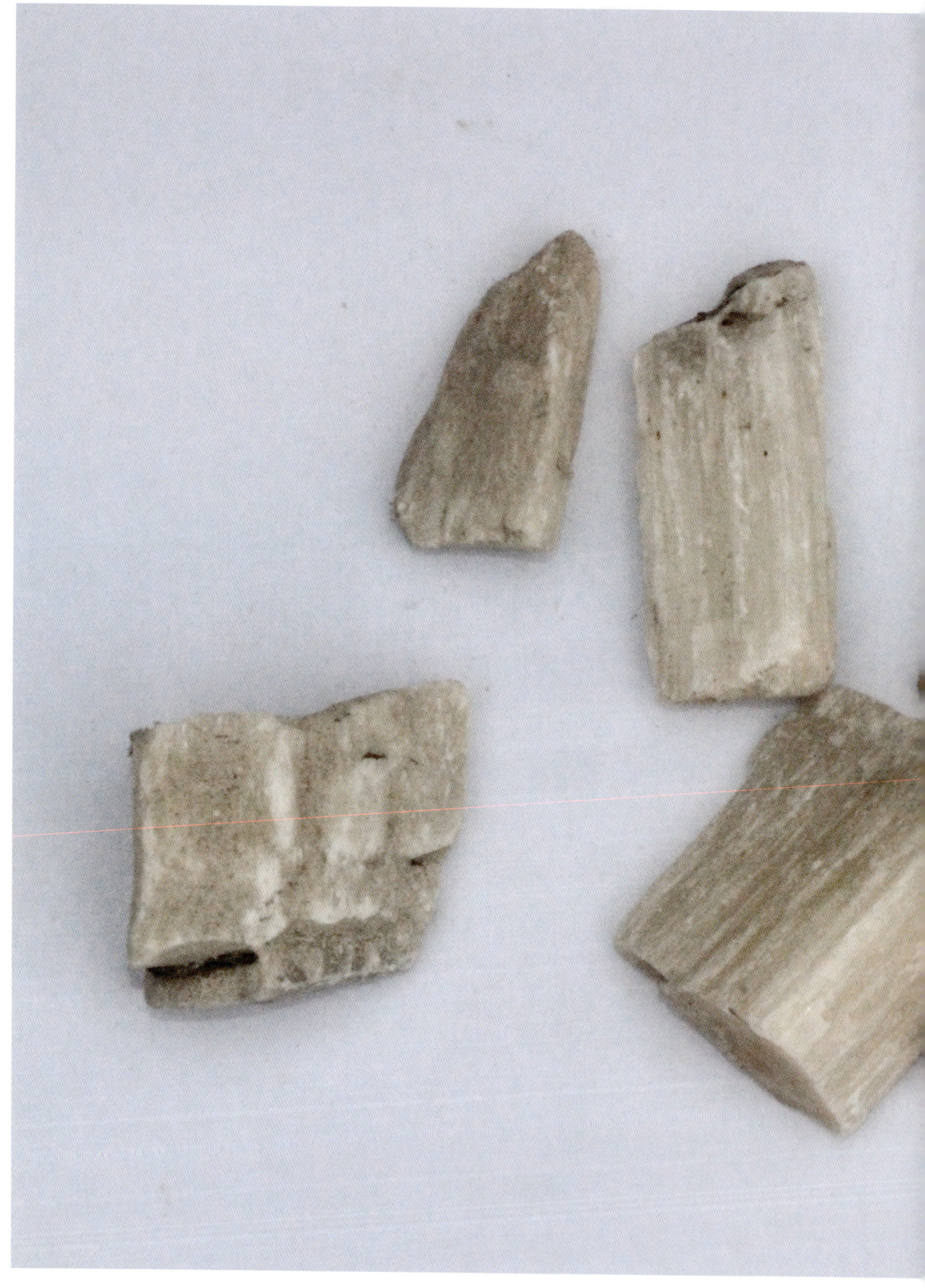

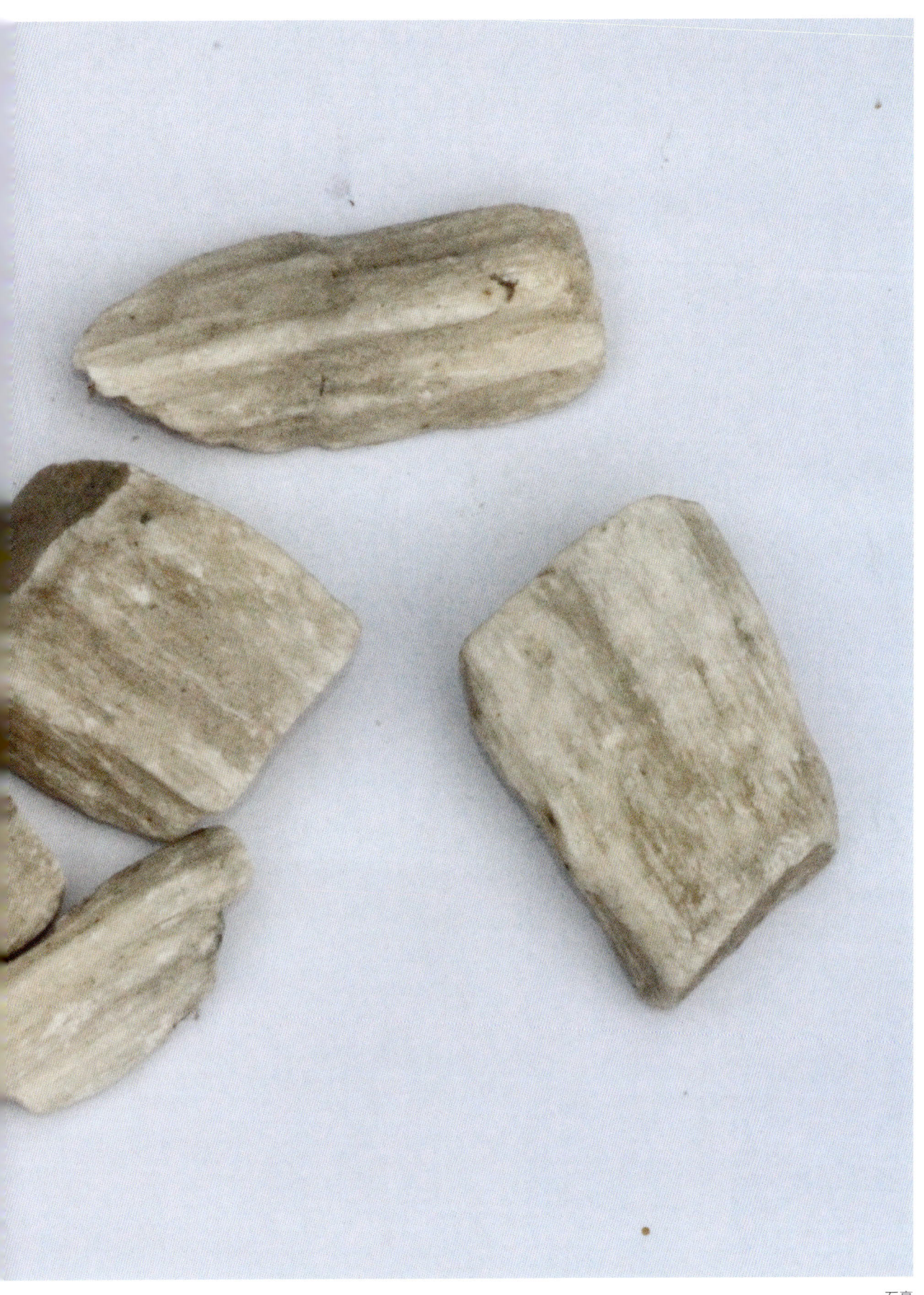

石膏

药材鉴别

本品为纤维状集合体。呈长块状、板块状或不规则块状。白色、灰白色或淡黄色；条痕白色；有的半透明。上下两面较平坦，无纹理及光泽；纵面通常呈纵向纤维状纹理，具绢丝样光泽。体重，质软，指甲可刻划成痕。气微，味淡。以块大、色白、纵面纤维状、有光泽、质松、无杂货石者为佳。

功效主治

生用解肌清热，除烦止渴。煅敷生肌敛疮。主治生用治热病壮热不退，心烦神昏，谵语发狂，口渴咽干，肺热喘急，中暑自汗，胃火头痛、牙痛，发斑发疹，口舌生疮。外治痈疽疮疡，溃不收口，汤火烫伤。

用法用量

内服：10～30 g，煎汤；或入丸、散服。外用：煅研撒或调敷。

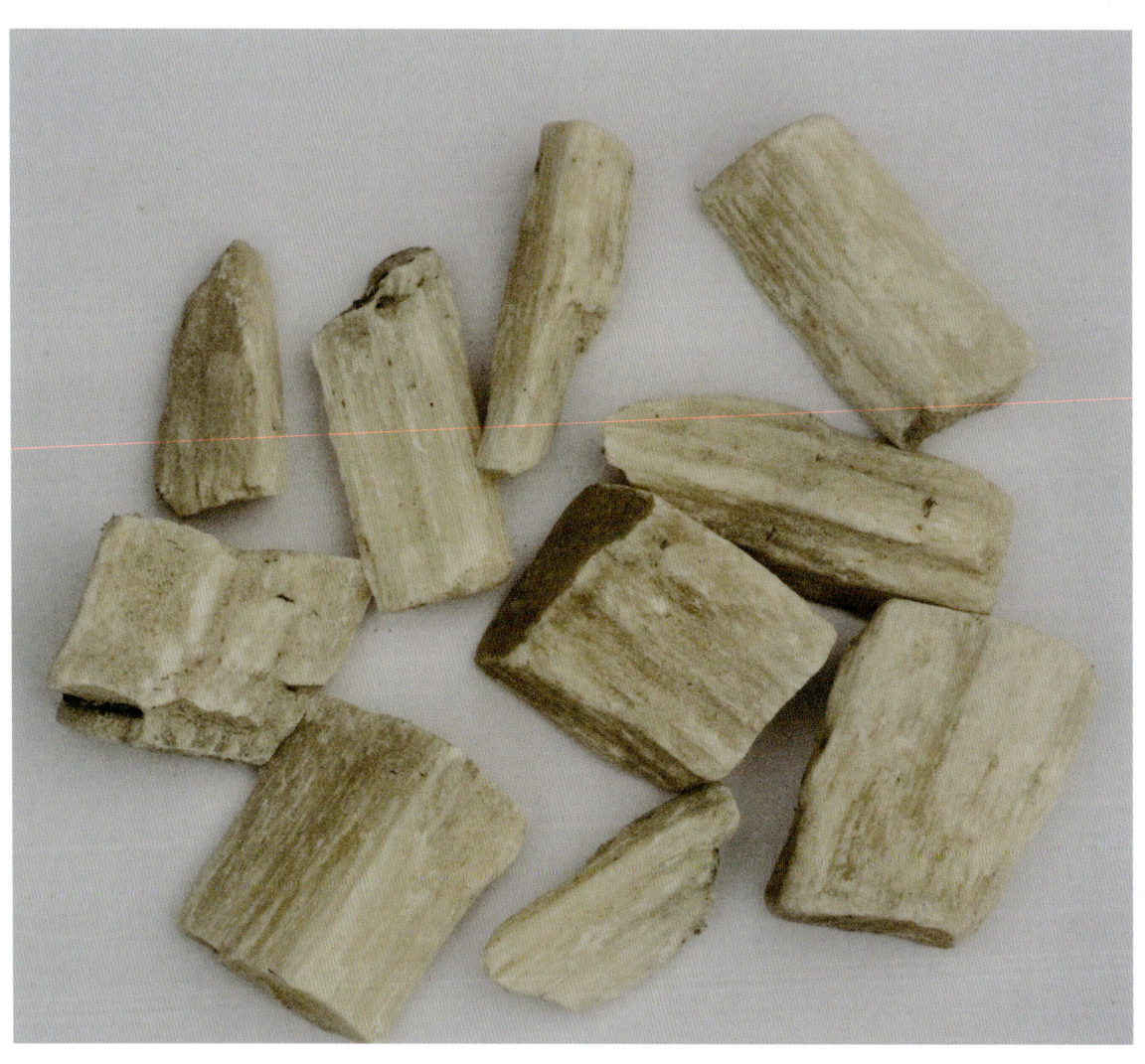

石膏

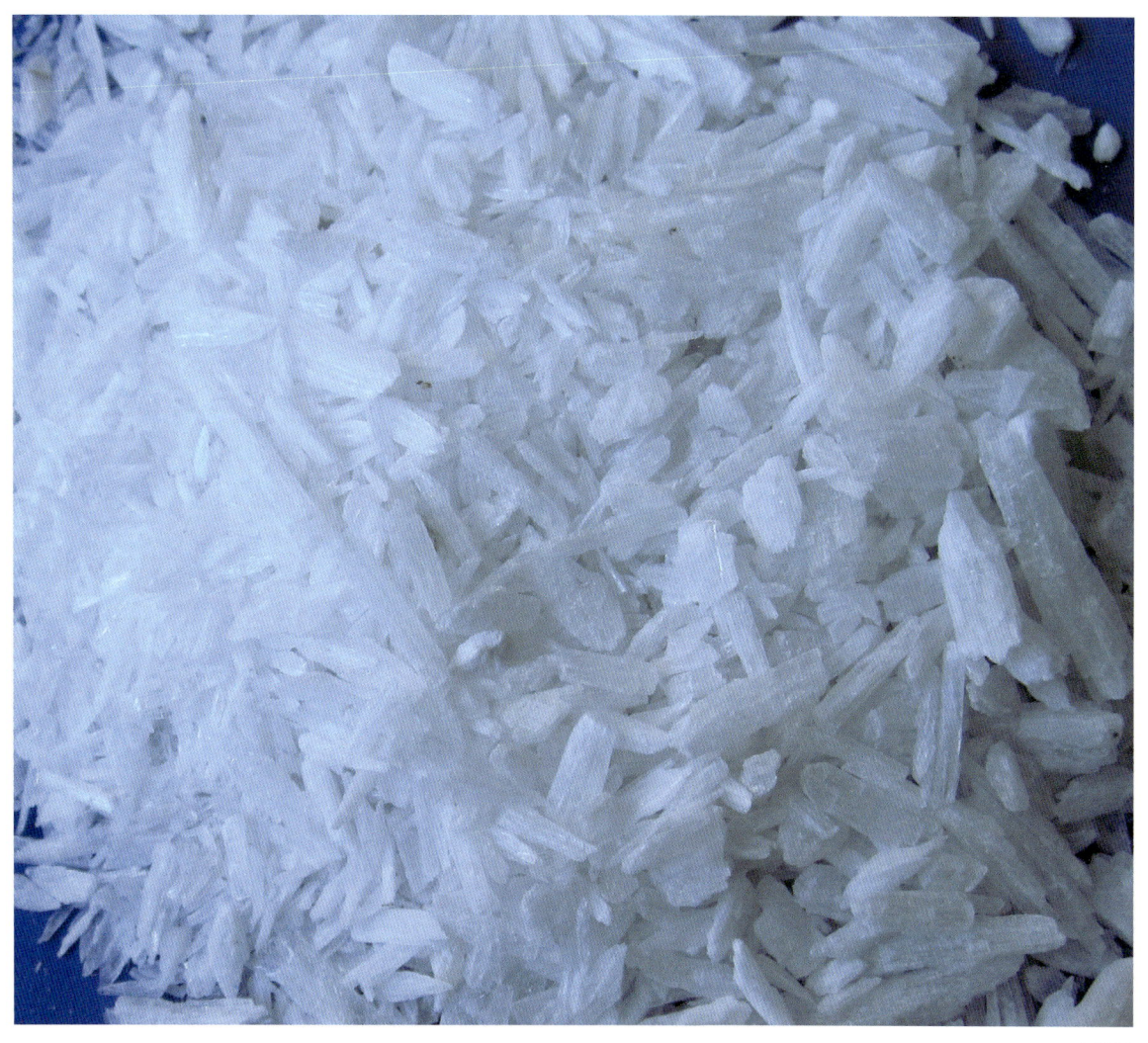

石膏药材

▌民族药方

1. 水火烫伤 石膏适量。研细末，外撒患处。

2. 心烦头痛 石膏 150 g，粳米 80 g。先煮石膏，取其汁与粳米同煮成粥温服。

3. 胃火牙痛 石膏适量。研细末，用醋糊成丸，如绿豆大小，每次吞服 10 丸，每日 3 次。

4. 痰热咳喘 石膏、寒水石各等份。共研细末，每次吞服 9 g，温开水送下，每日 3 次。

5. 口渴舌燥 石膏 180 g，乌梅 20 枚。水煎煮，每日 1 服，分 2 次服。

▌使用注意

凡阳虚寒证，脾胃虚弱及血虚、阴虚发热者慎用。

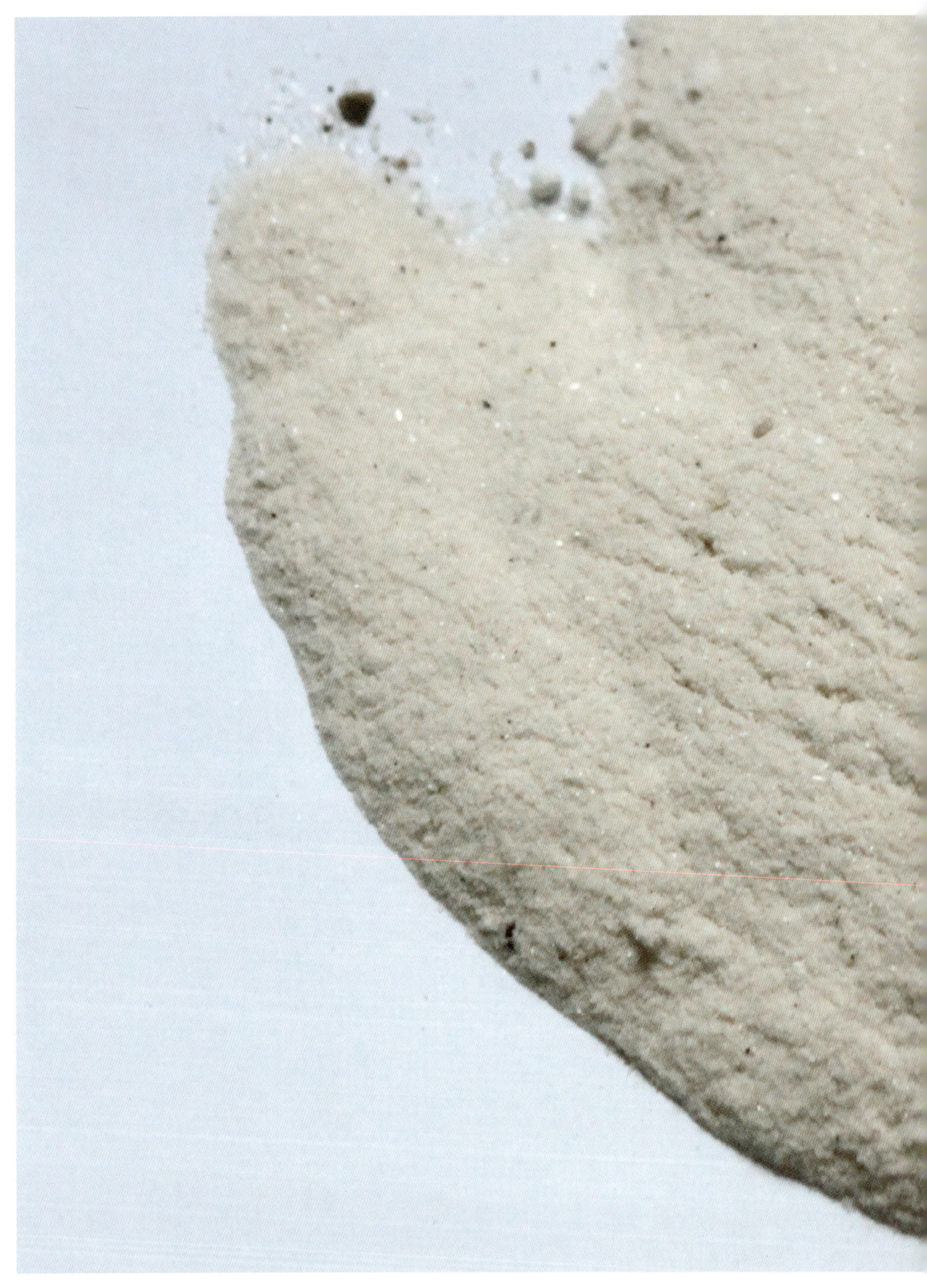

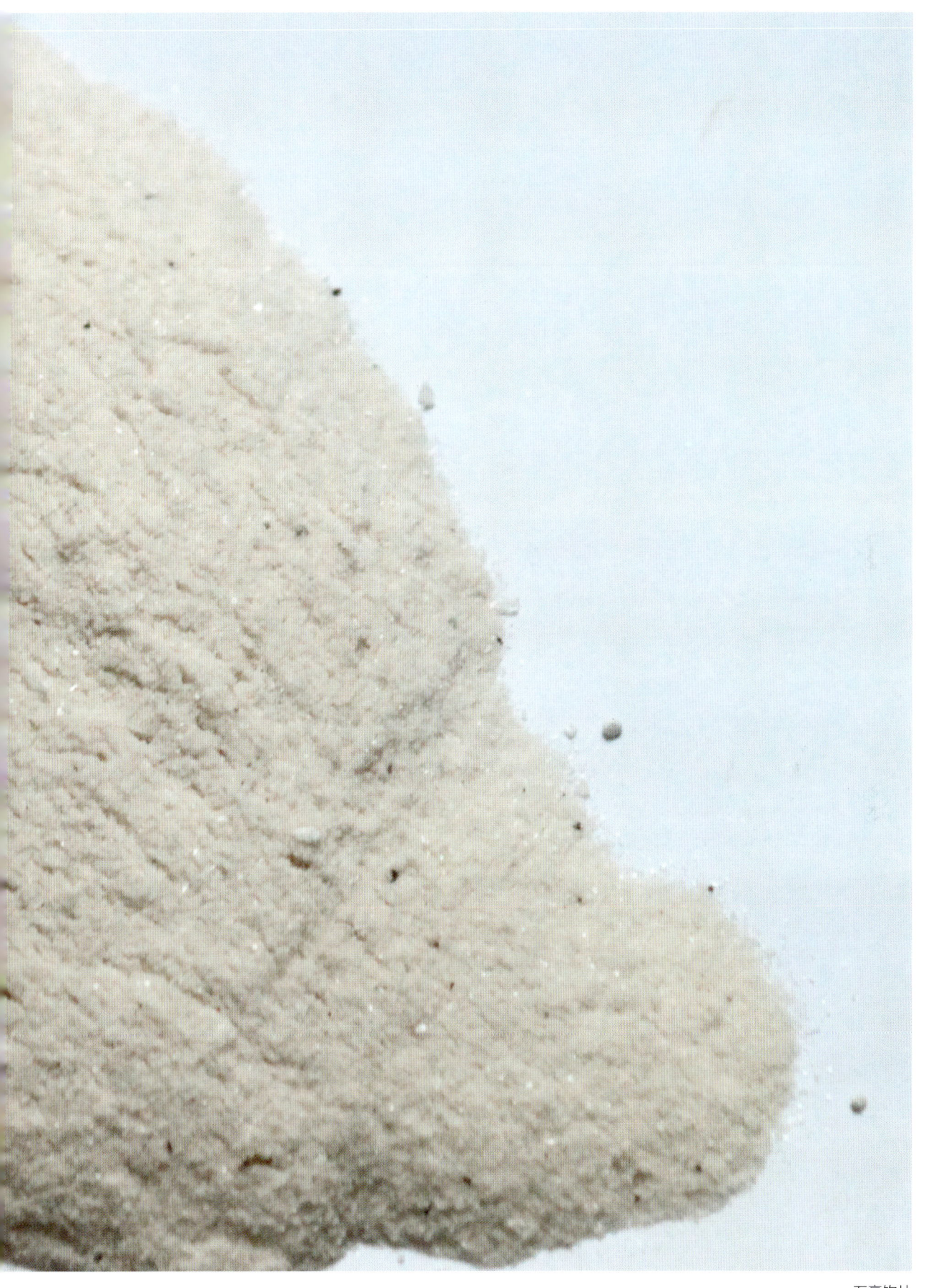

石膏饮片

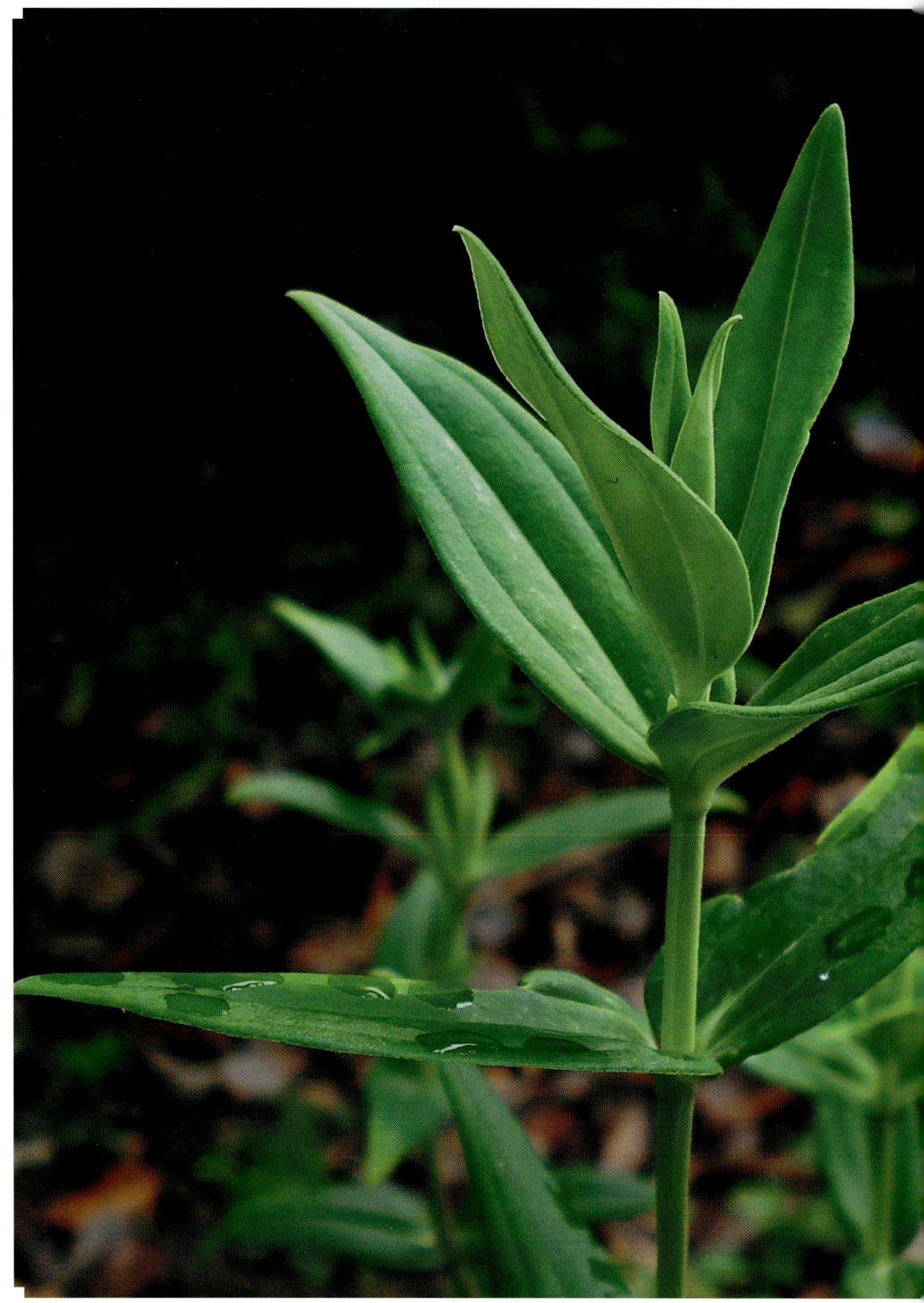

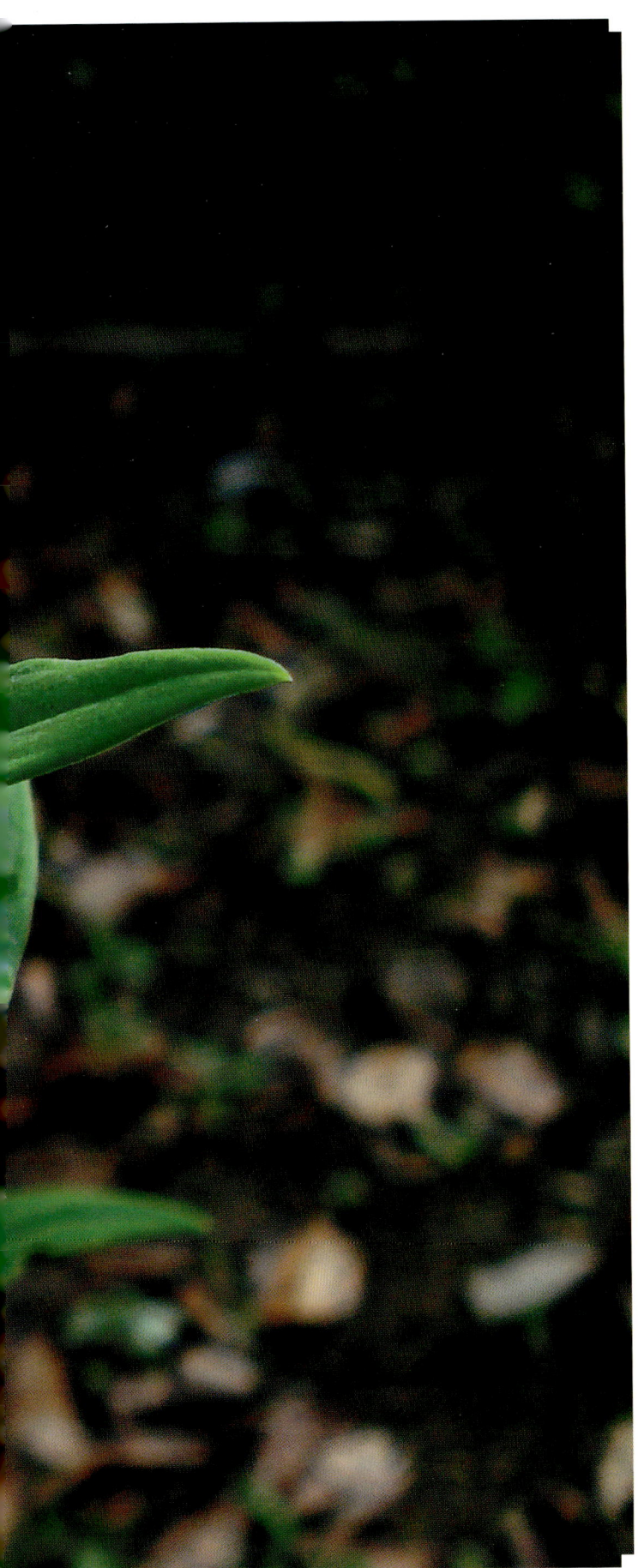

龙胆

【水药名】杠躲嘎。

【别　名】胆草、龙胆草、大叶龙胆。

【来　源】本品为龙胆科植物龙胆 *Gentiana scabra* Bunge. 的根。

【性味归经】味苦，性寒。归肝、胆经。

龙胆

▌识别特征

　　多年生草本，通常暗绿色稍带紫色，高达 30 ~ 60 cm。根状茎短，周围簇生多数细长圆柱状根，根稍肉质，土黄色或黄白色。茎直立，单一或 2 ~ 3 条，不分枝，近四棱，常带紫色。叶全部茎生，近茎基叶小，鳞片状，其余单叶对生，无柄，2 叶基部合生。叶片卵形或卵状披针形，长 5 ~ 6 cm，宽 2 ~ 2.5 cm，全缘。秋季开蓝色花，聚伞花序密生枝端和叶腋，花冠筒状钟形。蒴果棱形，种子条形。

▌生境分布

　　生长于向阳山坡、林边、草丛中。分布于黑龙江、吉林、辽宁、内蒙古、河北、山东、江苏、安徽、浙江、福建、江西、湖南、湖北、贵州、四川、广东、广西等省区。

▌采收加工

　　春、秋二季采挖，以秋季 10 月中、下旬采挖质量较好，选大的除去茎叶，洗净，干燥。小的可做种根用。

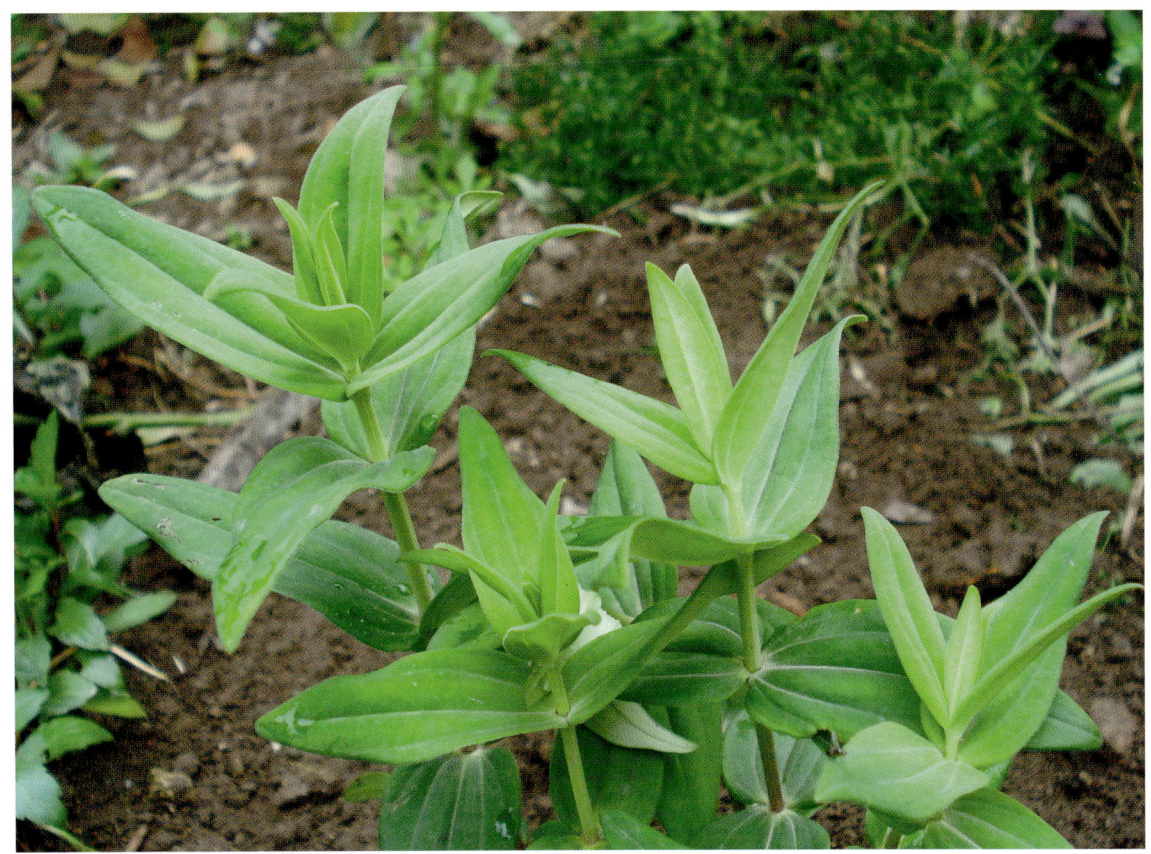

龙胆

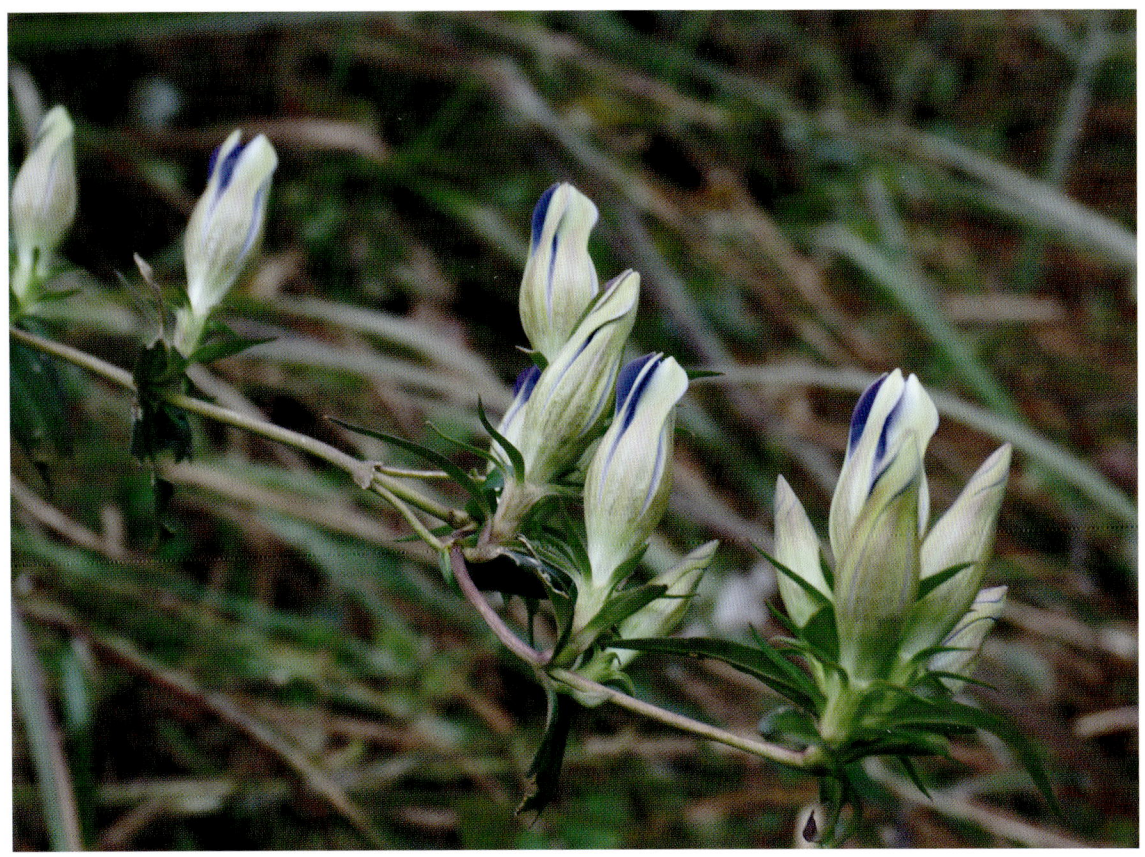

龙胆

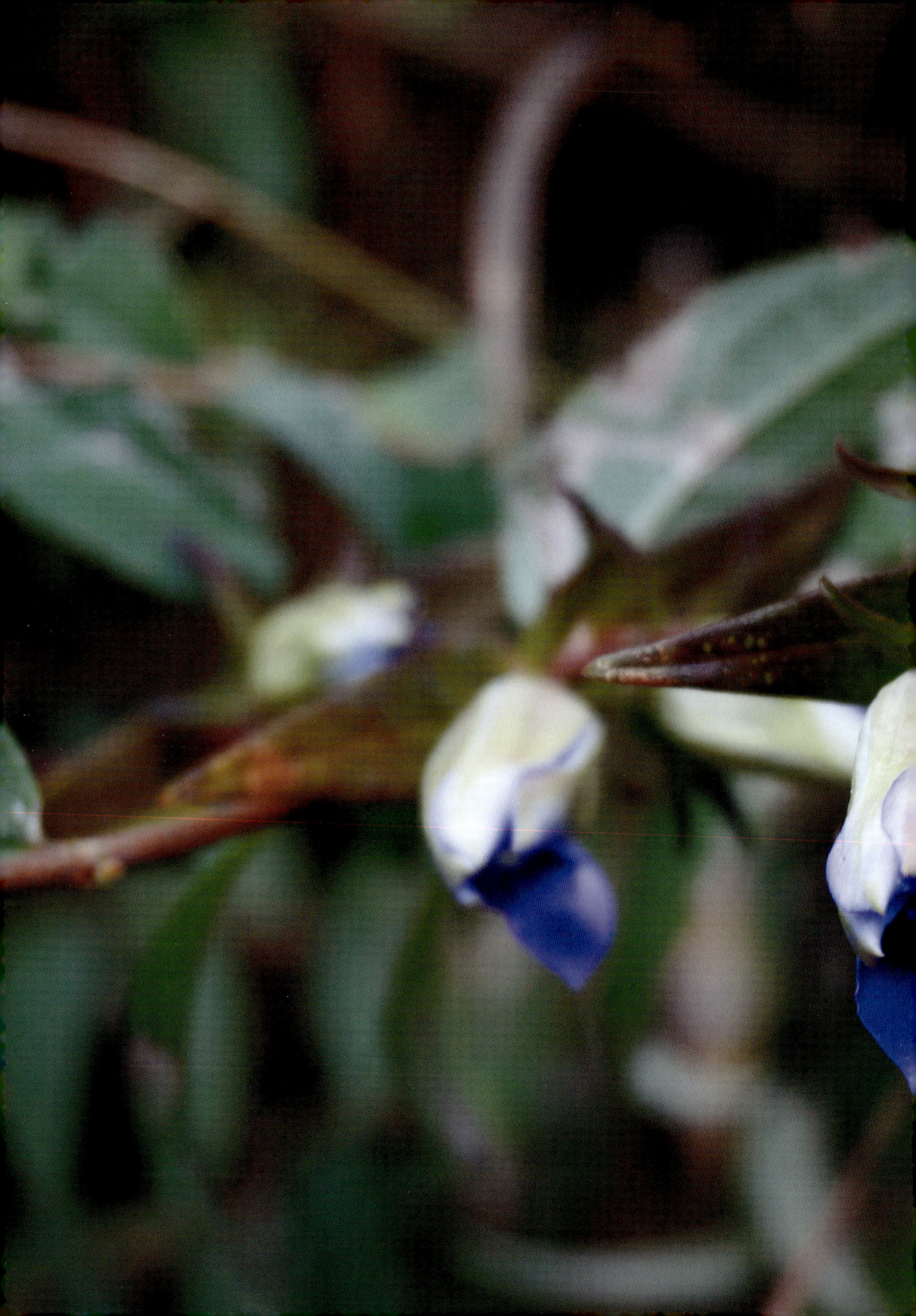

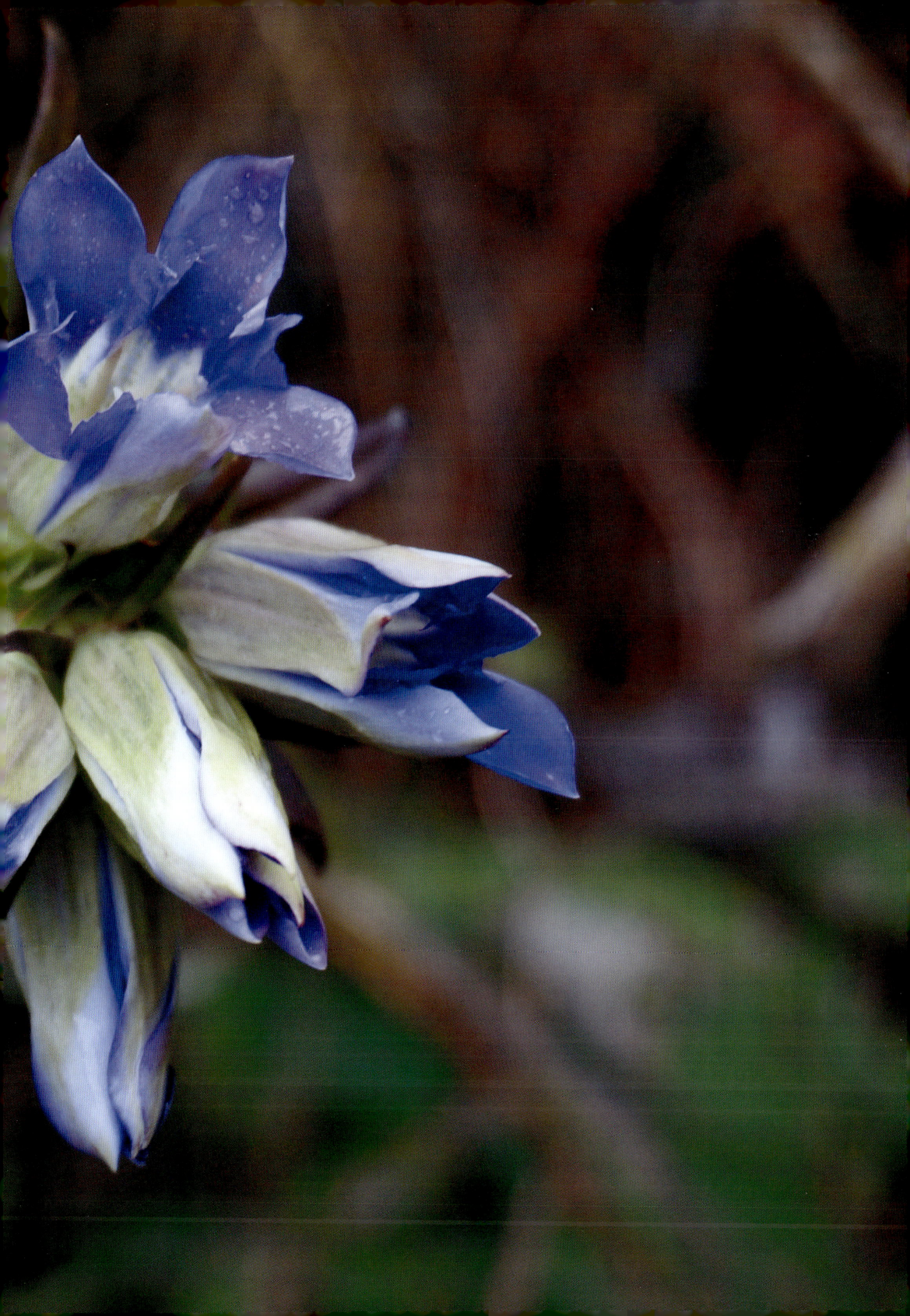

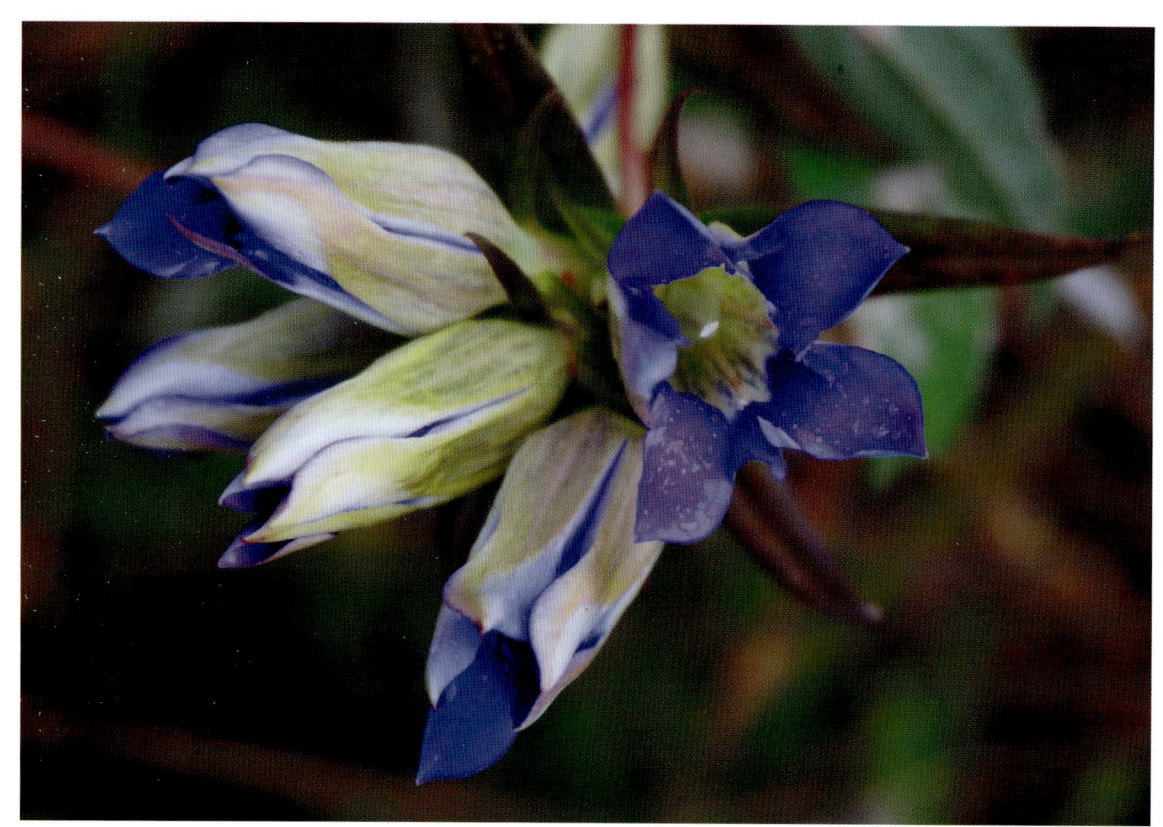

龙胆

药材鉴别

本品干燥根茎为不规则块状，长 0.5 ~ 3 cm，直径 0.5 ~ 1 cm；表面暗灰棕色或深棕色，皱缩，有横纹，上端具茎痕或残留茎基，质坚韧；难折断；断面略平坦，黄棕色。根丛生于根茎上，长 8 ~ 20 cm，上部直径 0.2 ~ 0.4 cm，下部较细；表面黄色或黄棕色，有纵皱纹及支根裹，质脆，易折断；断面略平坦，黄棕色，木部甚小，类白色。气微弱，味极苦。以根条粗长、黄色或黄棕色、无碎断者为佳；根条细短及根条少、色红黄者质次。

功效主治

泻肝胆实火，除下焦湿热。主治高血压，头晕，耳鸣，目赤肿痛，胸胁痛，胆囊炎，湿热黄疸，膀胱炎，阴部湿痒，痈疖疮肿。

用法用量

内服：5 ~ 10 g，煎汤。外用：捣敷。

▌民族药方

1. 伤寒发狂 龙胆适量。研为细末，入鸡子清、白蜜化凉水服 6 g。

2. 雀盲，夜不见物 龙胆、黄连各 30 g。共研为细末，饭后用热羊肝蘸药末服。

3. 牙痛 龙胆 15 g，细辛 2 g。水煎服。

4. 急性结膜炎 龙胆 15 g。加水 250 mL 煎取液，加氯化钠洗眼，每日 3～4 次。

5. 肝火头痛 龙胆 15 g，大青叶 10 g。水煎服。

6. 阴囊湿疹 龙胆、鸡内金各 15 g。共研细粉，麻油调搽患处。

7. 肝火上升，眼红肿痛，胁肋刺痛，阴部湿痒肿痛 龙胆、黄芩、栀子、车前子各 10 g，柴胡 5 g。水煎服。

8. 黄疸尿赤 龙胆、栀子、苦参各 10 g。水煎服。

9. 小儿高热惊风 龙胆 2 g，黄连 1.5 g，钩藤、僵蚕各 10 g。水煎服。

▌使用注意

脾胃虚弱及阳虚无火者禁服。

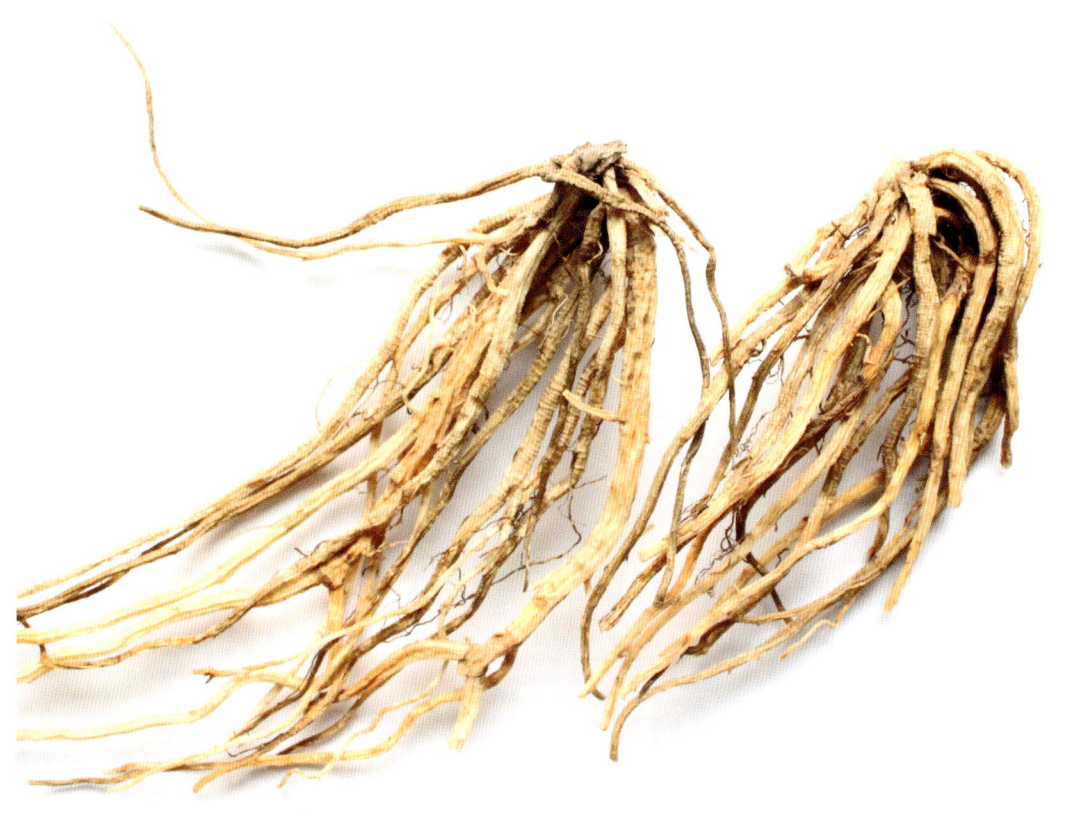

龙胆药材

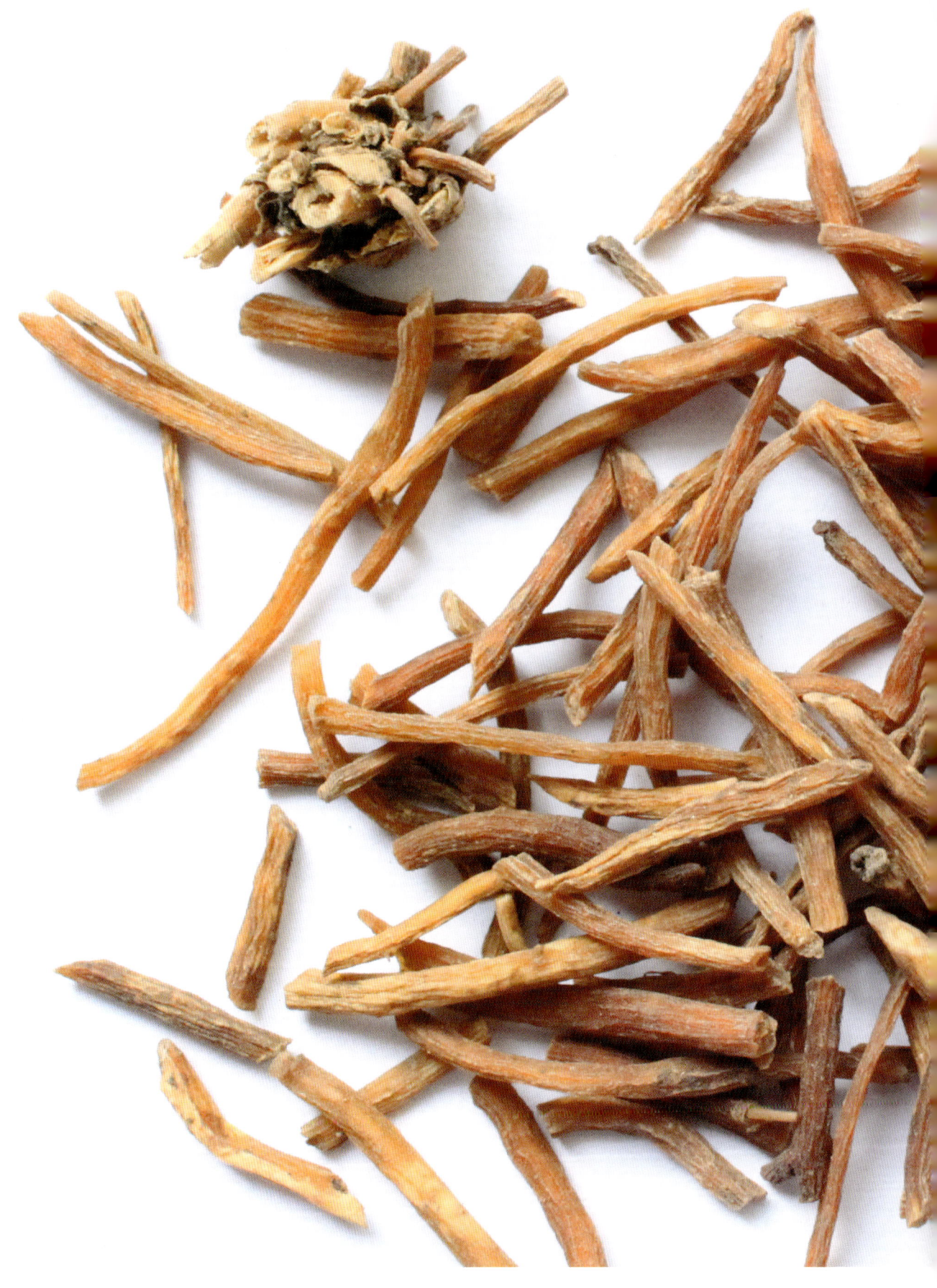

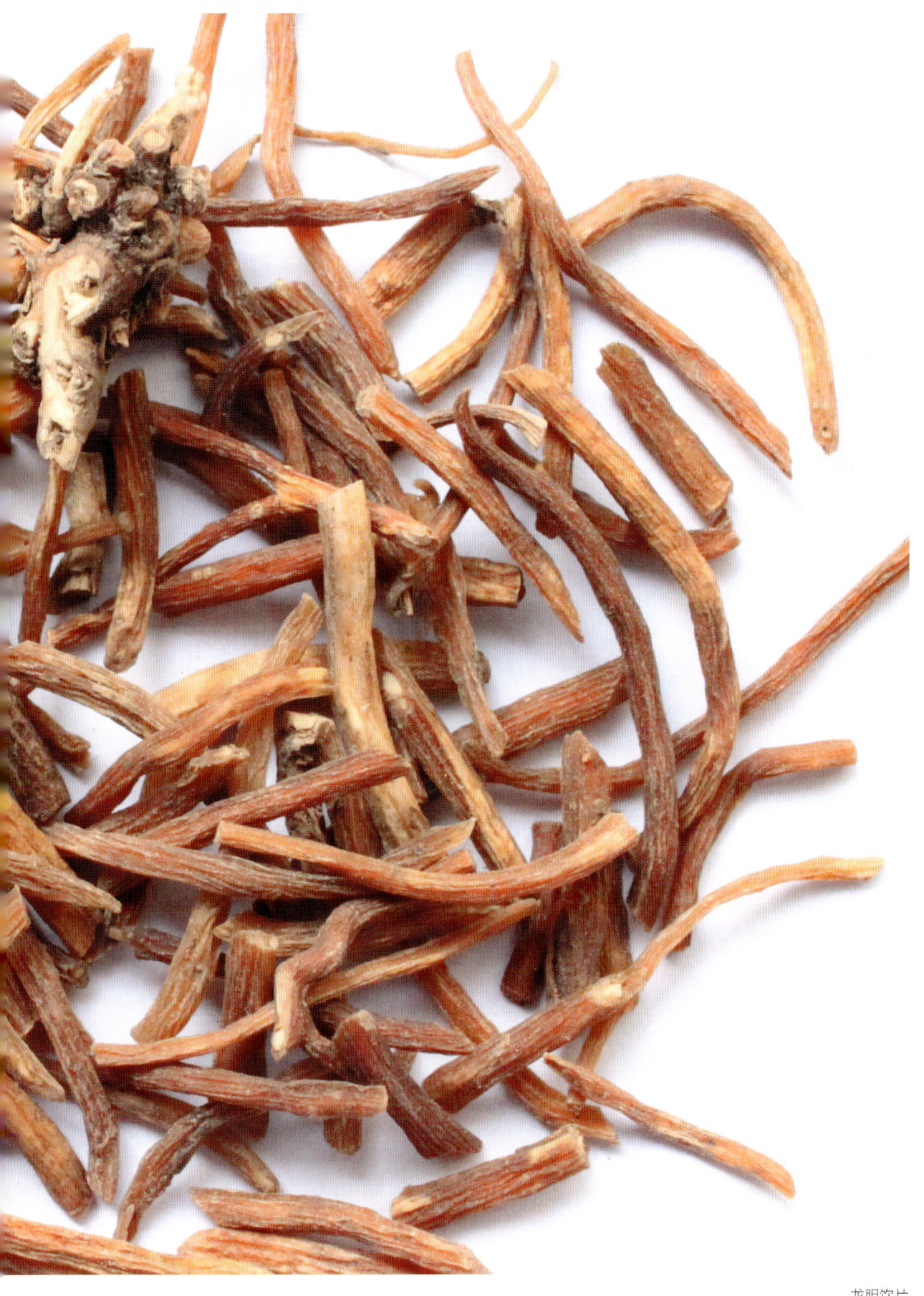

龙胆饮片

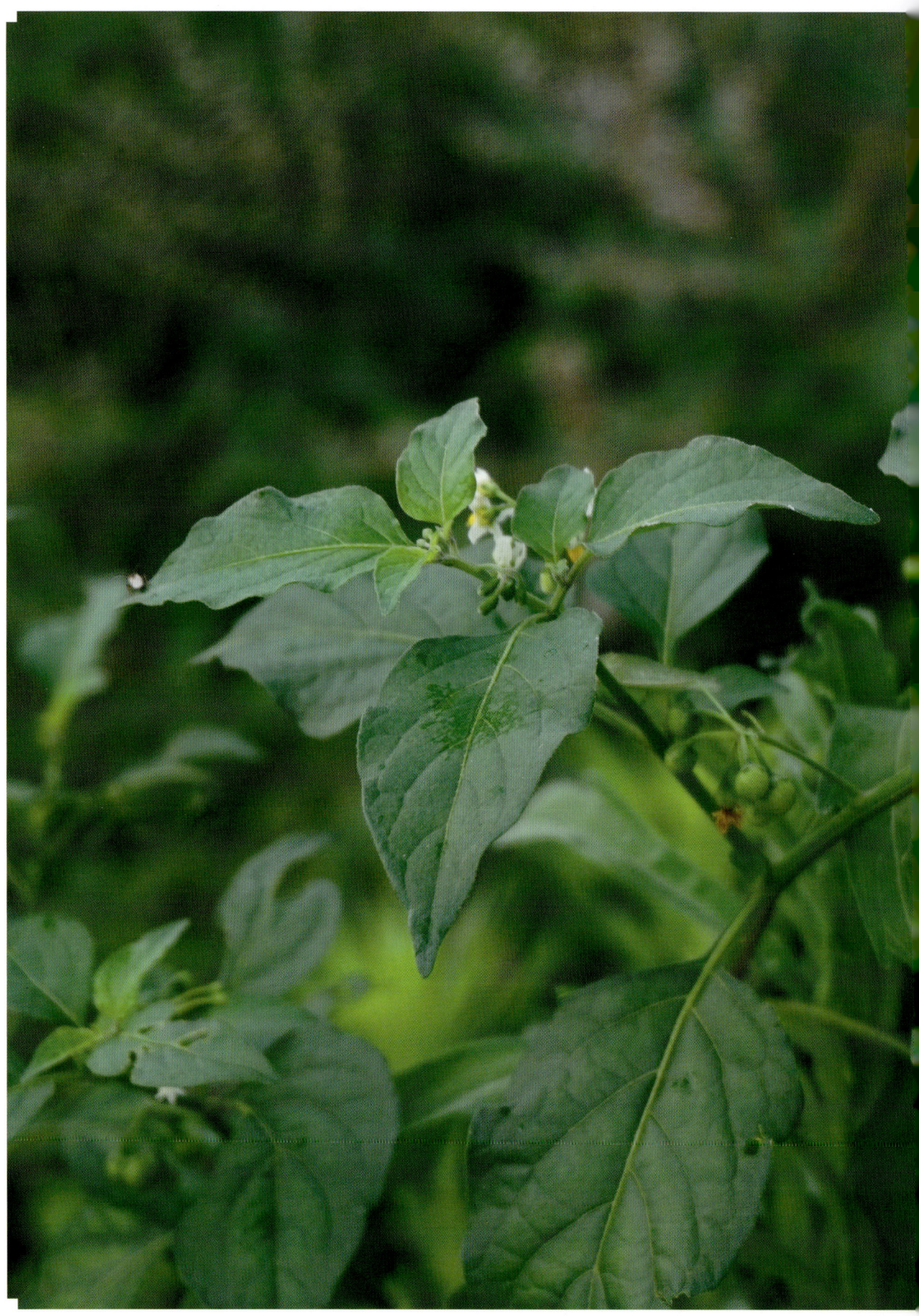

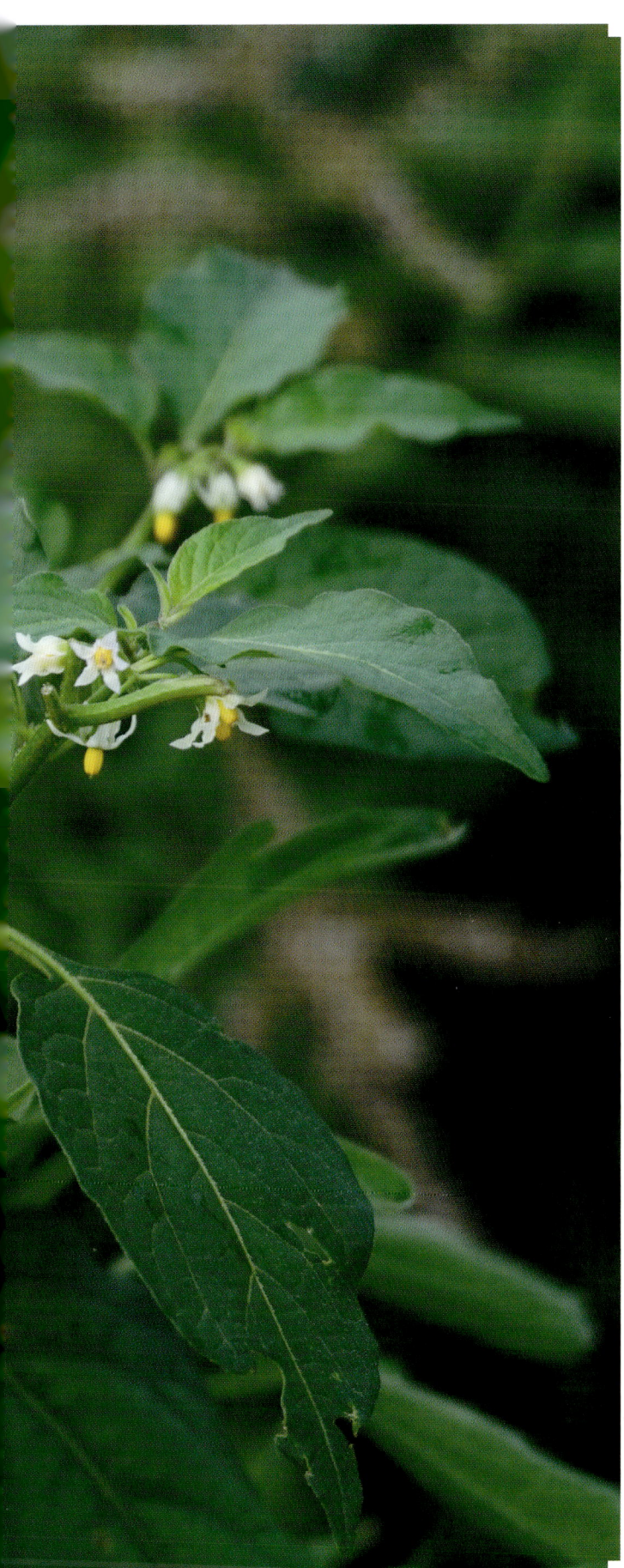

龙葵

【水药名】骂懂嘎。

【别　名】苦葵、天茄子、天泡草、耳坠菜、野毛椒。

【来　源】本品为茄科植物龙葵 *Solanum nigrum* L. 的全草。

【性味归经】味酸、微苦，性寒。归肝、肺、肾、胃、膀胱经。

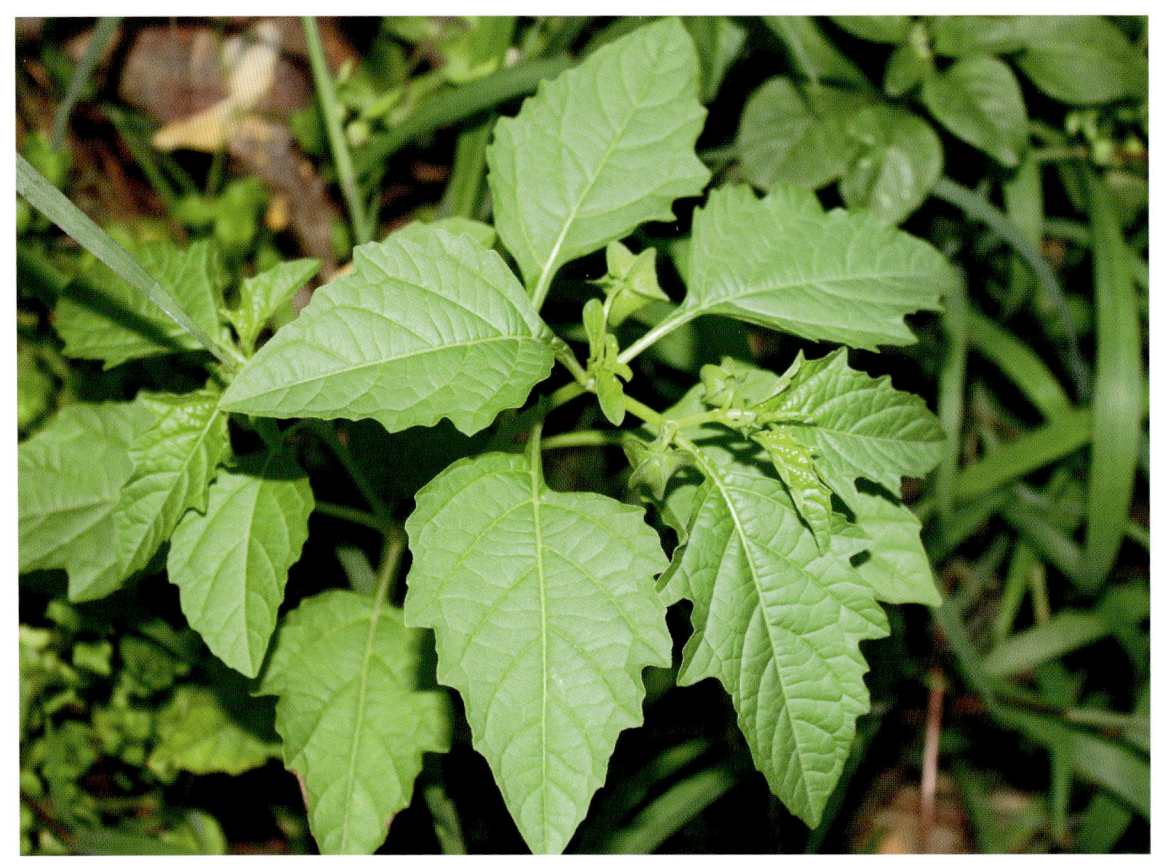

龙葵

识别特征

一年生草本。茎直立或下部横卧，有棱角，沿棱角稀被细毛。叶互生，卵形，基部宽楔形或近截形，先端尖或长尖。伞状聚伞花序侧生，花柄下垂，花白色。浆果球状，有光泽，成熟时红色或黑色。种子扁圆形。花期6—7月。

生境分布

生长于路旁或田野中。分布于全国各地。

采收加工

夏、秋二季采收，鲜用或晒干。

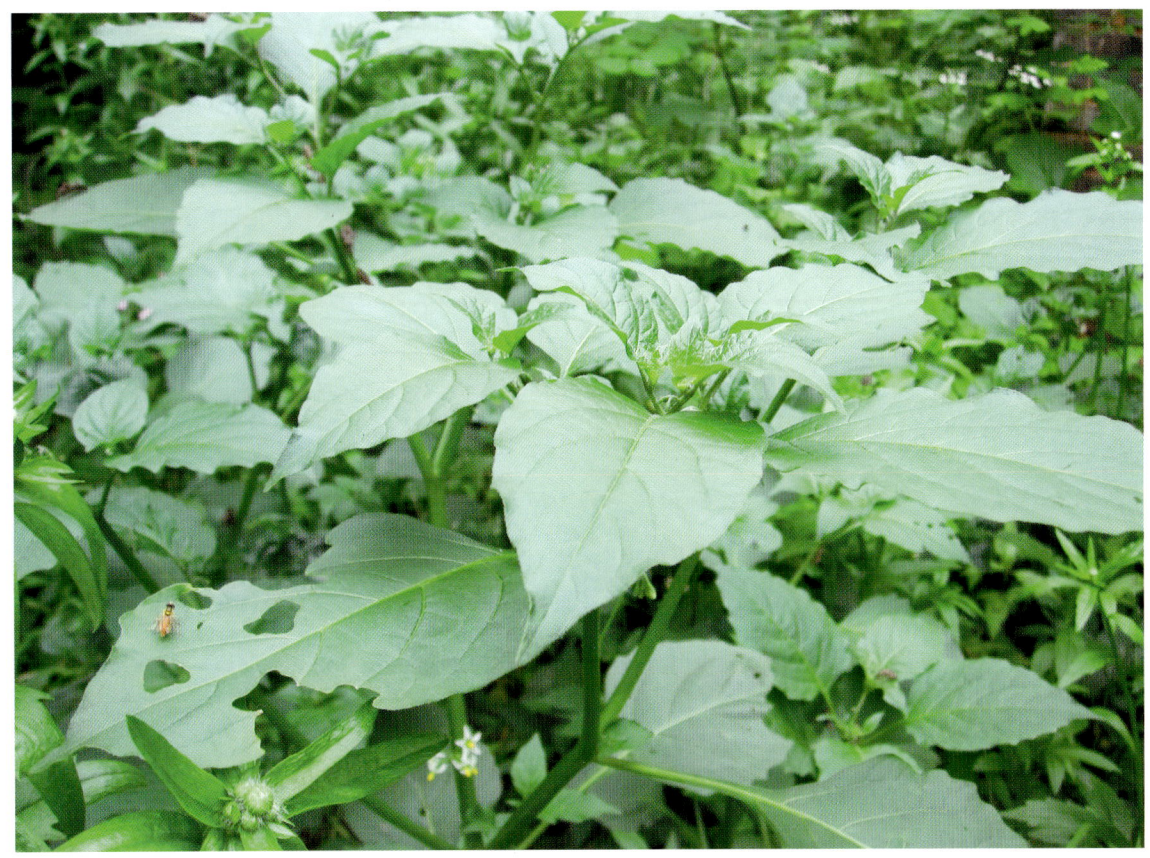

龙葵

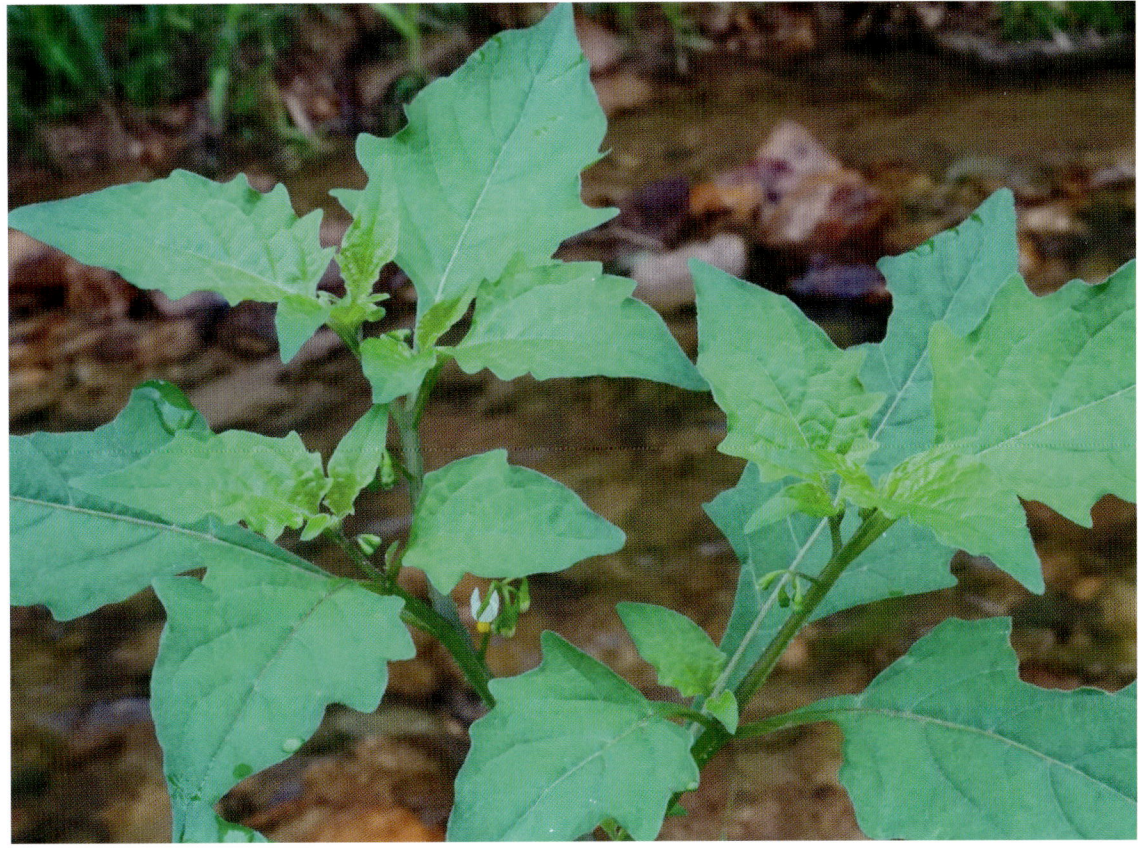

龙葵

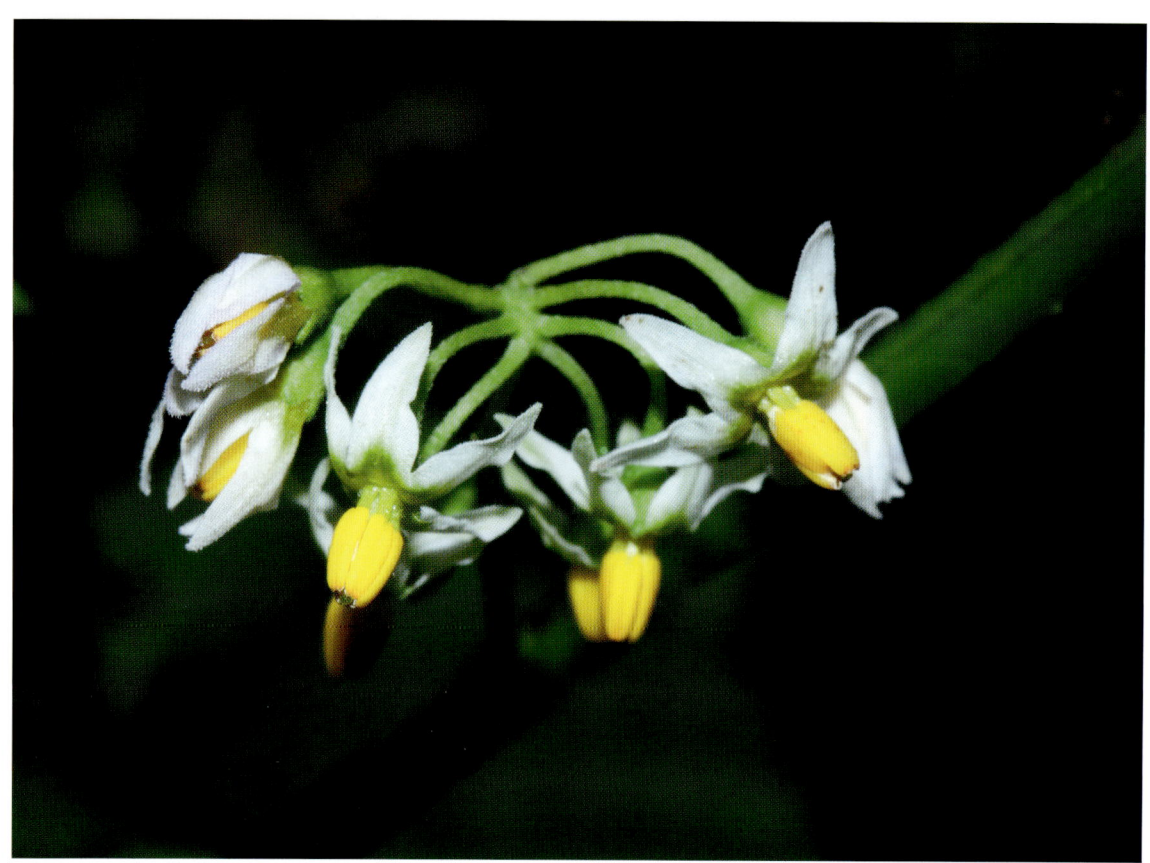

龙葵

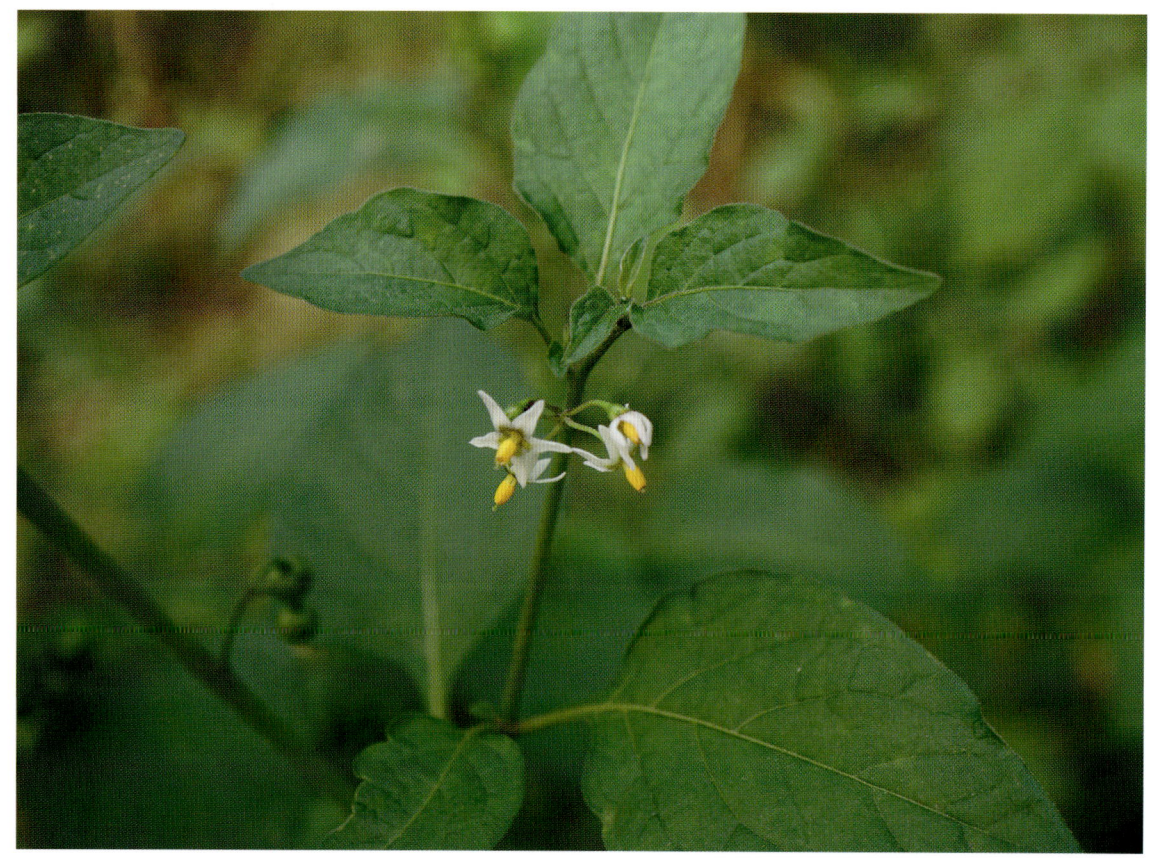

龙葵

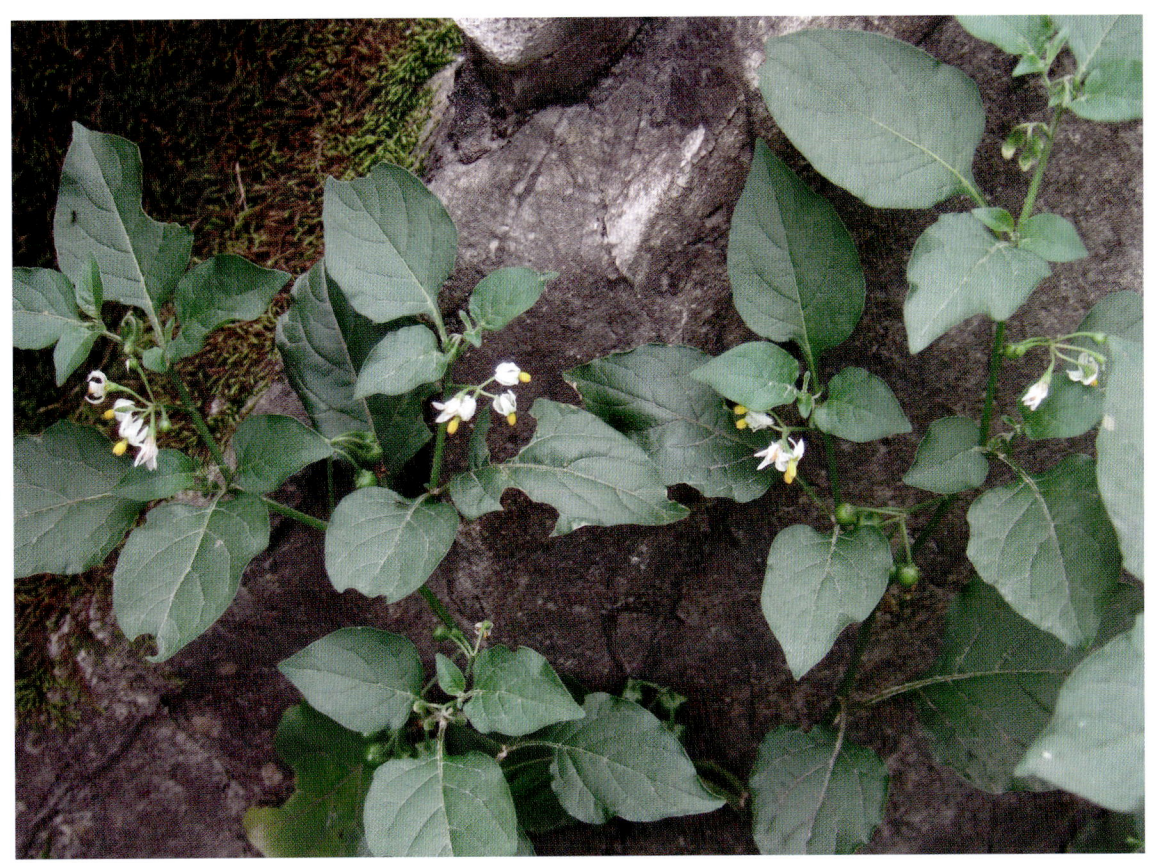

龙葵

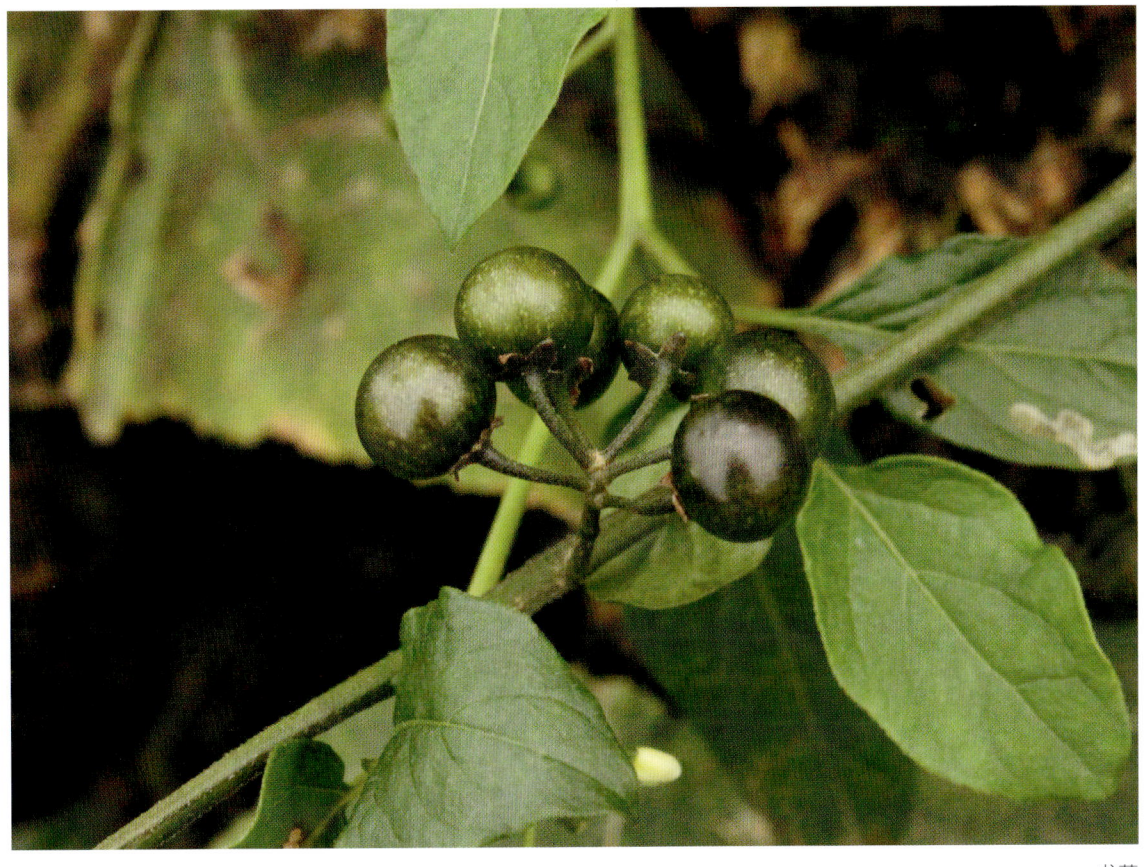

龙葵

龙葵

1365

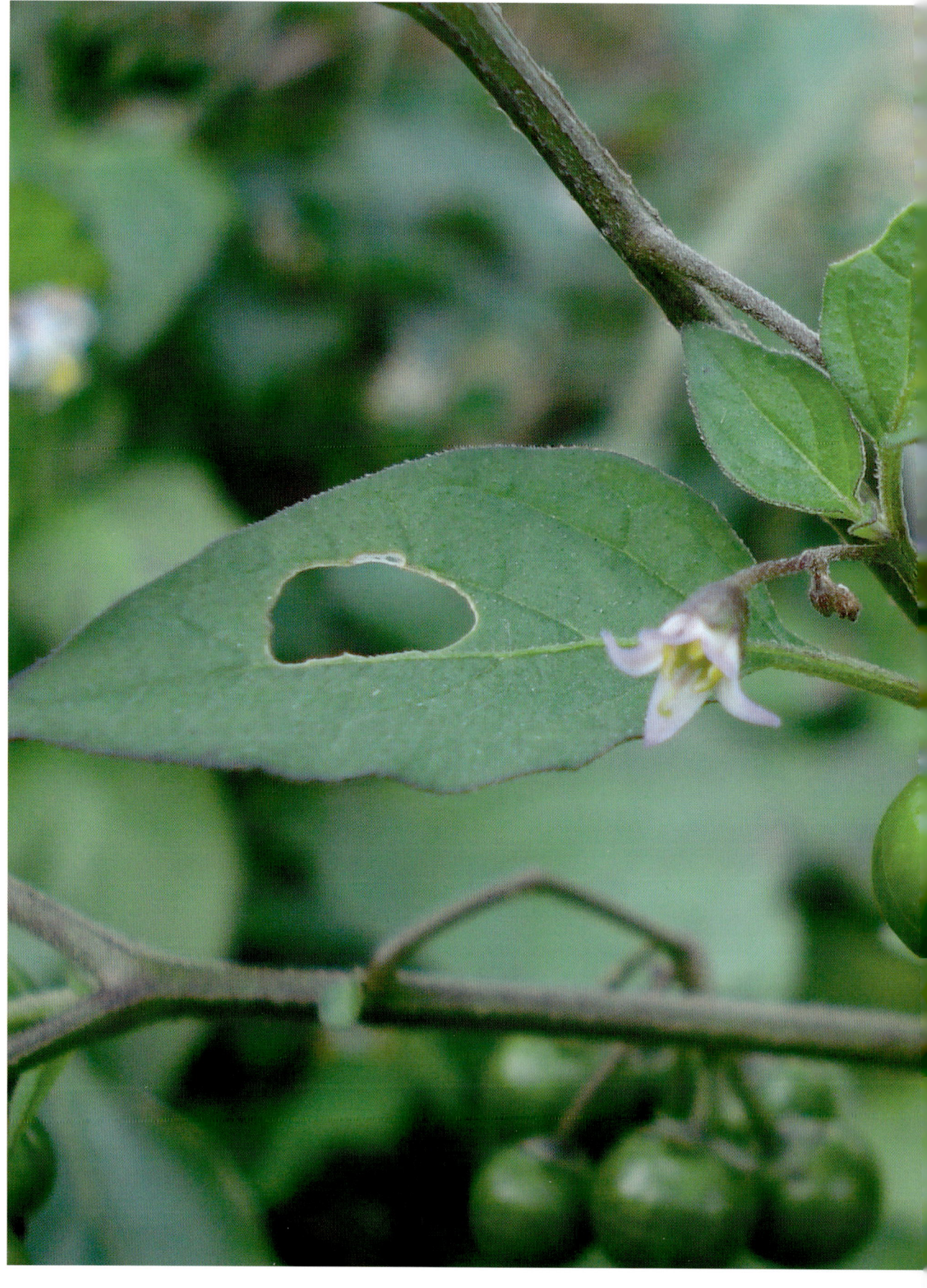

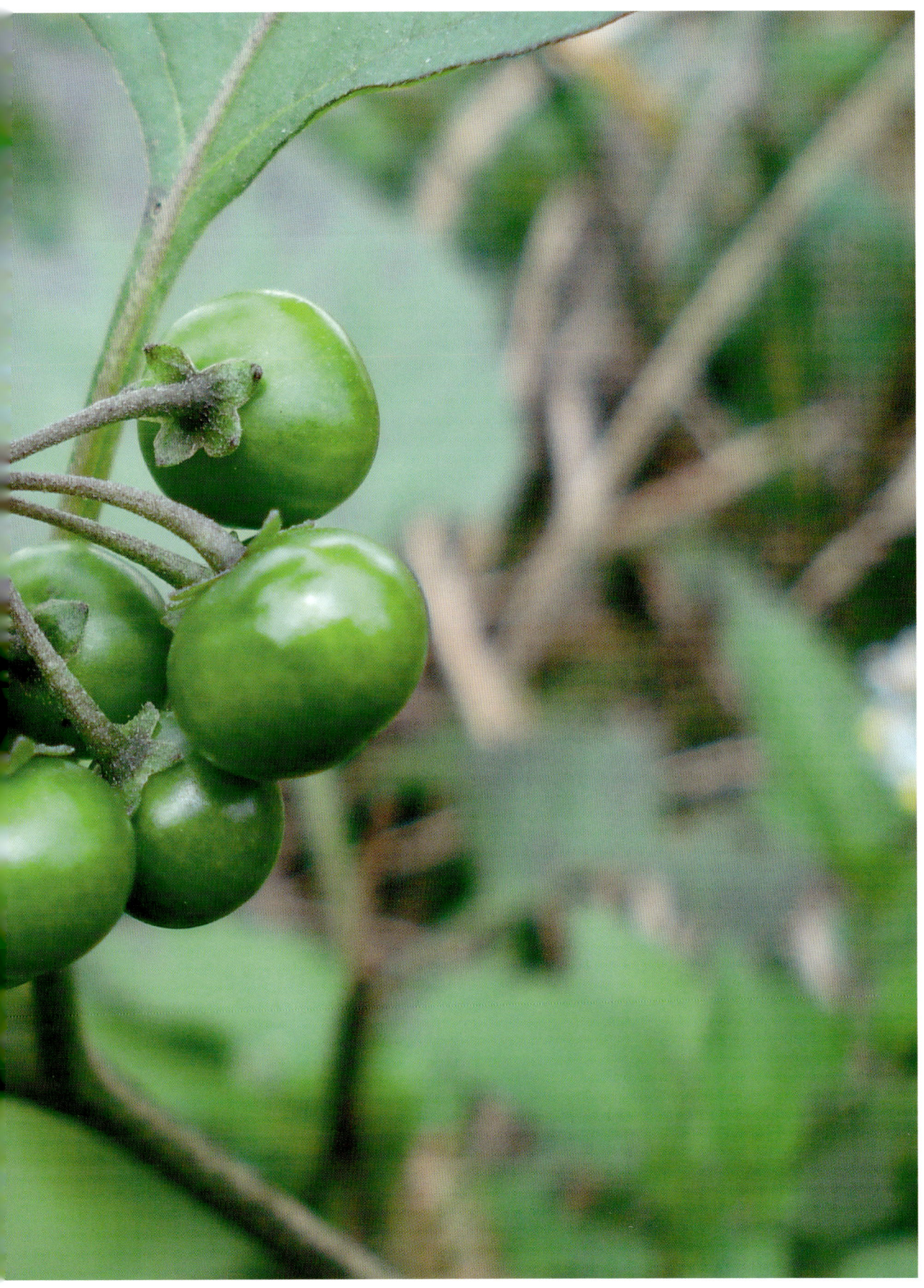

龙葵

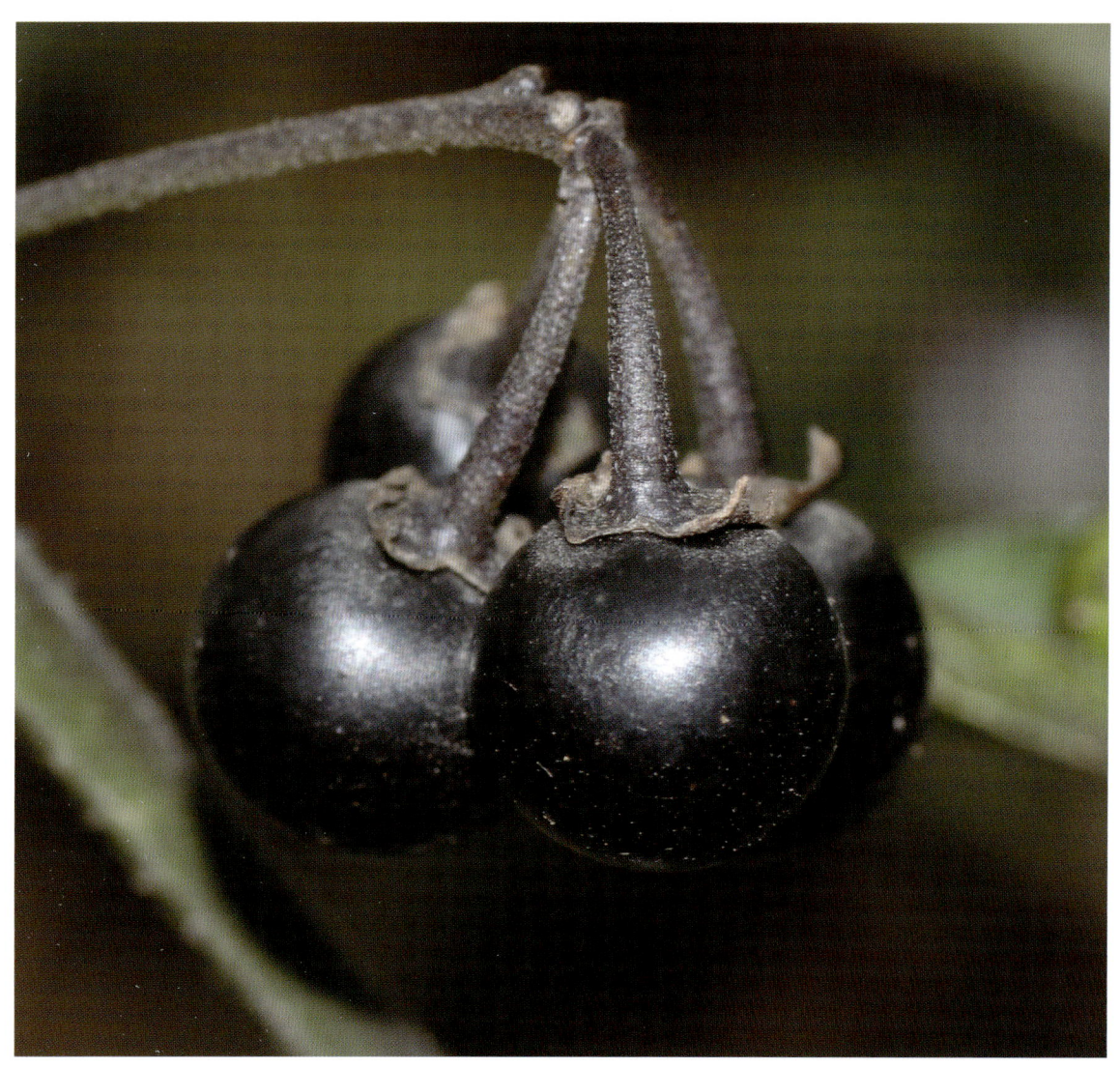

龙葵

药材鉴别

本品茎圆柱形，多分枝，长 30 ~ 70 cm，直径 2 ~ 10 mm，表面黄绿色，具纵皱纹。质硬而脆，断面黄白色，中空。地皱缩或破碎，完整者呈卵形或椭圆形，长 2 ~ 12 cm，宽 2 ~ 6 cm，先端锐尖或钝，全缘或有不规则波状锯齿，暗绿色，两面光滑或疏被短柔毛；叶柄长 0.3 ~ 2.2 cm。花、果少见，聚伞花序蝎尾状，腋外生，花 4 ~ 6 朵，花萼棕褐色，花冠棕黄色。浆果球形，黑色或绿色，皱缩。种子多数，棕色。气微味淡。以茎叶色绿、带果者为佳。

功效主治

清热，解毒，活血，消肿。主治疔疮，痈肿，丹毒，跌打扭伤，慢性气管炎，急性肾炎。

用法用量

内服：15～30 g，煎汤；或研末，入丸、散服。外用：捣敷或煎水洗。

民族药方

1. **痈疽疔肿**　鲜龙葵适量。捣烂外敷。

2. **瘰疬**　龙葵、桃树皮各等份。研末调麻油敷患处。

3. **急性肾炎，浮肿**　龙葵 15 g，芫花 5 g，木通 10 g。水煎服。

4. **血崩不止**　龙葵 30 g，佛指甲 15 g。水煎服。

5. **癌症胸腹水**　鲜龙葵 500 g（或干品 120 g）。水煎服，每日 1 剂。

6. **癌症**　鲜龙葵全草 60 g（干品 30 g），鲜半枝莲 120 g（干品 60 g），紫草 15 g。水煎服，每日 2 次。

7. **慢性气管炎**　龙葵 30 g，桔梗 9 g，甘草 6 g。为 1 日量，制成糖衣片，每日 3 次，10 日为 1 个疗程，每个疗程间隔 5～7 日。

使用注意

脾胃虚弱者勿服。

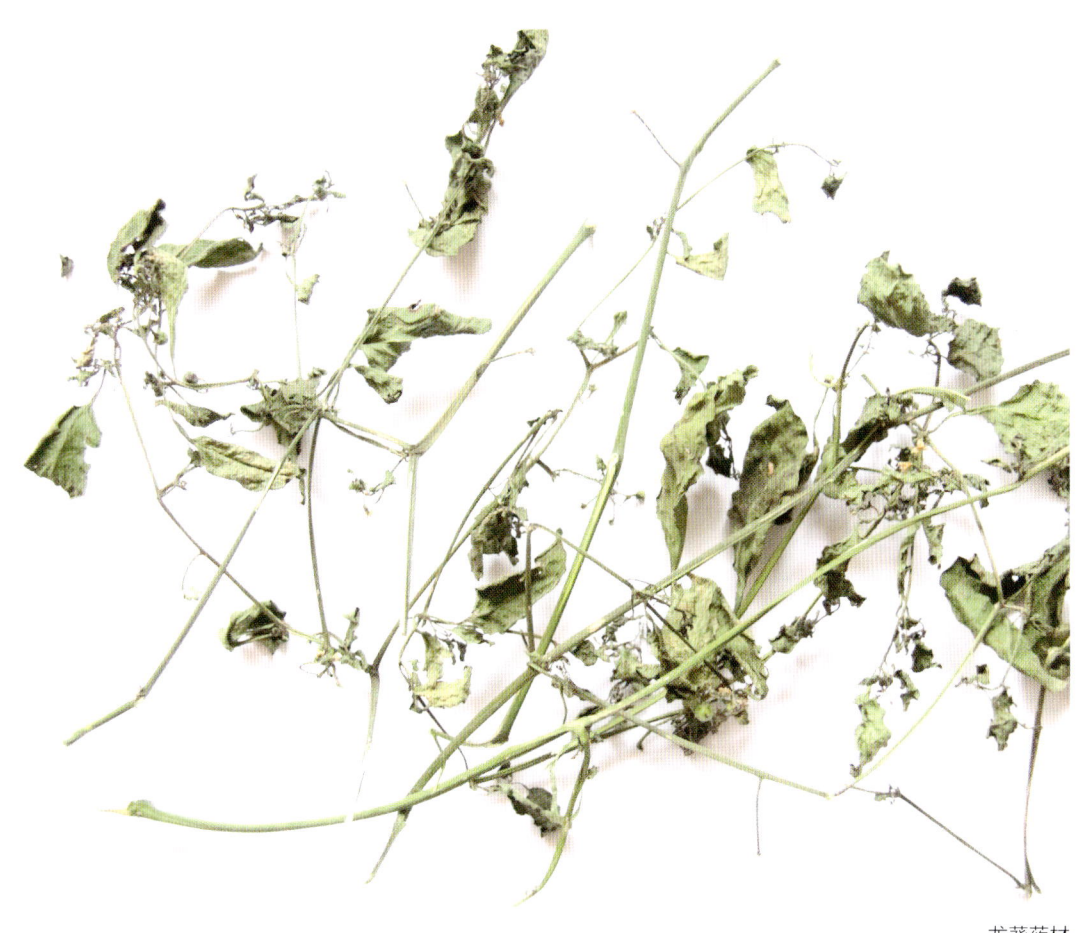

龙葵药材

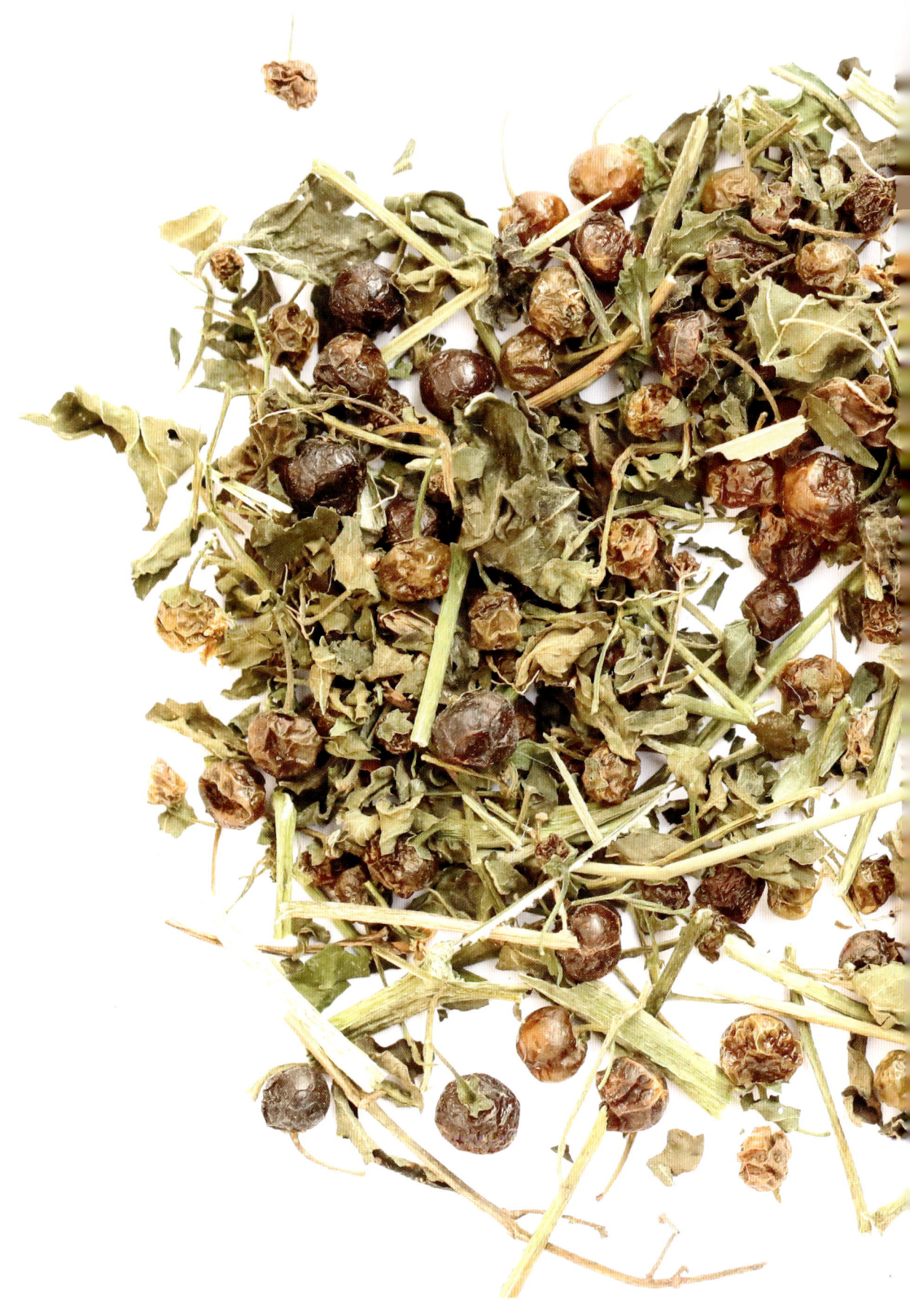

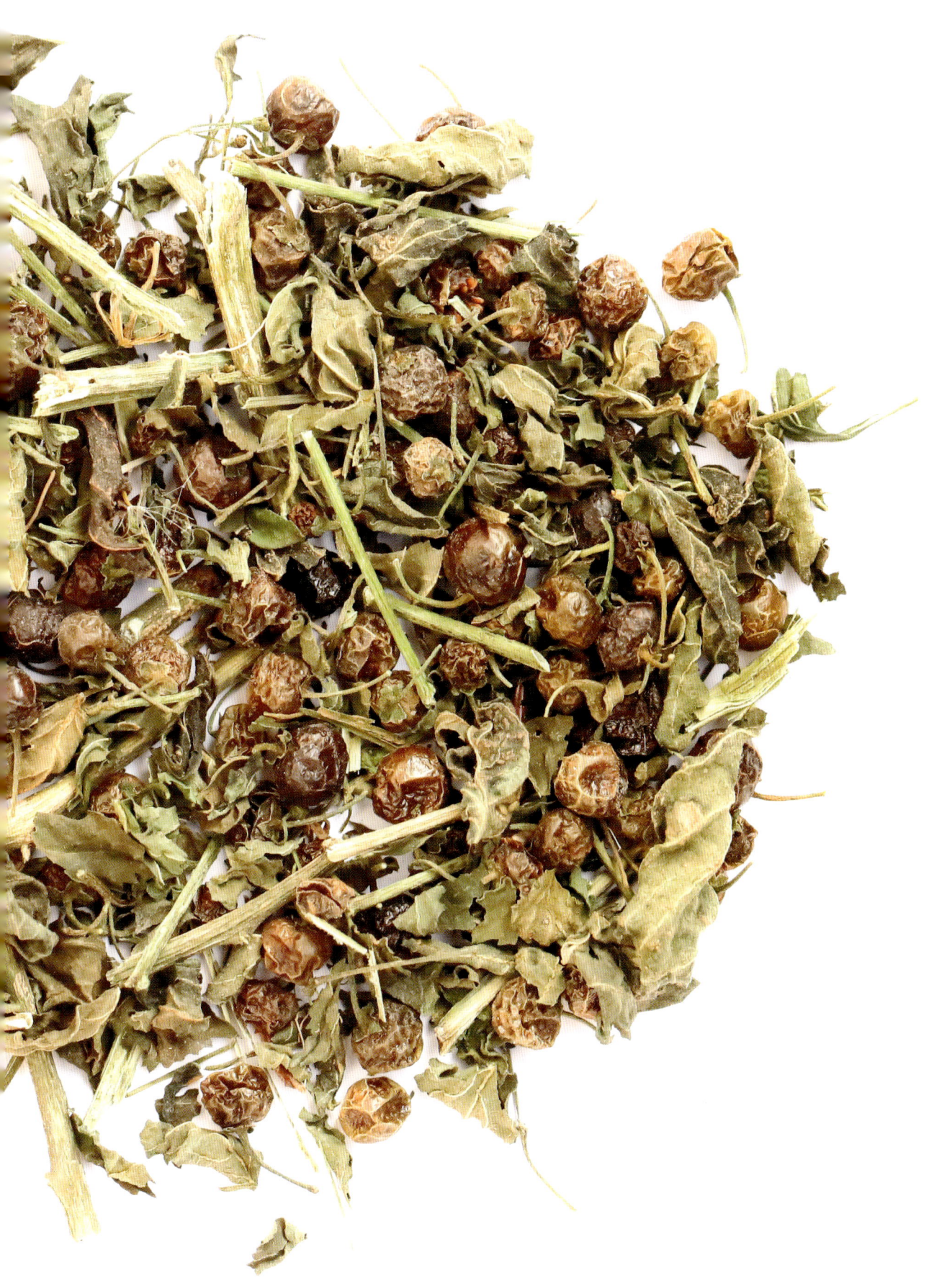

龙葵饮片

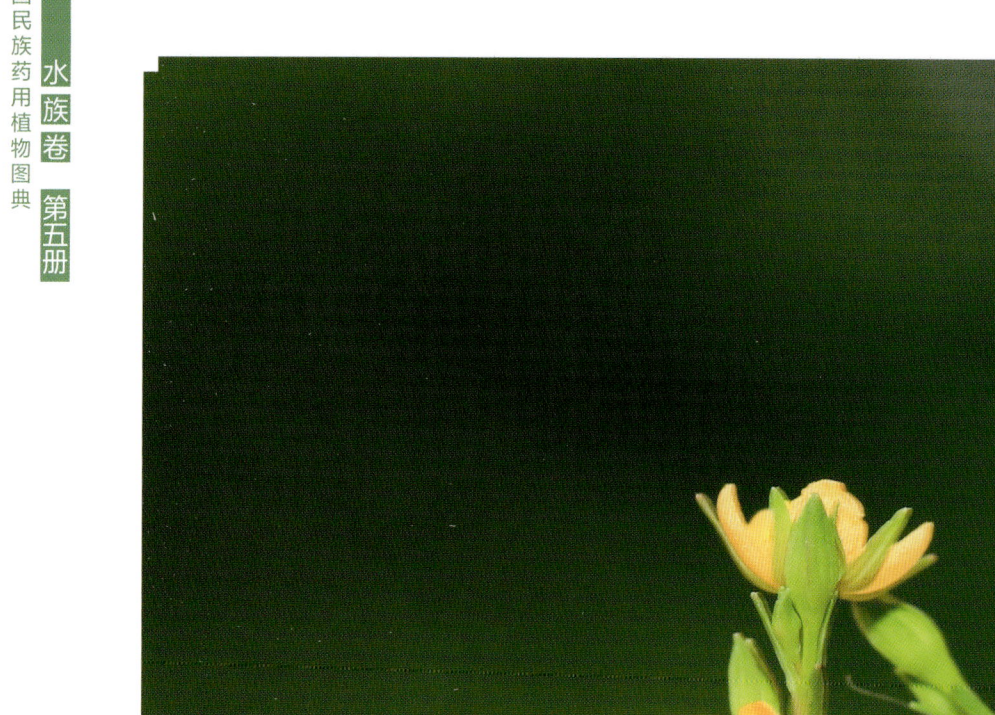

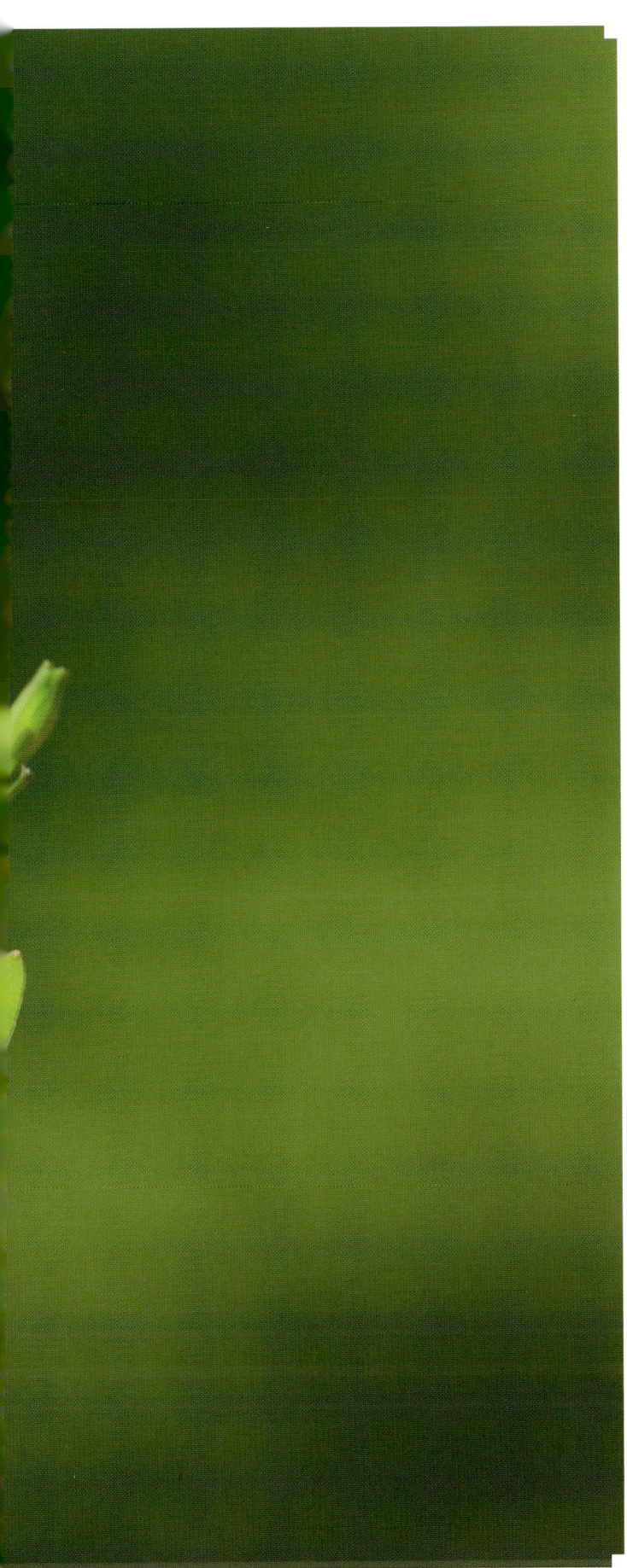

田基黄

【水 药 名】骂卡底。

【别　　名】地耳草、小田基黄、水榴子、斑鸠窝、雀舌草、蛇喳口。

【来　　源】本品为藤黄科植物地耳草 Hypericum japonicum Thunb. 的全草。

【性味归经】味甘、微苦，性凉。归肺、肝、胃经。

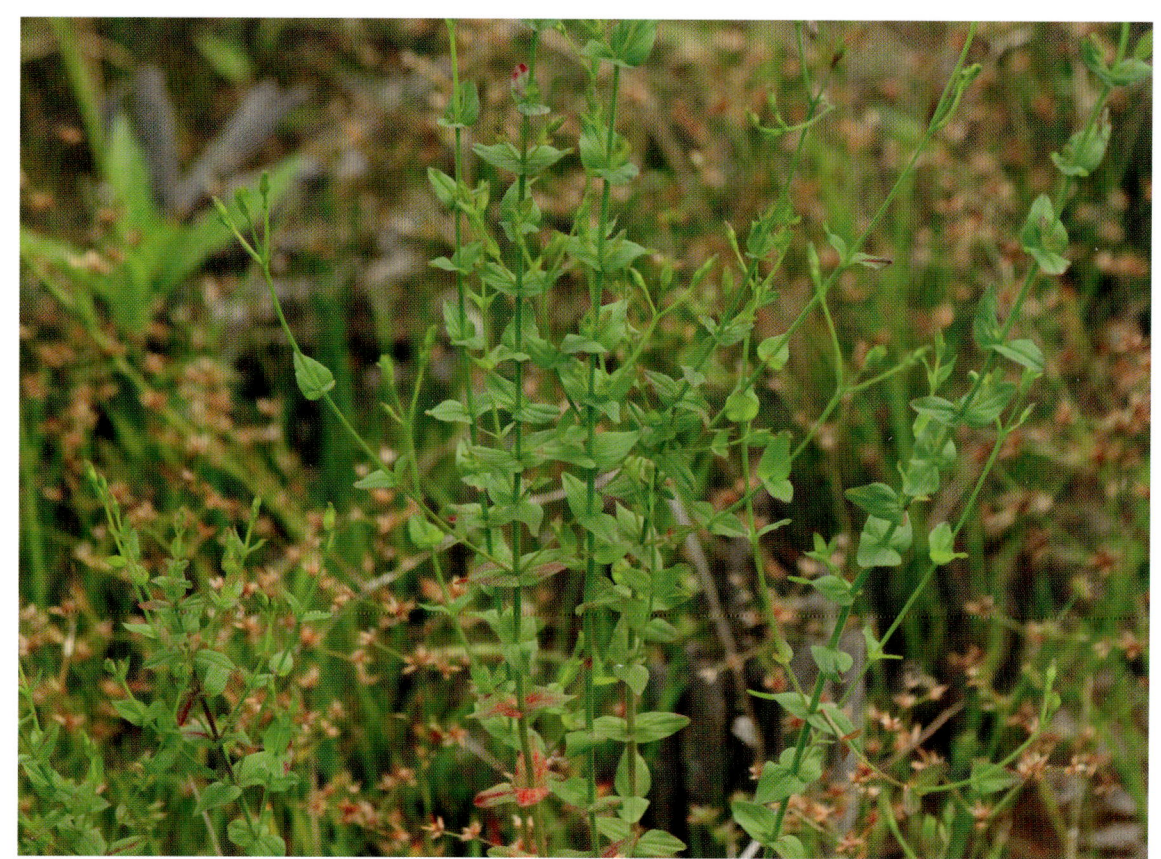

地耳草

识别特征

一年生草本，高 15 ~ 40 cm，无毛。根多须状。茎直立，或倾斜，细瘦，有四棱，节明显，基部近节处生细根。单叶，短小，对生，多少抱茎，叶片卵形，长 0.6 ~ 1 cm，宽 0.3 ~ 0.5 cm，全缘；先端钝，叶面有微细的透明点。聚伞花序顶生，成叉状而疏，花小，黄色；萼片 5，披针形；花瓣 5，长椭圆形，内曲。蒴果长圆形，外面包围有等长的宿萼。花期 5—6 月。

生境分布

生长于山野及较潮湿的地方。分布于江苏、浙江、福建、湖南、江西、四川、云南、贵州、广东、广西等省区。

采收加工

春、夏二季采收，鲜用或晒干。

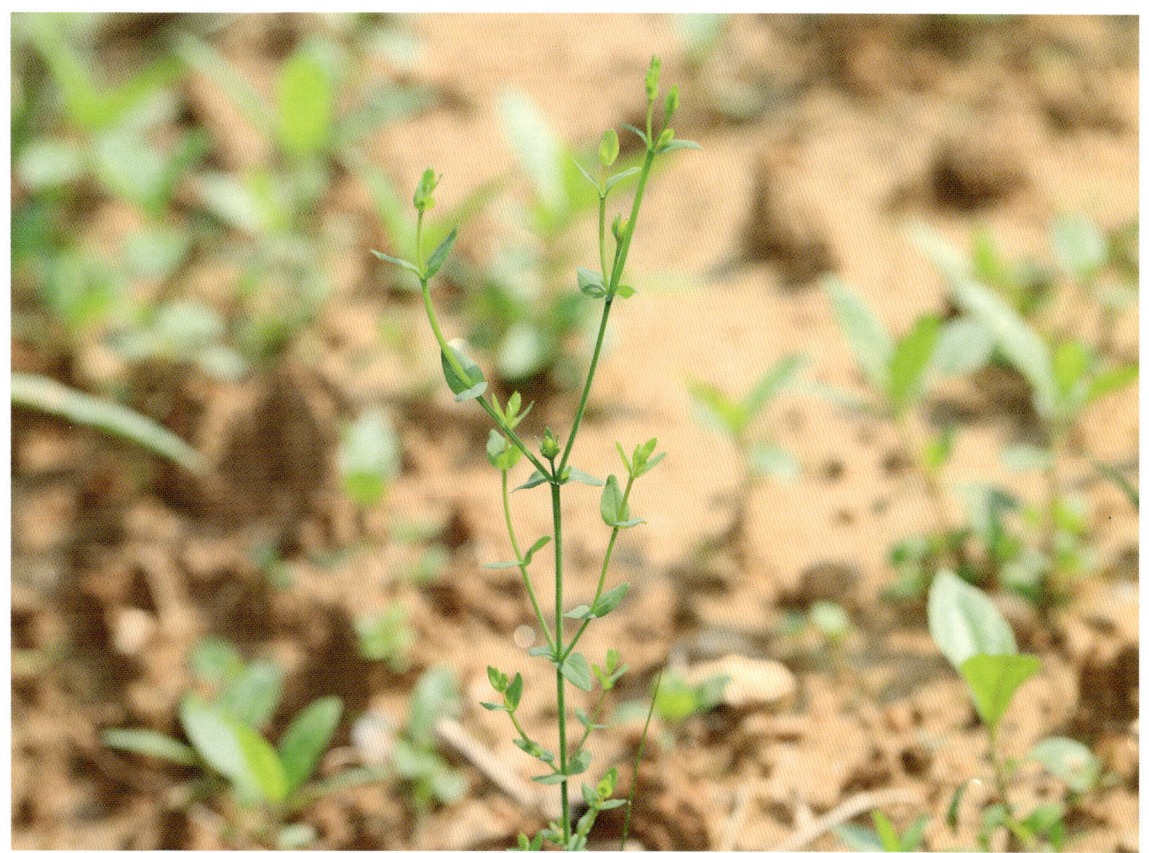

地耳草

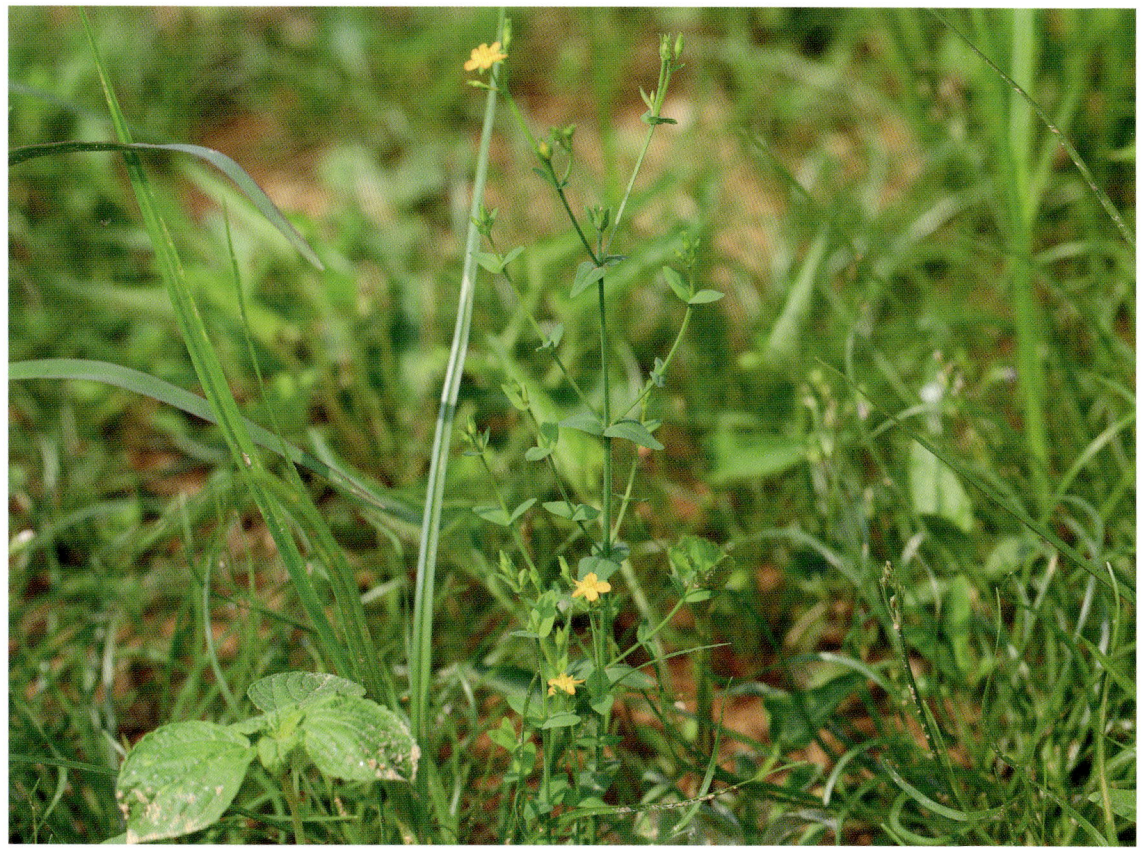

地耳草

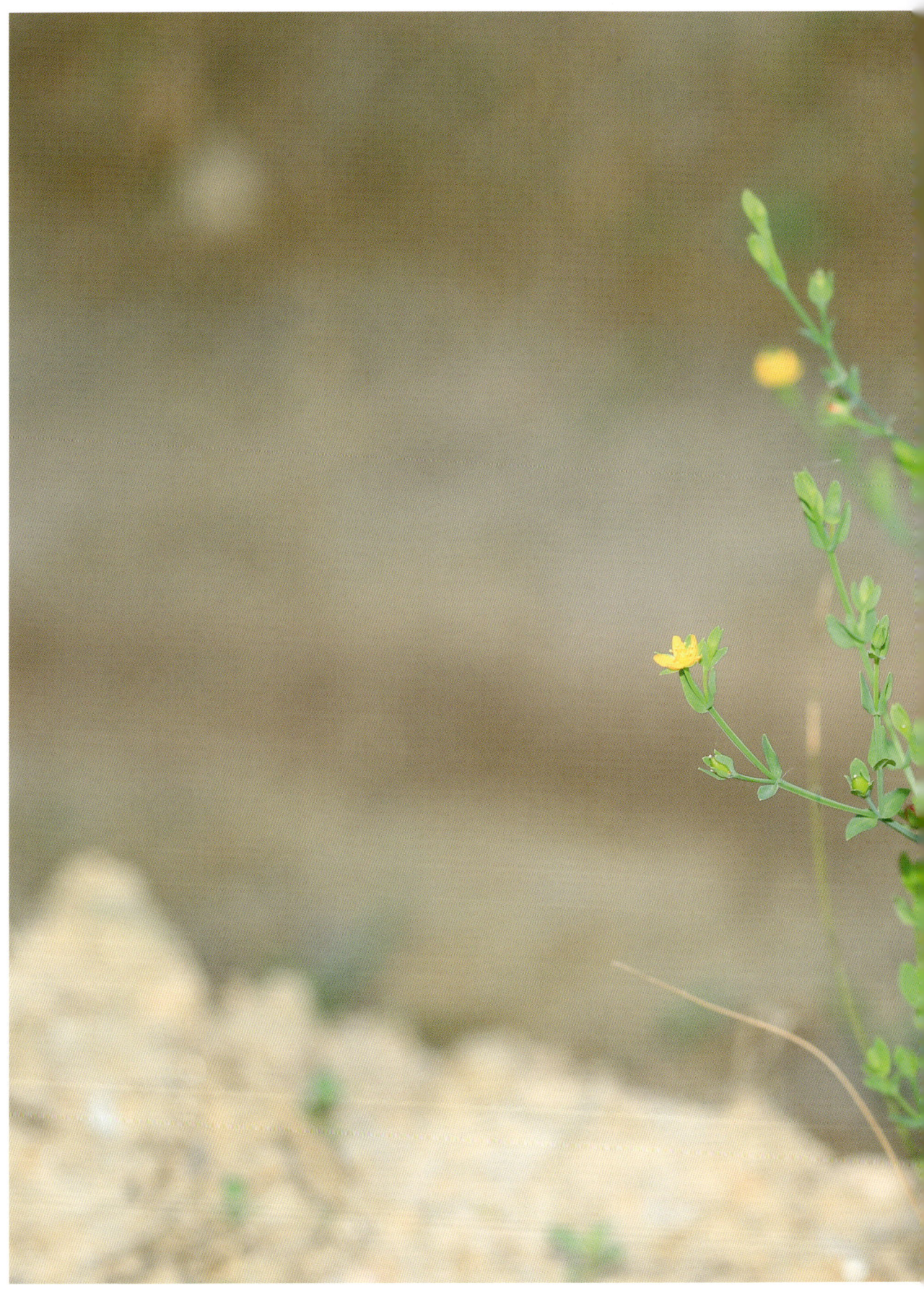

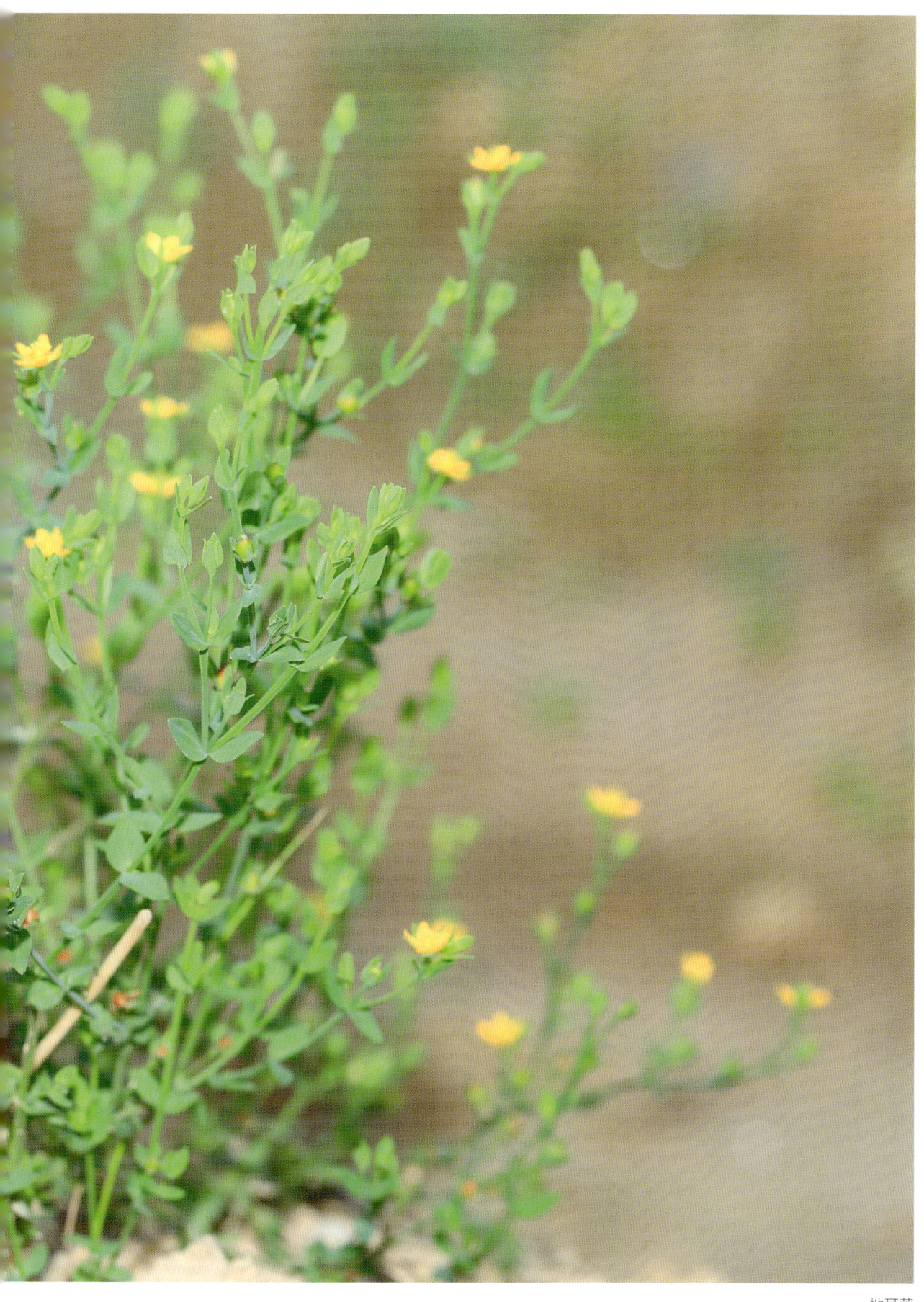

田基黄

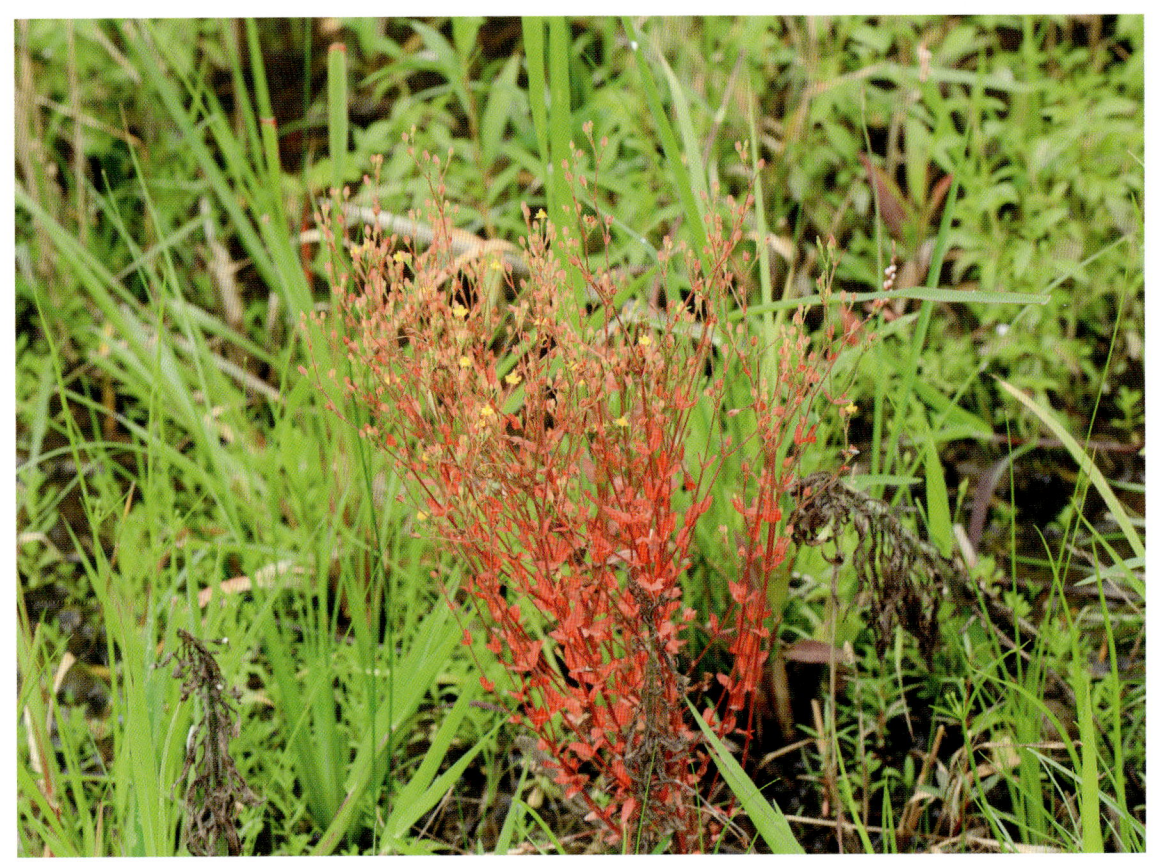

地耳草

药材鉴别

全草长 10 ～ 40 cm。根须状，黄褐色。茎单一或基部分枝，光滑，具四棱，表面黄棕色或黄绿色。质脆，易折断，断面中空。叶对生，无柄；完整叶片呈卵形或卵圆形，全缘，具细小透明腺点，基出脉 3 ～ 5 条。聚伞花序顶生，花小，橙黄色。味微苦。以色黄绿、带花者为佳。

功效主治

清热利湿，消肿解毒。主治传染性肝炎，泻痢，小儿惊风，疳积，喉蛾，肠痈，疔肿，蛇咬伤。

用法用量

内服：15 ～ 30 g（鲜品 30 ～ 60 g），煎汤；或研末，作丸、散服。或捣汁服。外用：捣敷或煎水洗。

▌民族药方

1. **小儿疳积**　田基黄 10 g。切碎，蒸鸡肝吃。

2. **黄疸性肝炎**　田基黄、茵陈、栀子、积雪草各 15 g，黄芩、车前子各 10 g，苦金盆 5 g。水煎服。

3. **无名肿毒**　田基黄适量。捣烂加酒敷患处。

4. **湿热泄泻**　田基黄 30 g。水煎服。

5. **痢疾**　生田基黄 60 g。水煎和红糖服。

6. **疔疮，一切阳性肿毒**　鲜田基黄适量。加盐数粒同捣烂，敷患处。

7. **喉蛾**　鲜田基黄（如鸡蛋大一团）。放在瓷碗内，加好烧酒 90 mL，同擂极烂，绞取药汁，分 3 次口含，每次含 10 ~ 20 min 吐出。

8. **黄疸，水肿，小便不利**　田基黄、白茅根各 30 g。水煎，分 2 次用白糖调服。

9. **盲肠炎**　田基黄 240 g。加双料酒适量，捣烂水煎，每日 5 次分服，渣再和入米酒少许，外敷患处。

10. **急性中耳炎**　田基黄适量。捣烂绞汁，和酒少许滴耳。

▌使用注意

脾胃虚寒者、孕妇、经期女性禁用。

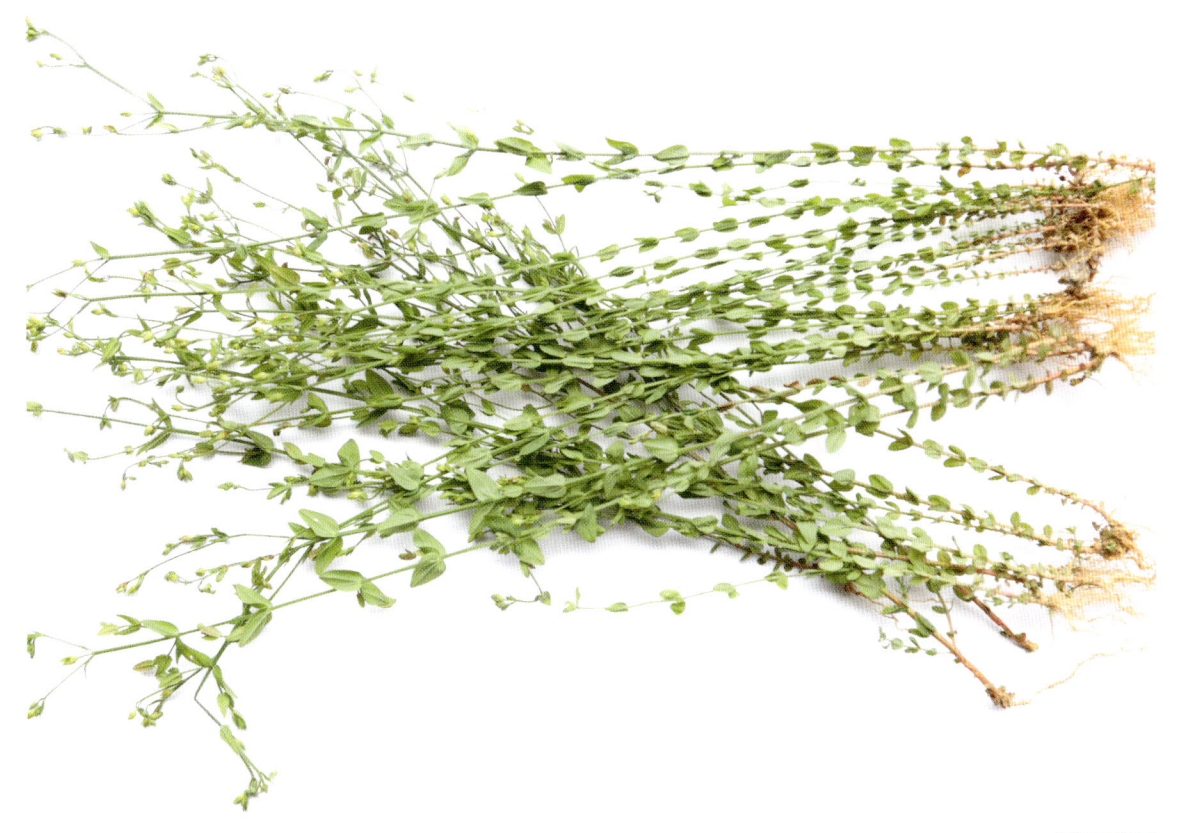

田基黄药材

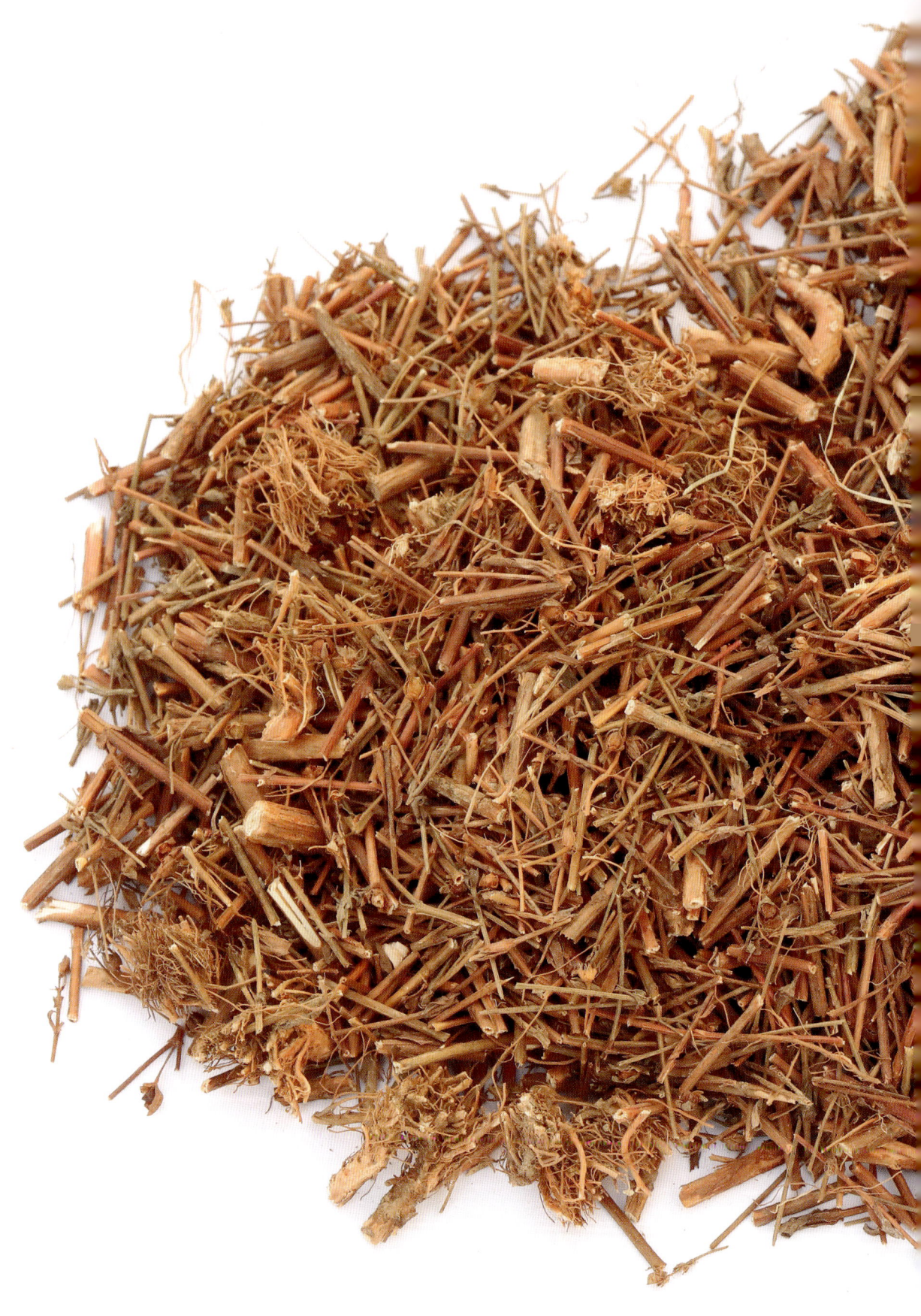

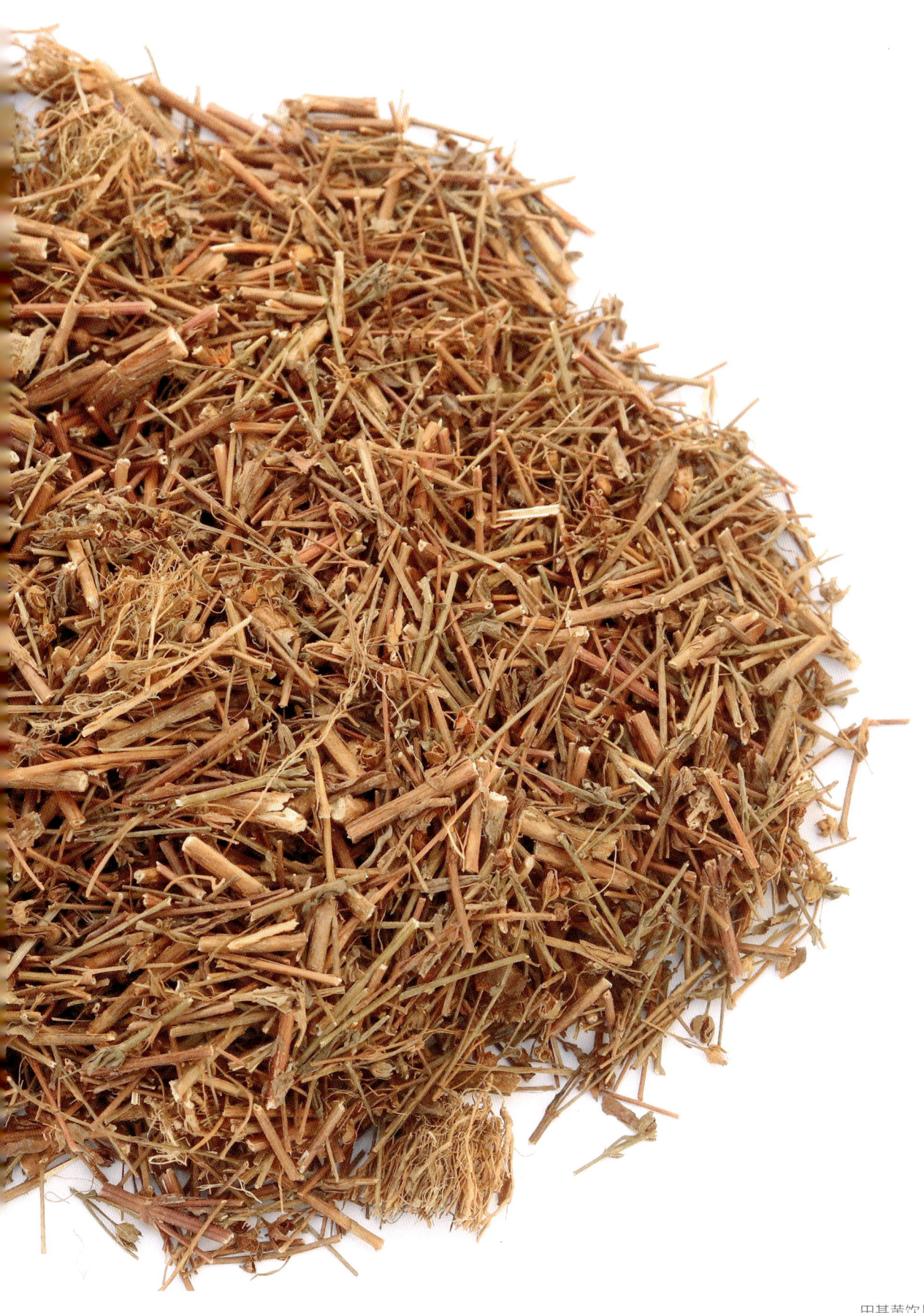

田基黄饮片

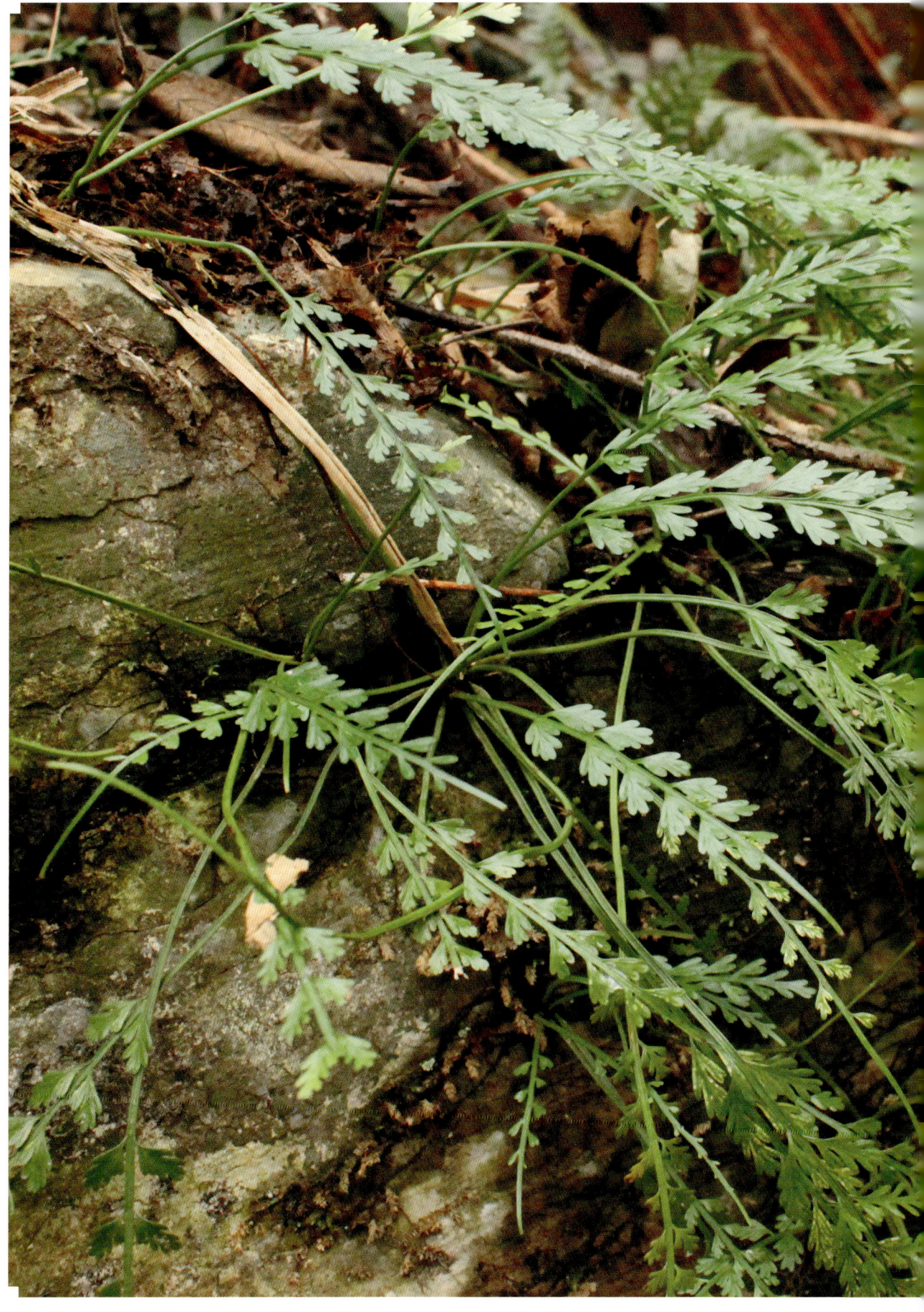

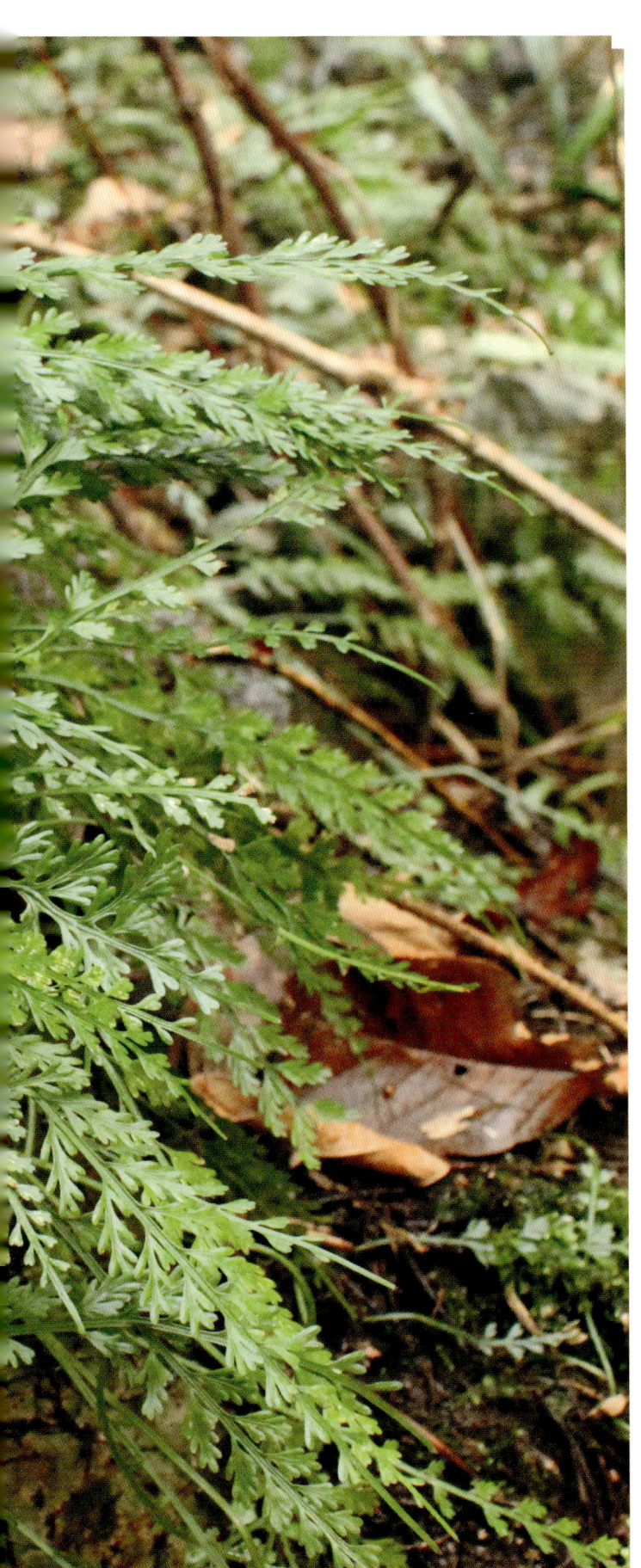

仙人架桥

【水药名】骂党衣。

【别　名】倒生莲、倒水莲、盘龙莲、落地生根。

【来　源】本品为铁角蕨科植物长叶铁角蕨 *Asplenium prolongatum* Hook. 的带根全草。

【性味归经】味辛、苦，性凉。归肺、肝、肾经。

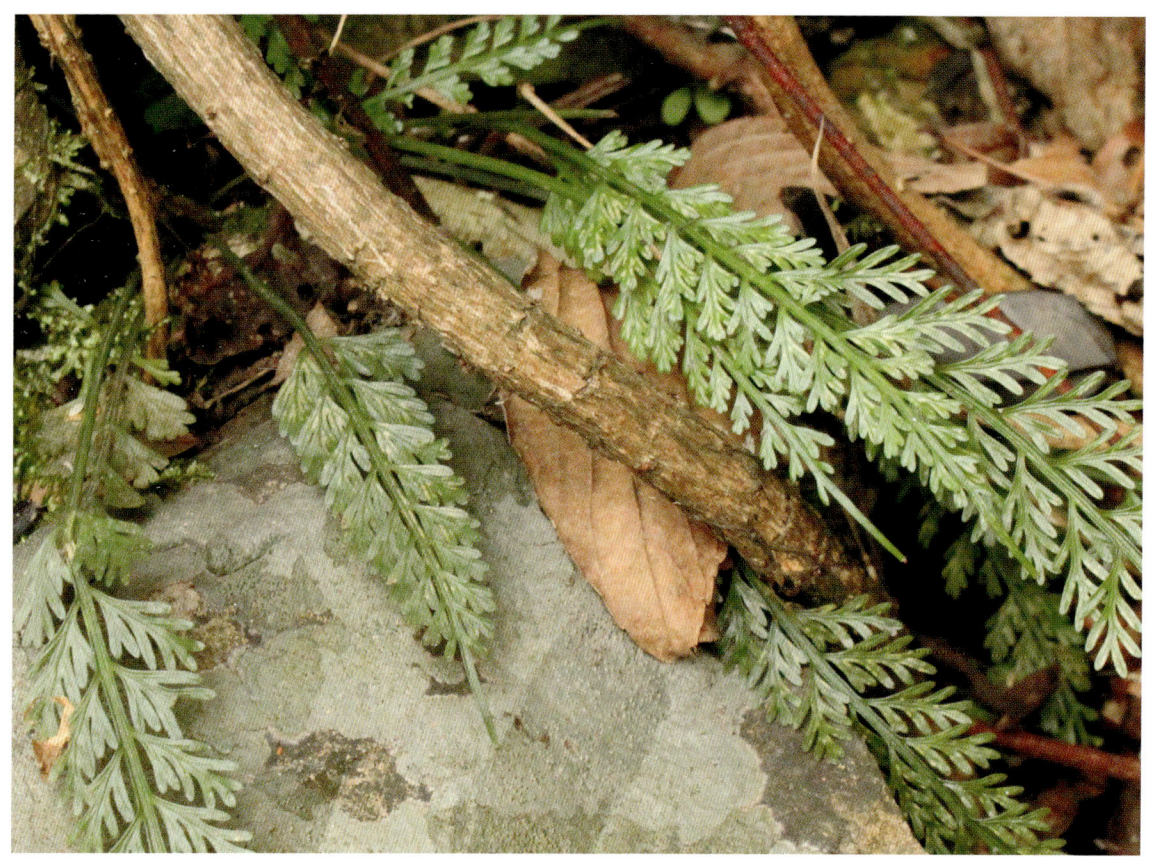

长叶铁角蕨

识别特征

多年生草本。根状茎短，直立，被卵状披针形的粗筛状鳞片。叶丛生，无毛，淡绿色；二回羽状复叶，线形，先端突出 1 长尾；羽片多数，矩圆形，下部羽片稍缩短，基部不相等，有极短的柄，小羽片狭线形，先端钝，上具细脉 1 条，基部向上小羽片再分裂；草质，绿色。孢子囊群线形，每小羽片上 1 枚；囊群盖膜质，向上开口。

生境分布

生长于石上及树上阴湿处。分布于西南、中南（河南除外）及甘肃、浙江、福建、台湾等地。

采收加工

春至秋季均可采收，洗净晒干。

药材鉴别

本品根茎短，顶端有披针形鳞片，并有多数须根。叶柄压扁，叶片条状披针形，长 10 ~ 25 cm，宽 3 ~ 4.5 cm，二回深羽裂，羽片矩圆形，长 1.3 ~ 2 cm，宽 8 ~ 10 mm，裂片狭条形，钝头，全缘，有 1 条小脉，先端有小囊，表面皱缩；叶轴先端延伸成鞭状。孢子囊群沿叶脉上侧着生，囊群盖长圆形，膜质。质稍韧。气微，味微苦。

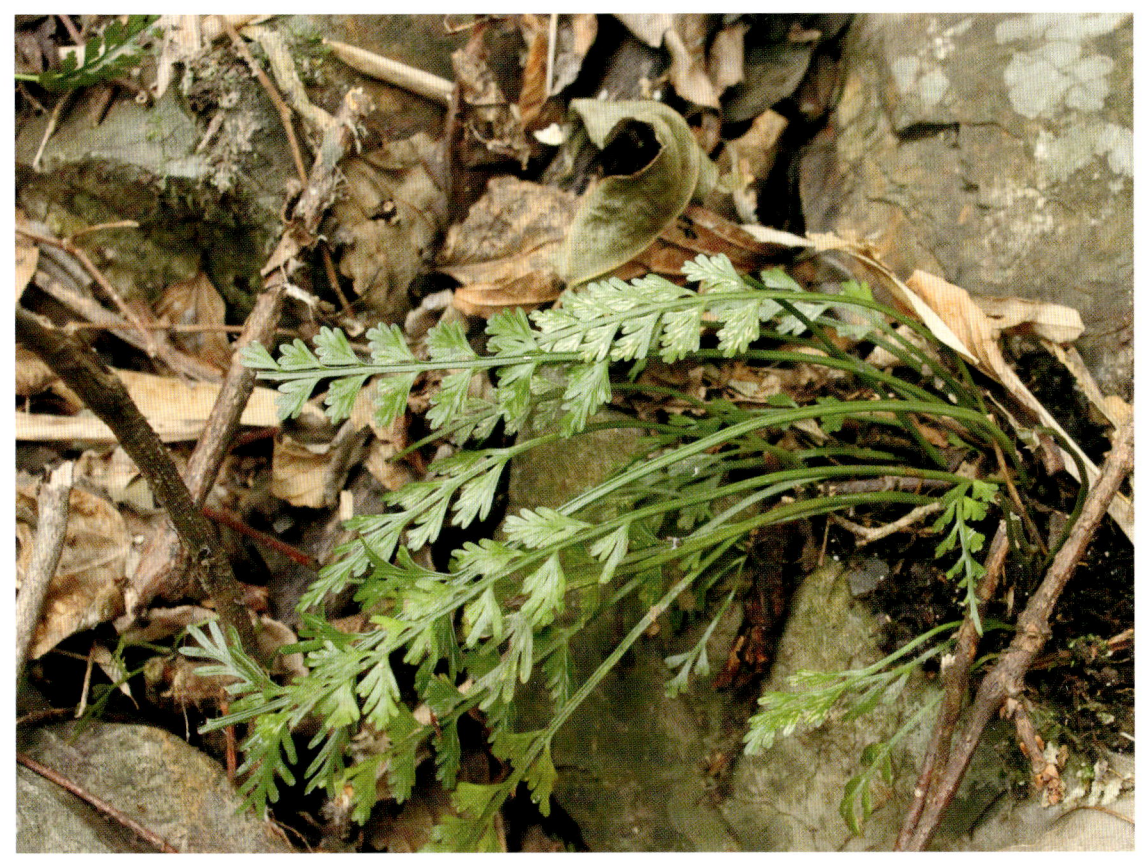

长叶铁角蕨

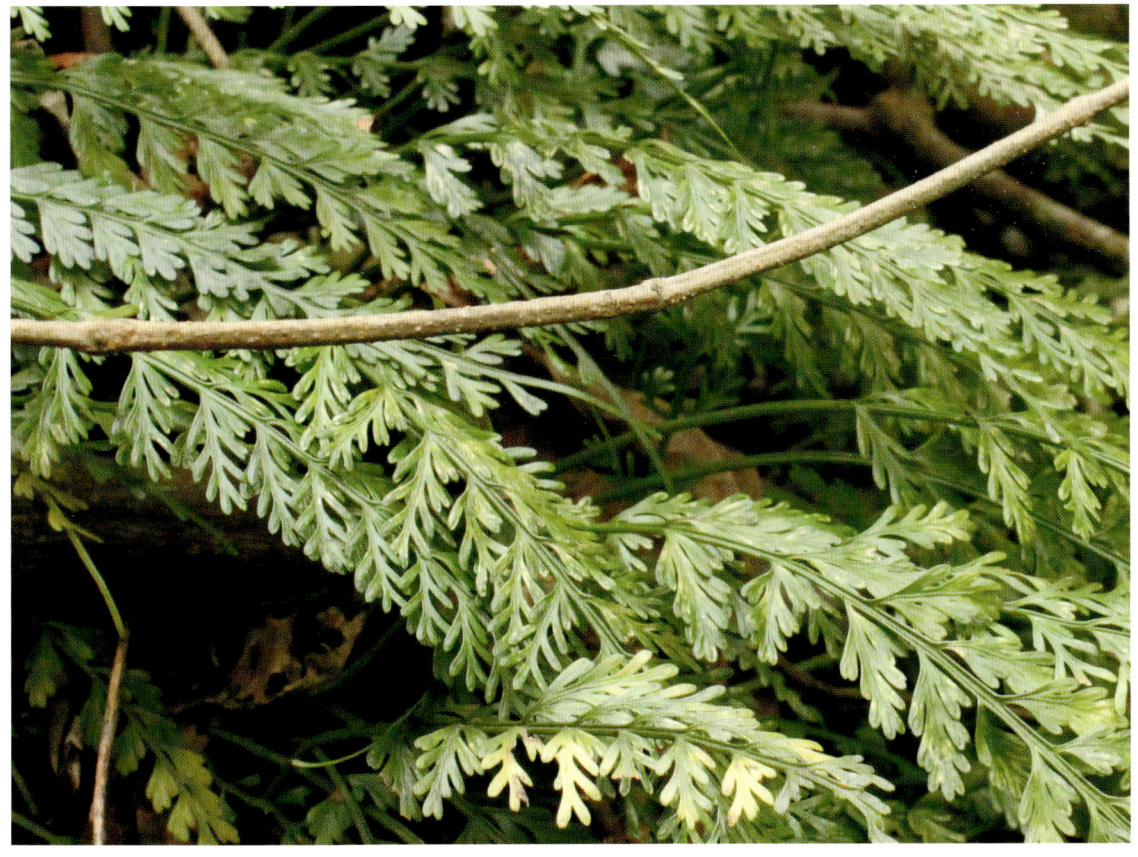

长叶铁角蕨

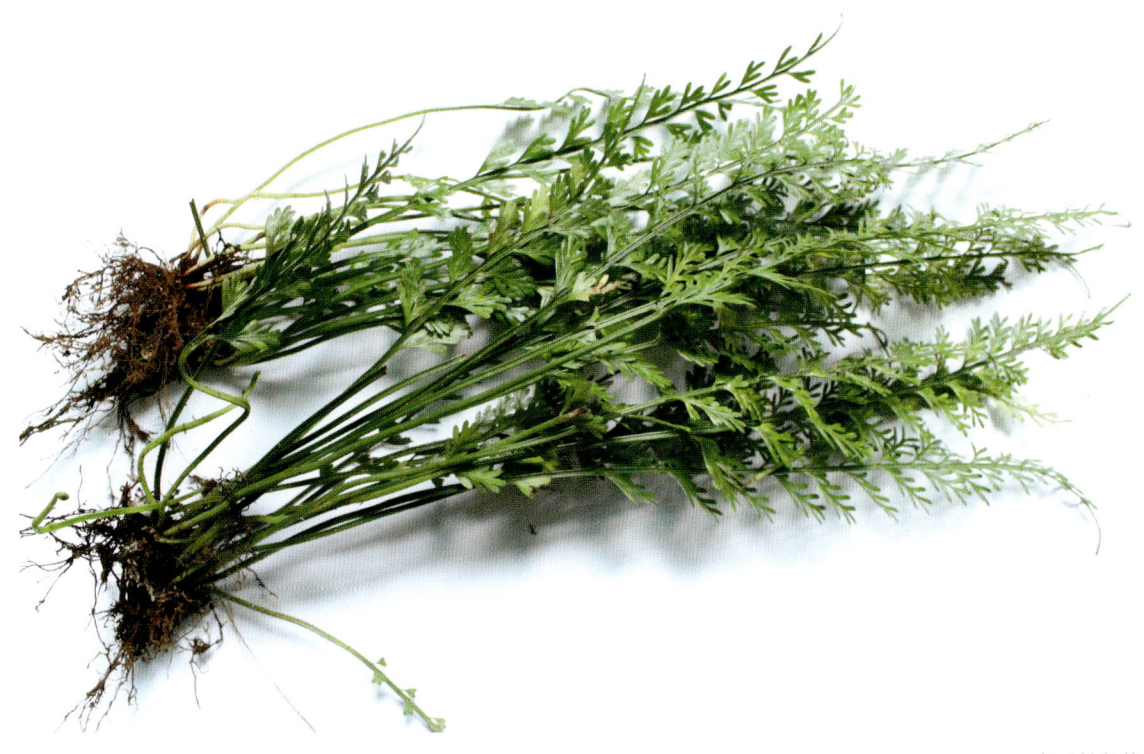

长叶铁角蕨

功效主治

活血散瘀，去风湿，通关节。主治吐血，衄血，咳嗽痰多，黄肿，跌打损伤，筋骨疼痛。

用法用量

内服：15～30 g，煎汤；或浸酒服。外用：捣敷或研末调敷。

民族药方

1. **跌打损伤，浑身痛楚** 仙人架桥 15 g，四块瓦 10 g。水酒各半煎服。
2. **黄肿病** 仙人架桥全草适量。水煎服。
3. **火眼红肿** 仙人架桥、散血草各适量。捣烂，敷眼或取汁点眼。
4. **风湿疼痛** 仙人架桥 30 g。泡酒服。
5. **咳嗽痰多** 仙人架桥 30 g。煨水服。
6. **骨折** 仙人架桥适量。捣绒包伤处。
7. **吐血** 仙人架桥 60 g。煨水服。
8. **火伤** 仙人架桥适量。捣烂，调麻油搽。

使用注意

脾胃虚寒者慎用。

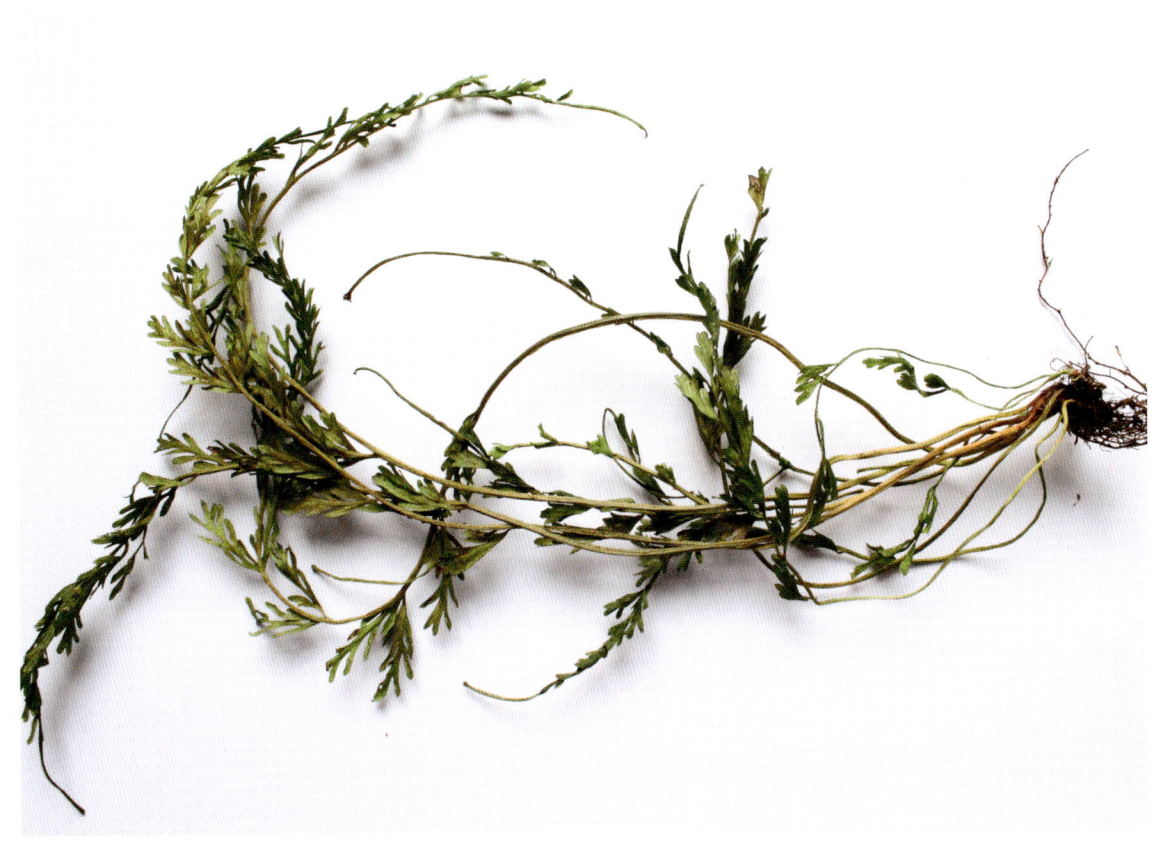

仙人架桥药材

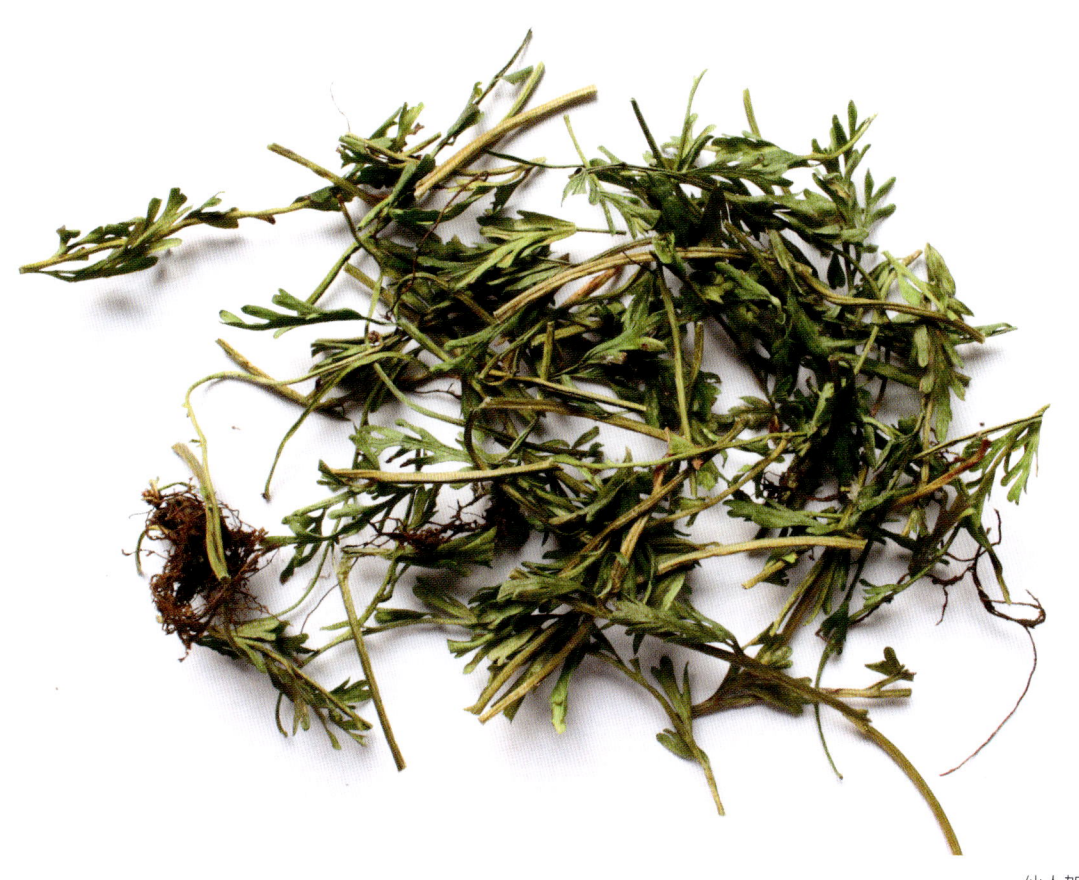

仙人架桥饮片

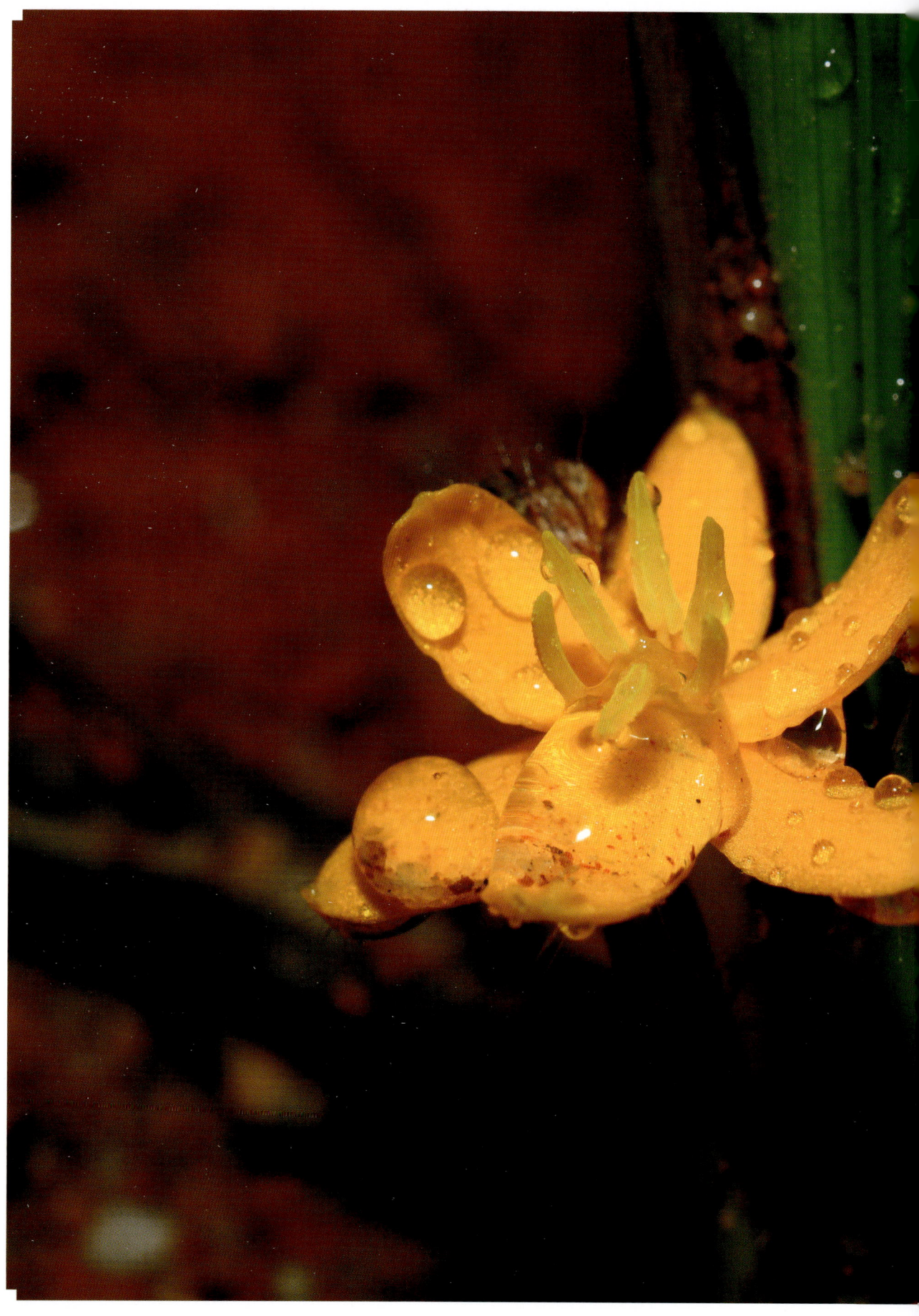

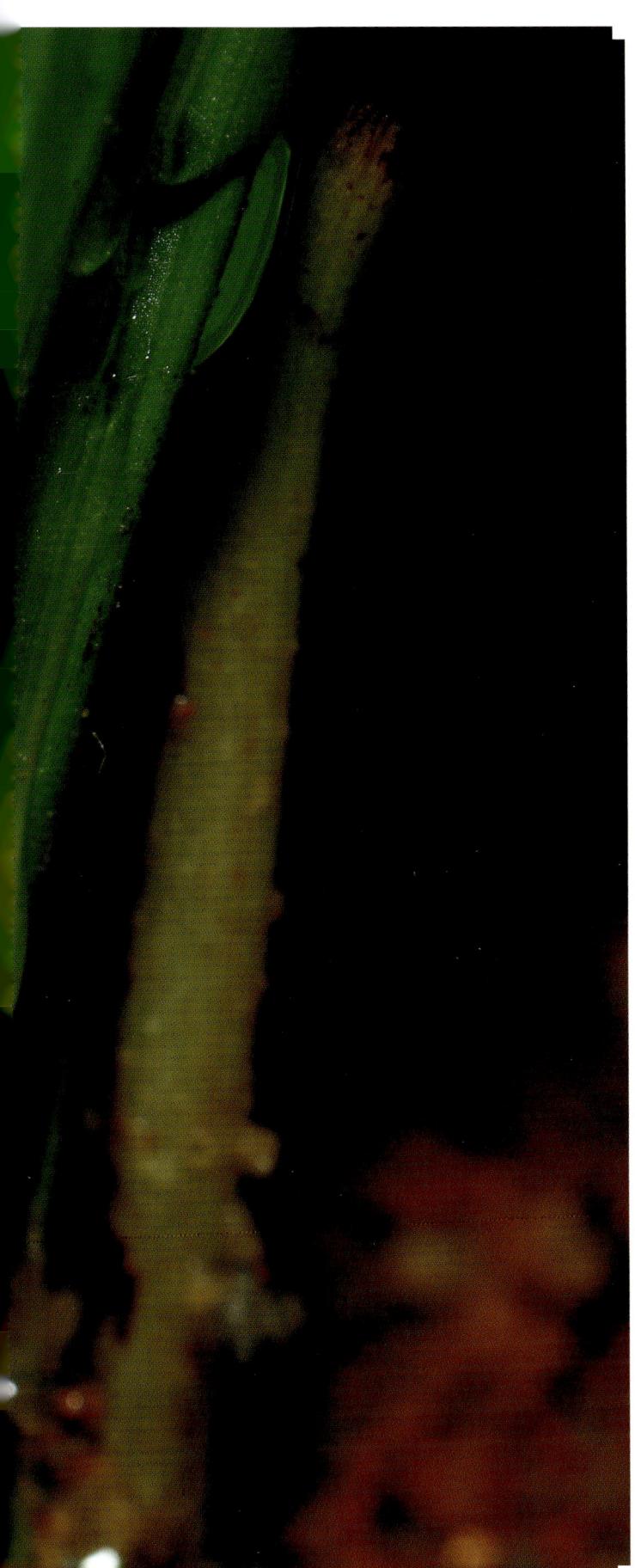

仙茅

【水药名】晚动下。

【别　名】小地棕根、仙茅参、天棕、独茅根。

【来　源】本品为石蒜科植物仙茅 *Curculigo orchioides* Gaerth. 的根茎。

【性味归经】味辛，性温，有微毒。归肾、肝、脾经。

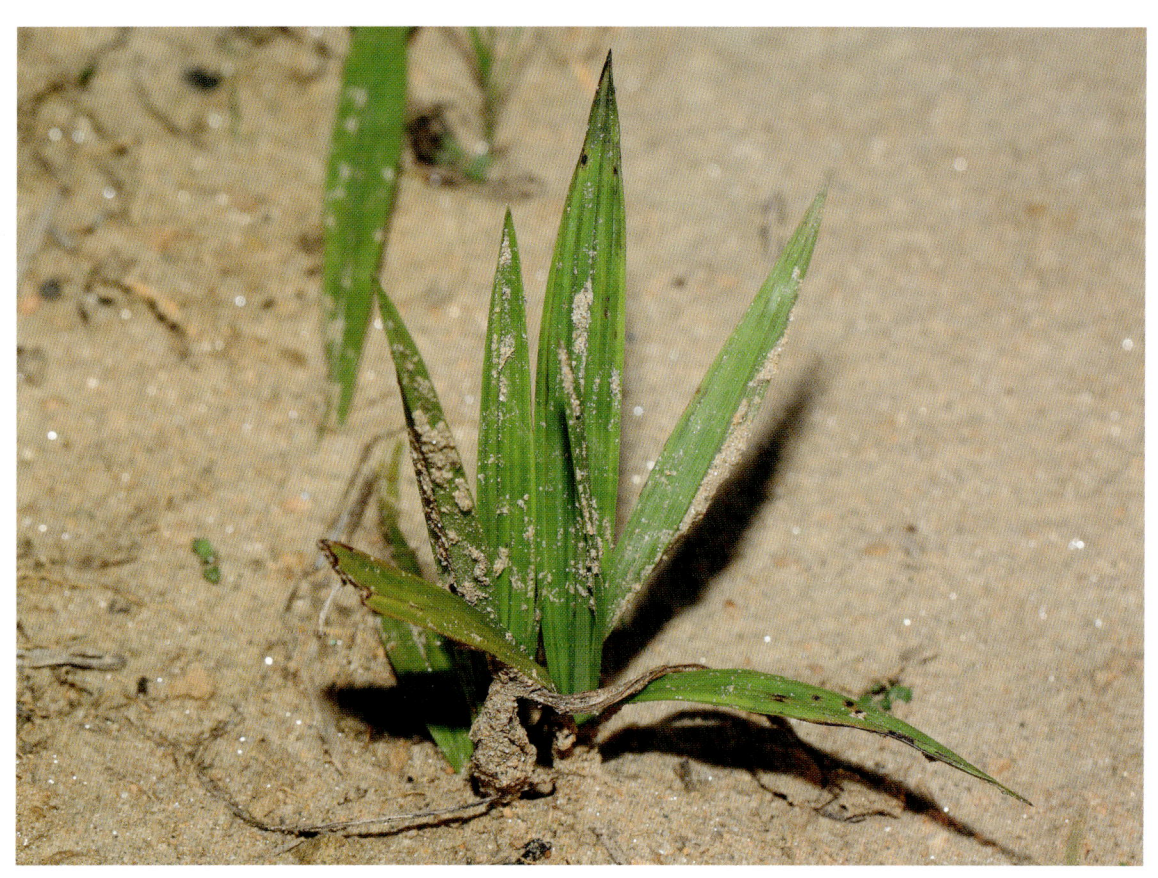

仙茅

识别特征

多年生草本。根直立而长，圆柱状，肉质，外皮黑褐色，里面淡白色，有粘性；叶2～3片根出，狭披针形，长10～25 cm，宽1.5～2.5 cm先端渐尖，基部楔形而成鞘抱茎；叶脉明显，有中脉；两面疏生长柔毛，后渐光滑，全缘。花腋生，裂片披针形，花瓣6，花冠白黄色，内面黄色。种子呈鸡形，细小，亮黑色。花期5—7月，果期9—10月。

生境分布

生长于草坡向阳处，或疏林中。分布于江苏、浙江、福建、台湾、广东、广西、湖南、湖北、四川、贵州、云南等省区。

采收加工

野生品夏、秋二季采收；栽培品于移栽后2年，10月倒苗后挖根茎，去除残叶、须根，鲜用或晒干。

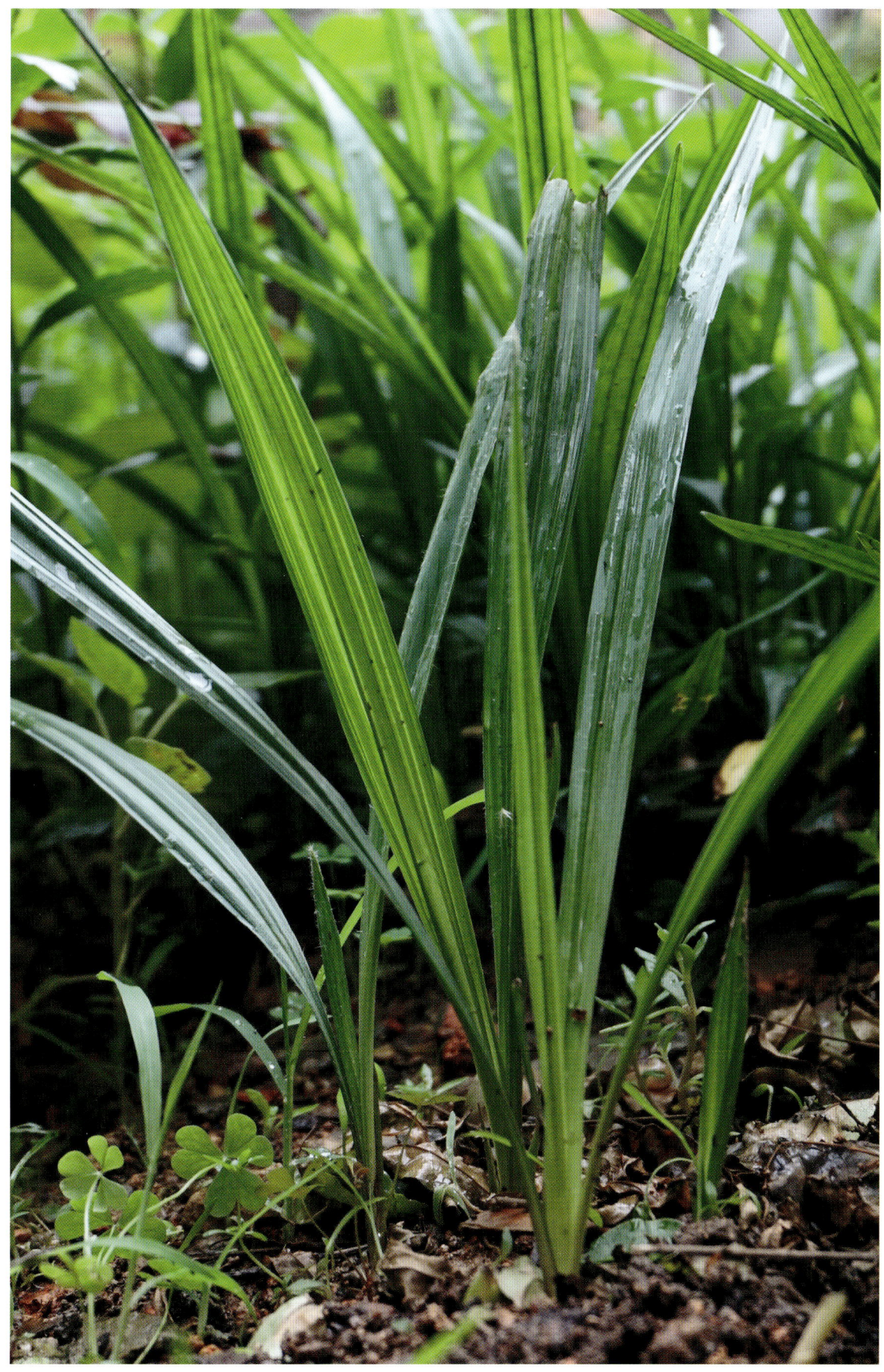

仙茅

仙茅

1391

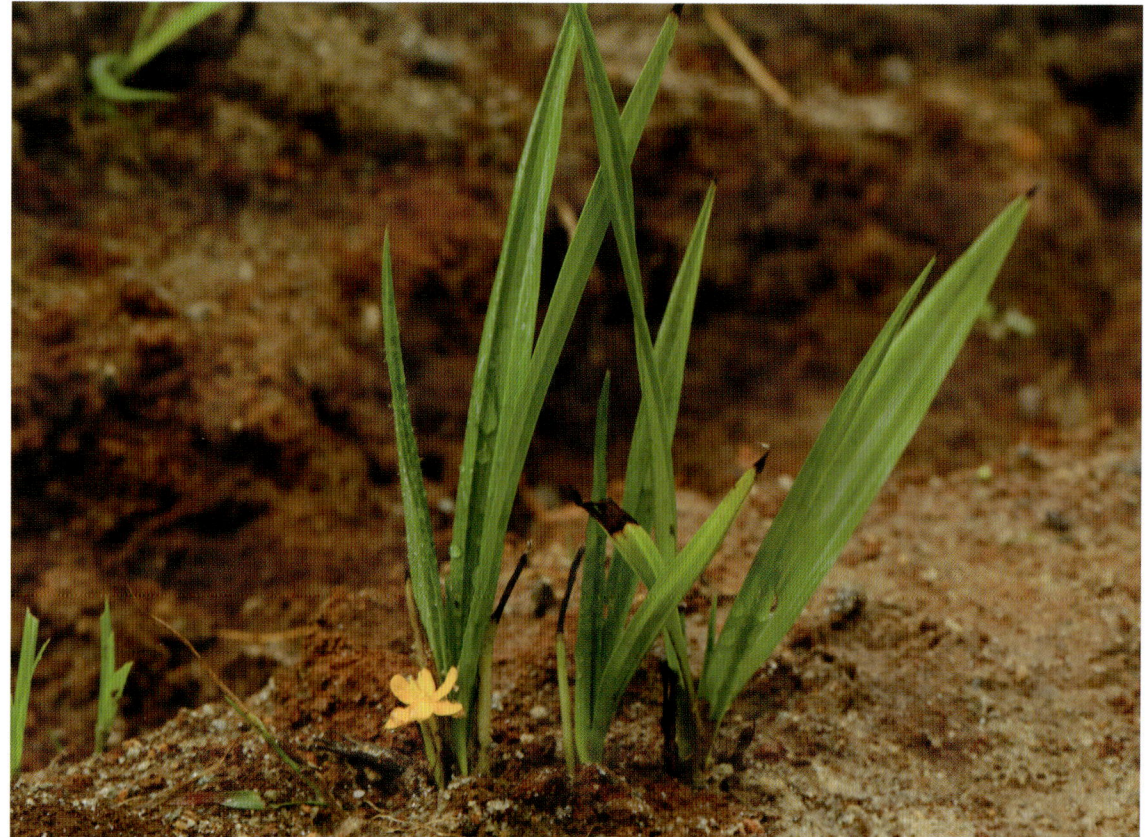

仙茅

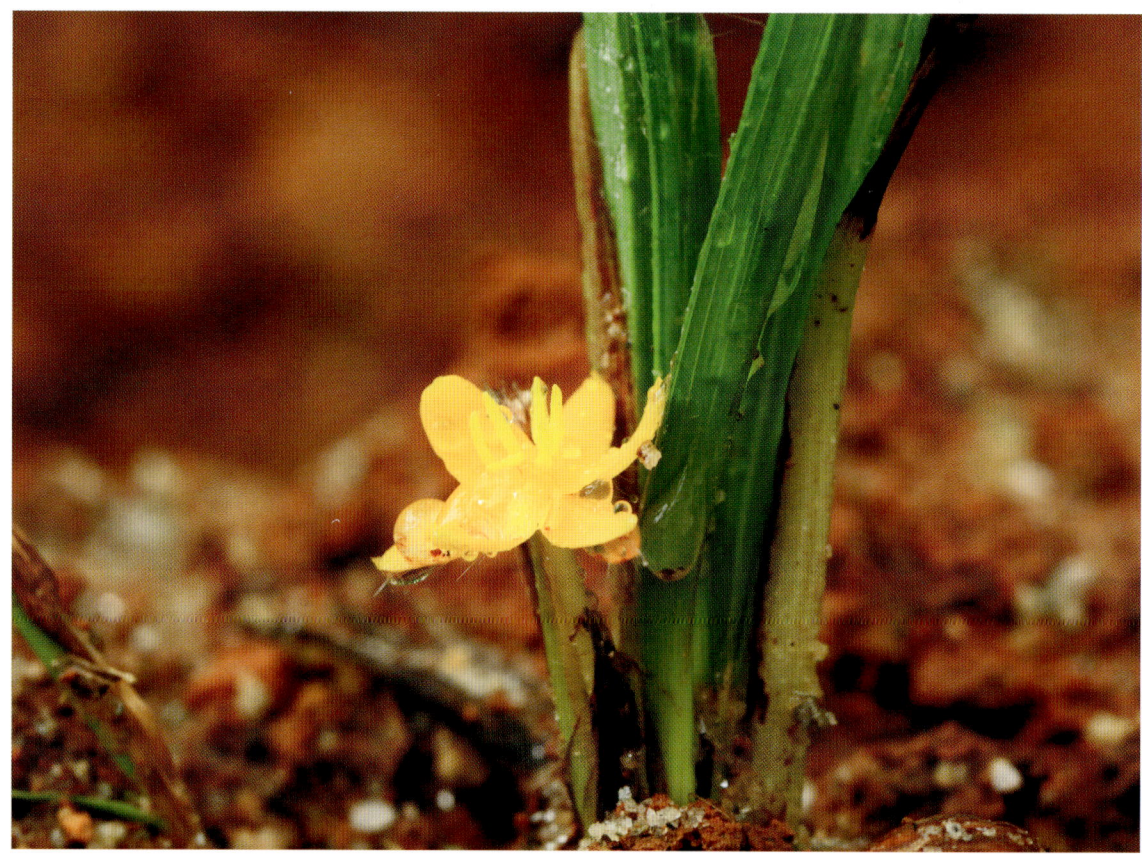

仙茅

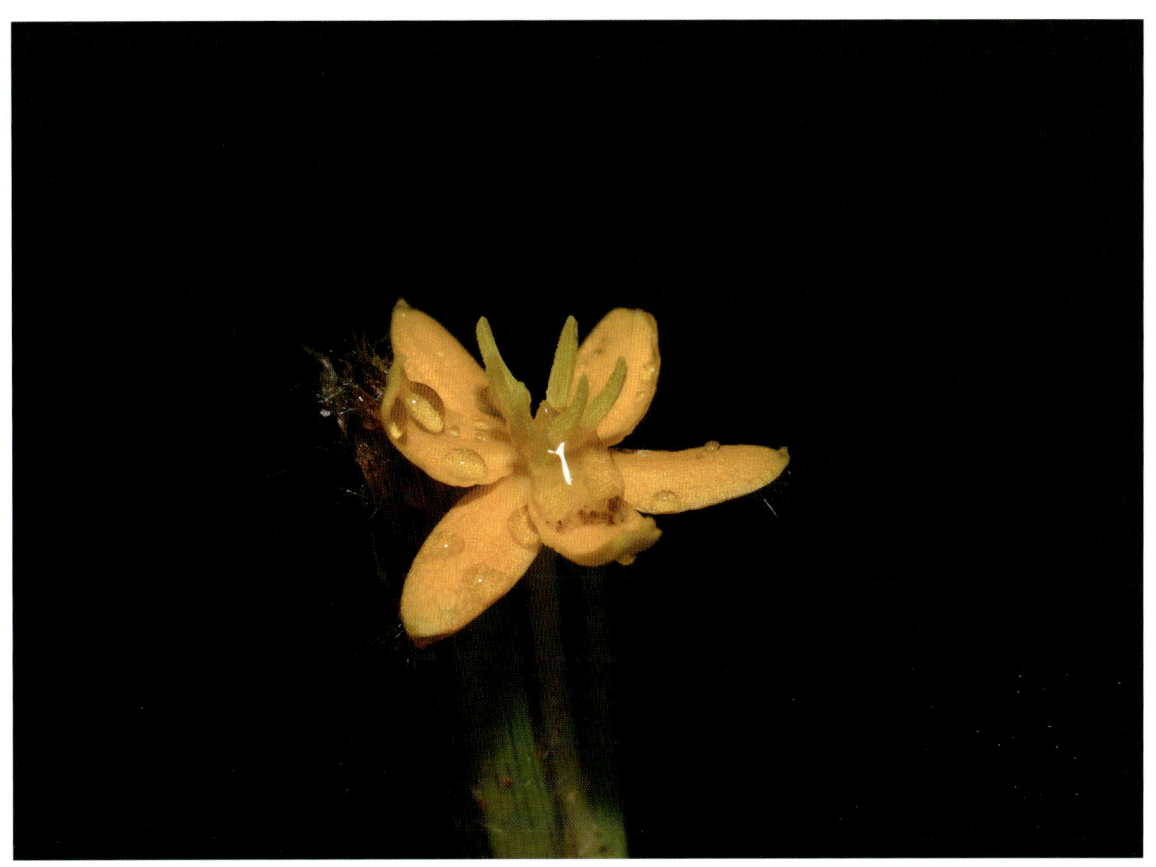

仙茅

药材鉴别

本品干燥根茎为圆柱形，略弯曲，两端平，长 3 ~ 10 cm，直径 3 ~ 8 mm。表面棕褐色或黑褐色，粗糙，皱缩不平，有细密而不连续的横纹，并散布有不甚明显的细小圆点状皮孔。未去须根者，在根茎的一端常丛生两端细、中间粗的须根，长 3 ~ 6 cm，有极密的环状横纹，质轻而疏松，柔软而不易折断。根茎质坚脆，易折断，断面平坦，微带颗粒性（经蒸过者略呈透明角质状），皮部浅灰棕色或因糊化而呈红棕色，靠近中心处色较深。微有辛香气，味微苦辛。以根条粗长、质坚脆、表面黑褐色者为佳。

功效主治

温肾阳，状精骨。主治阳痿精冷，小便失禁，崩漏，心腹冷痛，腰脚冷痹。

用法用量

内服：10 ~ 20 g，煎汤；或研末，作入丸、散服。

民族药方

1. 阳痿 仙茅 15 g，猪蹄 1 只。同炖服，连服 1 ~ 3 周。

2. 肾虚，尿多，尿频，甚者失禁 仙茅、草狗肾、益智仁、甘草各 10 g，金樱子根 30 g，熟地黄、淫羊藿、茯苓各 15 g，当归 6 g。水煎服。

3. 宫冷不孕 仙茅、紫苏梗各 15 g，小茴 3 g，香附、干姜、桂皮各 6 g，当归、桃仁、红花、甘草各 10 g，淫羊藿 12 g，大枣 3 个。水煎服。

4. 阳痿 仙茅 6 g，淫羊藿、枸杞子各 15 g，菟丝子 30 g。水煎服，每日 1 剂，每日 1 次，连服 10 日。

5. 产后虚咳 仙茅 10 g，猪肺 250 g。将猪肺切碎，与仙茅同蒸服食。

6. 滑精、白浊 仙茅 10 g，莲子心 6 g。水煎服，每日 1 剂。

7. 风湿性关节炎 仙茅 10 g，薏苡仁 30 g，木瓜、桂枝、当归各 15 g。共煎汁，冲鸡蛋吃。患处冷敷。

8. 风冷牙痛 仙茅 10 g，鸡蛋 2 个。共煮服。

使用注意

阴虚火旺者禁服。

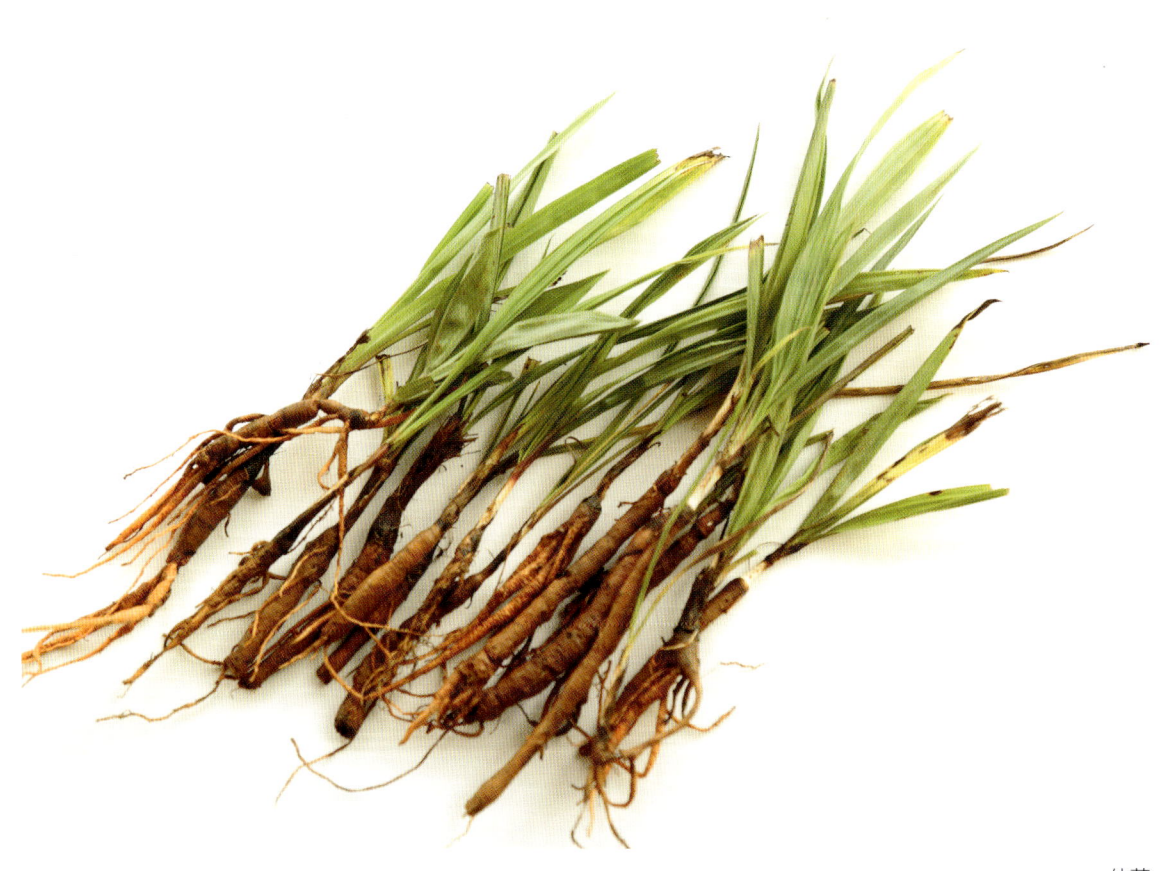

仙茅

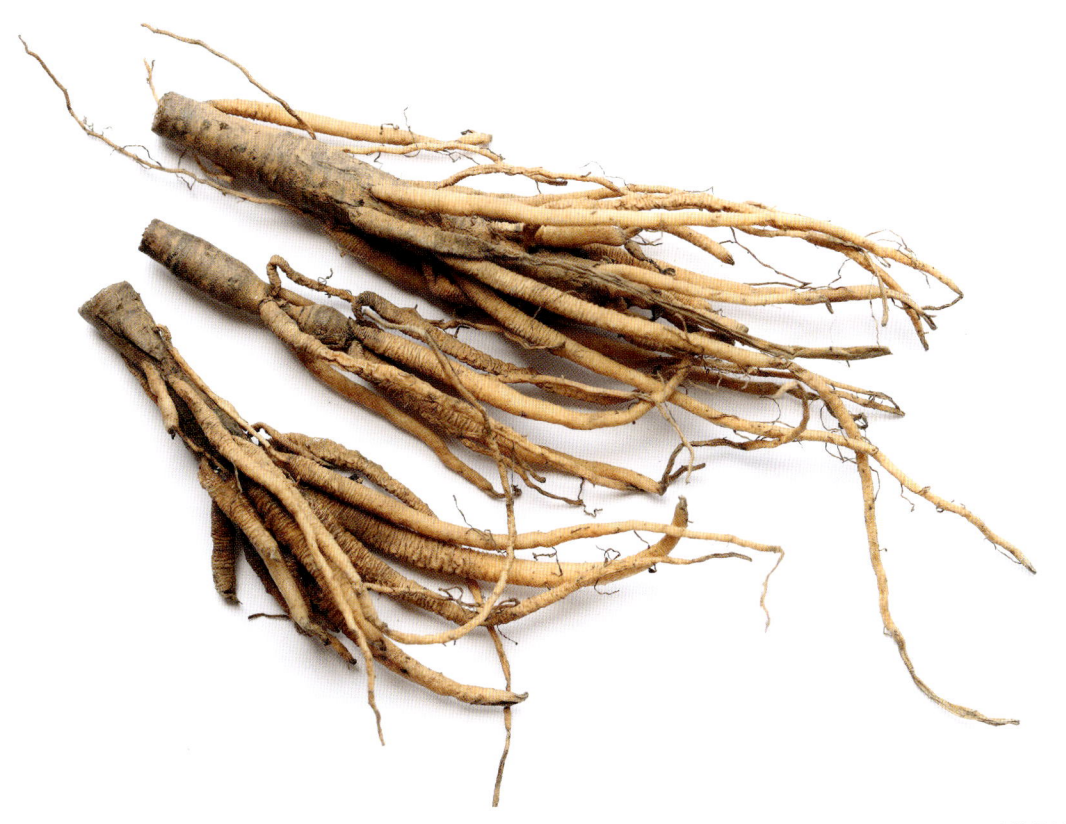

仙茅药材

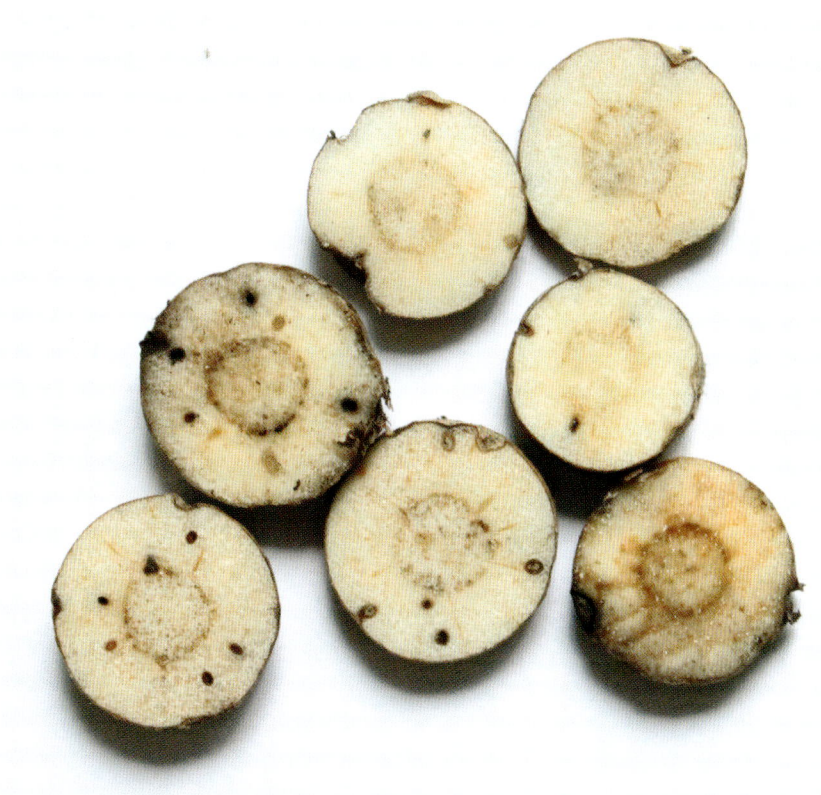

仙茅药材

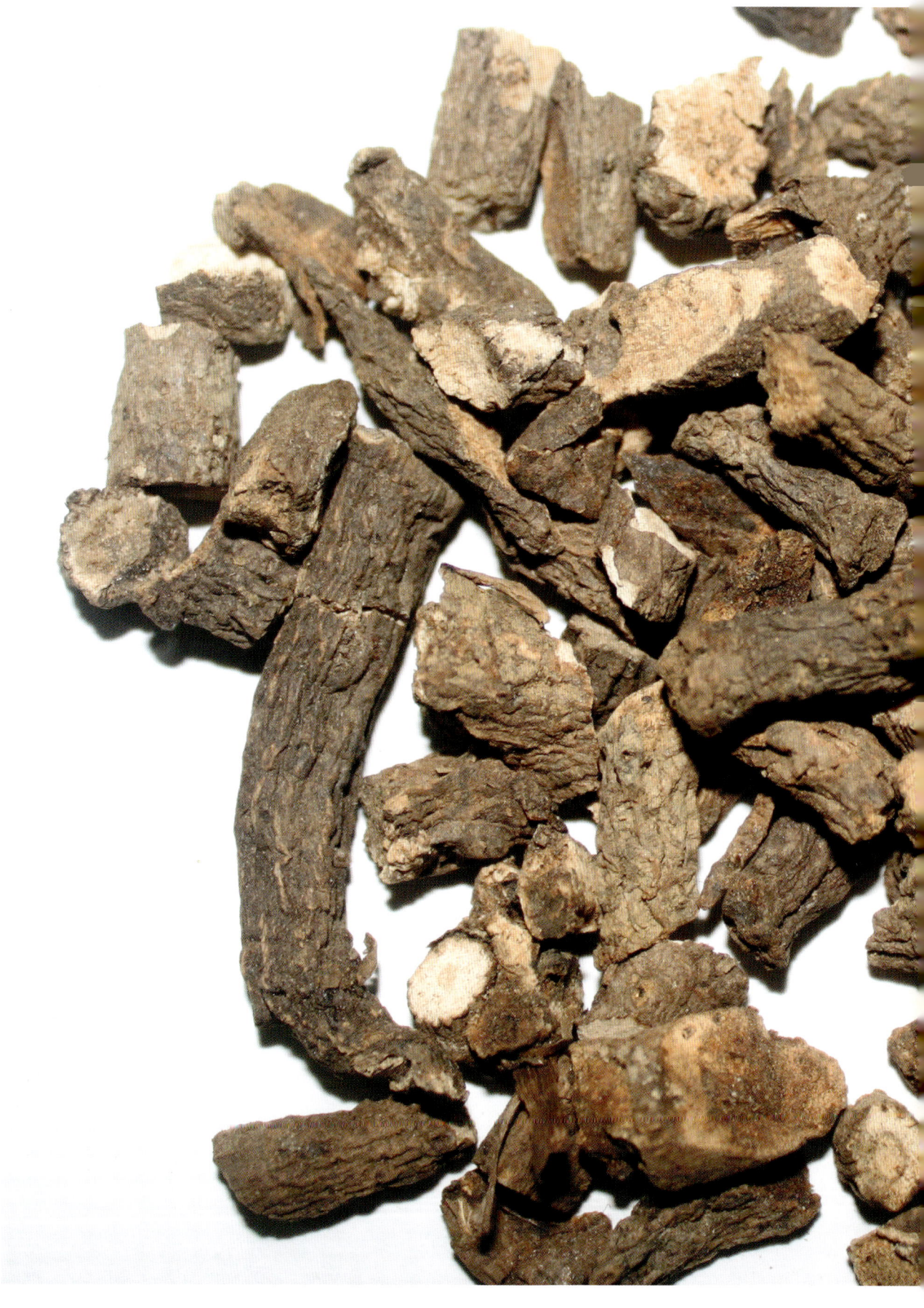

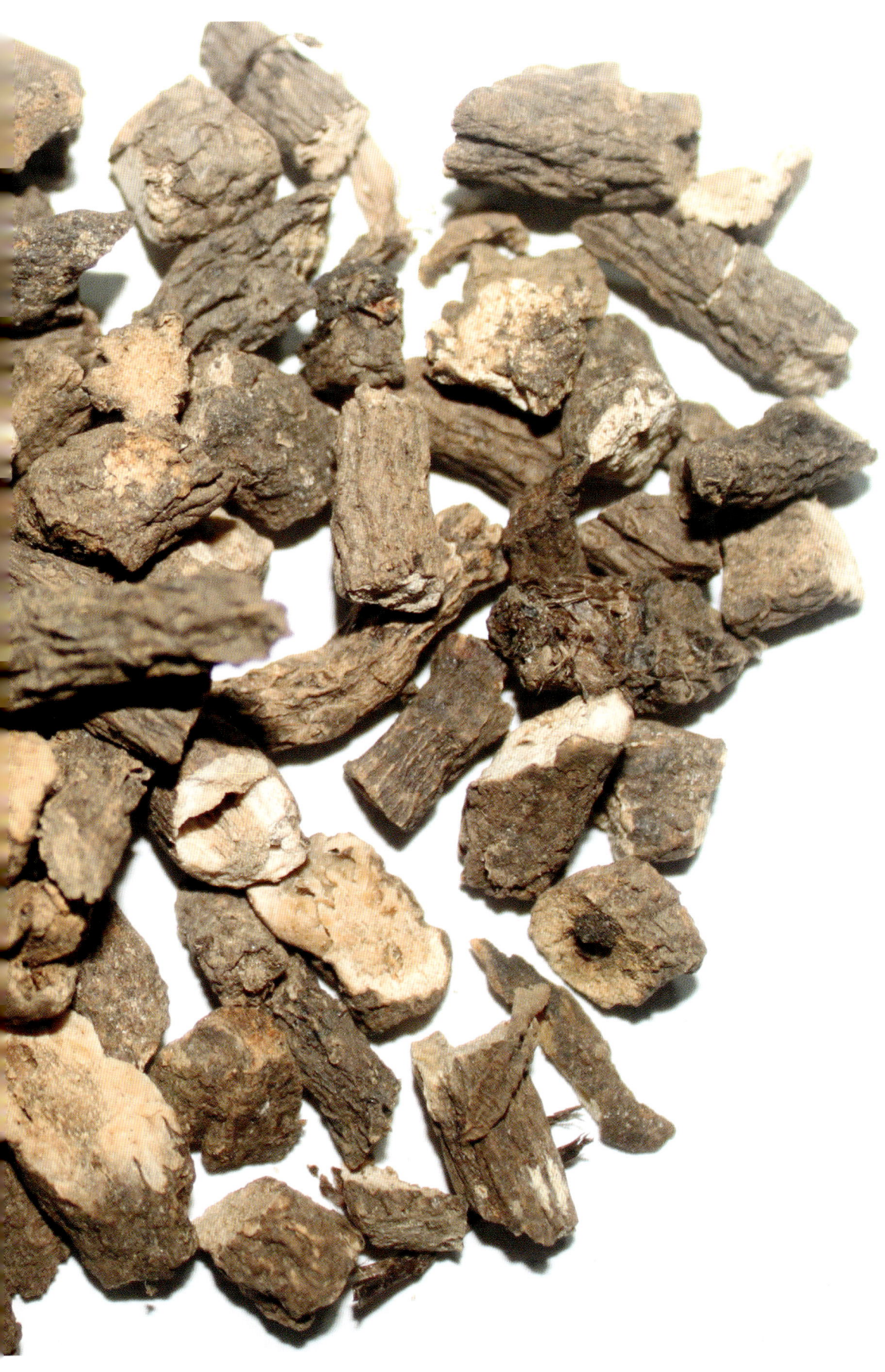

仙茅饮片

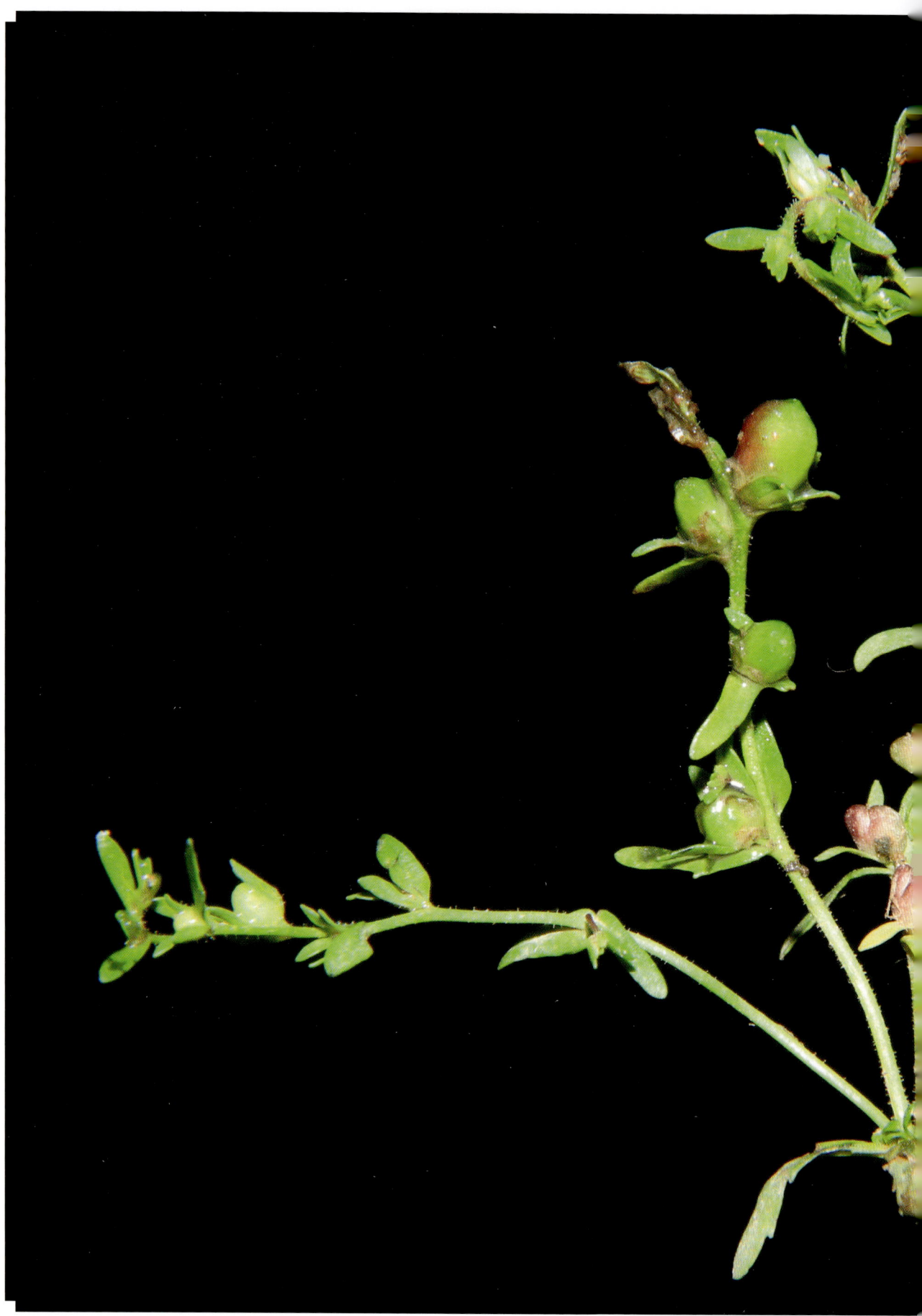

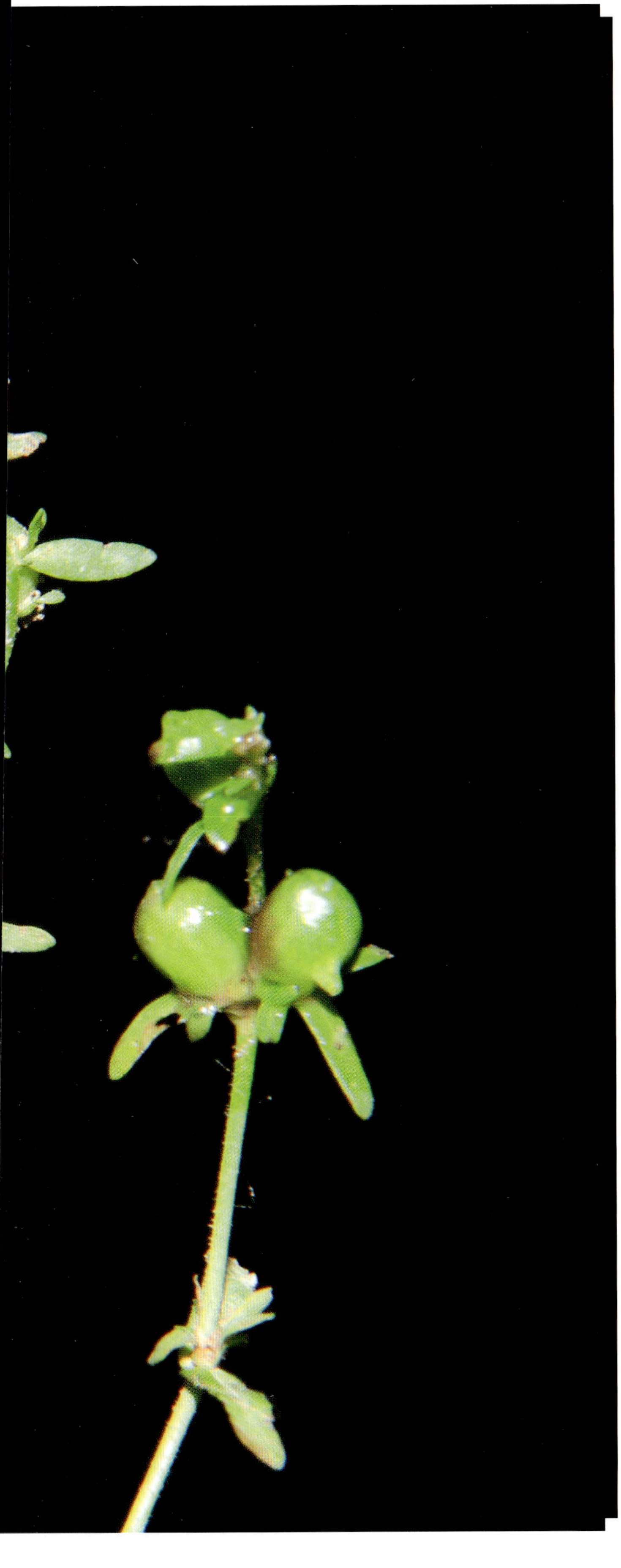

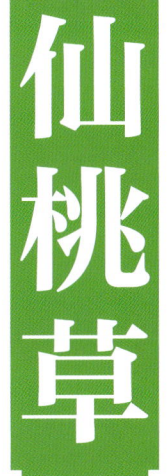

仙桃草

【水药名】骂赌内。

【别　名】接骨仙桃草、醉仙桃、蟠桃草、夺命丹、活血丹、蚊母草、无风自动草。

【来　源】本品为玄参科植物蚊母草 *Veronica peregrine* L. 含虫瘿的全草。

【性味归经】味辛，性凉。归肝、胃、肺经。

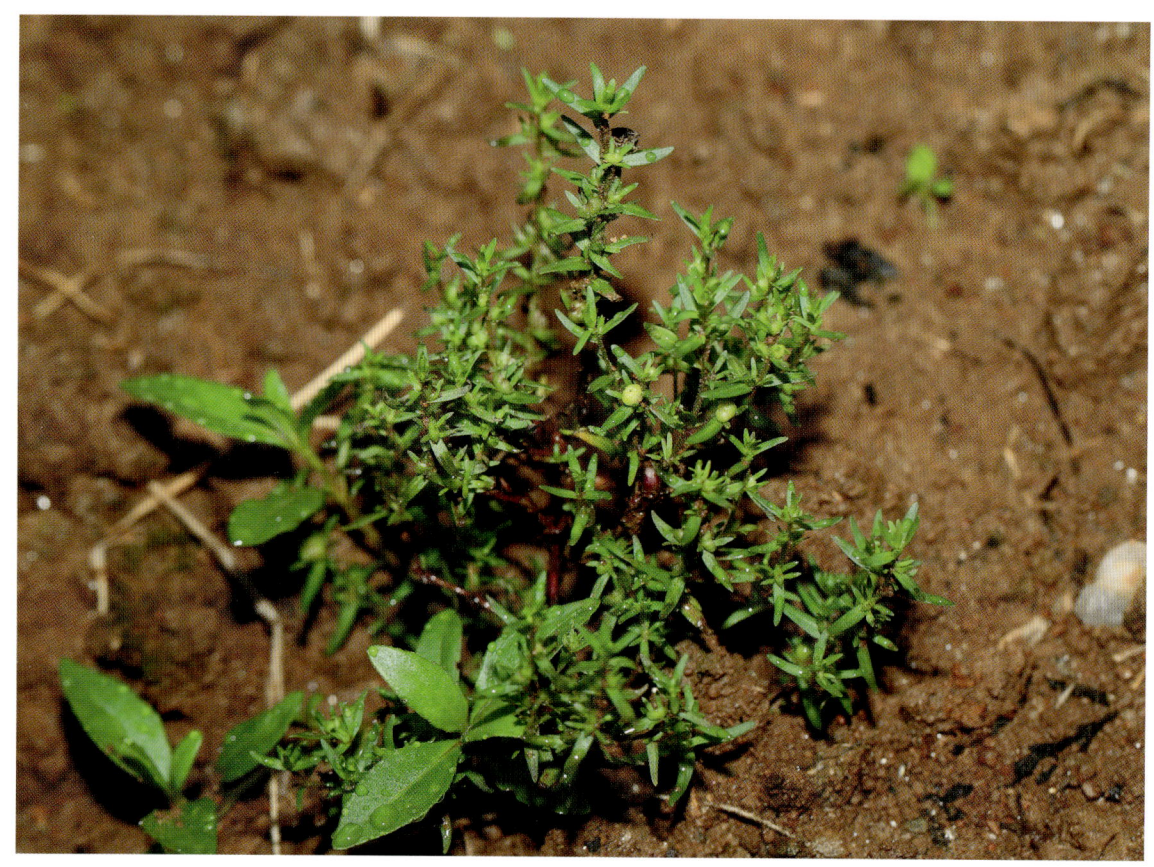

蚊母草

识别特征

一年或二年生草本，无毛或具绿毛，高 12 ～ 18 cm。茎直立，有时基部作匍匐状，多分枝，呈丛生状。叶对生，倒披针形，长 1.5 ～ 2 cm，宽 2 ～ 4 mm，下部叶具柄，上部叶无柄，全缘或具细微稀锯齿。花单生长于苞腋；苞片线状倒披针形；花柄长约 1 mm，远短于苞片和萼片；花萼 4 裂，裂片狭披针形，先端钝；花冠白色，略带淡红，花筒短，4 深裂，辐射状排列；雄蕊 2；雌蕊 1，子房上位，花柱短粗。蒴果扁压状卵形，成熟果实内常有小虫寄生。花、果期 4 ～ 5 月。

生境分布

生长于河边或湿地，水稻田旁。分布于全国各地。

采收加工

春、夏间采集果未开裂的全草（以带虫瘿者为佳），剪去根，拣净杂质，晒干或用文火烘干。

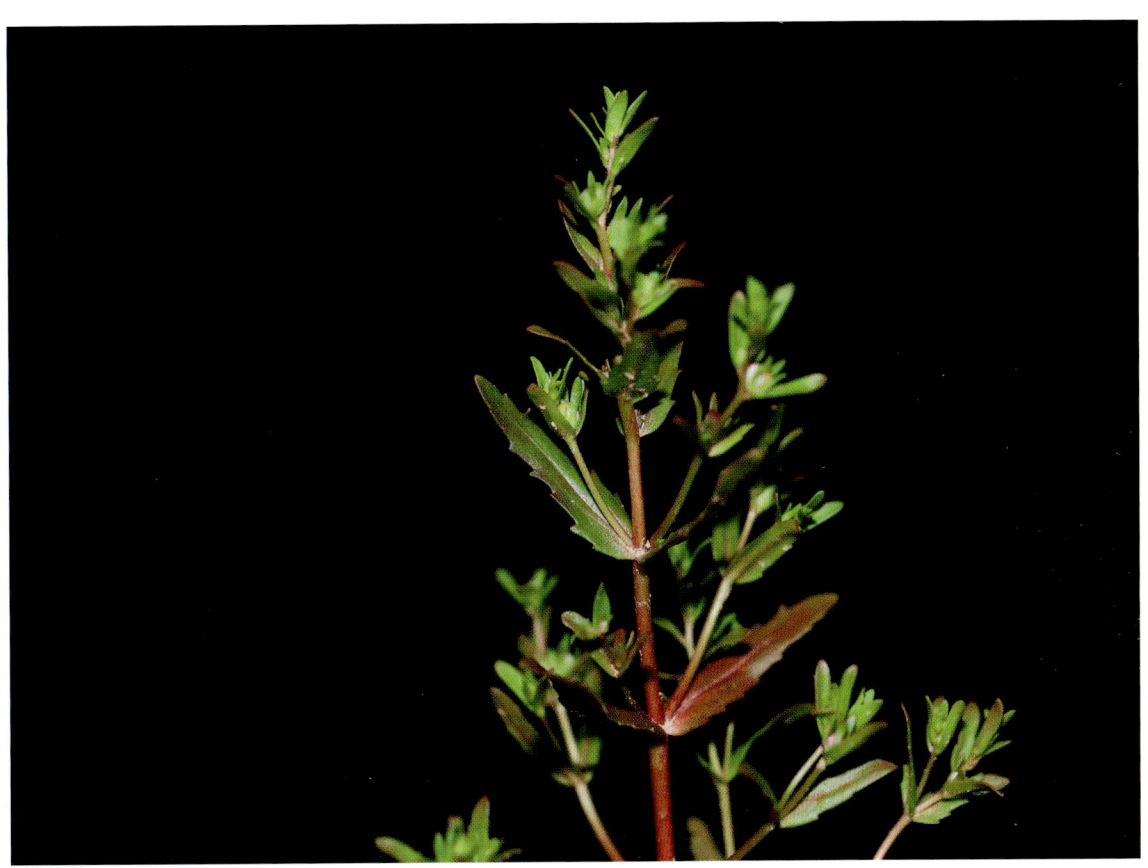

蚊母草

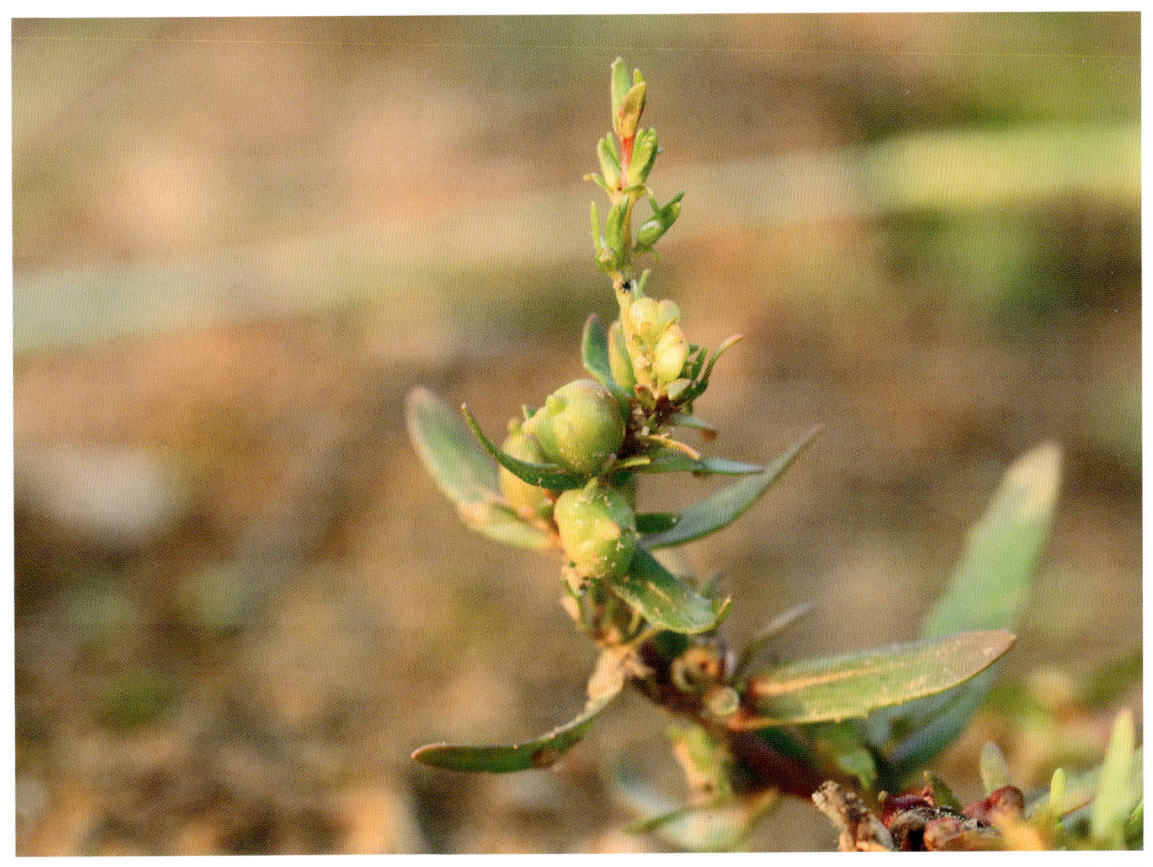

蚊母草

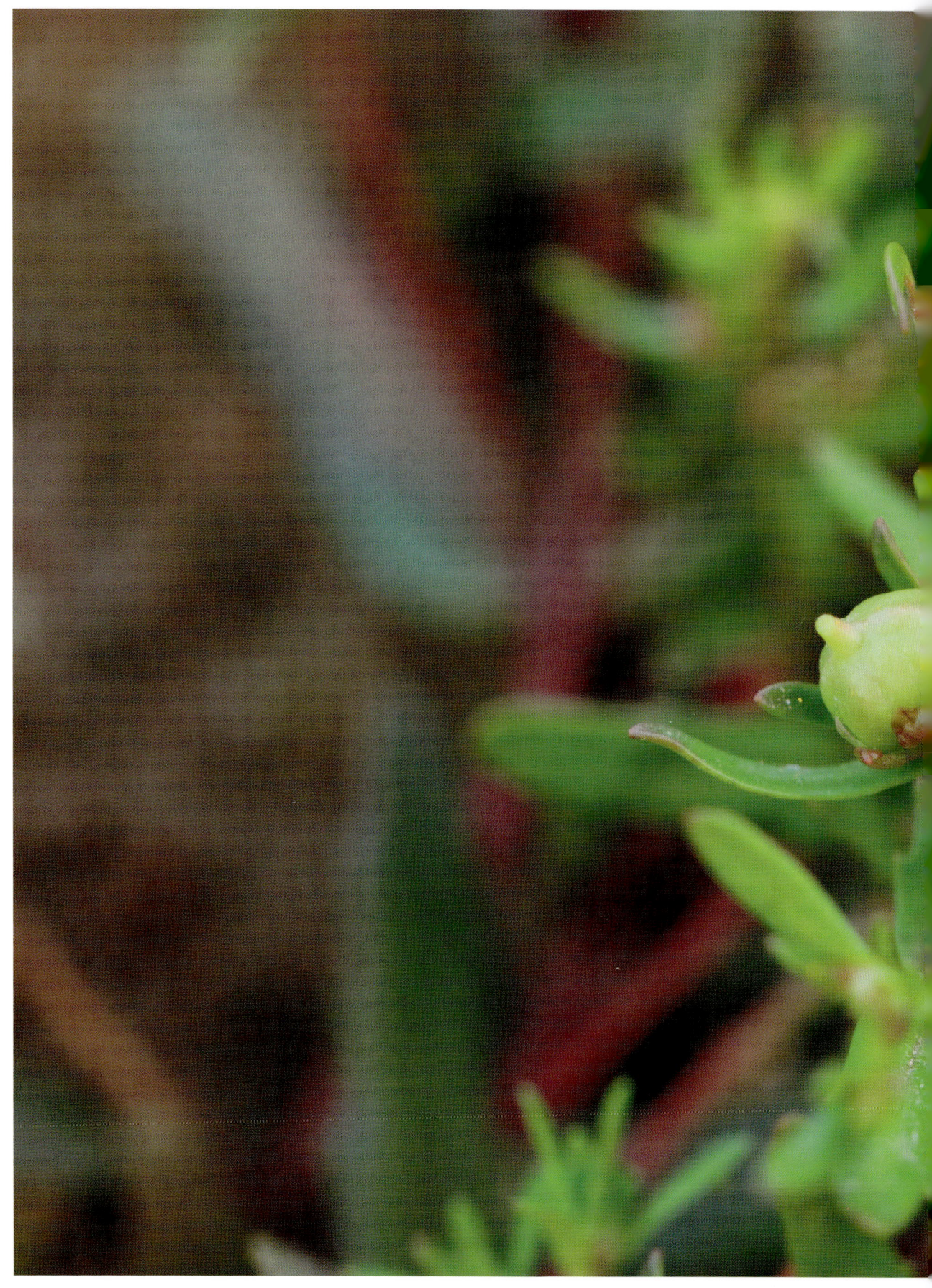

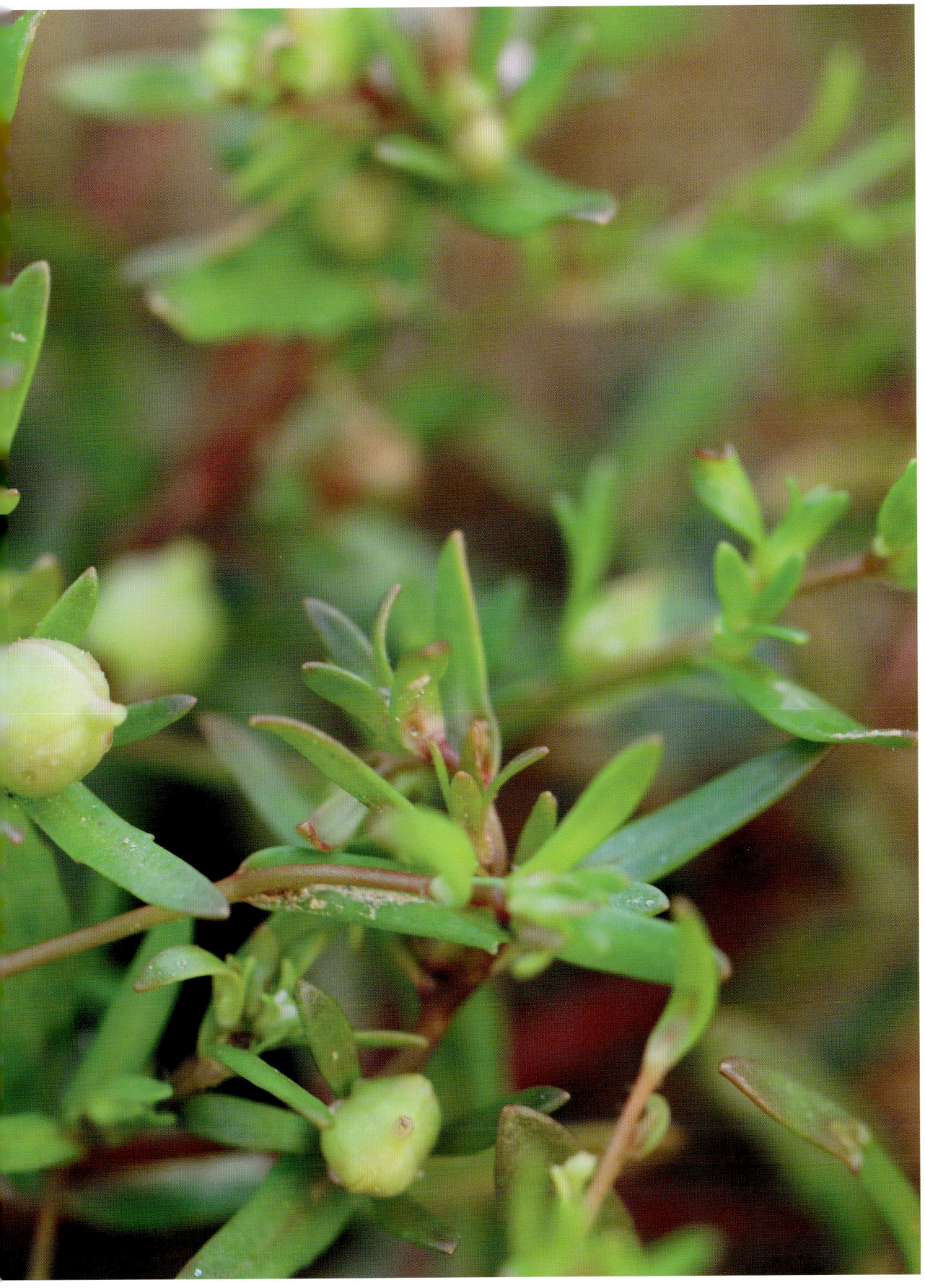

蚊母草

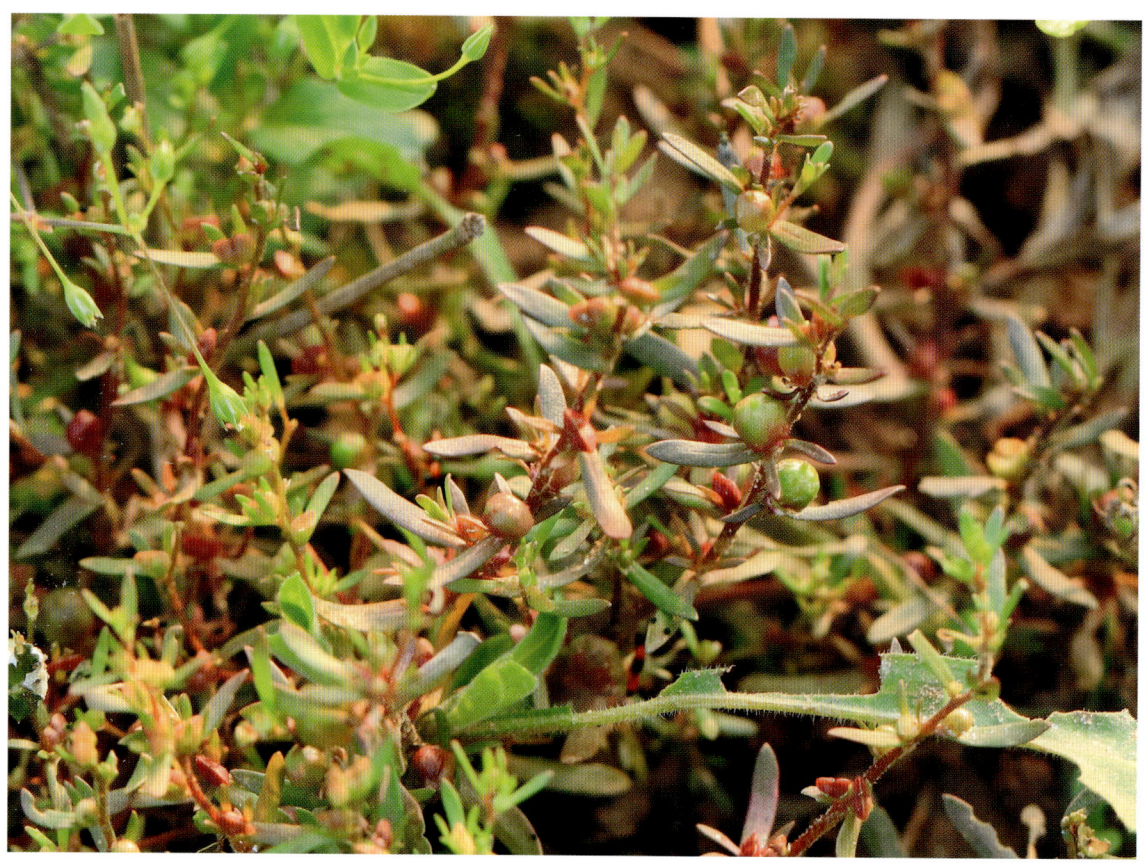

蚊母草

药材鉴别

本品须根丛生，细而卷曲，表面棕灰色至棕色，折断面白色。茎圆柱形，直径约 1 mm，表面枯黄色或棕色，老茎微带紫色，有纵纹；质柔软，折断面中空。叶大多脱落，残留的叶片淡棕色或棕黑色，皱缩卷曲。蒴果棕色，有多数细小而扁的种子。种子淡棕色，有虫瘿的果实膨大为肉质桃形。气微，味淡。

功效主治

活血，止血，清肺热，和肝胃。主治跌打损伤，咳嗽痰中带血，吐血，鼻衄，咽喉肿痛，肝胃气痛，疝痛，痛经。

用法用量

内服：15 ~ 30 g，煎汤；研末或鲜品捣汁服。外用：捣敷或煎洗。

▌民族药方

1．跌打坠压伤，伤后吐血，肺痨咳嗽吐血　仙桃草 100 g。用童便浸 1 日，晒干，再浸，再晒；研成极细末，每用 3 ~ 5 g，热甜酒送服。

2．肝气，胃气，小肠疝气　仙桃草、金橘核、橘核、荜澄茄各等份。研为末，砂糖调丸绿豆大，每日服 5 g。

3．舌下核肿　仙桃草适量。研细末，每服 5 g，温水送服。

4．跌打损伤　仙桃草 120 g。熬酒服，渣包伤处；或粉末 6 g。用酒吞服。

5．劳伤吐血　仙桃草 15 g，瓜子金 60 g。水煎服。

▌使用注意

孕妇忌服。

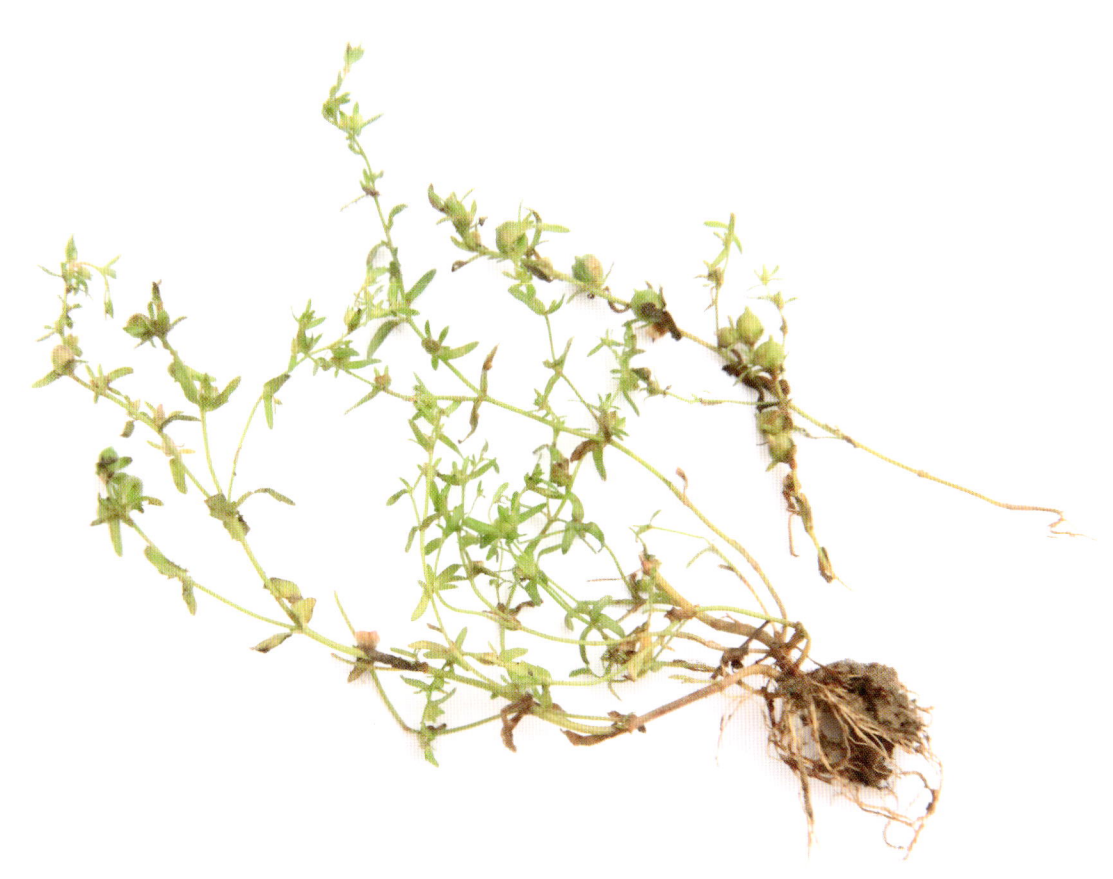

仙桃草药材

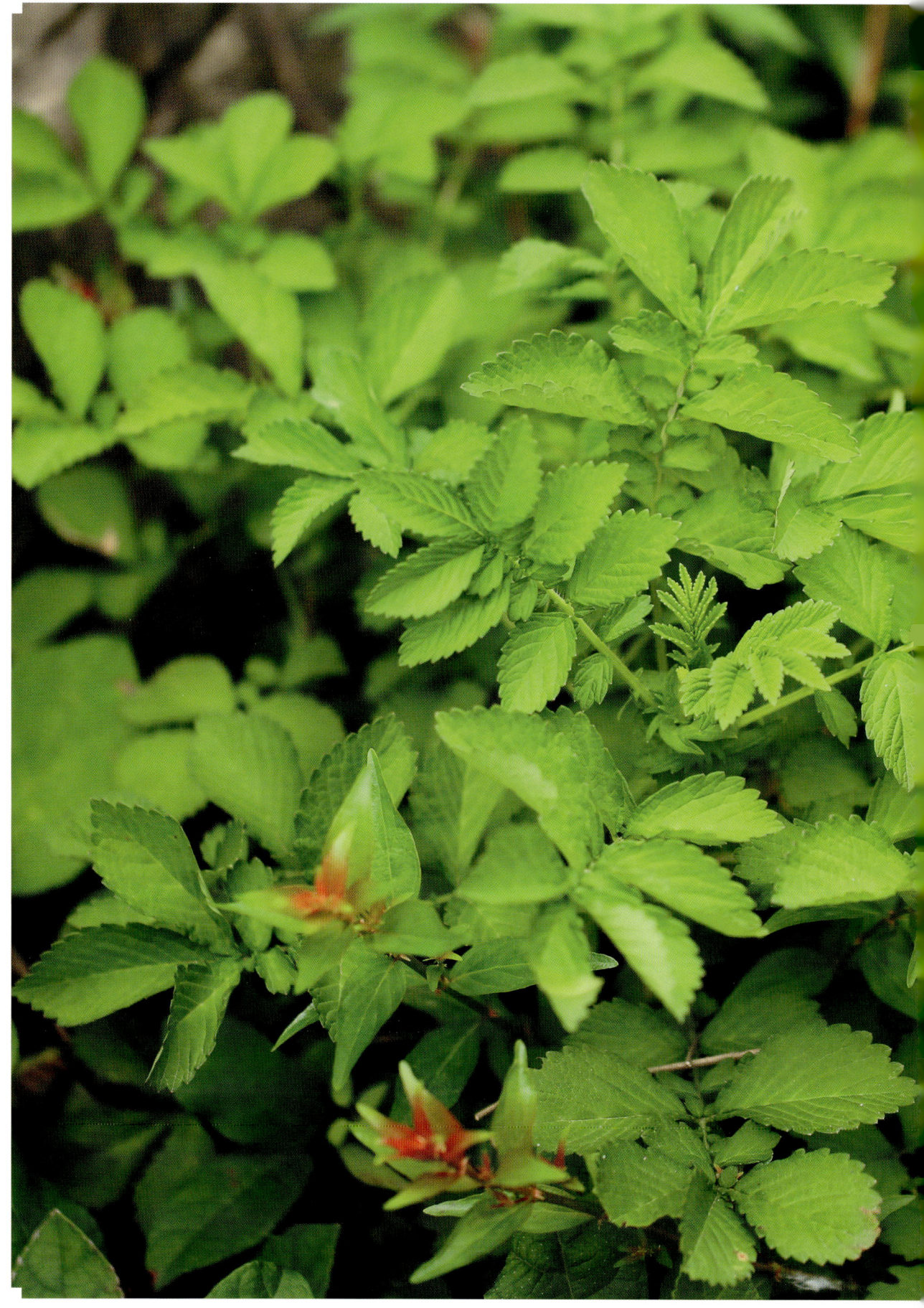

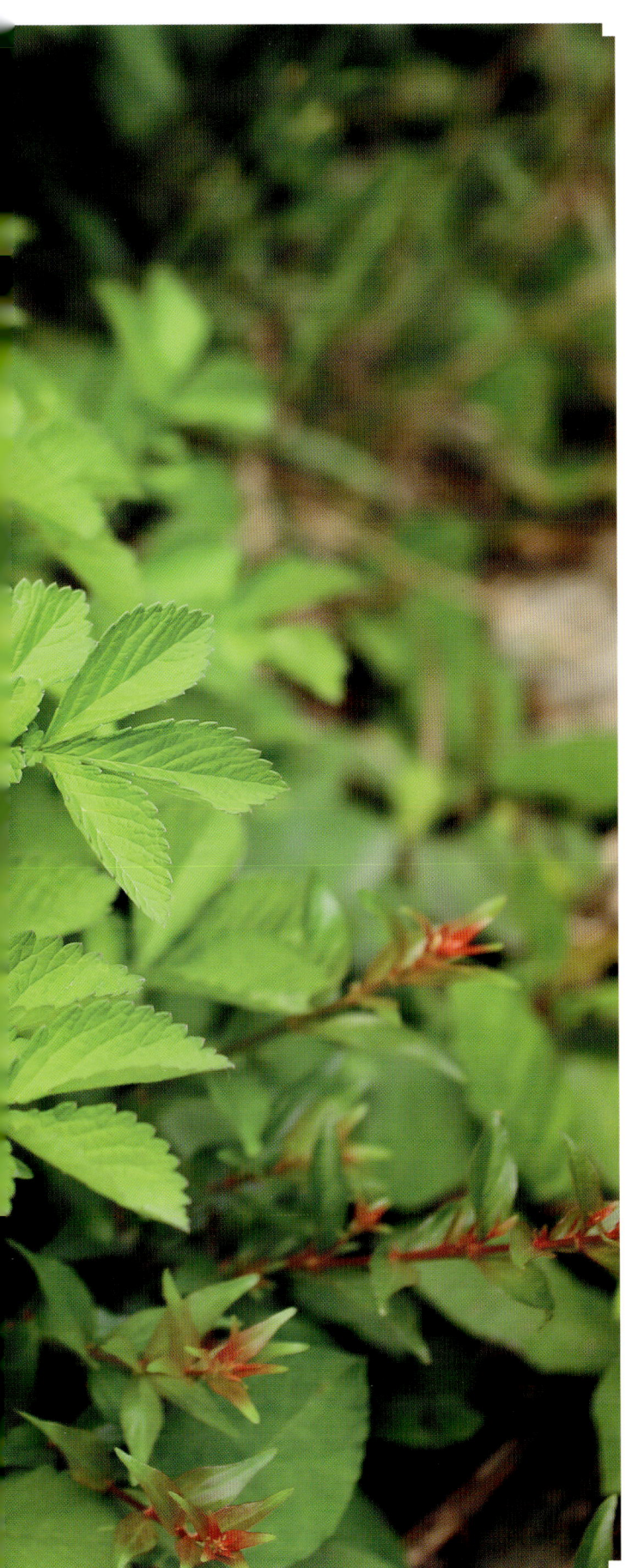

仙鹤草

【水药名】骂板别。

【别　名】龙芽草、铁胡蜂、涩疙瘩、刀口药、大毛药、脱力草。

【来　源】本品为蔷薇科植物龙牙草 Agrimonia pilosa Ledeb. 的根及全草。

【性味归经】味苦、涩，性凉。归肺、肝、脾经。

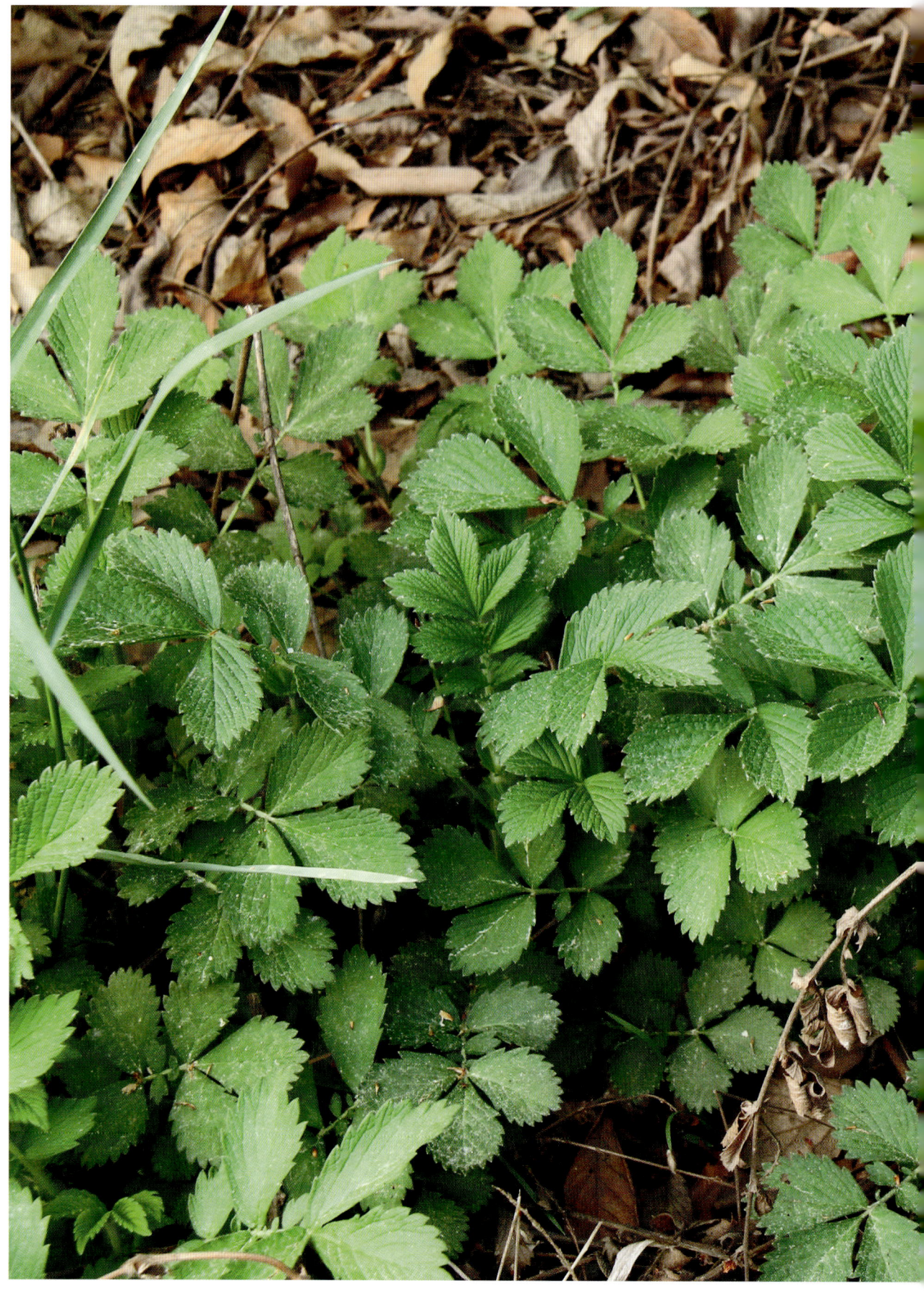

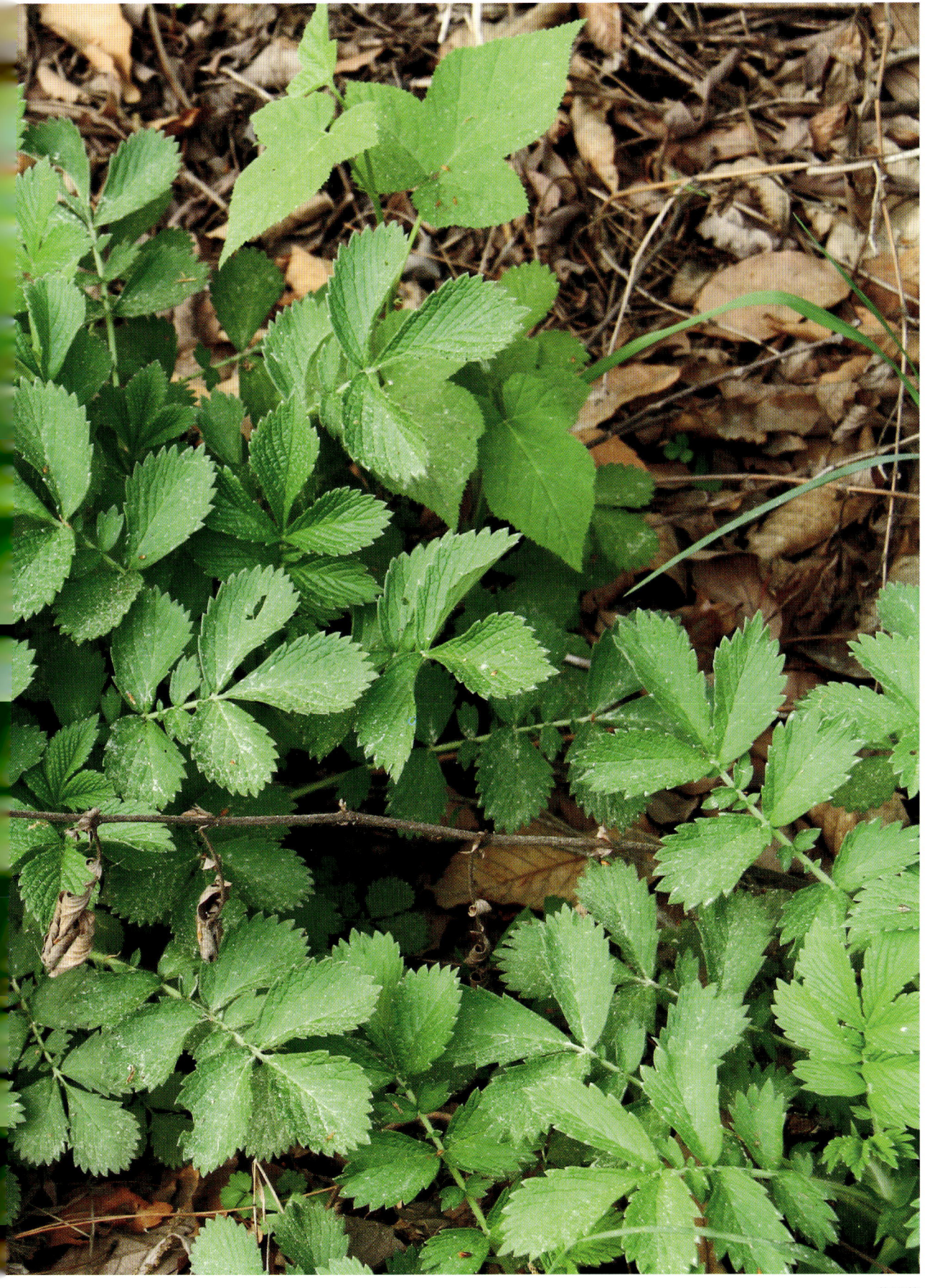

龙牙草

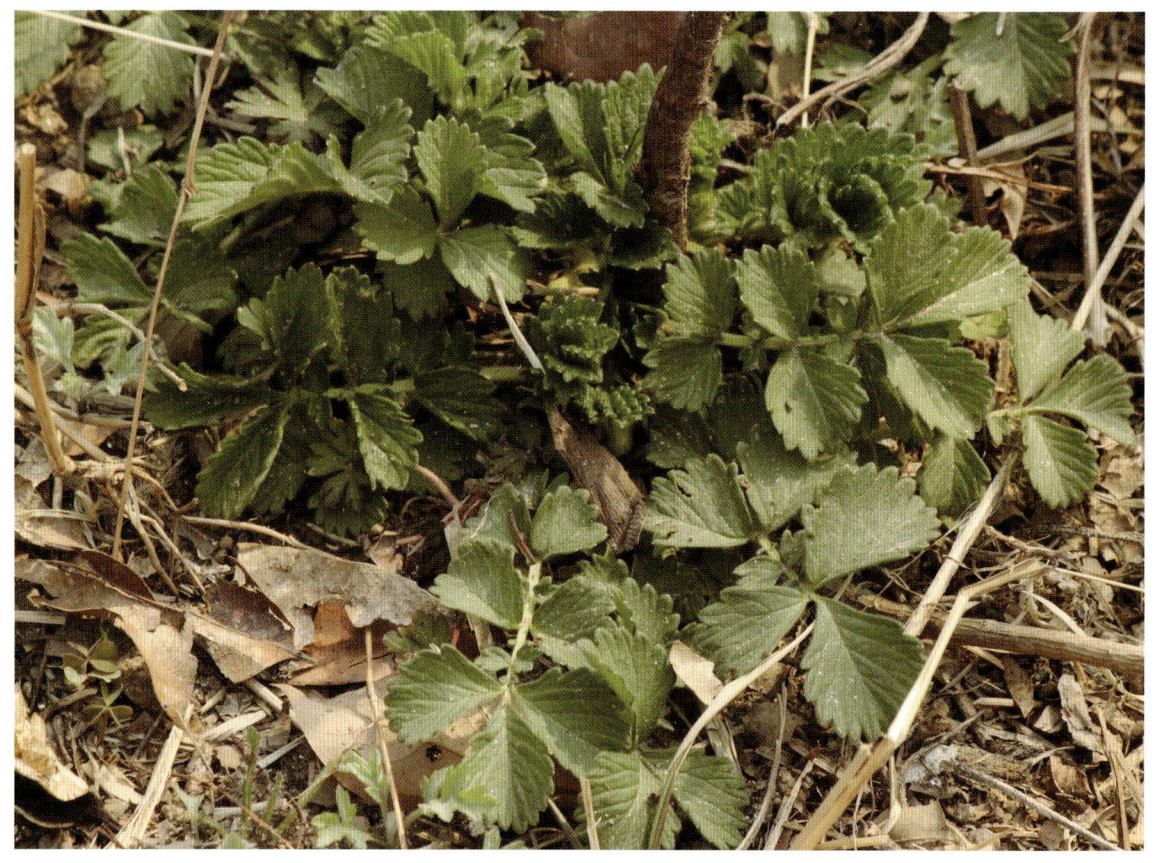

龙牙草

识别特征

多年生草本。茎直立，全体被白色长柔毛，上部分枝。单数羽状复叶，互生，有柄；托叶斜卵形，有深裂齿；小叶片长椭圆形或椭圆形，先端锐尖，基部楔形，边缘锐锯齿，两面均被柔毛；顶端及中部的叶较大。总状花序顶生或腋生，窄细，黄色。瘦果。花期7—9月，果期9—10月。

生境分布

生长于荒地、山坡、路旁、草地。分布于全国各地。

采收加工

夏、秋二季，在枝叶茂盛未开花时，割取全草，除净泥土，晒干。

药材鉴别

本品为干燥的全草，茎基部木质化，淡棕褐色至紫红色，径4～6 mm，光滑无毛，茎节明显，上疏下密，有时有残存托叶；上部茎绿褐色，或淡黄棕色，被白色柔毛，叶灰绿色，皱缩卷曲。偶见花枝或果枝。气微，味微苦涩。以梗紫红色、枝嫩、叶完整者为佳。

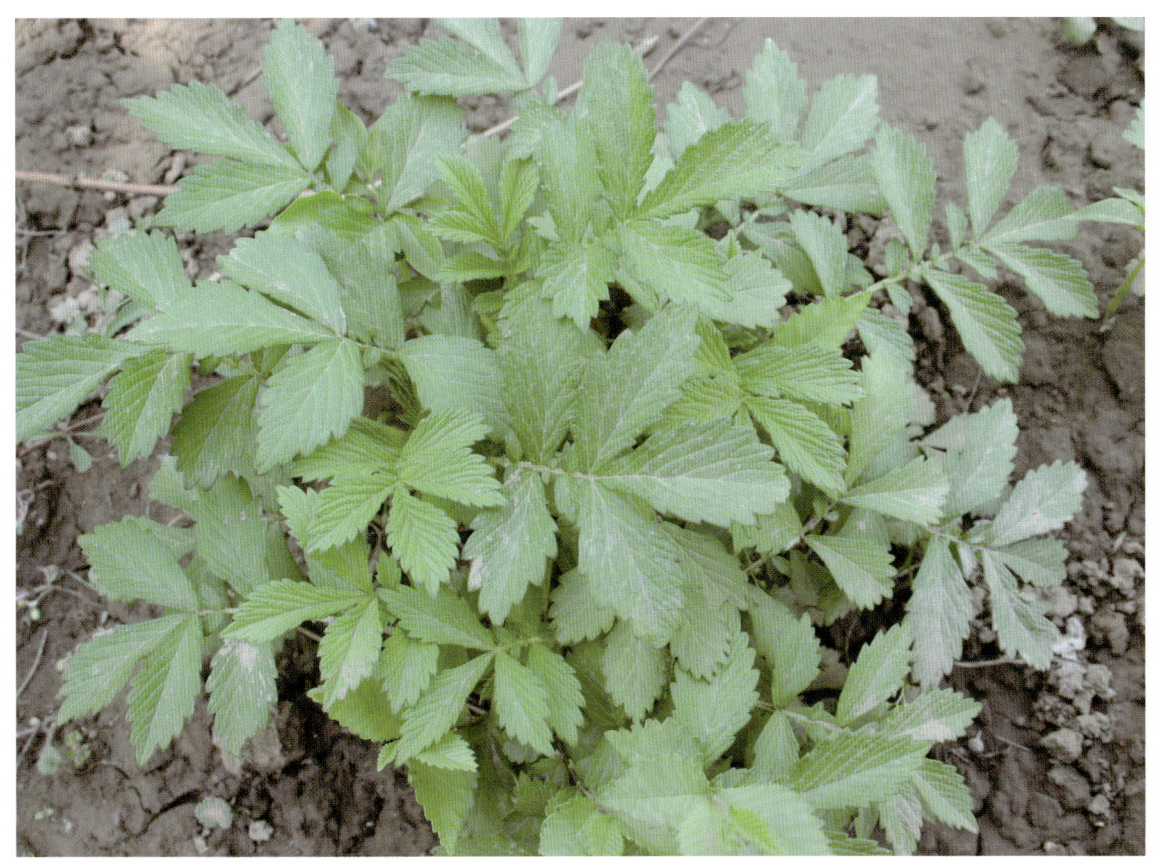

龙牙草

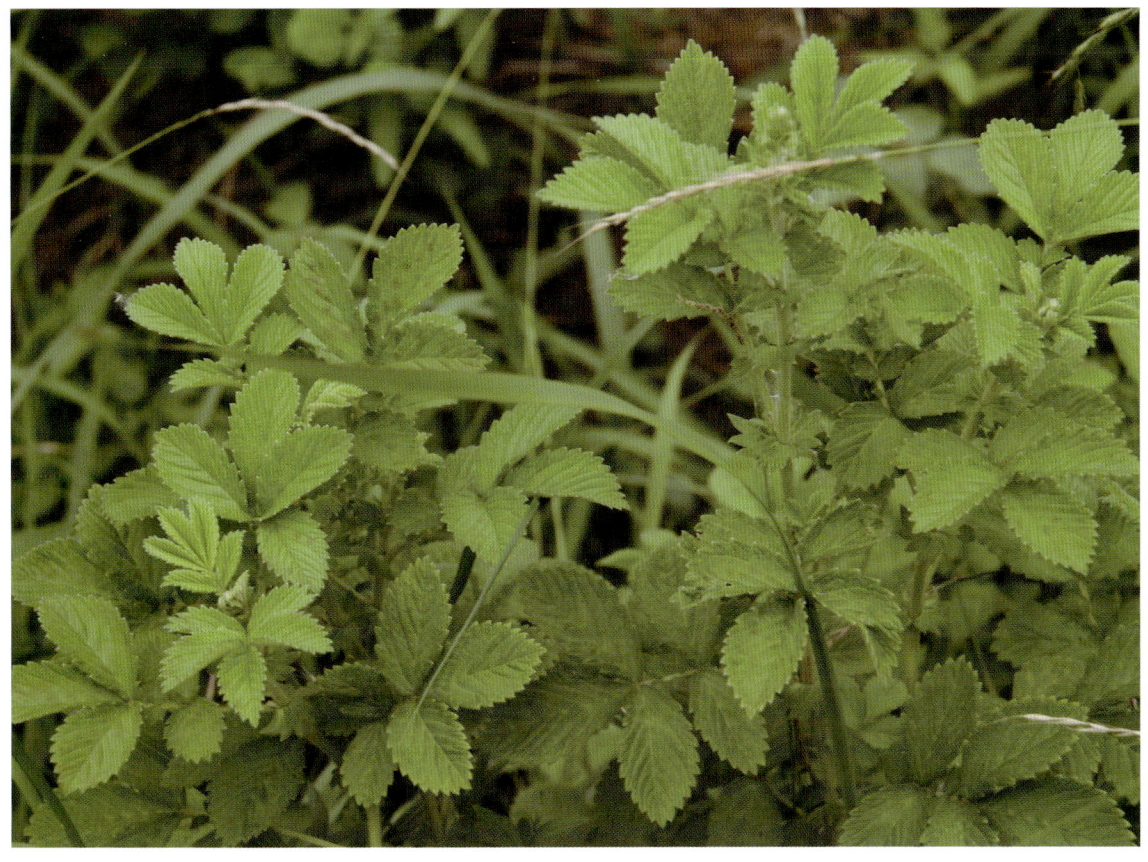

龙牙草

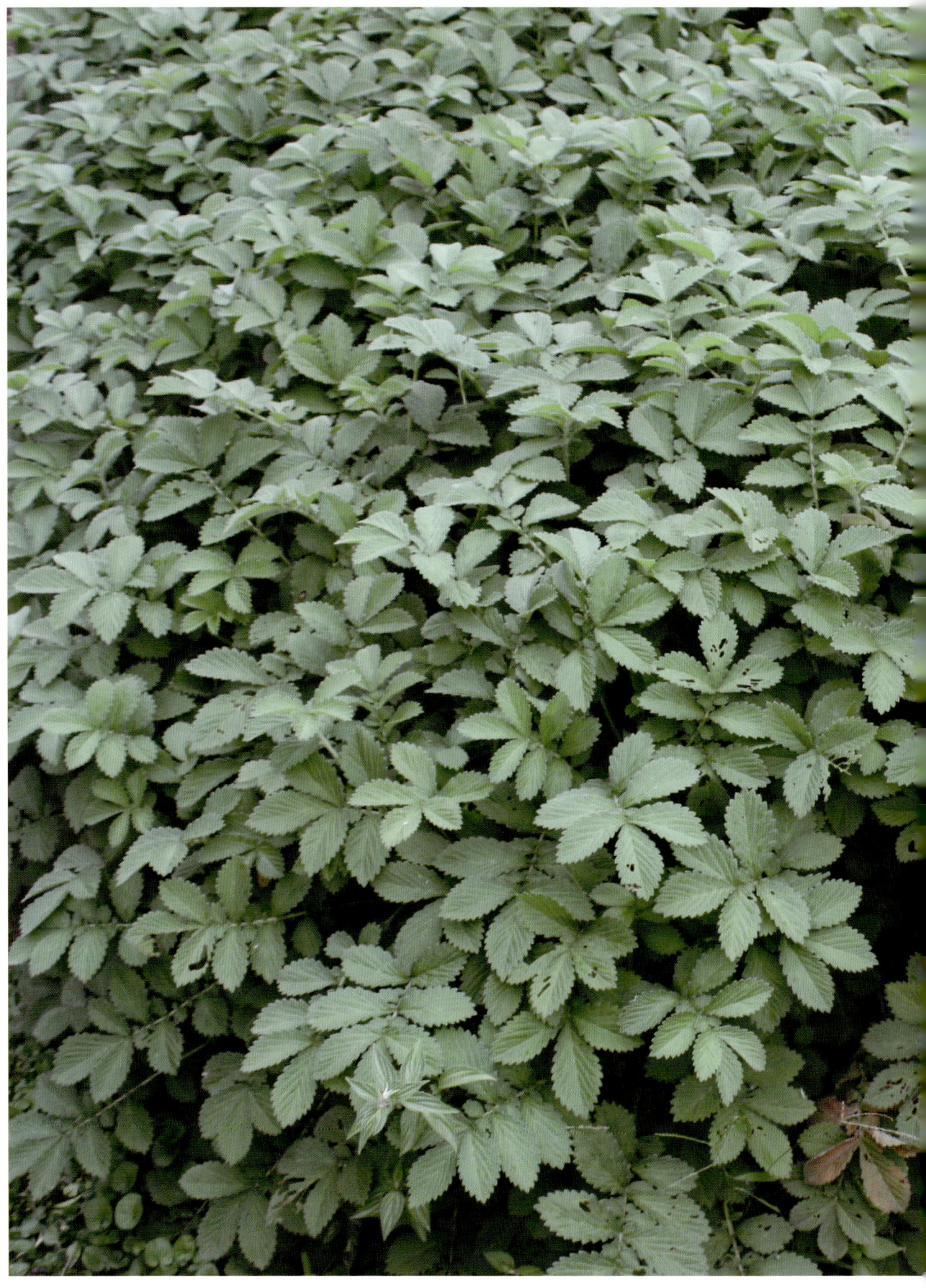

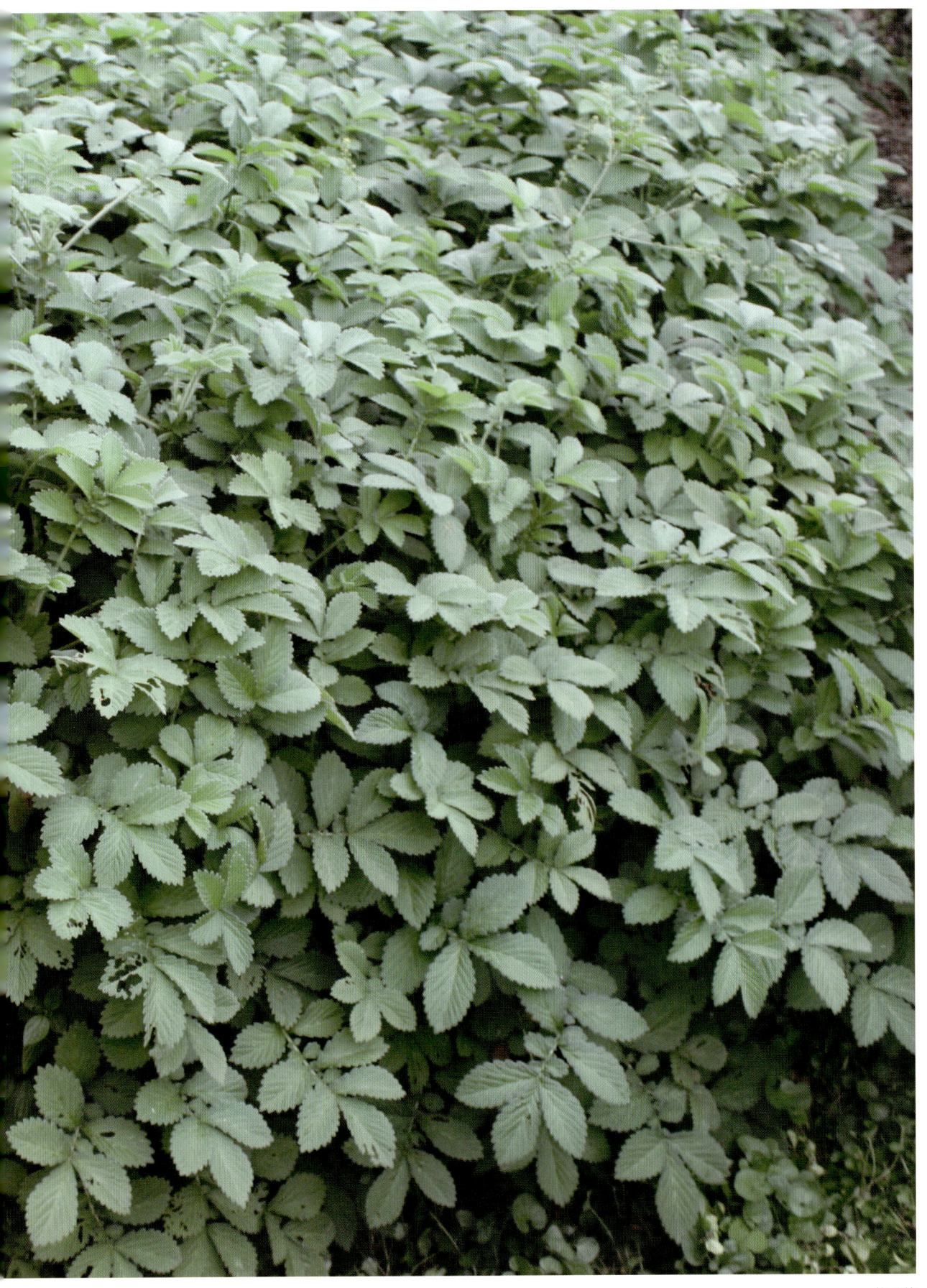

龙牙草

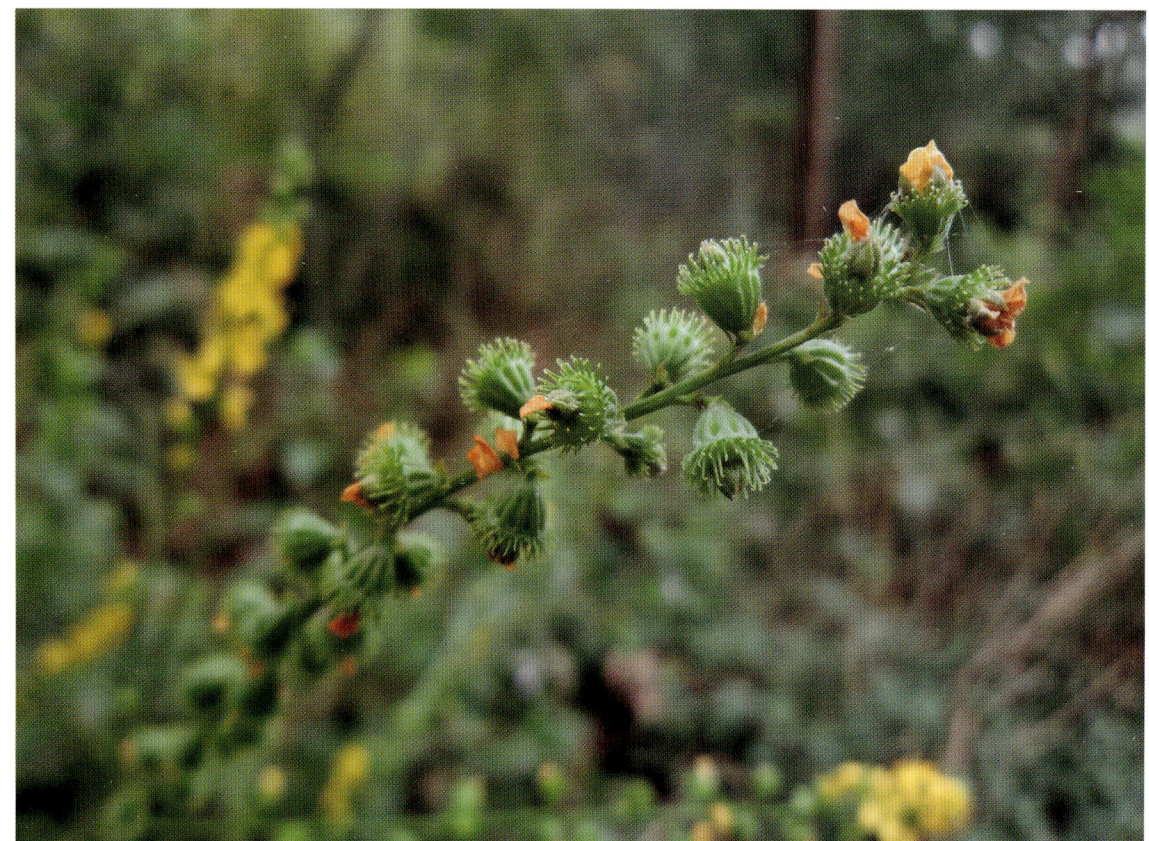

龙牙草

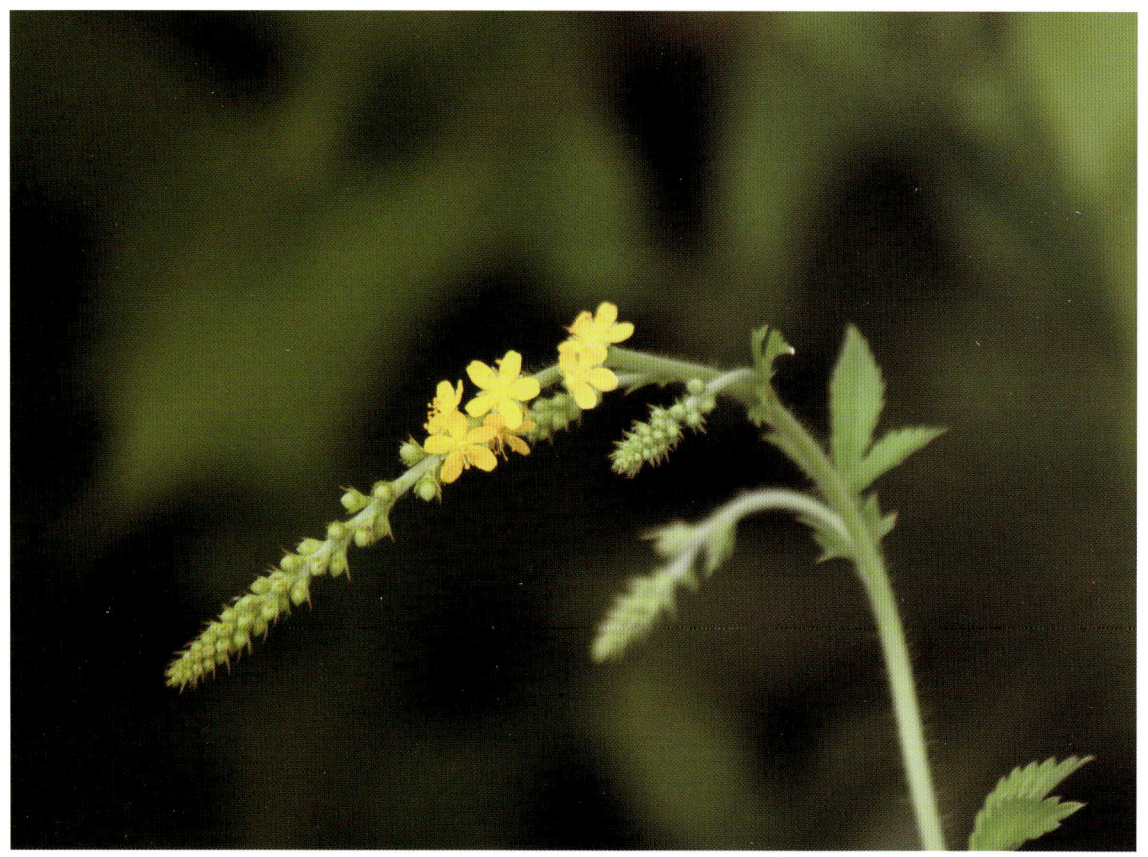

龙牙草

▋功效主治

止血，健胃。主治咯血，吐血，尿血，便血，赤白痢疾，崩漏带下，劳伤脱力，烫伤，创伤出血。

▋用法用量

内服：10 ~ 30 g，煎汤；捣汁或入散剂。外用：捣敷或研末撒。

▋民族药方

1. 痔疮，痔疮出血　仙鹤草 120 g，猪肉（去肥）适量。炖肉熟后服。

2. 拉肚子，水泻　仙鹤草 15 g，乌梅 3 个。水煎服。

3. 妇女崩漏　仙鹤草、鸡冠花各 15 g，一口血 10 g。煎水取汁，入甜酒汁 50 mL，再煮一沸后服，每日 3 次。

▋使用注意

非出血不止者不用。

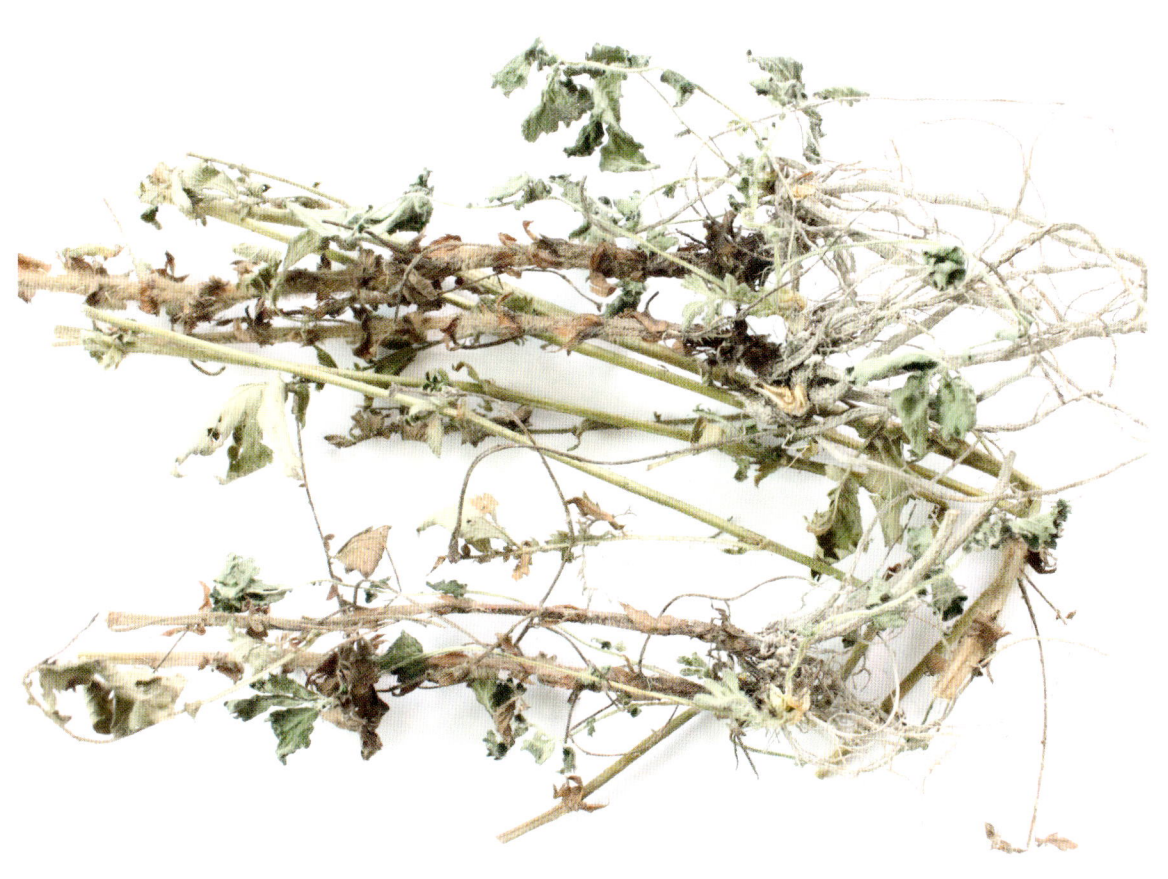

仙鹤草药材

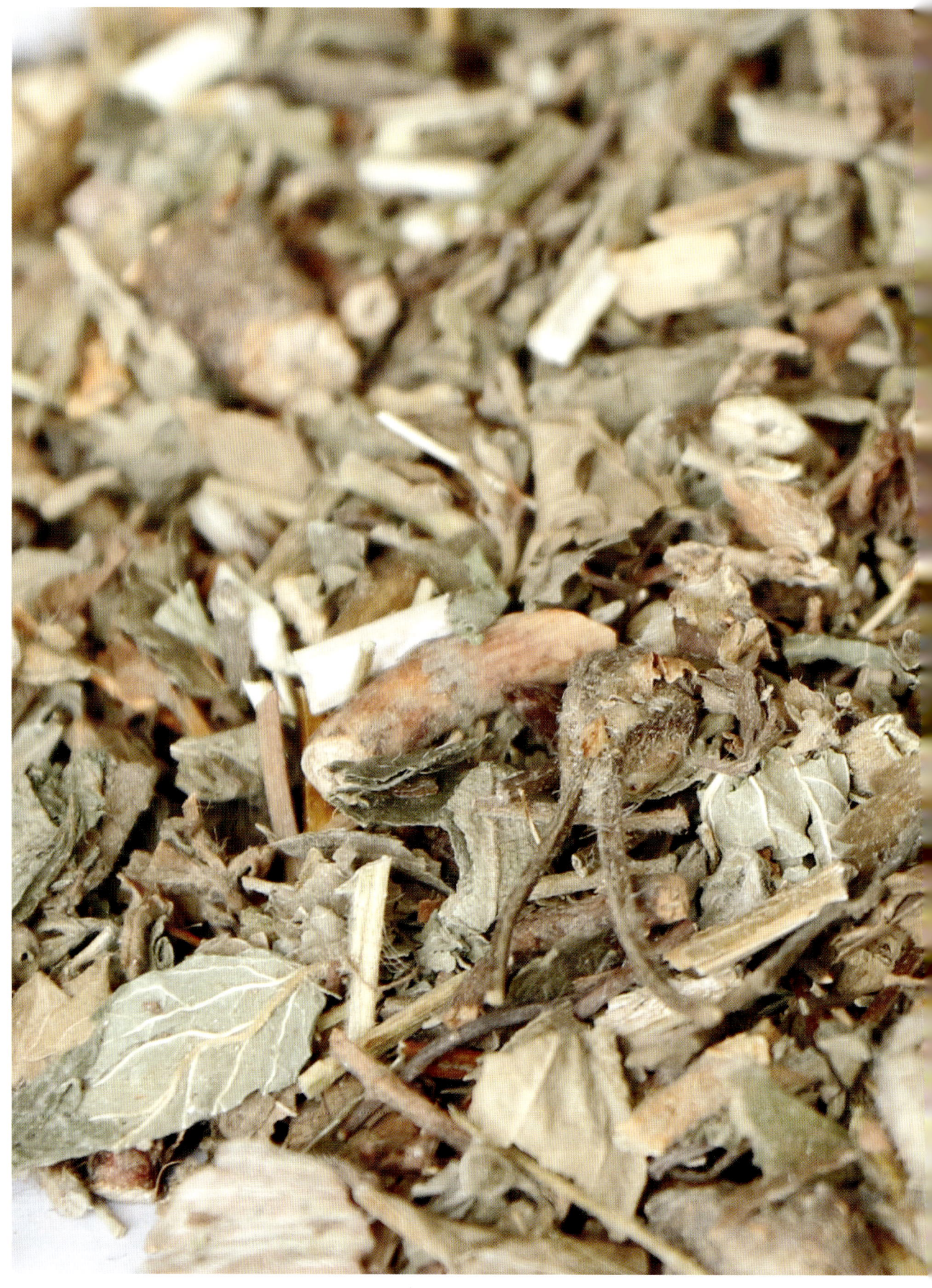

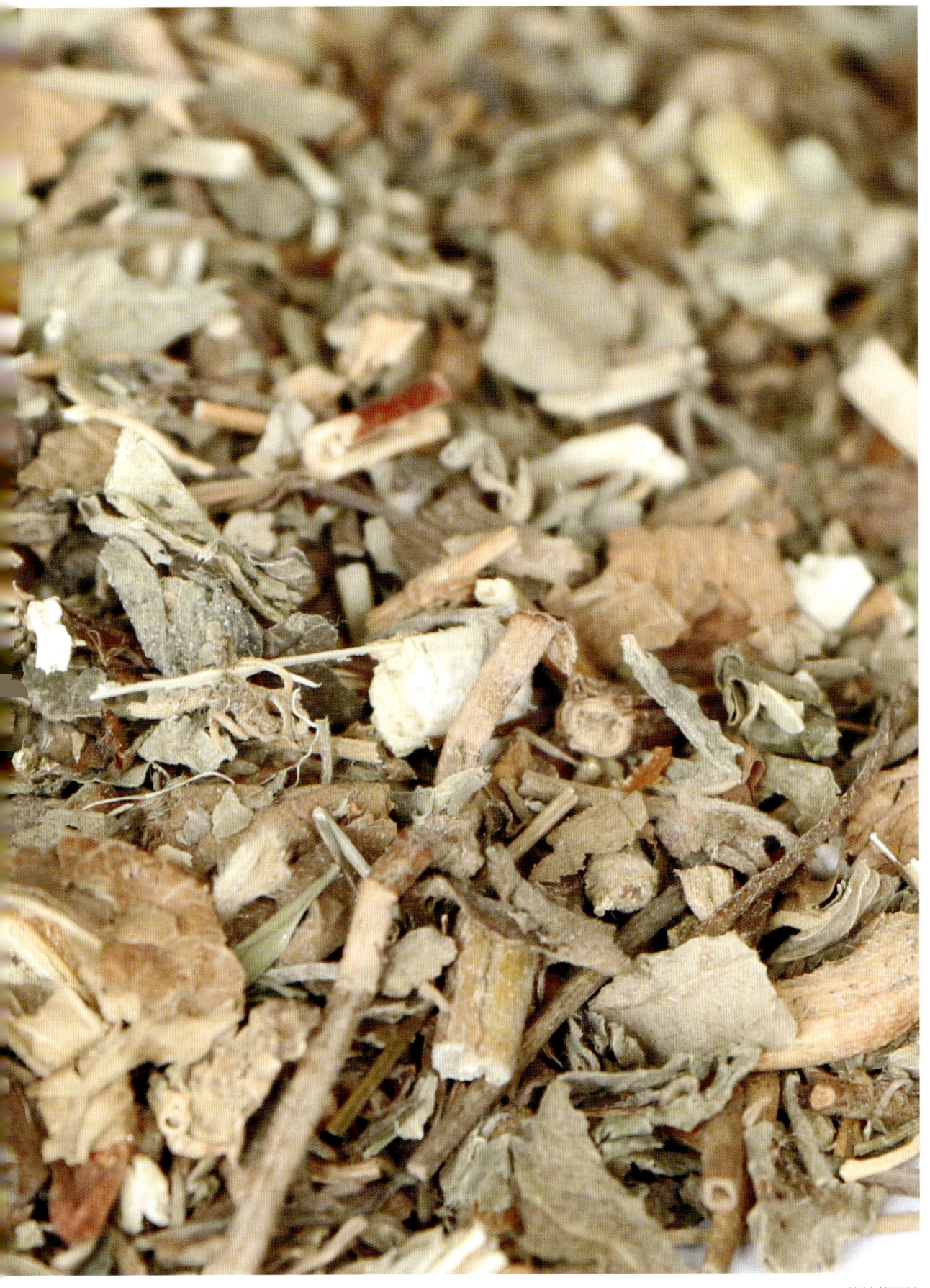

仙鹤草饮片

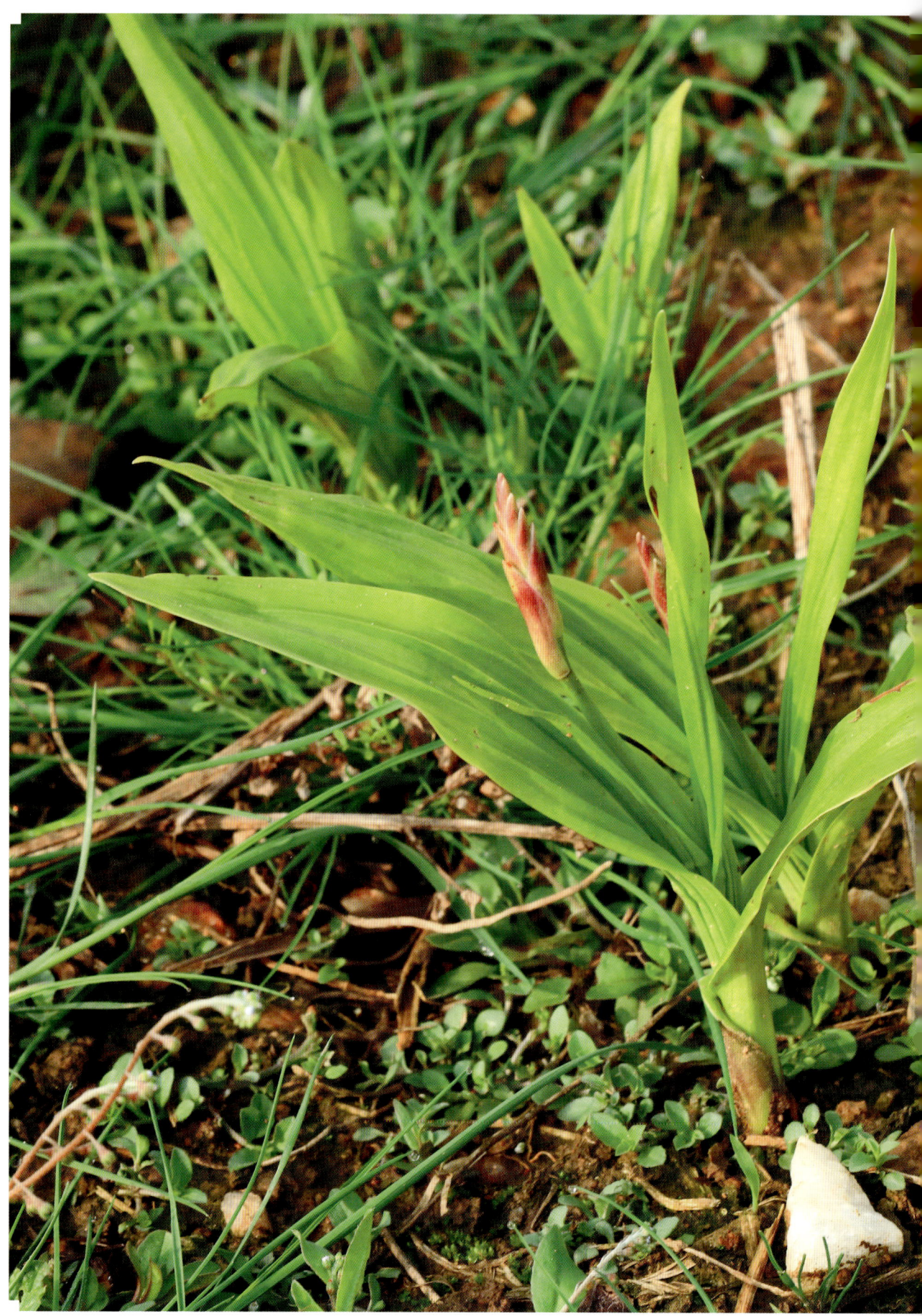

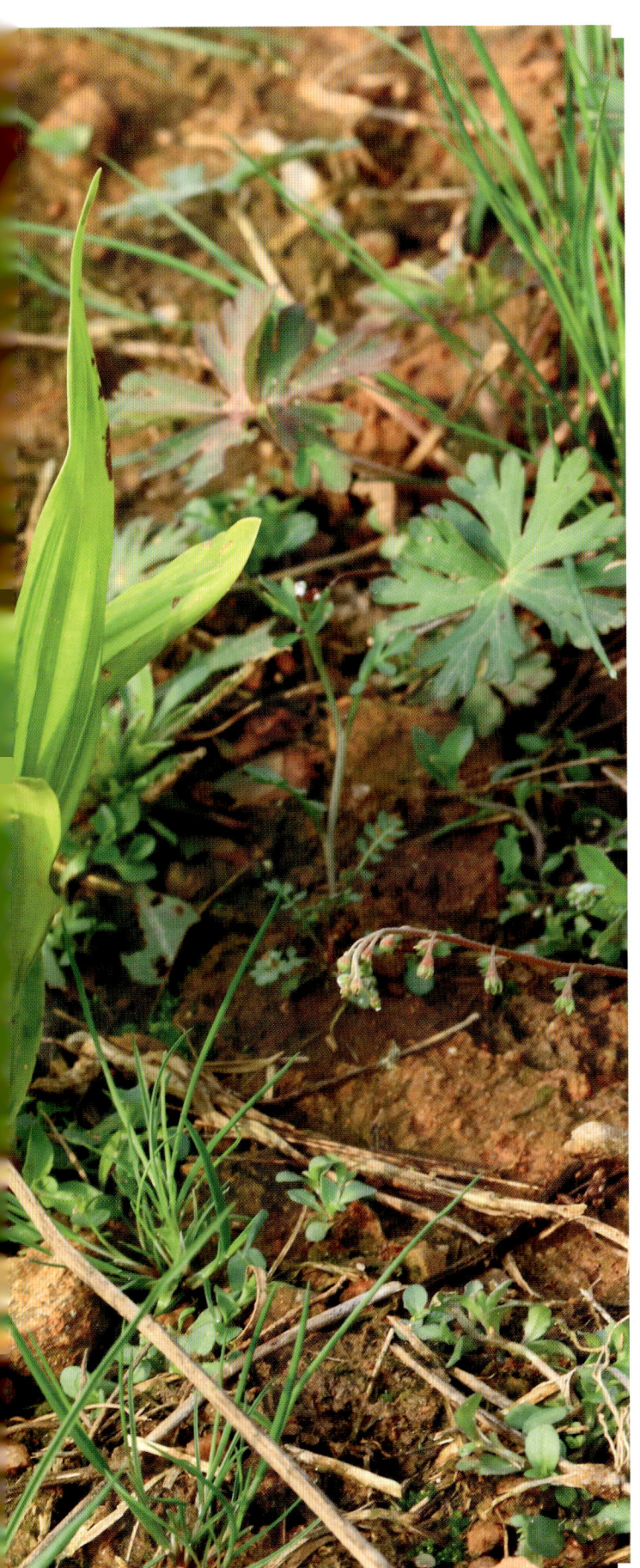

白及

【水 药 名】杠福。

【别 名】白及、甘根、冰球子、连及草、朱兰、紫兰。

【来 源】本品为兰科植物白及 *Bletilla striata* (Thunb.) Reiehb.f. 的块茎。

【性味归经】味苦、微甘，性凉。归肺、肝、胃经。

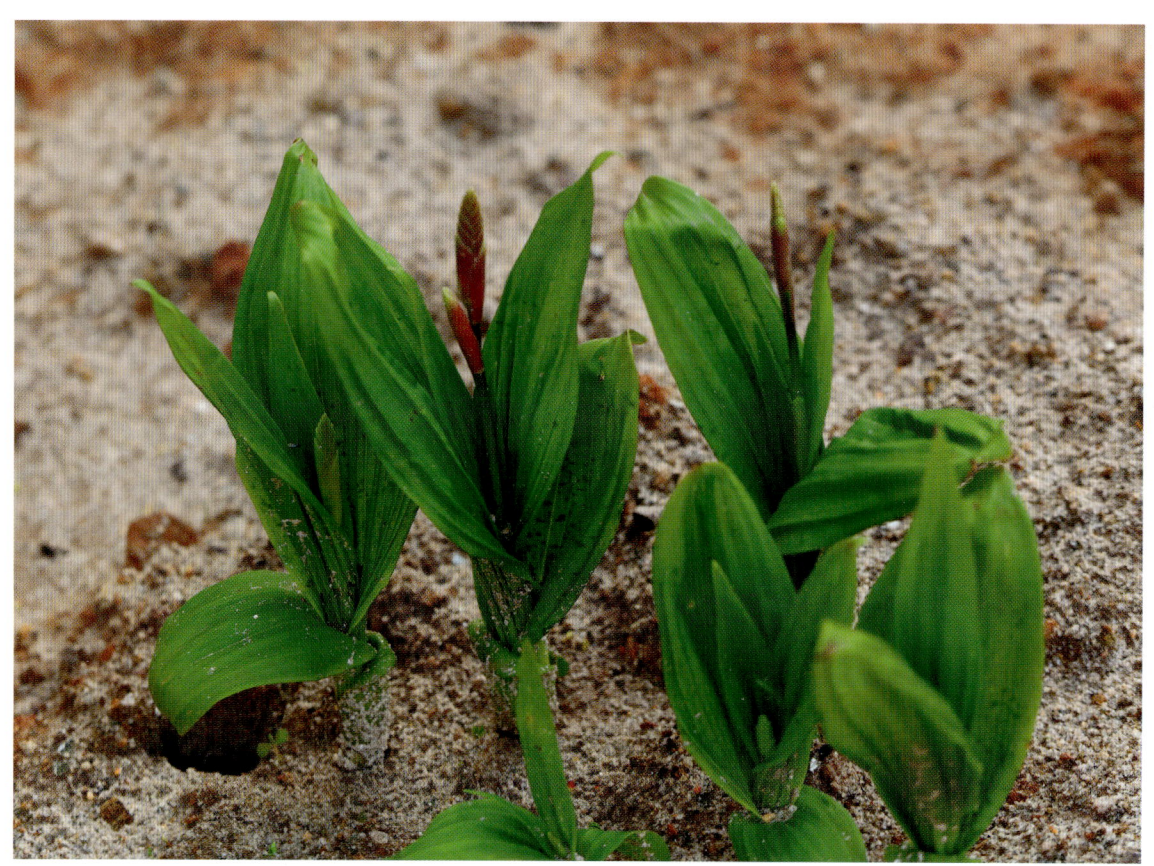

白及

识别特征

多年生草本。块茎肥厚肉质，为连接的三角状卵形厚块，略扁平，黄白色；须根灰白色，纤细。叶3～5片，披针形或剑形，长15～25 cm，宽2.5～3.5 cm，先端渐尖，基部下延成长鞘状，全缘。总状花序顶生，花淡紫红色或黄白色。蒴果圆柱形，两端稍尖狭，具6纵肋，顶端常具花瓣枯萎后留的痕迹。花期4—5月，果期7—9月。

生境分布

生长于山野川谷较潮湿处。分布于河南、陕西、甘肃、山东、安徽、江苏、浙江、福建、广东、广西、江西、湖南、湖北、四川、贵州、云南等省区。

采收加工

栽种3～4年后的9—10月采挖，将根茎浸水中约1 h，洗净泥土，除去须根，经蒸煮至内面无白心时取出，晒或炕至表面干硬不粘结时，用硫黄熏1夜后，晒干或炕干，然后撞去残须，使表面成光洁淡黄白色，筛去杂质。

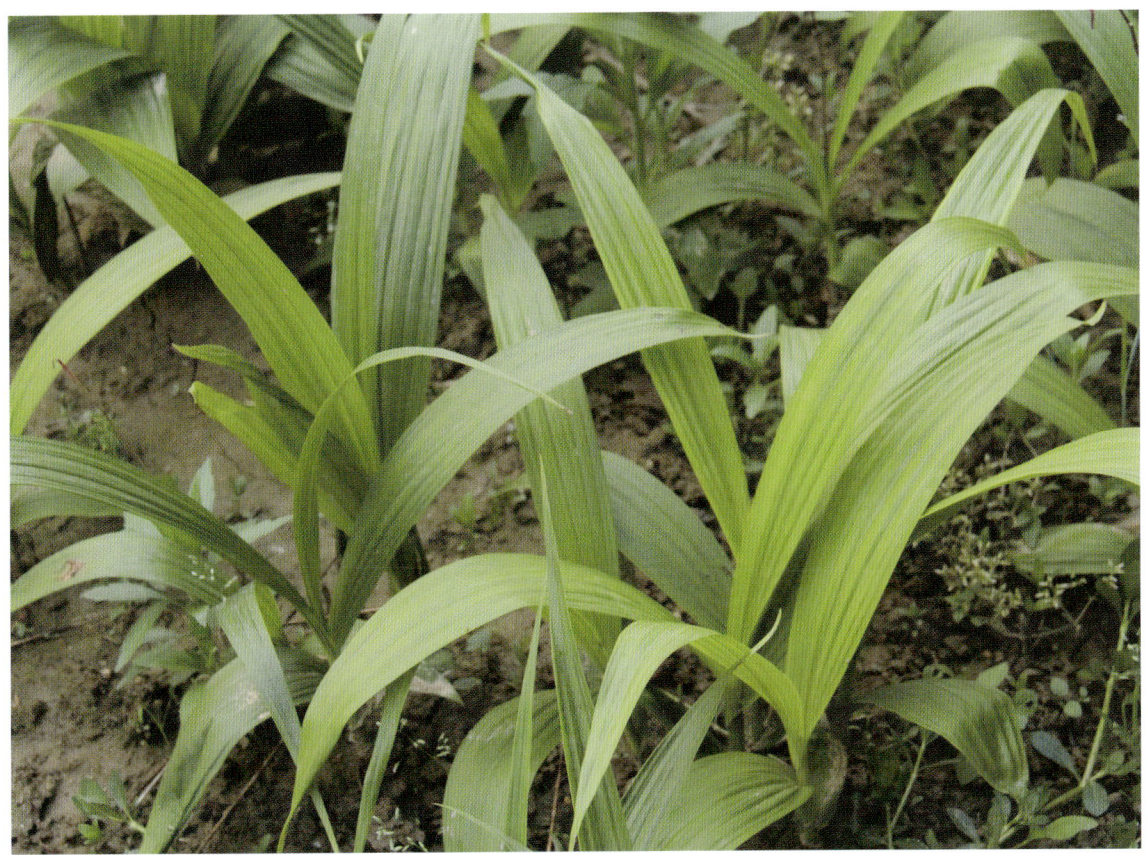

白及

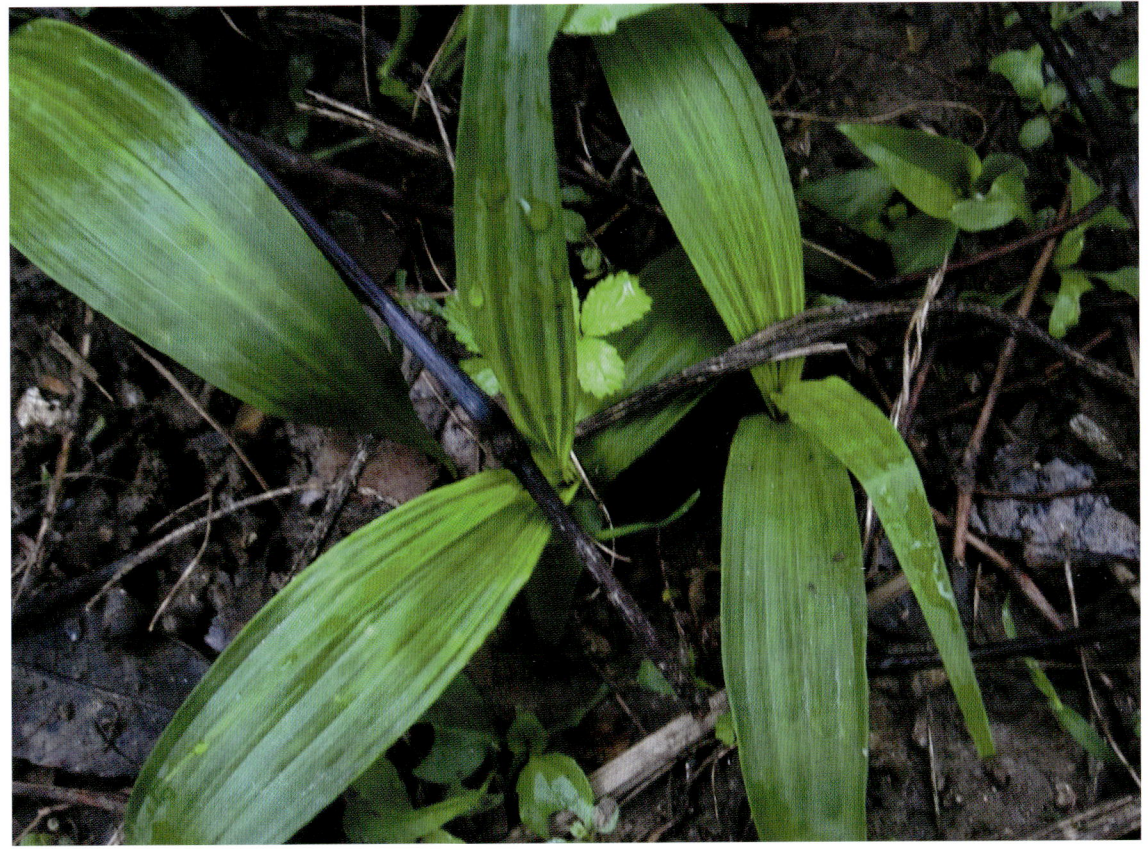

白及

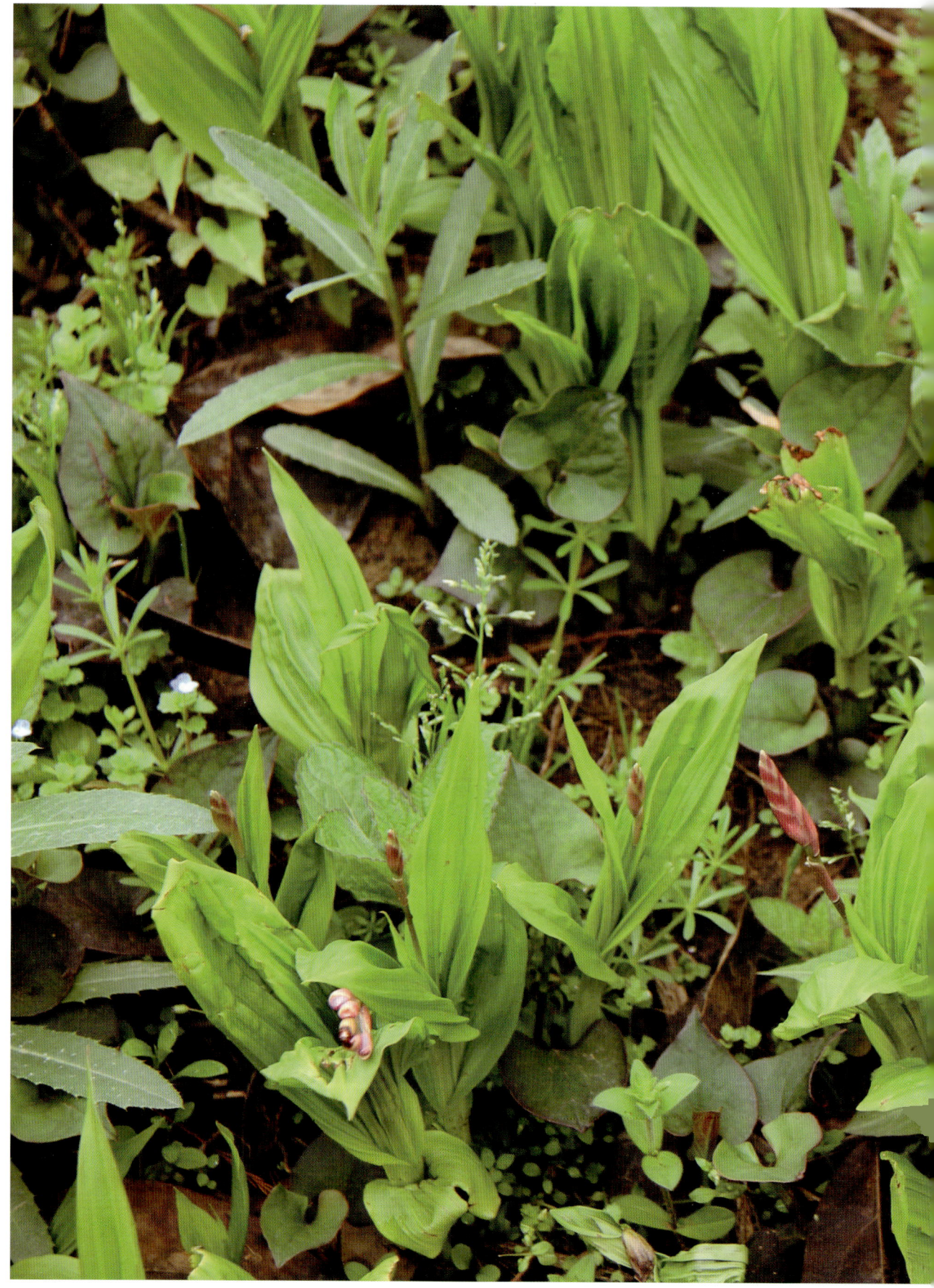

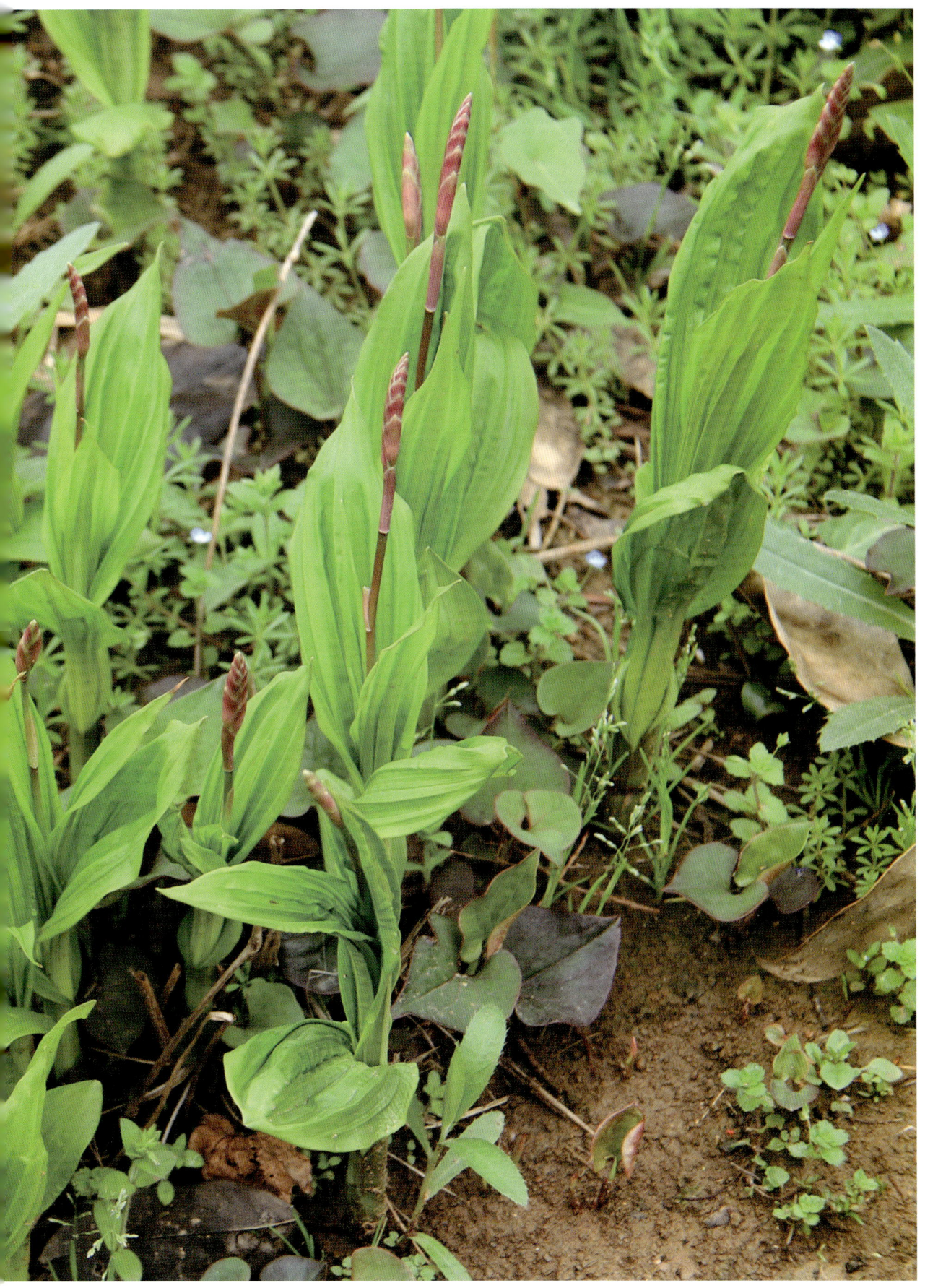

白及

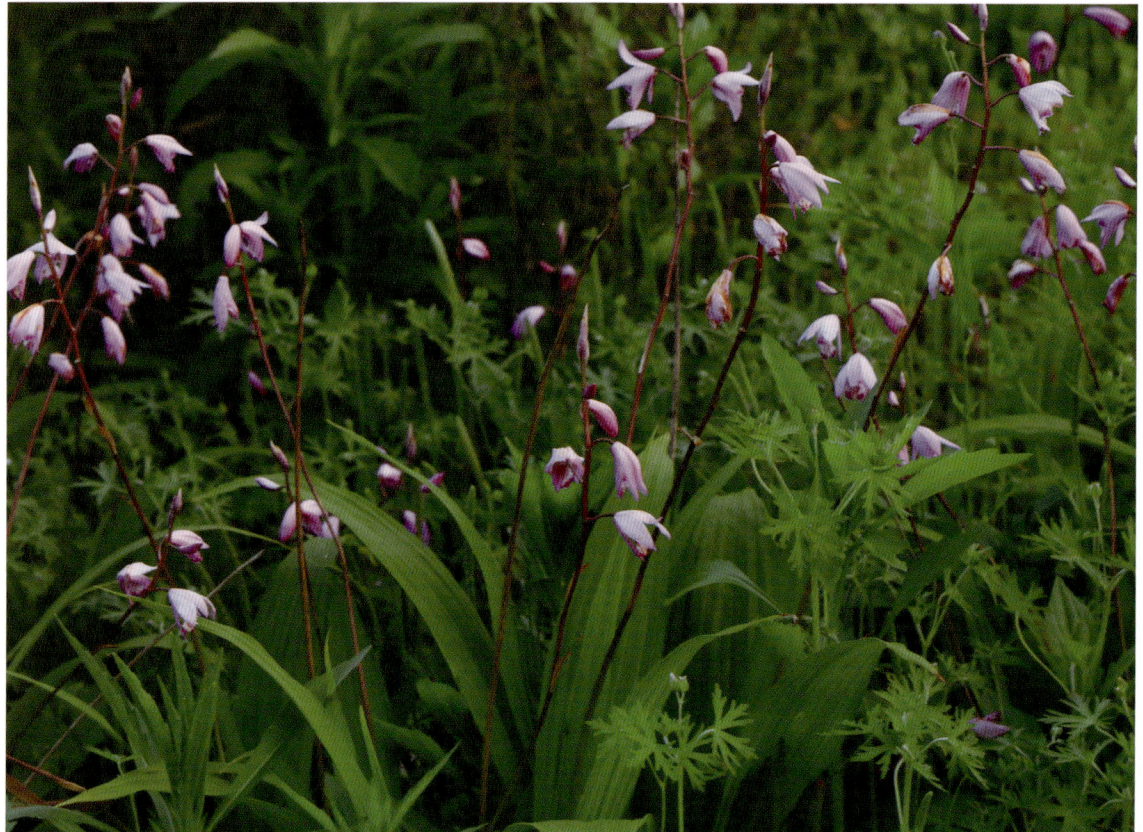

白及

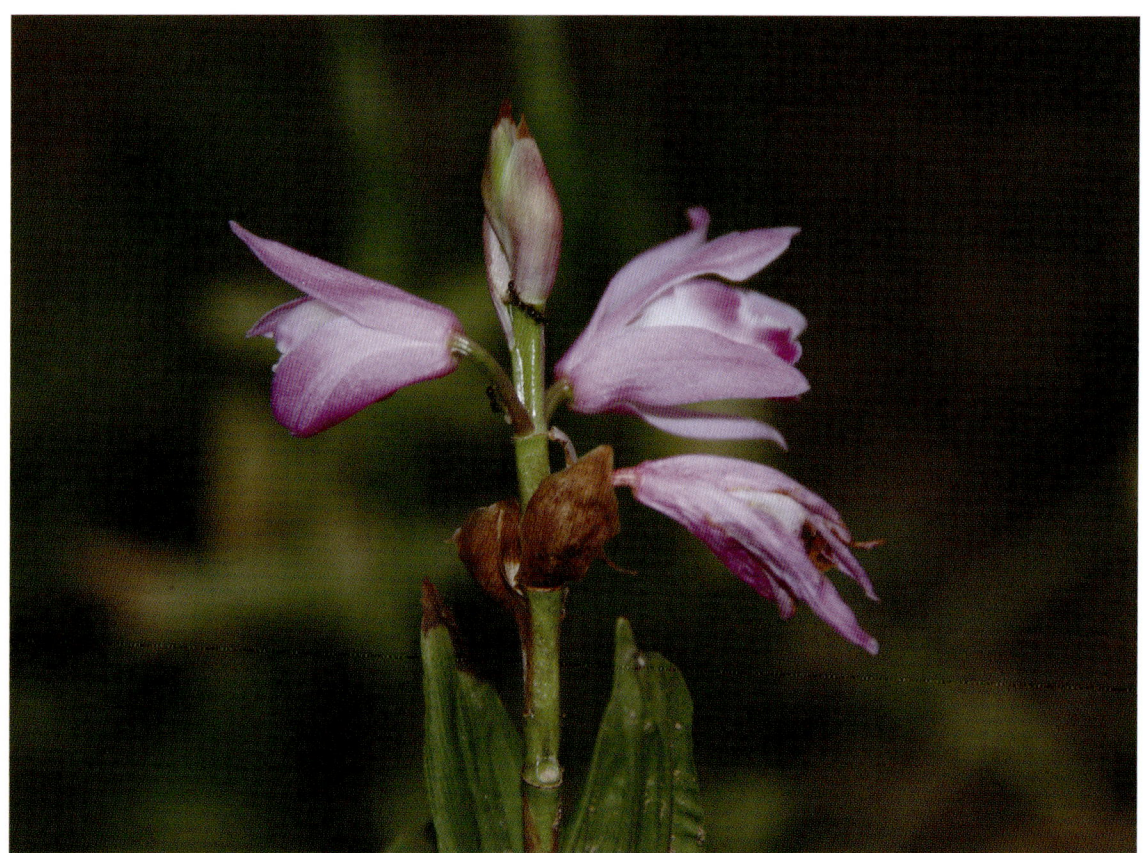

白及

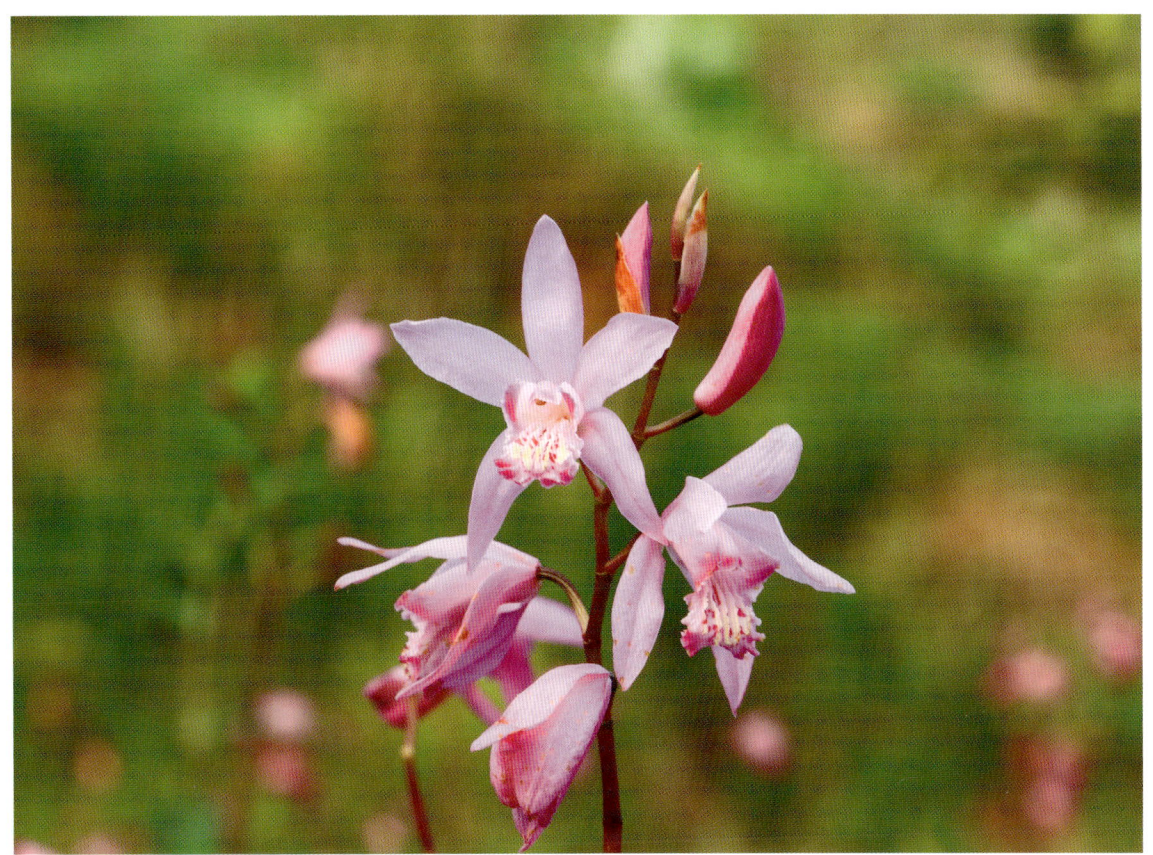

白及

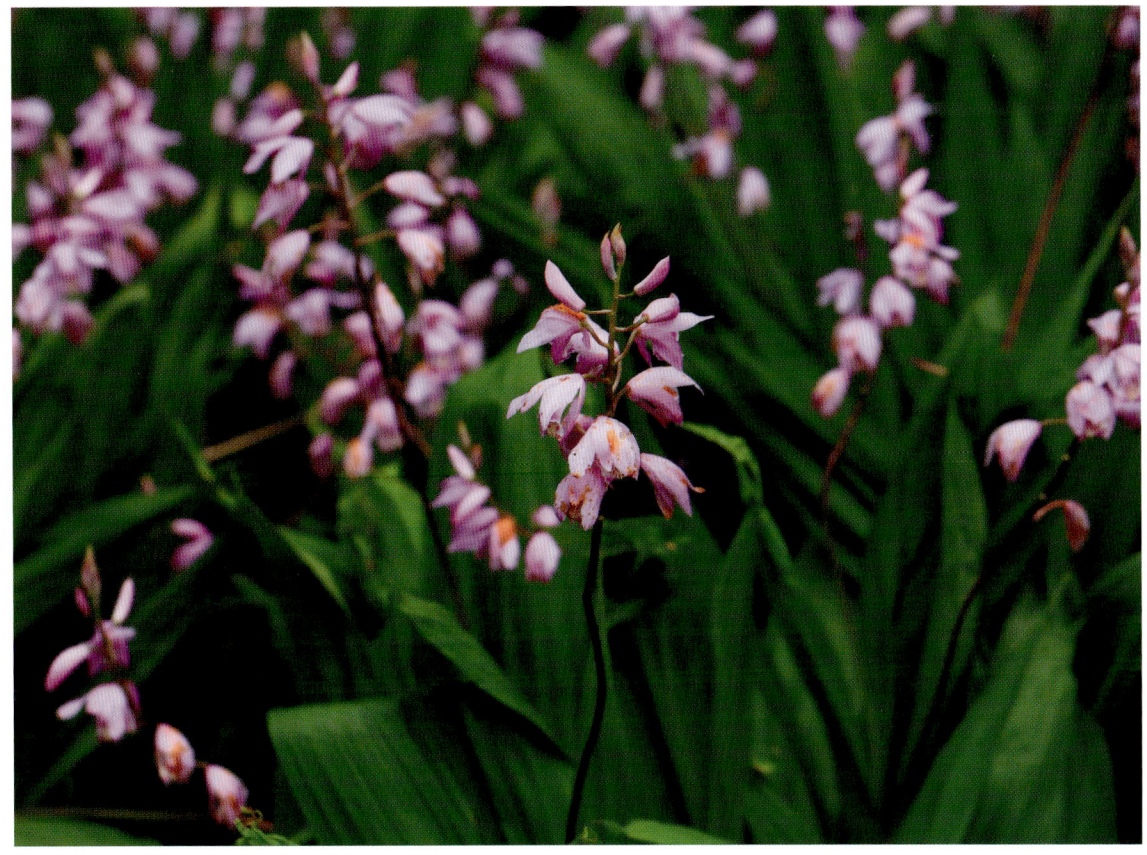

白及

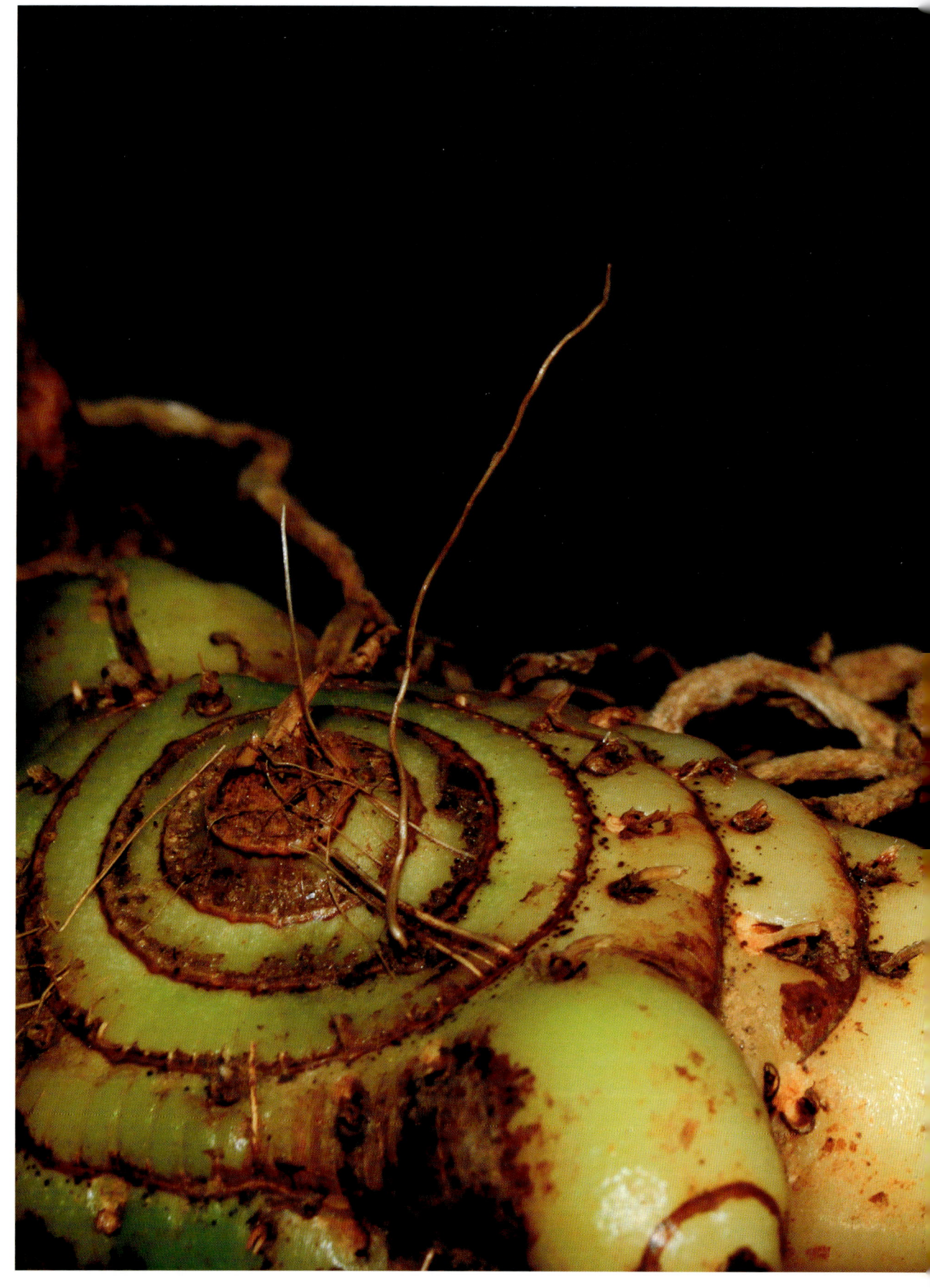

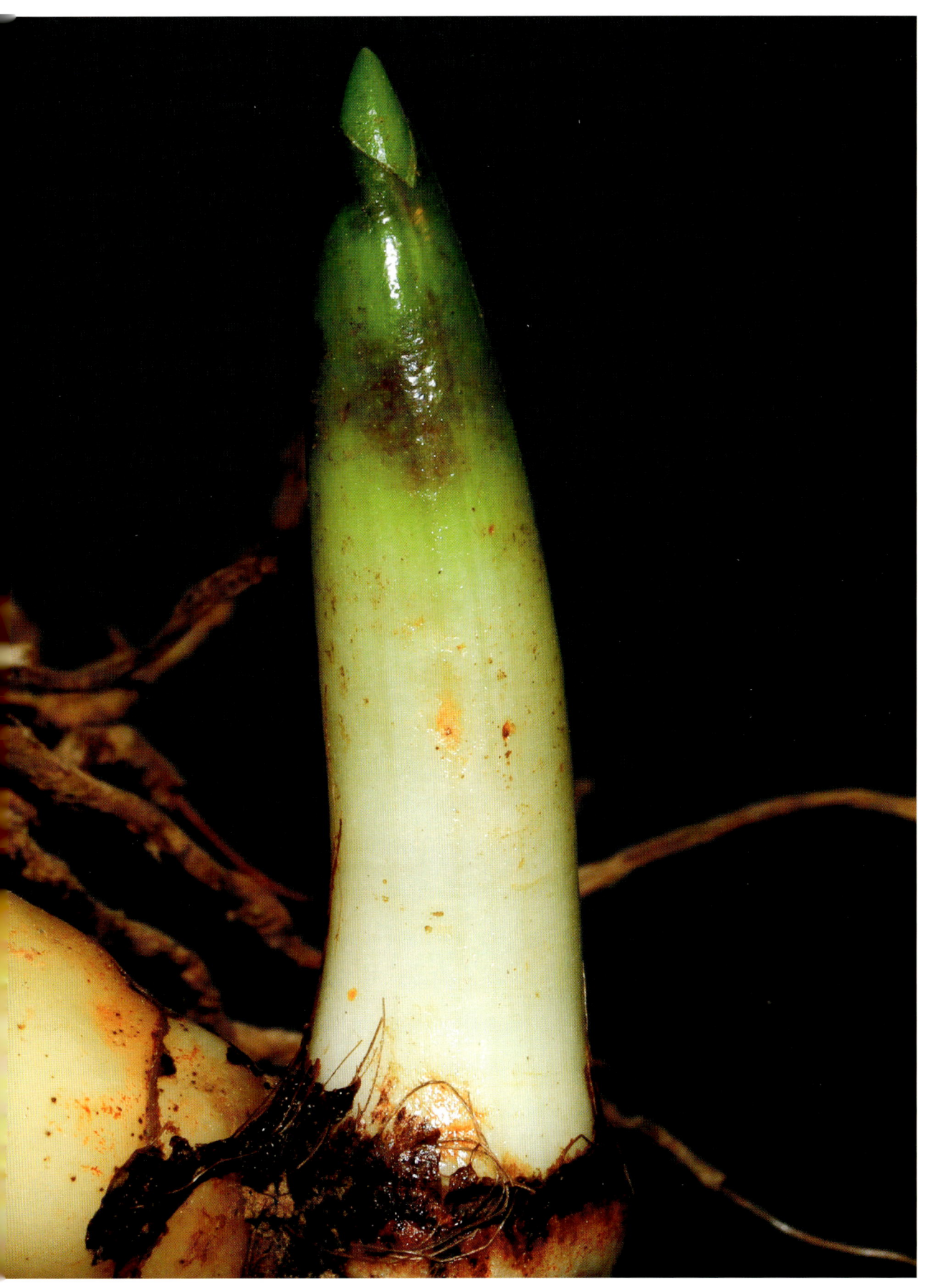

白及

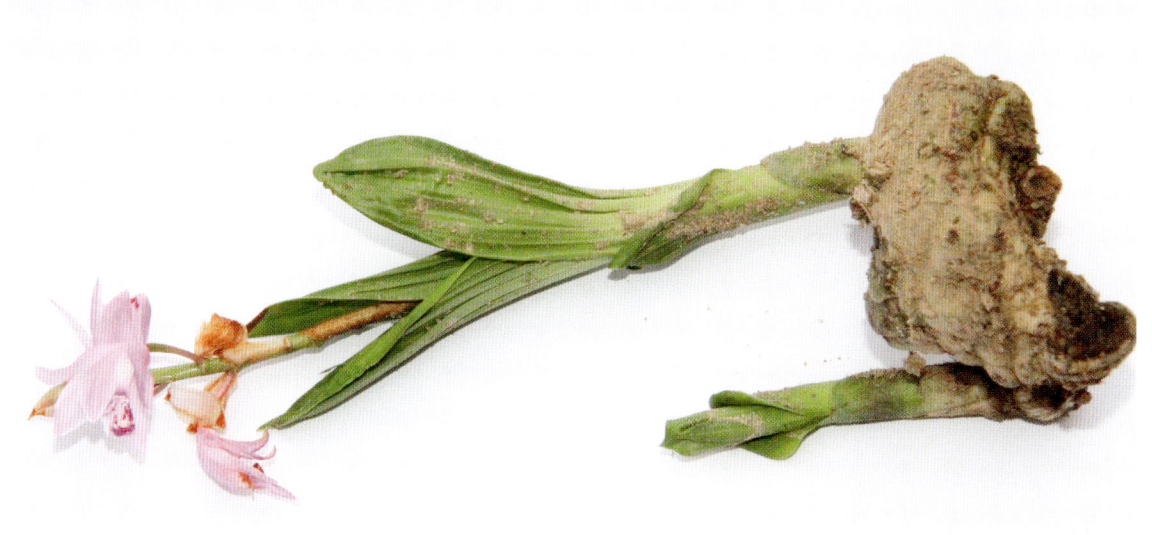

白及

药材鉴别

本品干燥块茎略呈掌状扁平，有 2～3 个分枝，长 1.5～4.5 cm，厚约 0.5 cm。表面黄白色，有细皱纹，上面有凸起的茎痕，下面亦有连接另一块茎的痕迹，以茎痕为中心，周围有棕褐色同心环纹，其上有细根残痕。质坚硬，不易折断。横切面呈半透明角质状，并有分散的维管束点。气无，味淡而微苦，并有黏液性。以根茎肥厚、色白明亮、个大坚实、无须根者为佳。

功效主治

补肺，止血，消肿，生肌，敛疮。主治肺伤咳血，衄血，金疮出血，痈疽肿毒，溃疡疼痛，汤火灼伤，手足皲裂。

用法用量

内服：5～10 g，煎汤；或入丸、散服。外用：研末撒或调敷。

▌民族药方

1. 肺痿 白及、阿胶、款冬、紫菀各等份。水煎服。

2. 肺热吐血不止 白及适量。研细末，每次 10 g，开水冲服。

3. 一切疮疖痈疽 白及、芙蓉叶、大黄、黄柏、五倍子各等份。研为末，用水调搽四周。

4. 疔疮，肿疮 白及末 1.5 g。澄水中，等水清后，去水，以药摊厚纸上贴于患处。

5. 乳头皲裂 白及、白矾各 30 g，金银花 20 g。水煎 3 次，浓缩至 100 mL，用棉球蘸药涂于患处，每日 10 次。

6. 白带 白及 30 g，鸡冠花、白花蛇舌草各 10 g，茯苓皮 20 g，党参 15 g。水煎服。

▌使用注意

外感咳血、肺痈初起及肺胃有实热者忌服。

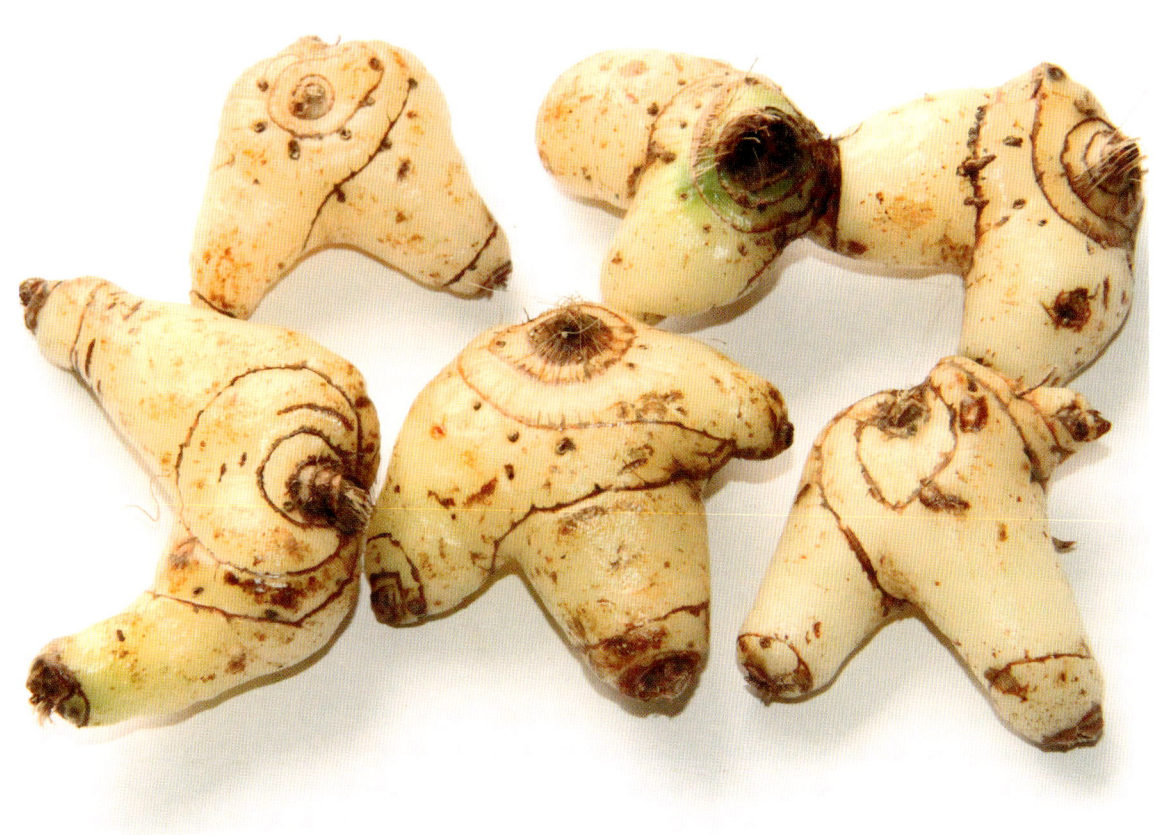

白及药材

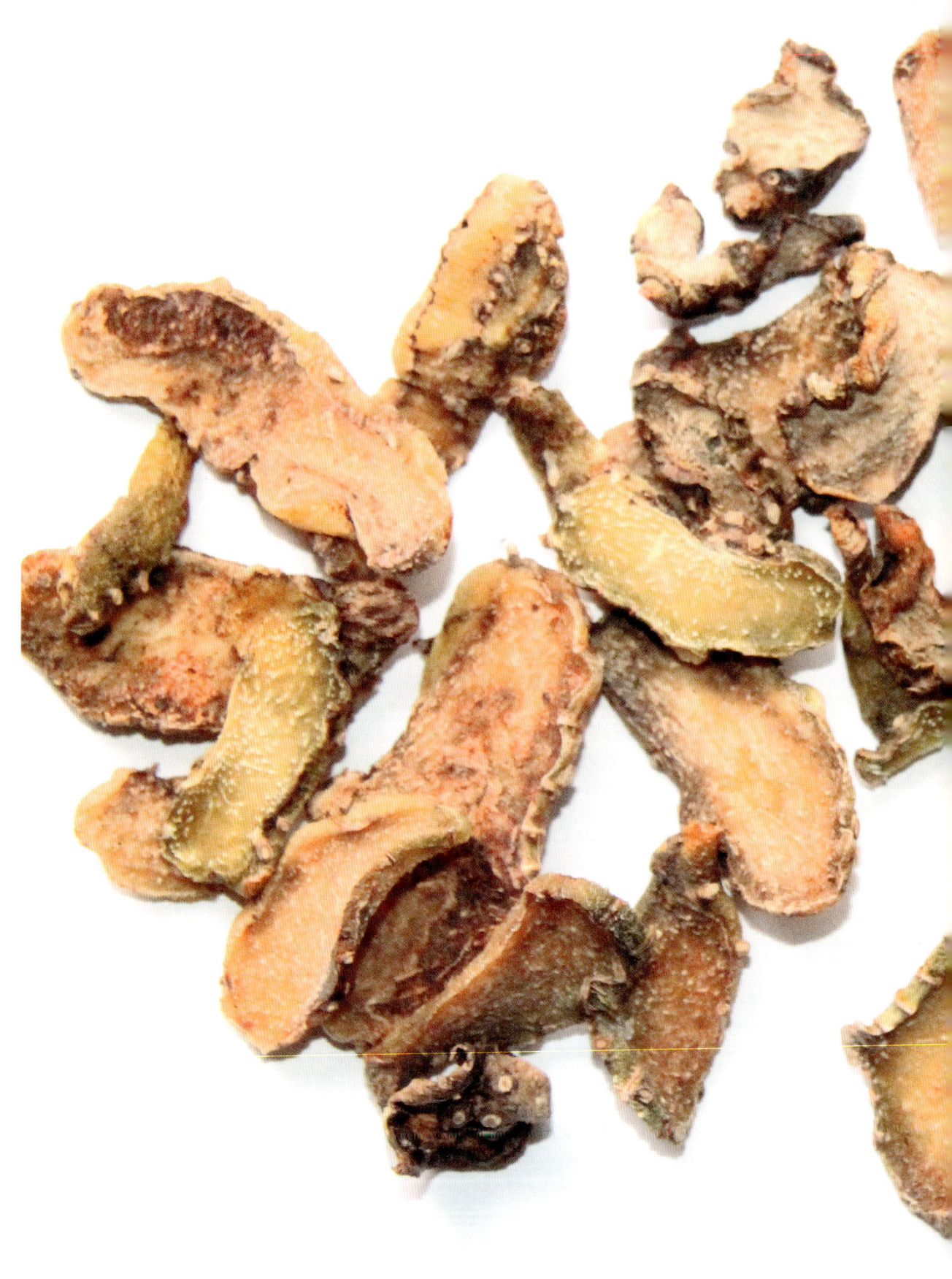

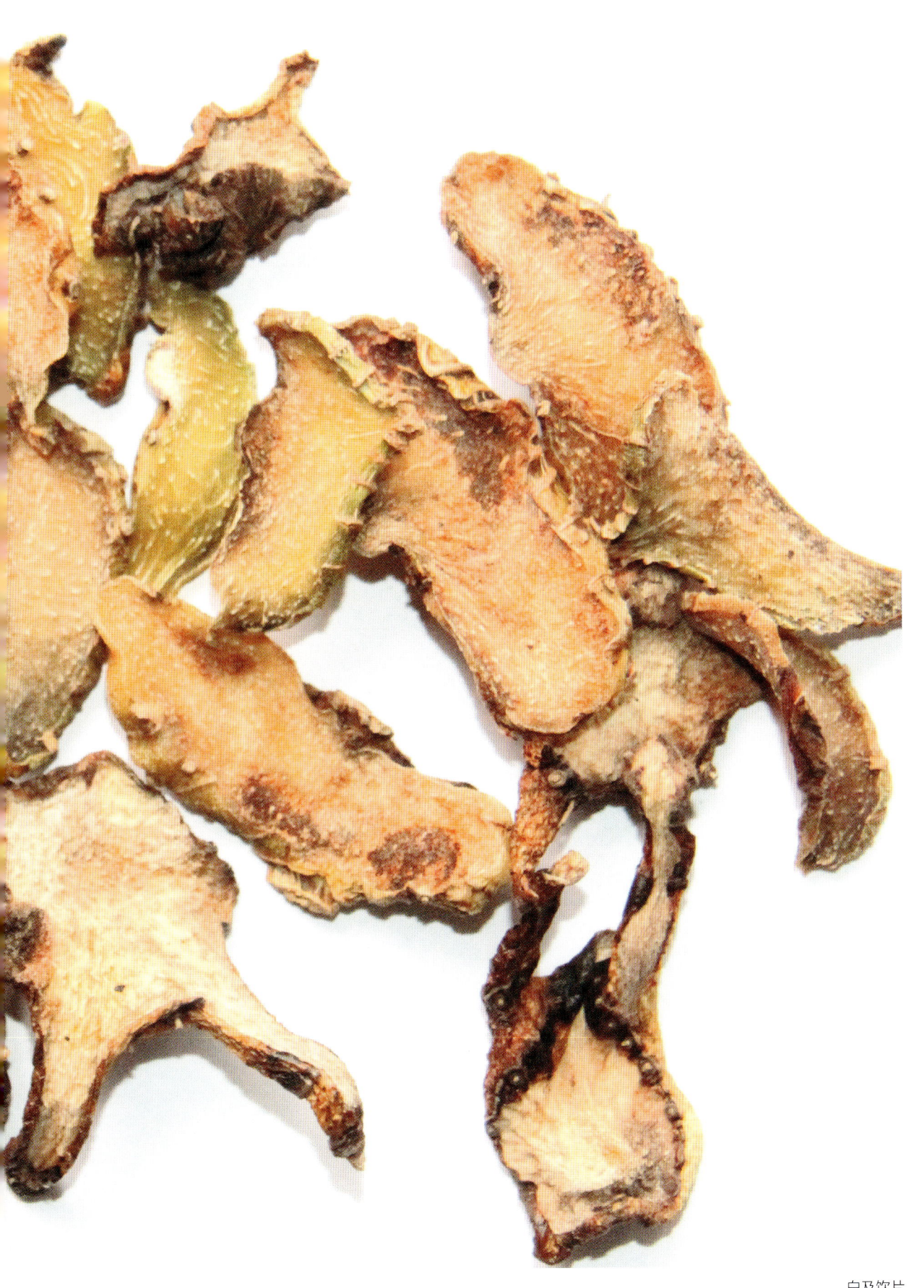

白及

白及饮片

1431

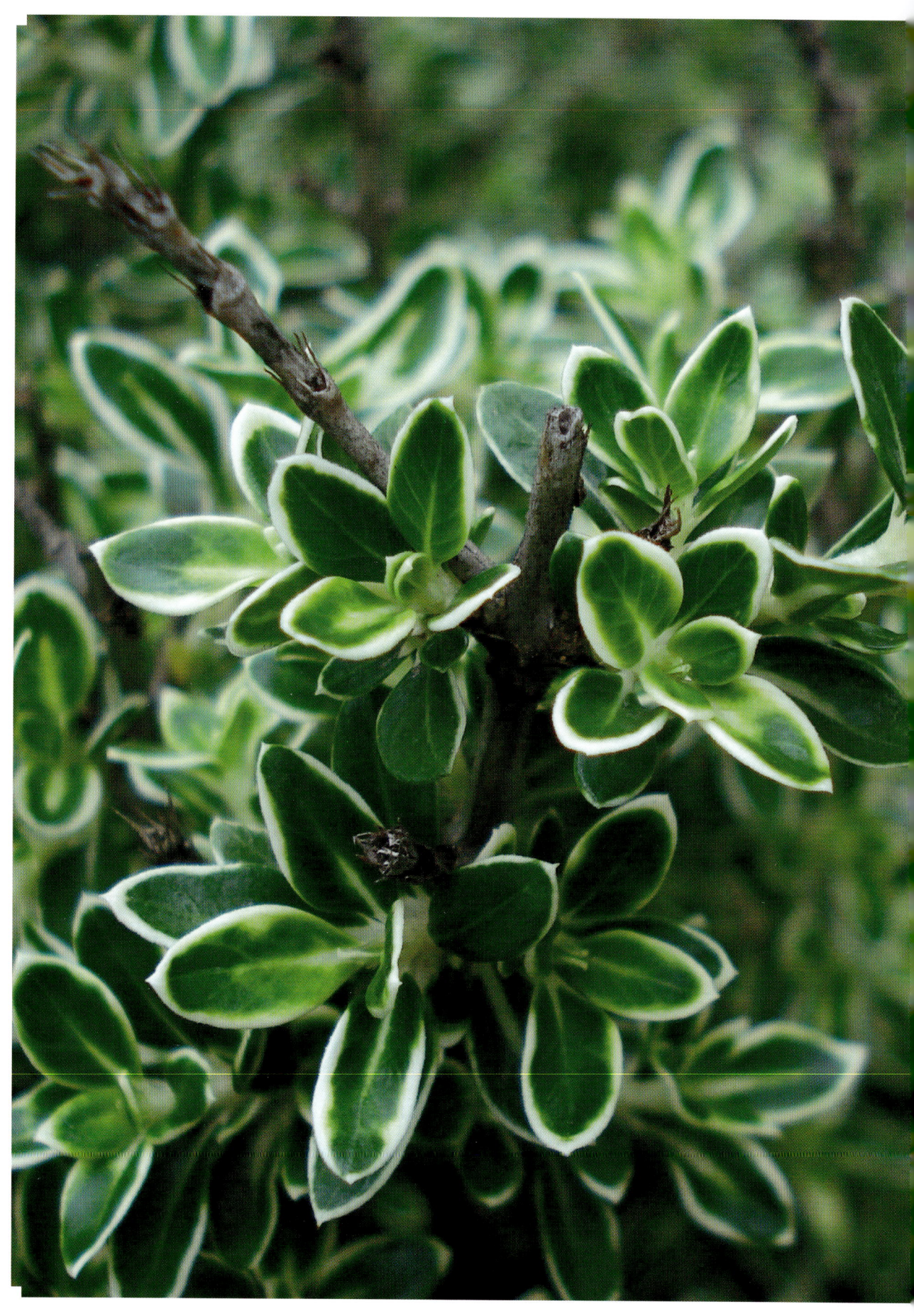

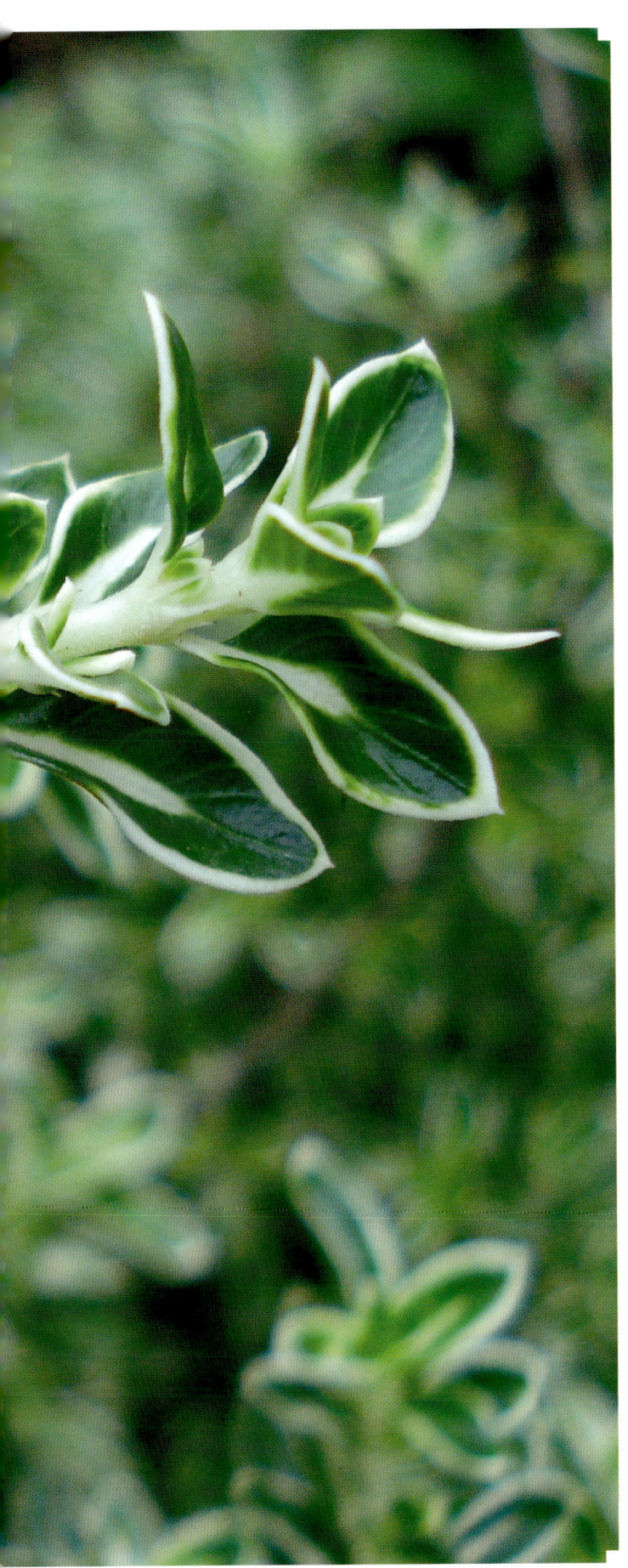

白马骨

【水药名】骂冷嘎。

【别　名】六月雪、路边鸡、路边荆、光骨刺、鸡骨柴。

【来　源】本品为茜草科植物白马骨 Serissa serissoides (DC.) Druce. 的全草。

【性味归经】味辛，微苦，性凉。归肝、脾经。

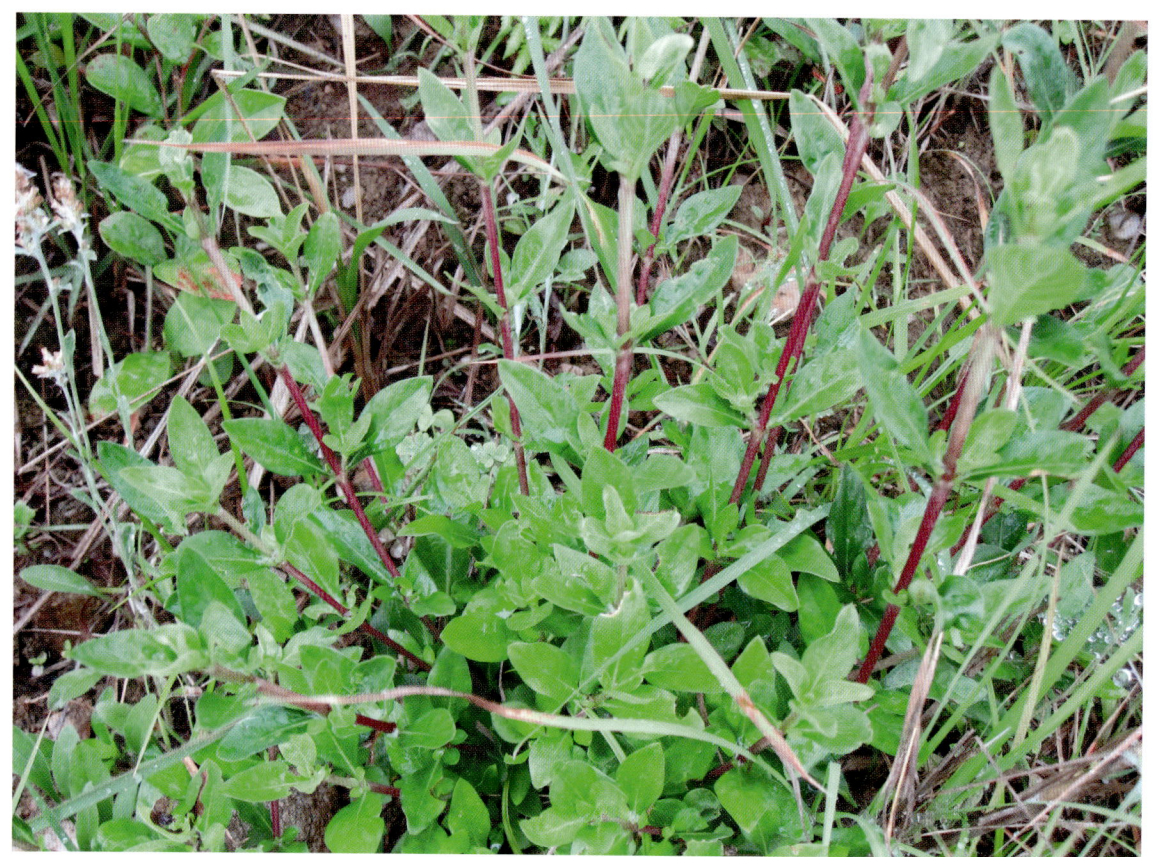

白马骨

识别特征

落叶小灌木，高 30 ~ 90 cm。枝粗壮，灰色，叶通常丛生，倒卵形或倒披针形，长 1 ~ 2 cm，宽 0.5 ~ 0.7 cm，先端短尖，全缘；托叶对生，基部膜质，顶有锥尖状裂片数枚。花无梗，丛生长于小枝顶和近顶部叶腋。苞片斜方状椭圆形，膜质，白色。花期 4—6 月。

生境分布

生长于山坡、路边、溪旁。分布于我国中部及南部。

采收加工

栽后 1 ~ 2 年，于 4—6 月采收茎叶（能连续收获 4—5 年），秋季挖根。洗净，切段，鲜用或晒干。

药材鉴别

本品干燥枝呈深灰色，表面有纵裂隙，栓皮往往剥离。嫩枝浅灰色，节处围有膜质的托叶，花丛生枝顶，花萼呈灰白色，5 裂，膜质。枝质稍硬，折断面带纤维性。叶大部脱落，少数留存，绿黄色，薄革质，卷曲不平，质脆易折断。

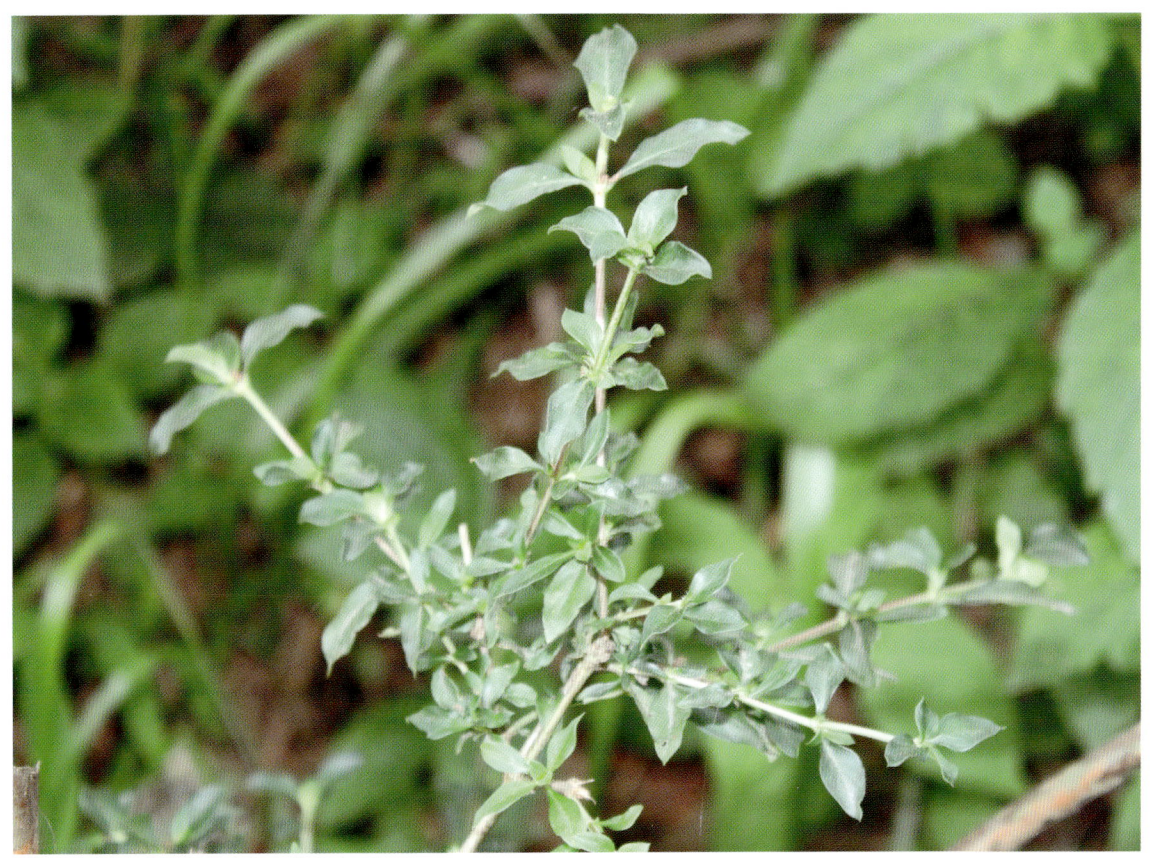

白马骨

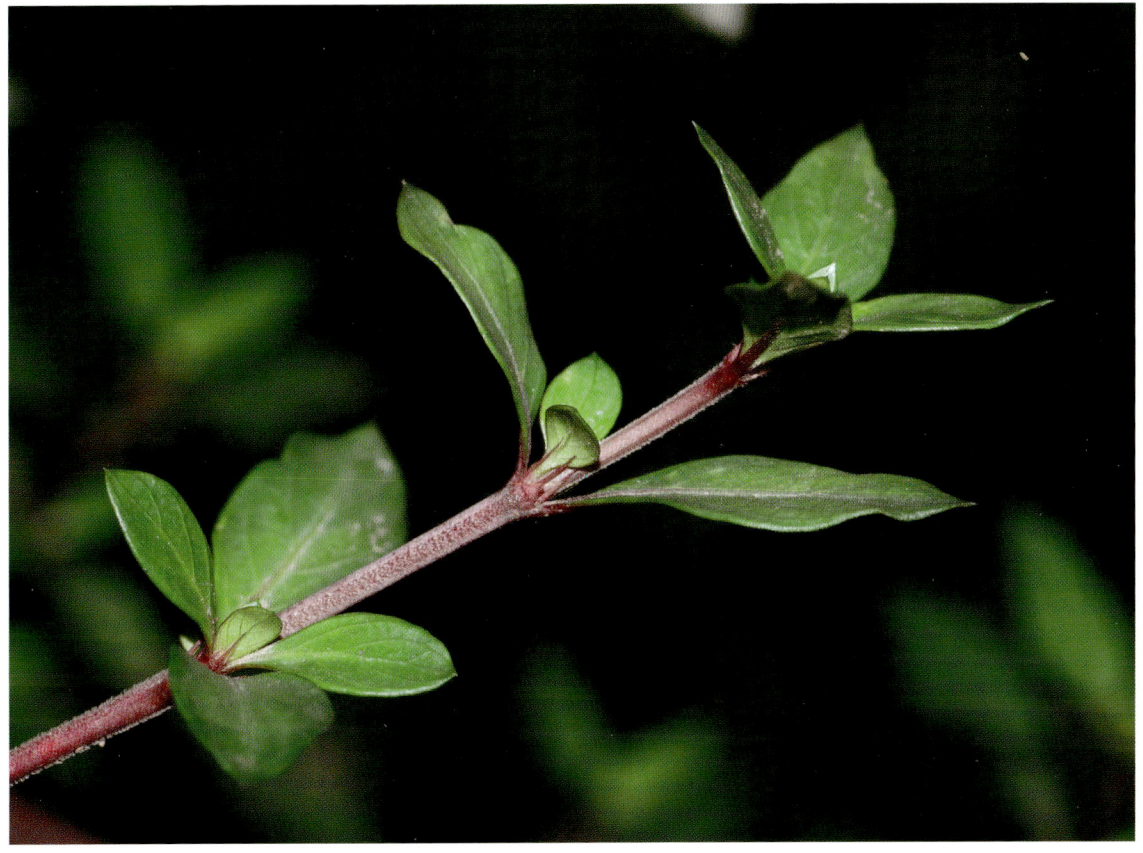

白马骨

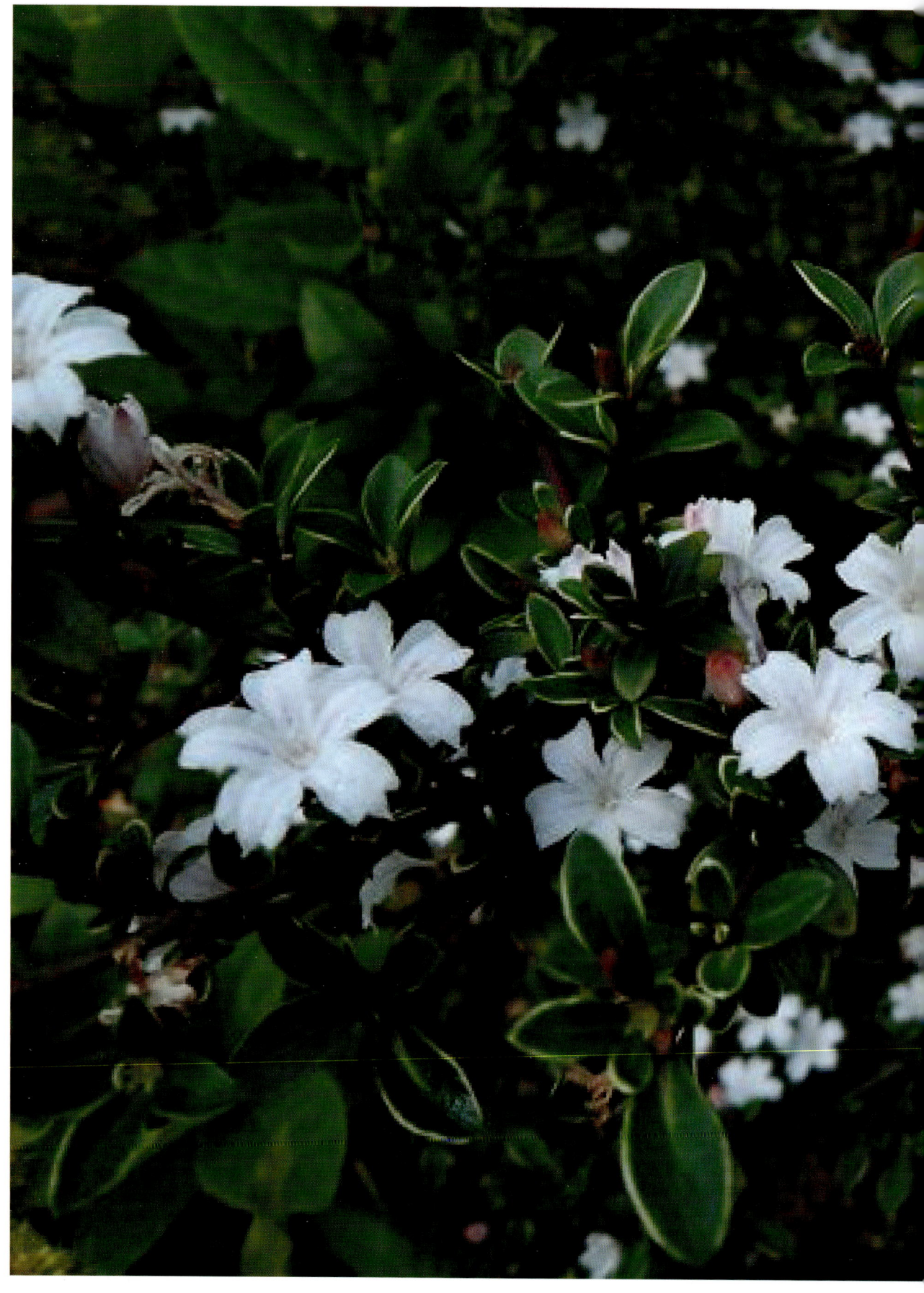

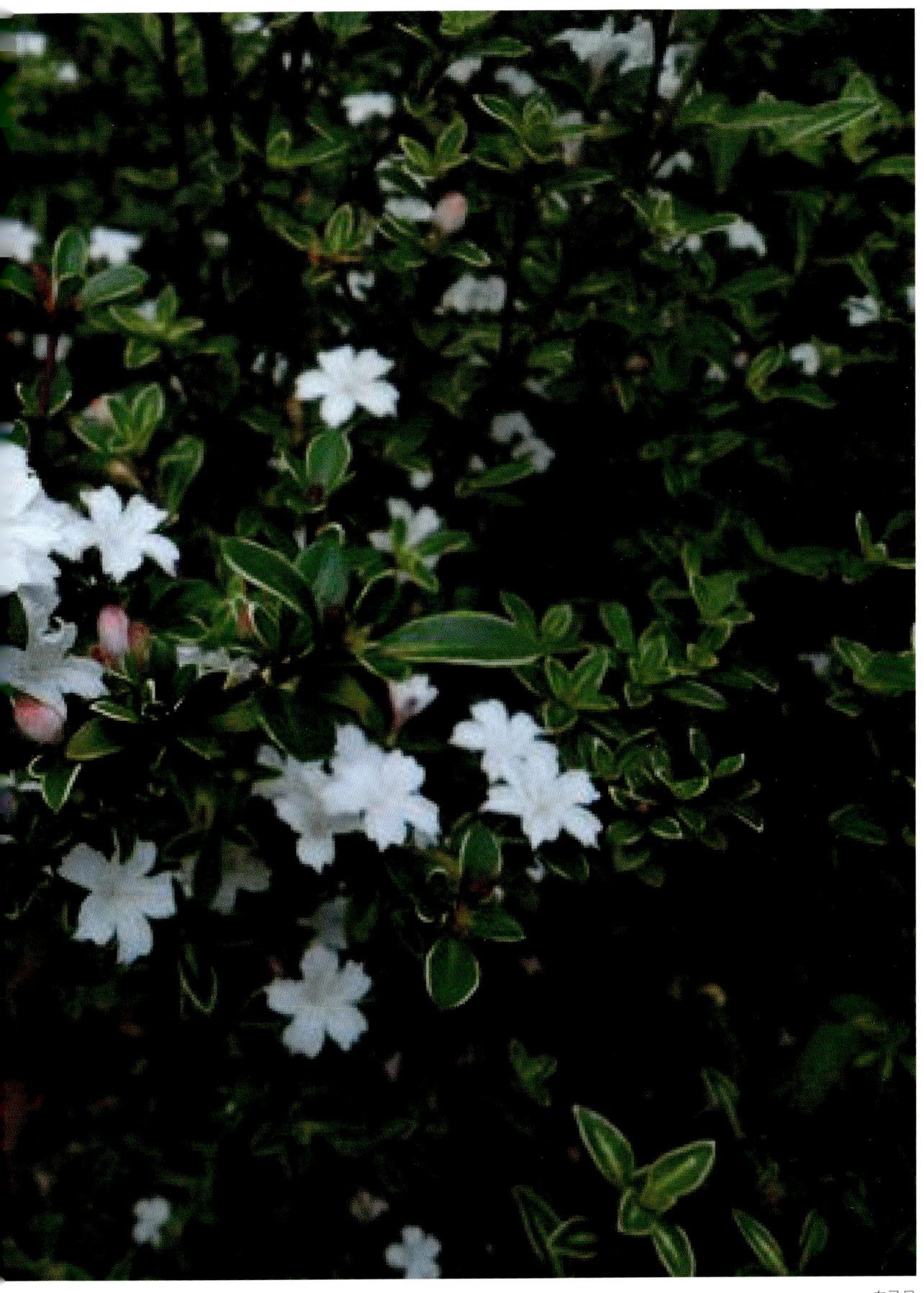

白马骨

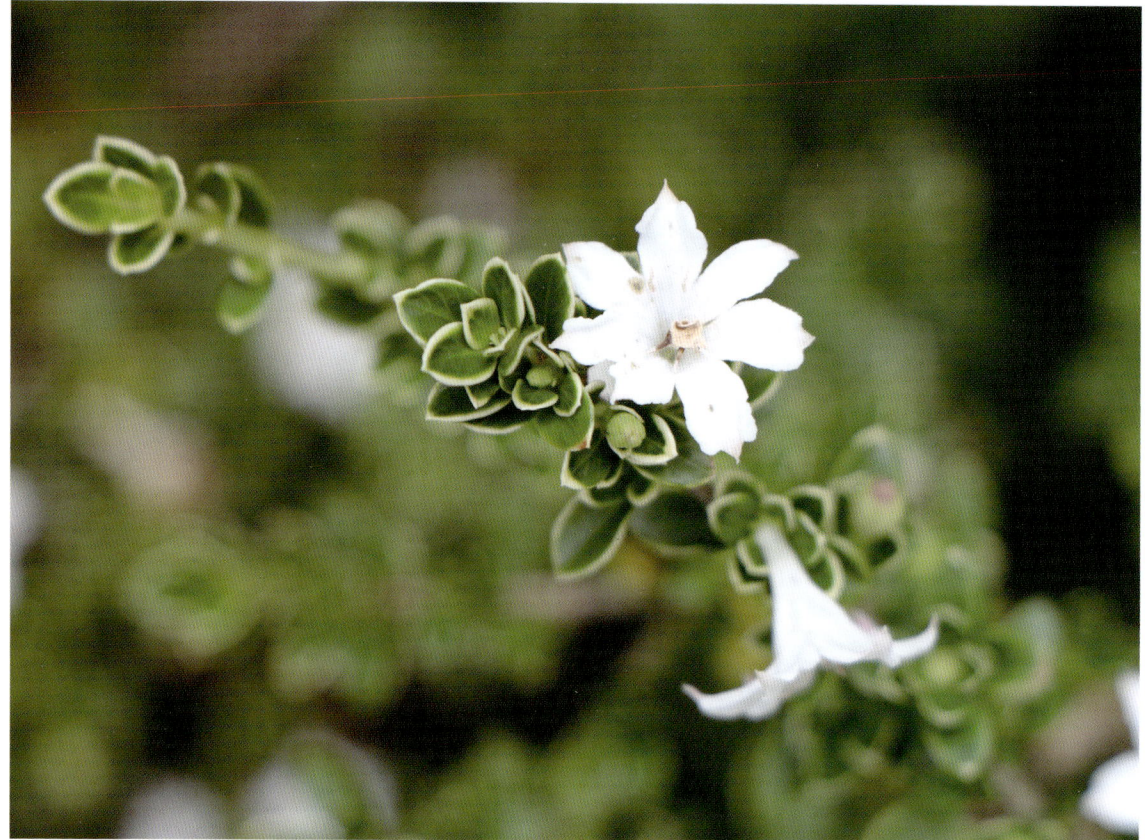

白马骨

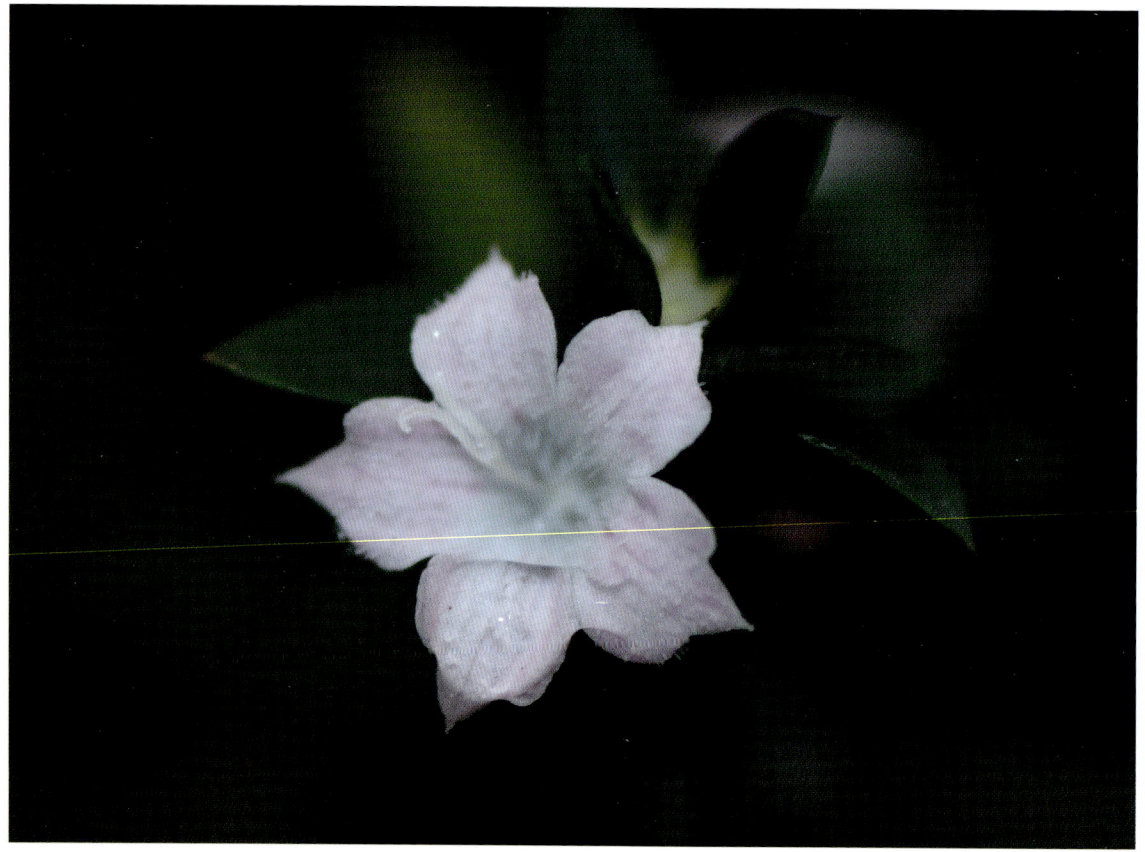

白马骨

功效主治

祛风，利湿，清热，解毒。主治风湿腰腿痛，痢疾，水肿，目赤肿痛，喉痛，齿痛，妇女白带，痈疽，瘰疬。

用法用量

内服：10～30 g，煎汤；或研末，作丸、散服。外用：煎水洗或捣敷。

民族药方

1．肝炎，菌痢　白马骨 15 g，田基黄、蚤休各 10 g，母草 15 g。水煎服。

2．白带过多　白马骨、白毛藤各 30 g。水煎服。

7．肝炎　白马骨 60 g，过路黄 30 g。水煎服。

8．骨蒸劳热，小儿疳积　白马骨 30～60 g。水煎服。

9．目赤肿痛　白马骨 30～60 g。水煎服，渣再煎熏洗。

10．咽喉炎　白马骨 9～15 g。水煎服，每日 1 剂，分 2 次服。

11．牙痛　白马骨 45 g，乌贼鱼适量。同炖服。

12．鹅口疮　白马骨 1 握。稍捣，浸米泔，取汁洗口内。

使用注意

脾胃虚寒慎服。

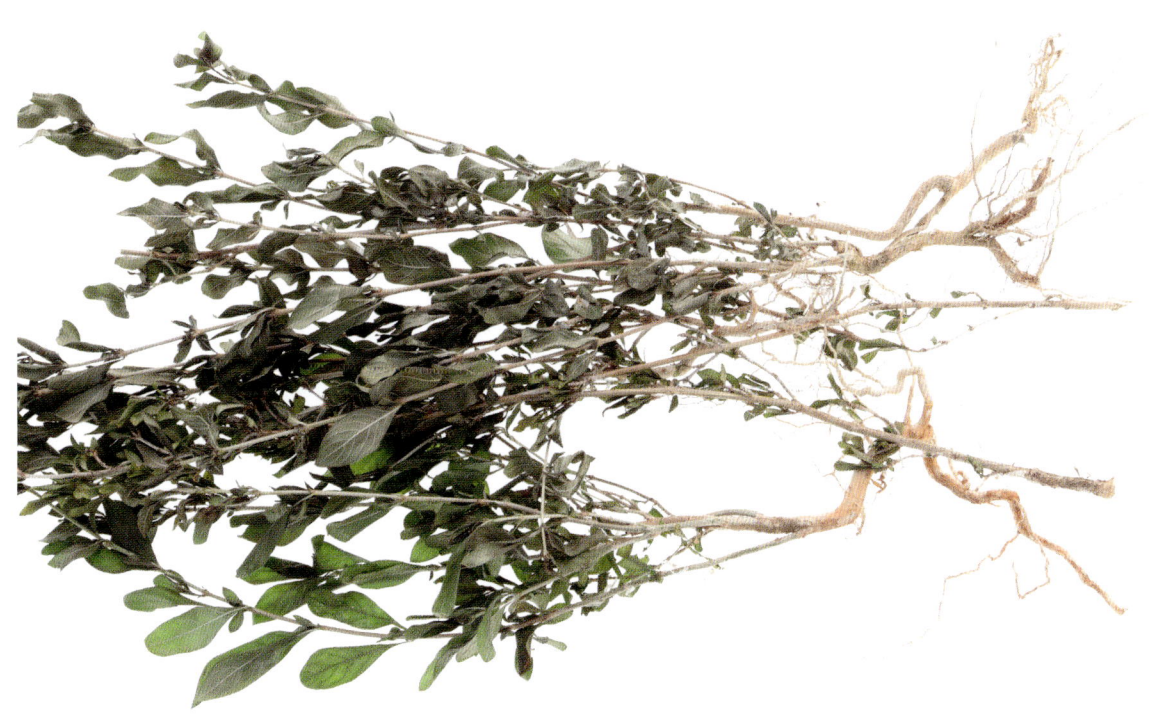

白马骨药材

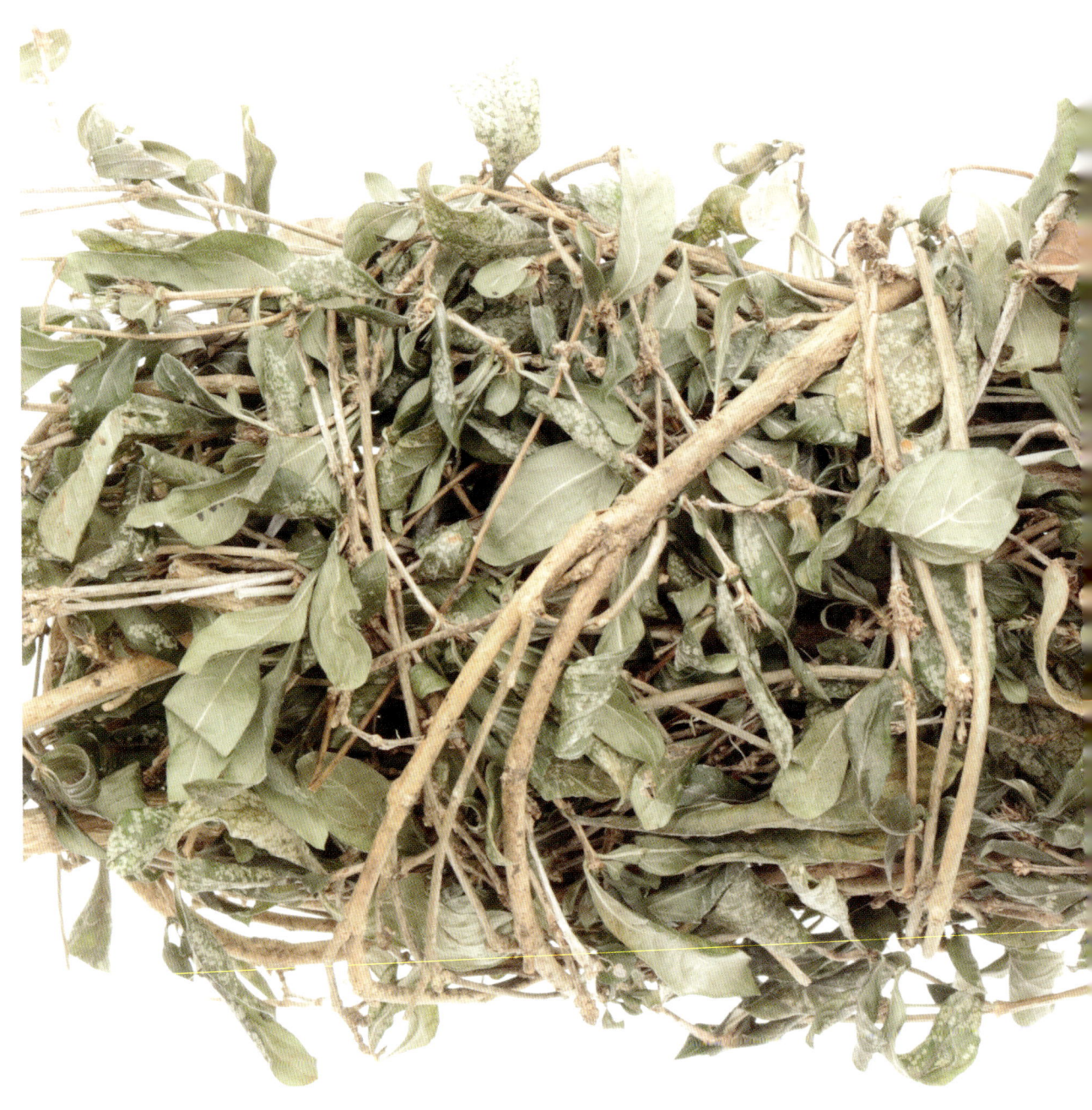

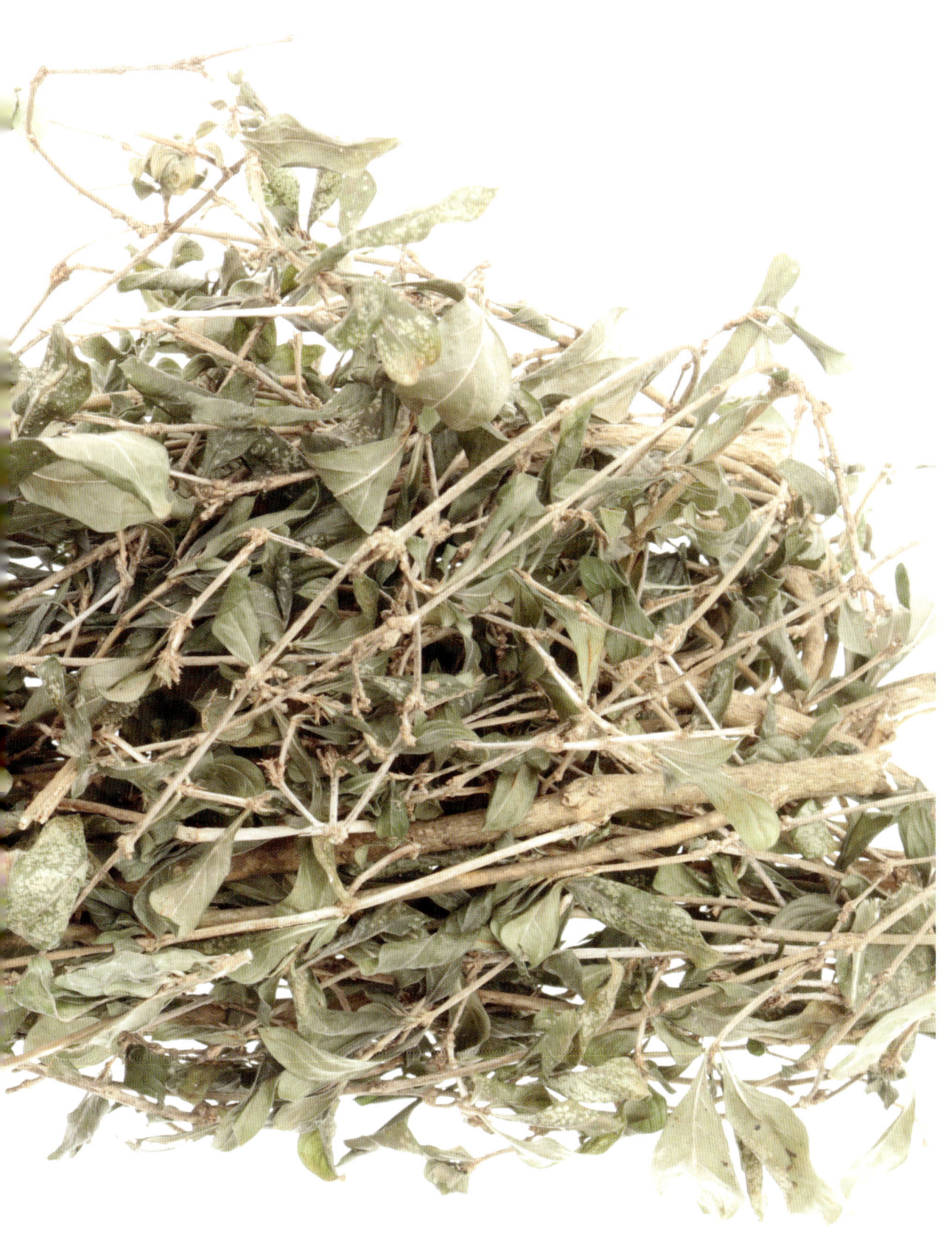

白马骨饮片

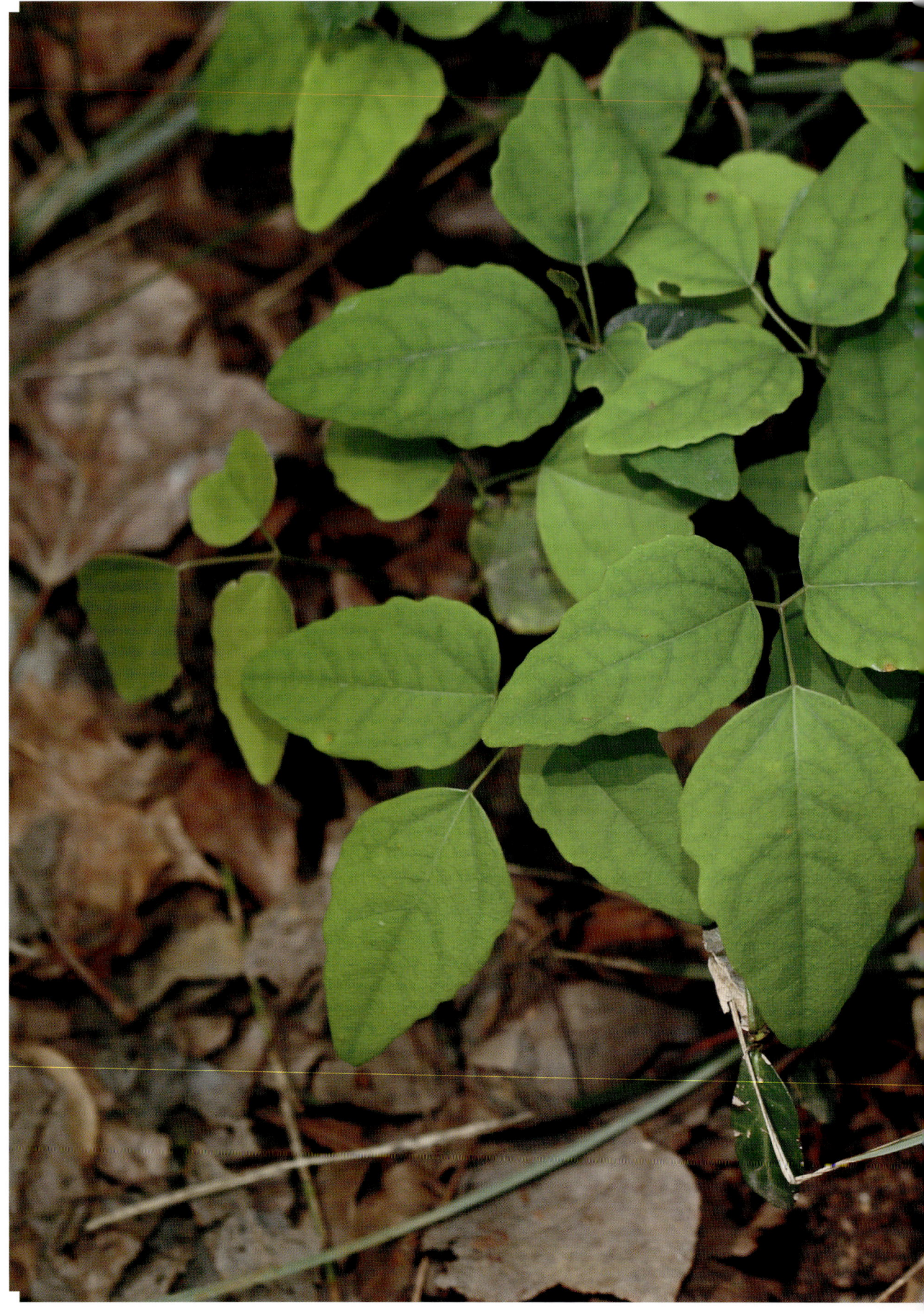

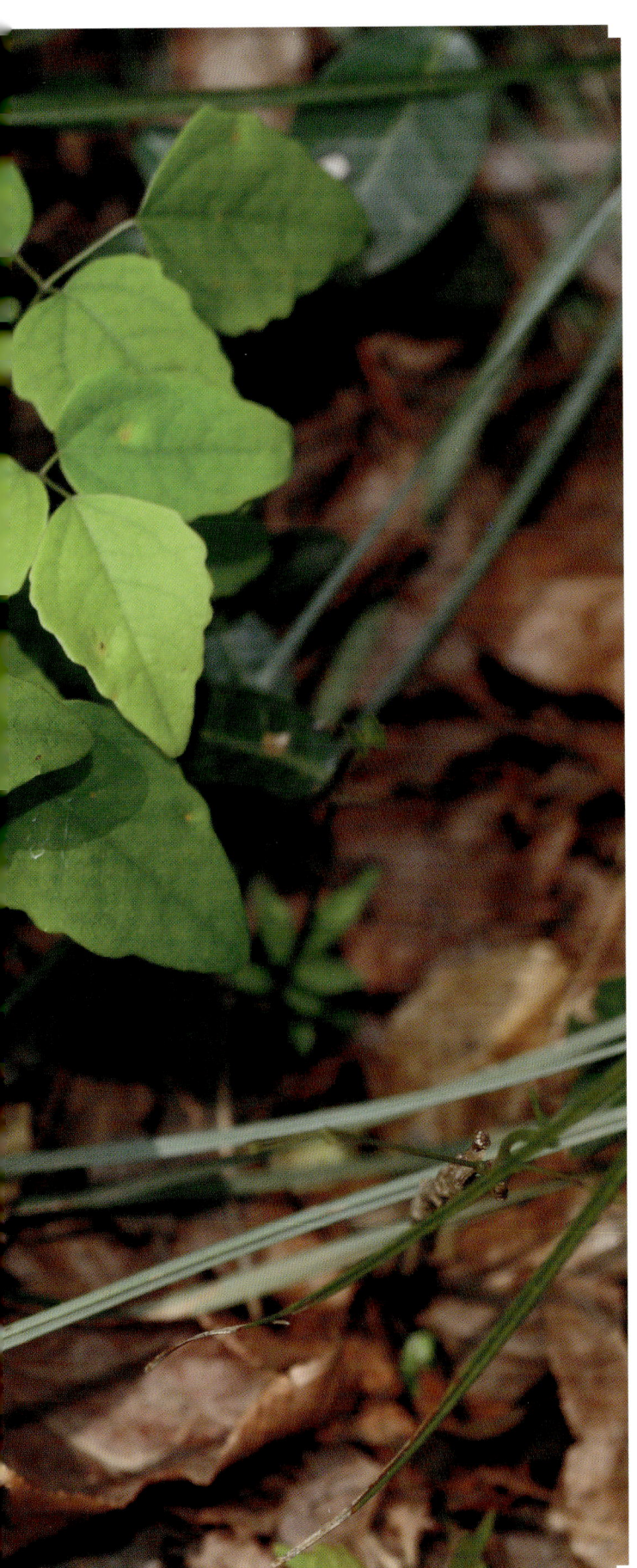

白木通

【水药名】要冰。

【别　名】八月瓜、八月瓜藤、万年藤、三叶木通。

【来　源】本品为木通科植物白木通 *Akebia trifoliate* (Thunb.) Koidz.Var' *custralis* Rehd. 的茎。

【性味归经】味苦，性凉。归心、小肠、膀胱经。

白木通

识别特征

落叶或半常绿缠绕藤本，高 6 ～ 10 m，全体无毛。掌状复叶；小叶 3 枚，卵形或卵状矩圆形，长 3 ～ 7 cm，宽 2 ～ 4 cm，先端圆形，中间凹陷，基部圆形或稍呈心脏形至阔楔形，全缘或微波状，二面均淡绿色。花雌雄同株，总状花序腋生，长约 15 cm，总花梗细长；花紫色微红或淡紫色；雌花 1 ～ 3 朵生长于花序下部，苞片线形，退化雄蕊 6 枚，雌蕊 3 ～ 6 枚。菁葖状浆果，椭圆形或长圆筒形，成熟时紫色。种子暗红色。花期 3—4 月，果期 10—11 月。

生境分布

野生于山坡、荒地。分布于河北、山西、山东、河南、陕西南部、甘肃东南部至长江流域各省区。

采收加工

秋季采收，截取茎部，除去细枝，阴干。

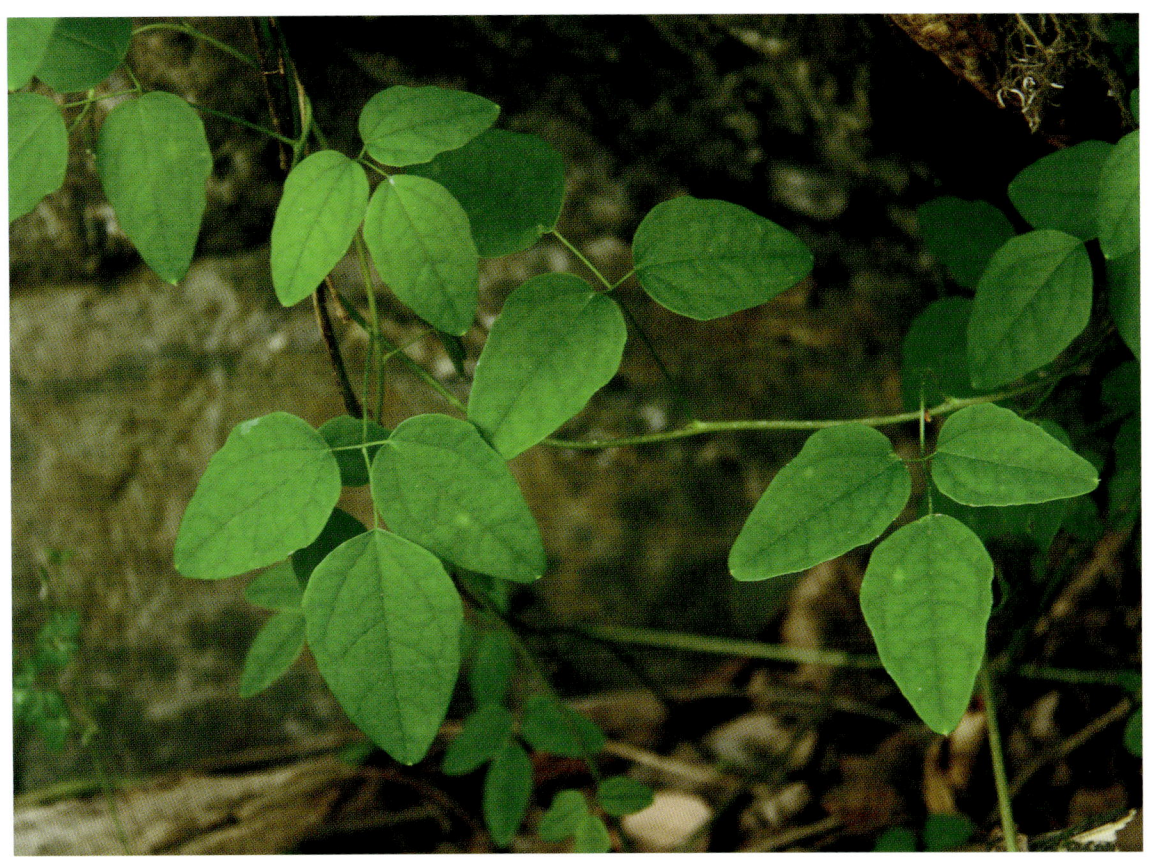

白木通

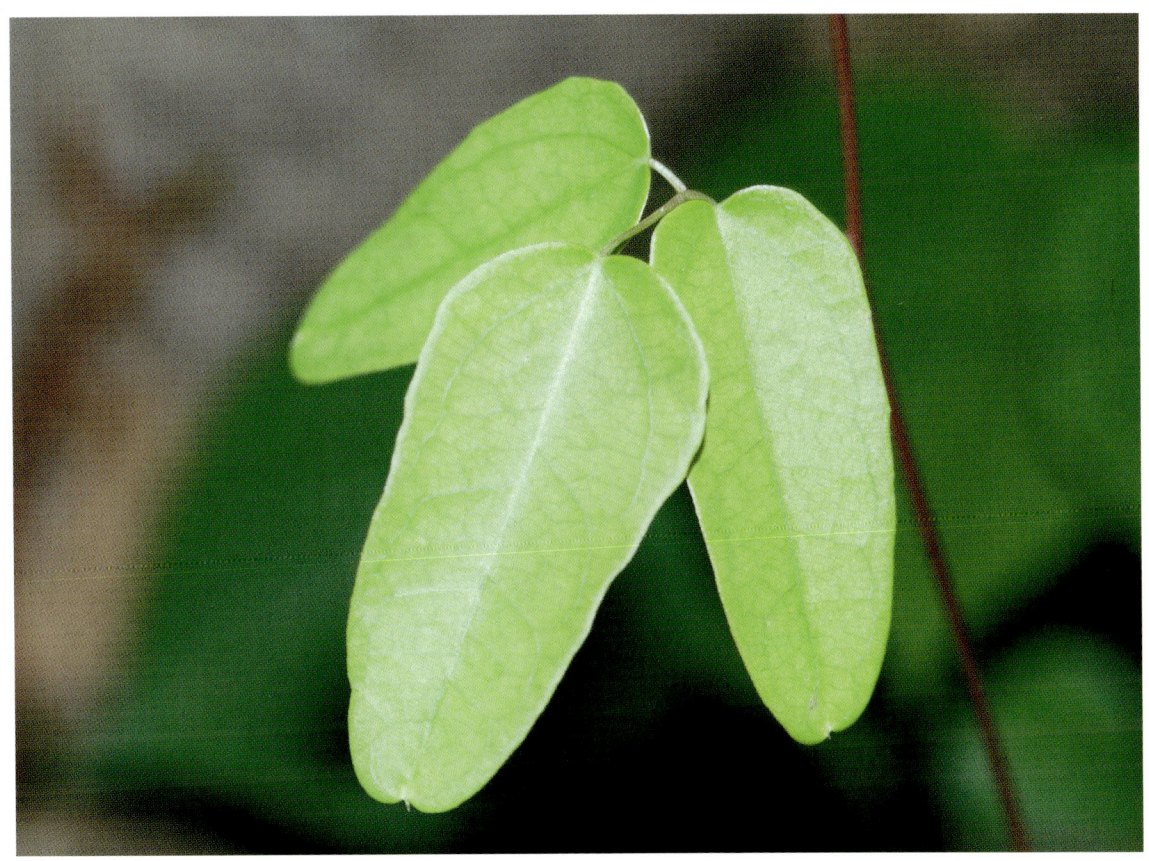

白木通

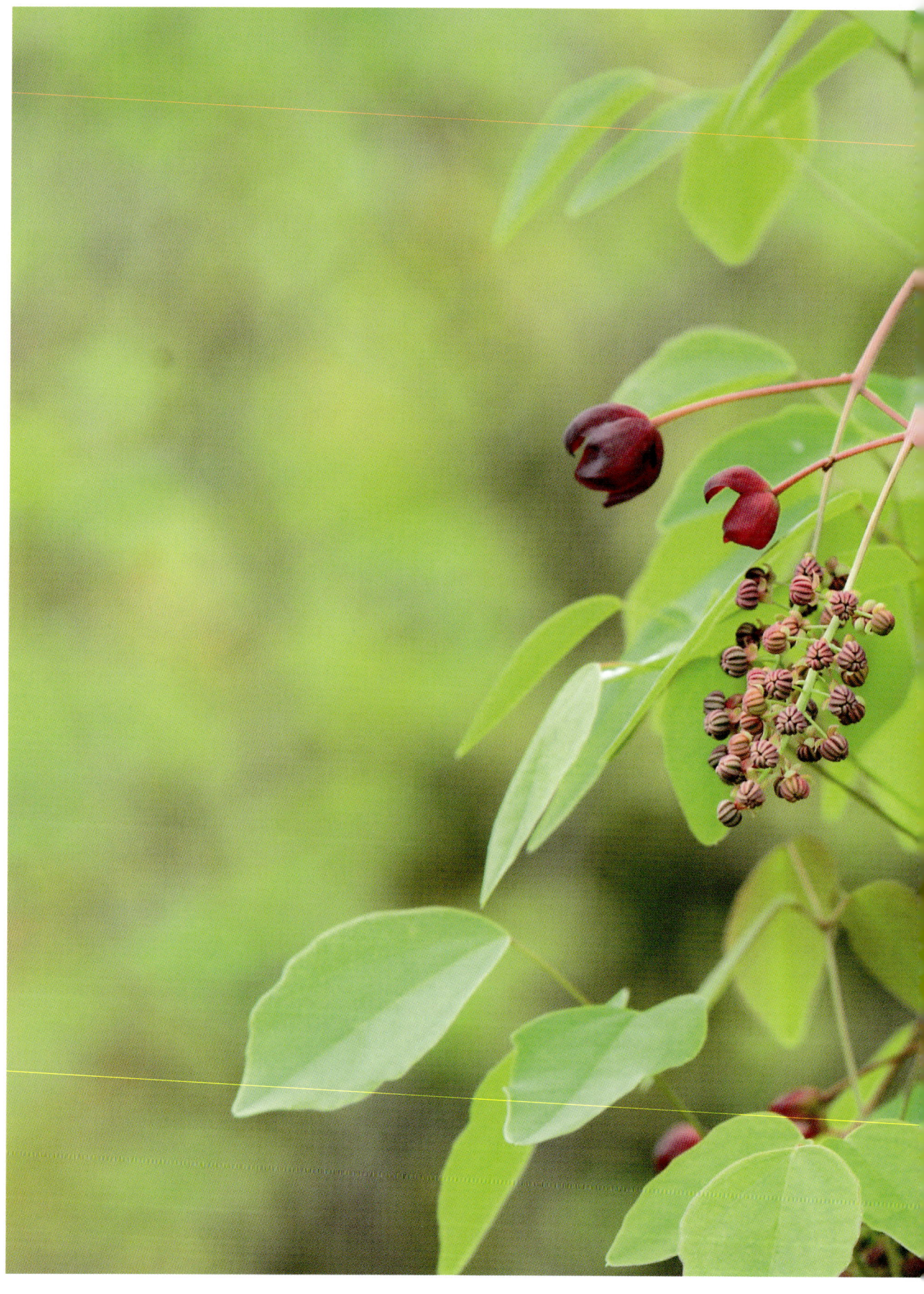

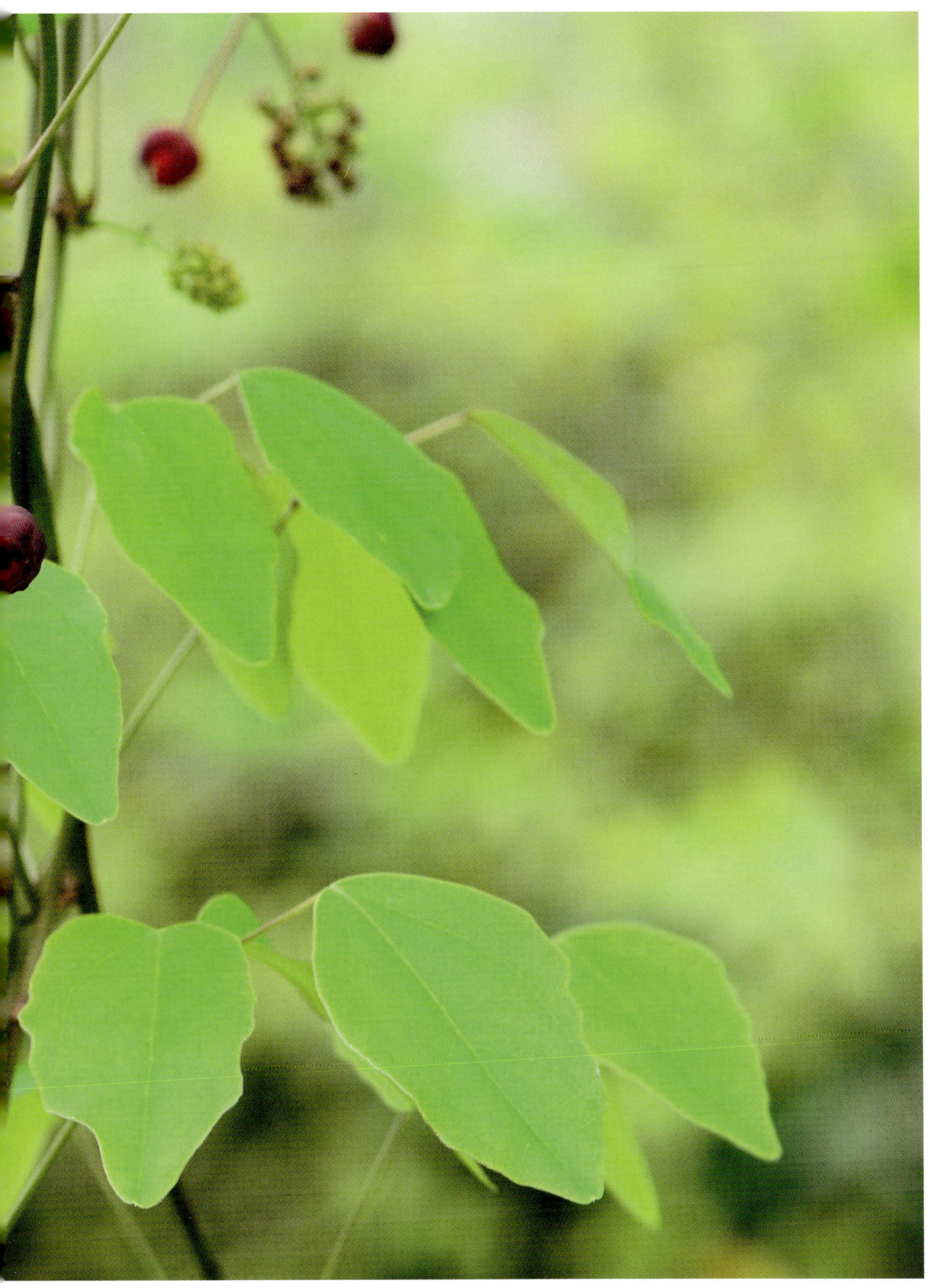

白木通

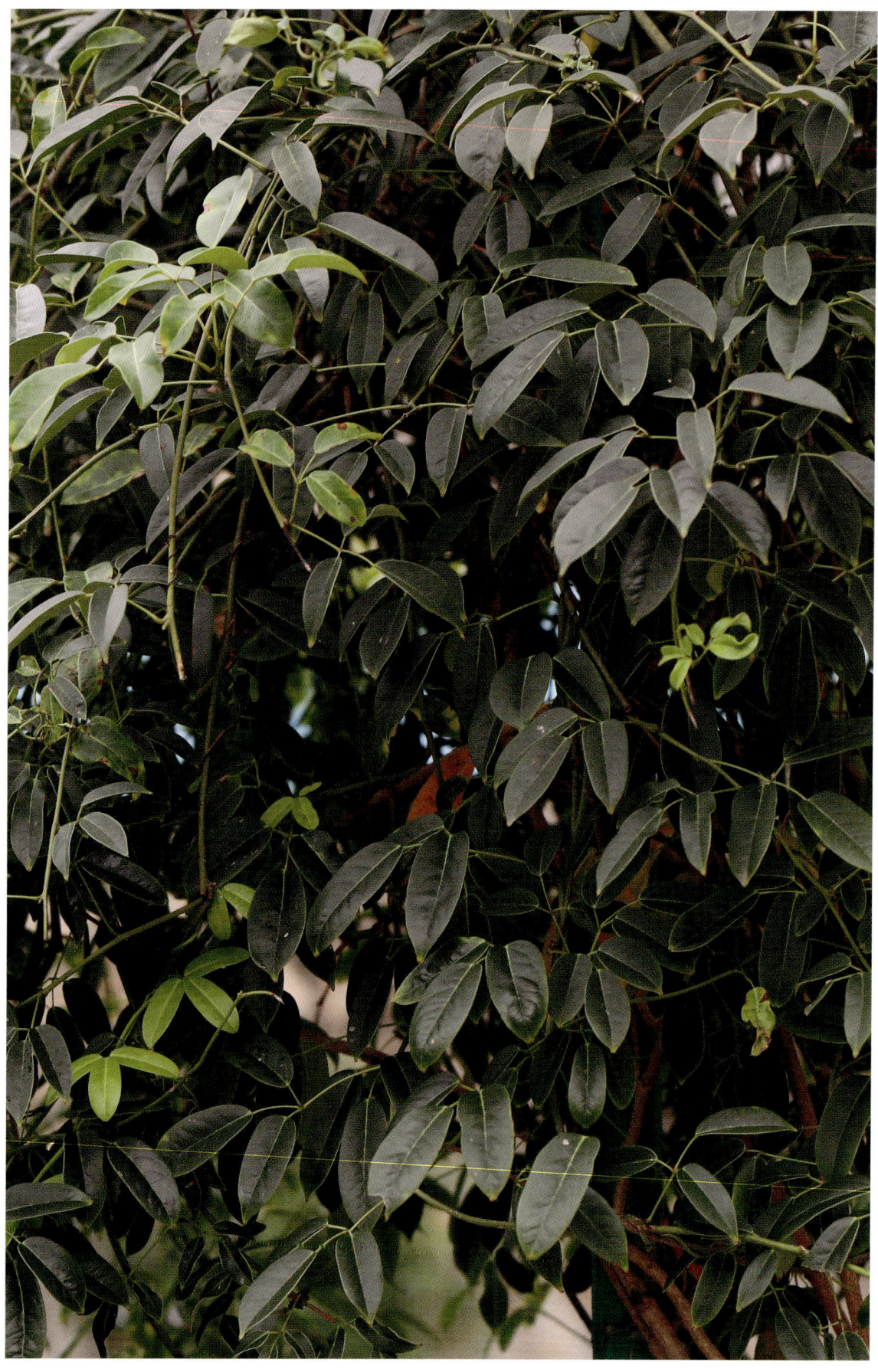

白木通

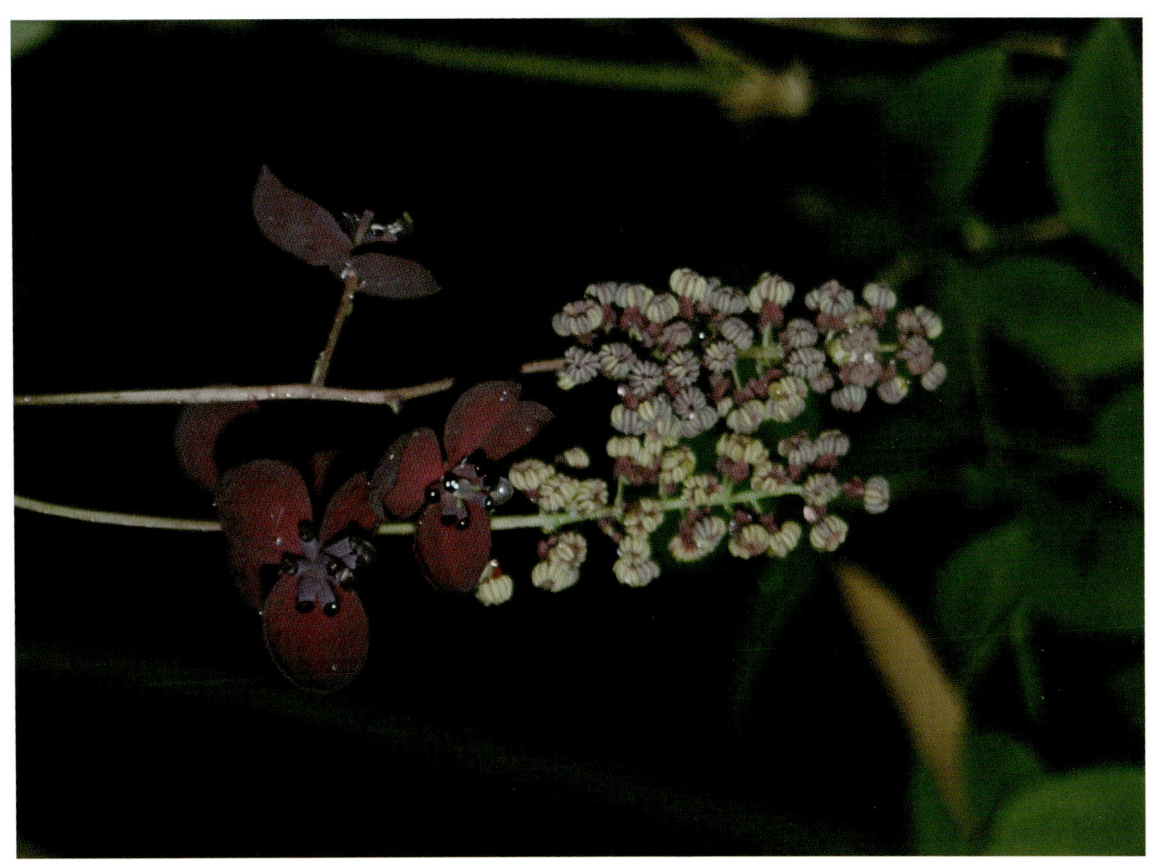

白木通

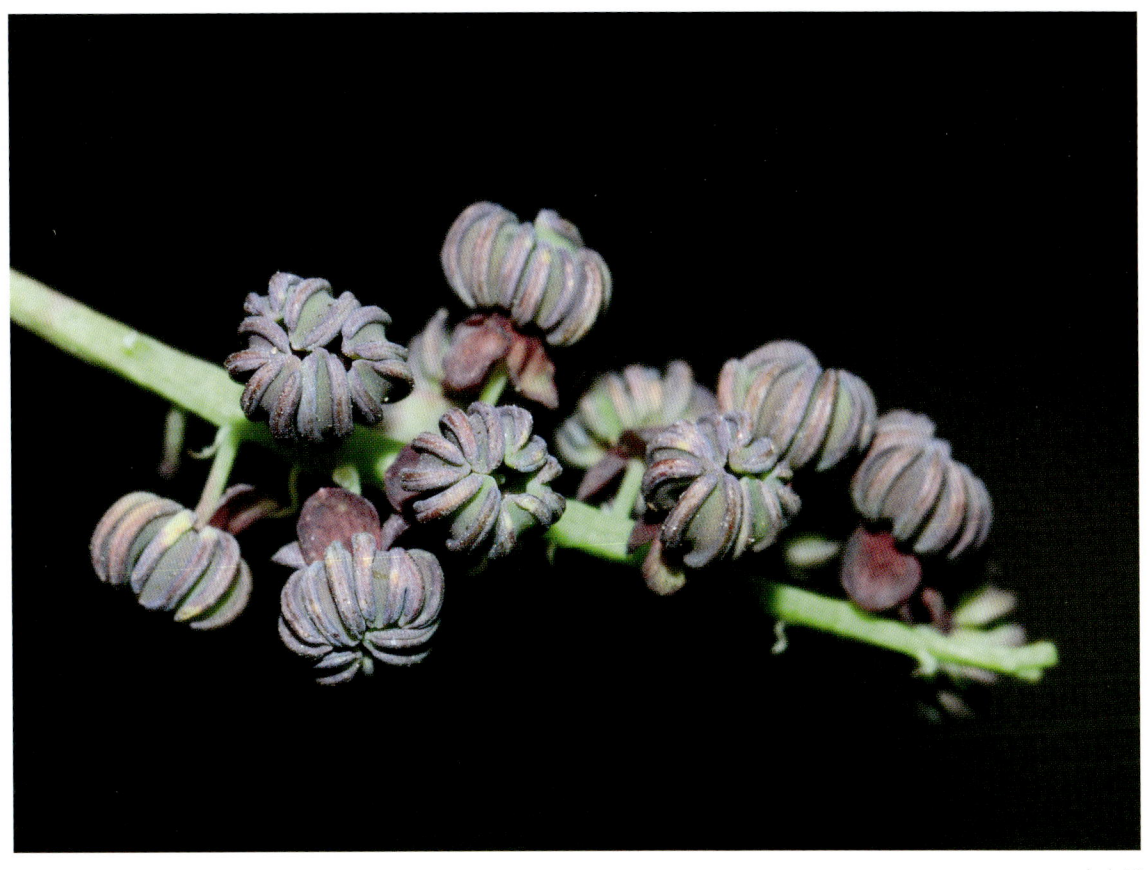

白木通

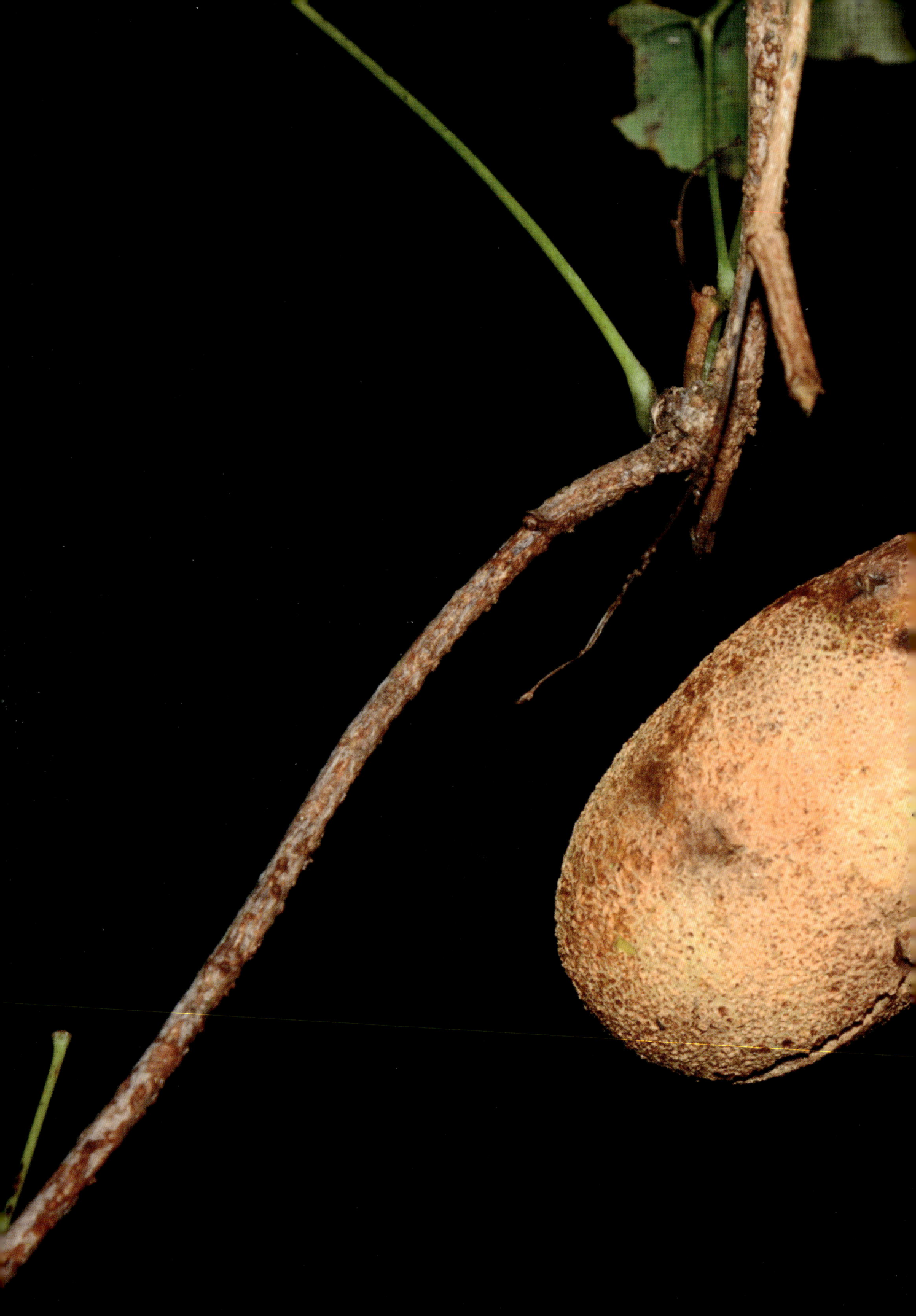

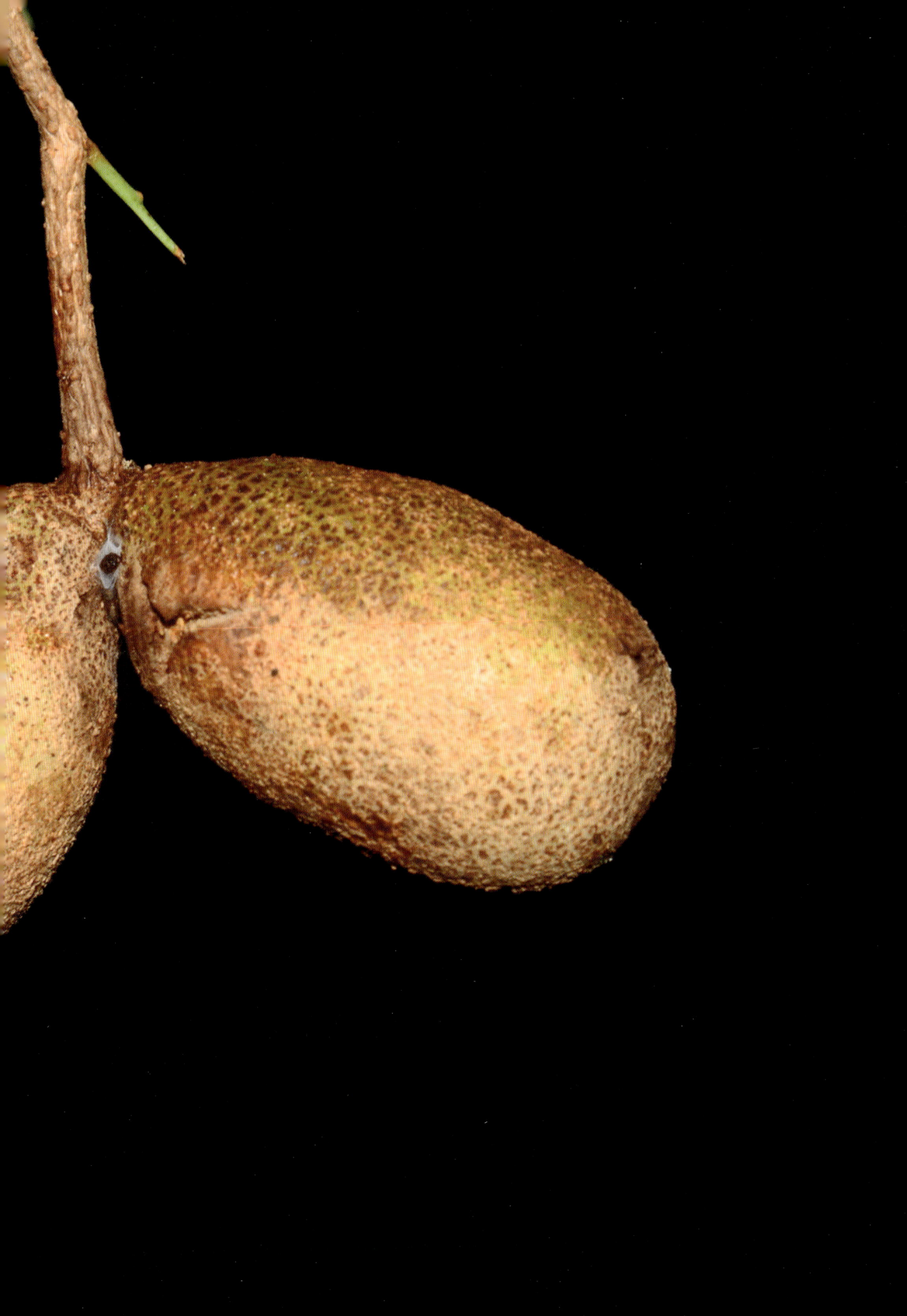

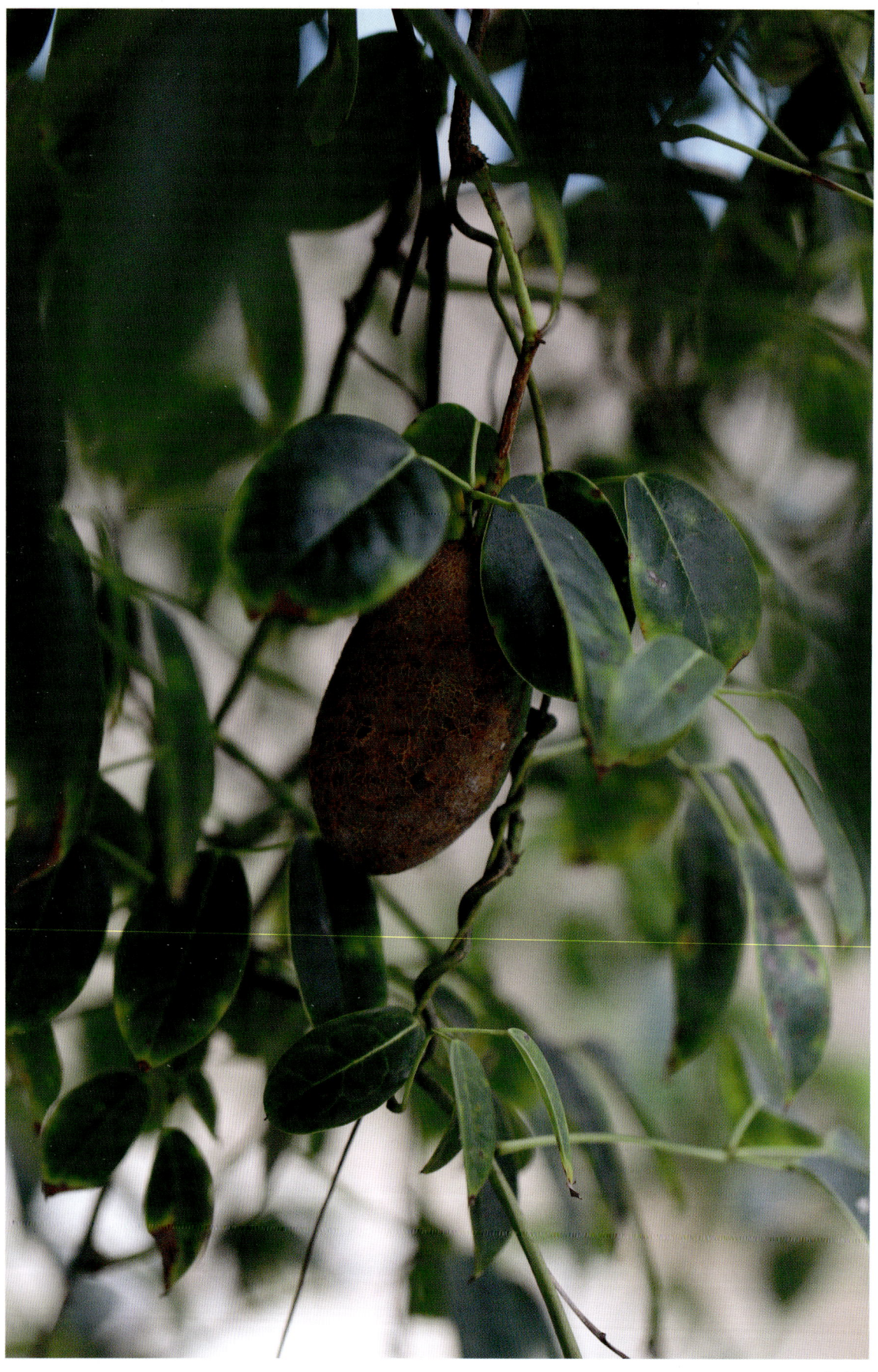

白木通

药材鉴别

本品茎呈圆形而弯曲，长 30 ~ 60 cm，直径 1.3 ~ 2.5 cm。表面呈灰褐色，外皮极粗糙而有许多不规则裂纹，节不明显，仅可见侧枝断痕。质坚实，难折断。断面不整齐，皮部较厚，黄棕色，中央木部呈黄白色，有车轮状花纹，中心有小型的髓。气无，味苦而涩。以条匀，内色黄者为佳。

功效主治

泻火行水，通利血脉。主治小便赤涩，淋浊，水肿，胸中烦热，喉痹咽痛，遍身拘痛，妇女经闭，乳汁不通。

用法用量

内服：10 ~ 30 g，煎汤；或研末，入丸、散服。

民族药方

1. **小儿心热（小肠有火，便赤淋痛，面赤狂躁，口糜舌疮，咬牙口渴）**　白木通、生地黄、甘草各等份。共研为末，每服 15 g，水一盏，入竹叶同煎，饭后温服。

2. **水气，小便涩，身体虚肿**　白木通、槟榔各 30 g，乌柏皮 60 g。研细末，以粥饮下 6 g。

3. **妇人经闭及月事不调**　白木通、牛膝、生地黄、延胡索各等份。水煎服

使用注意

孕妇慎用。

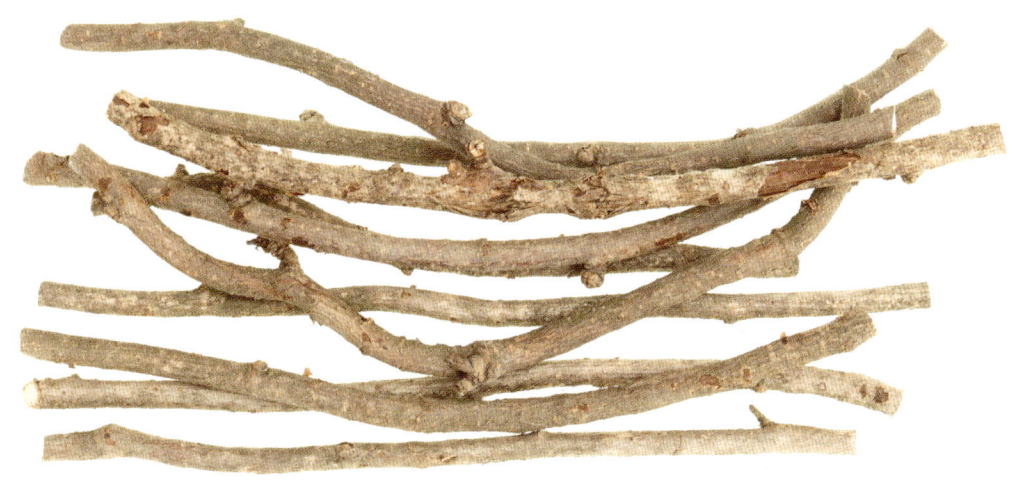

白木通药材

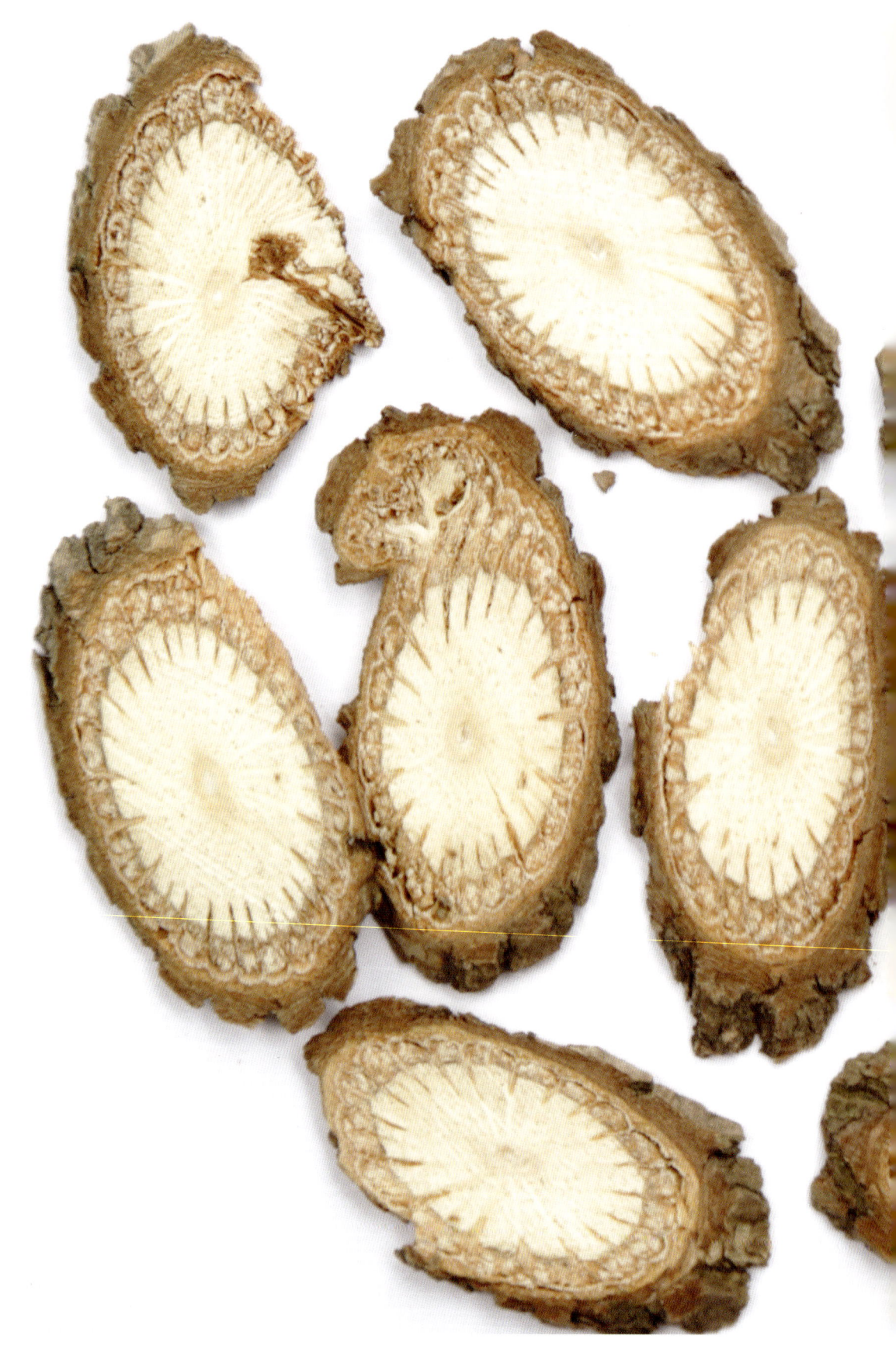

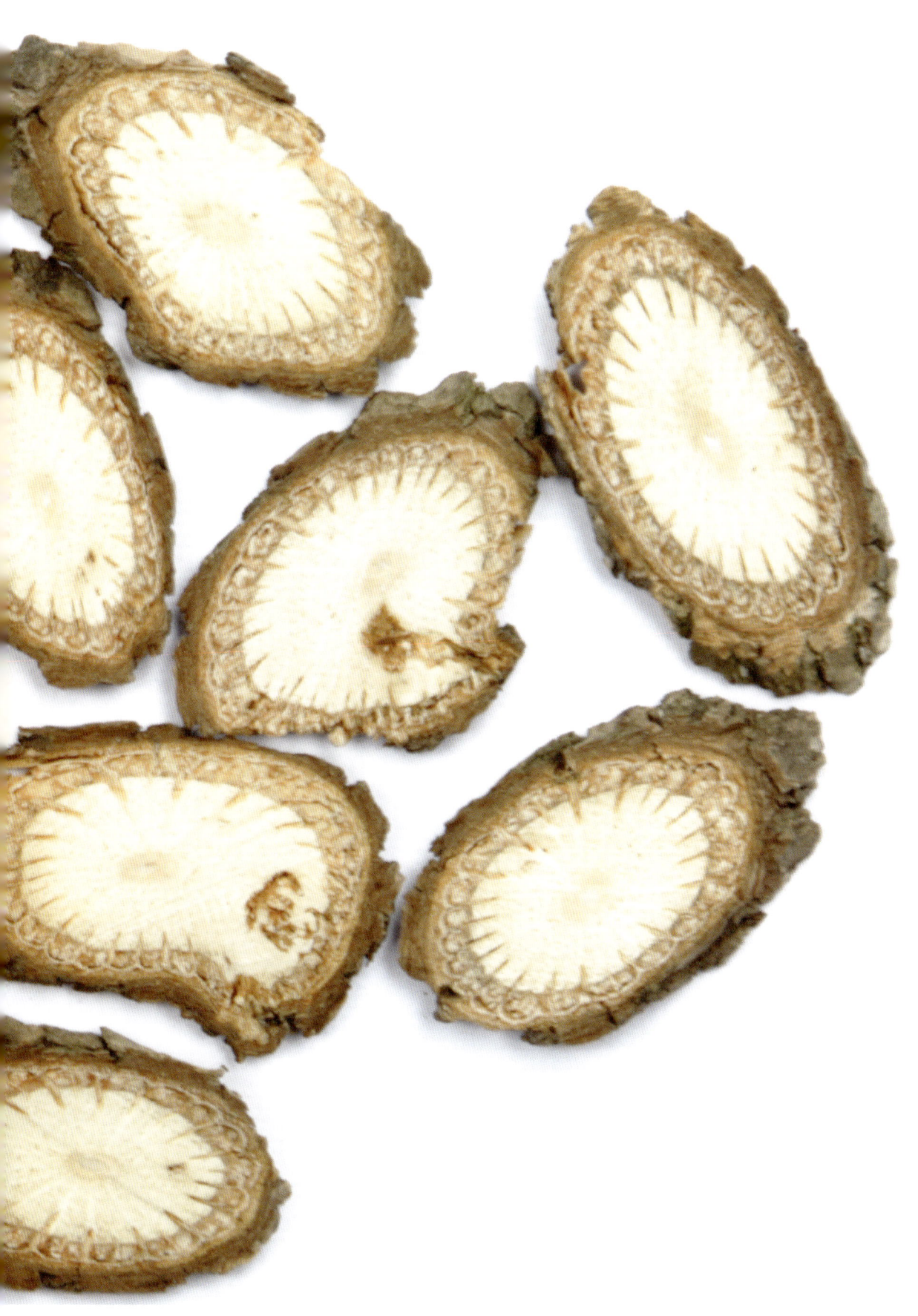

白木通饮片

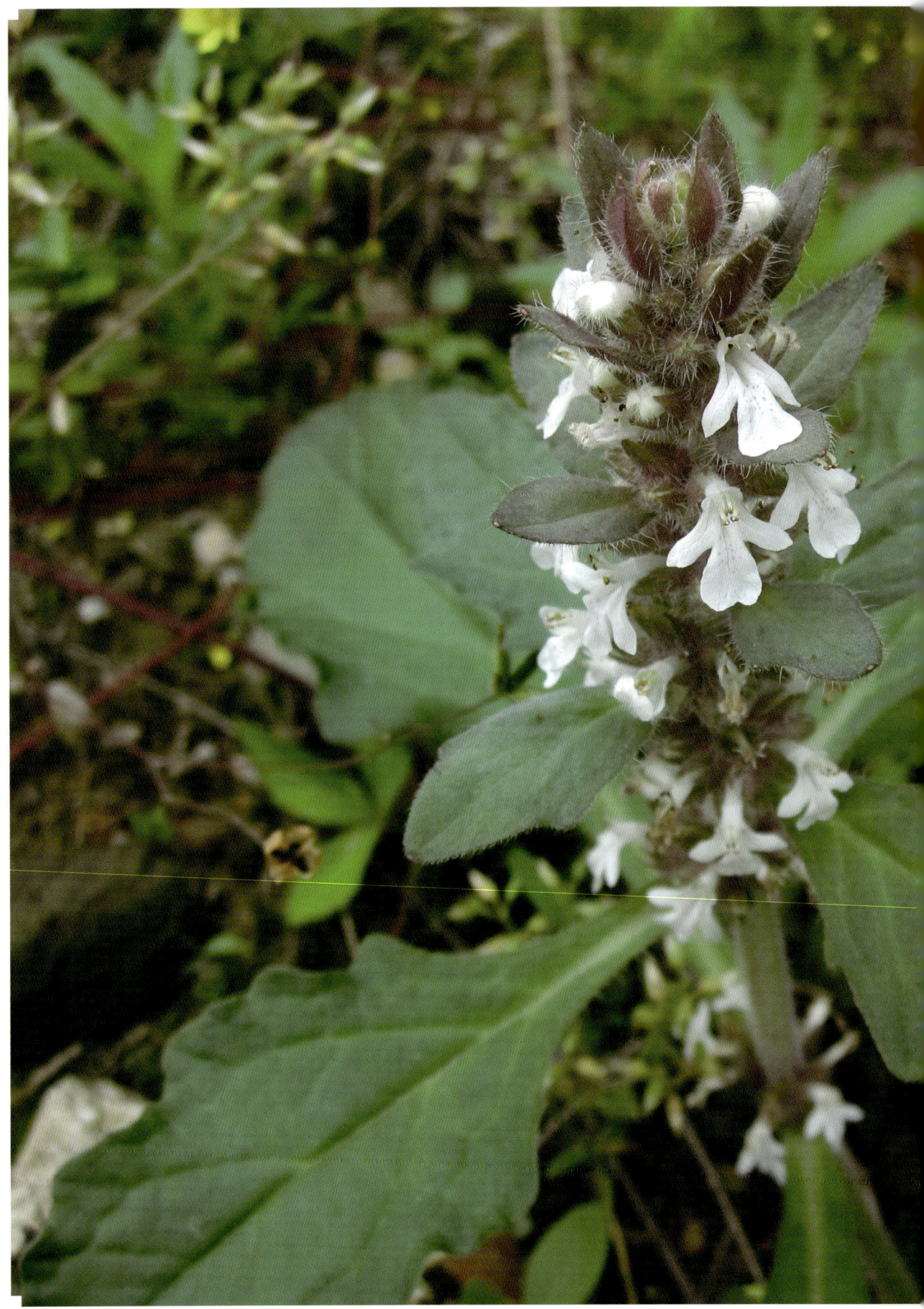

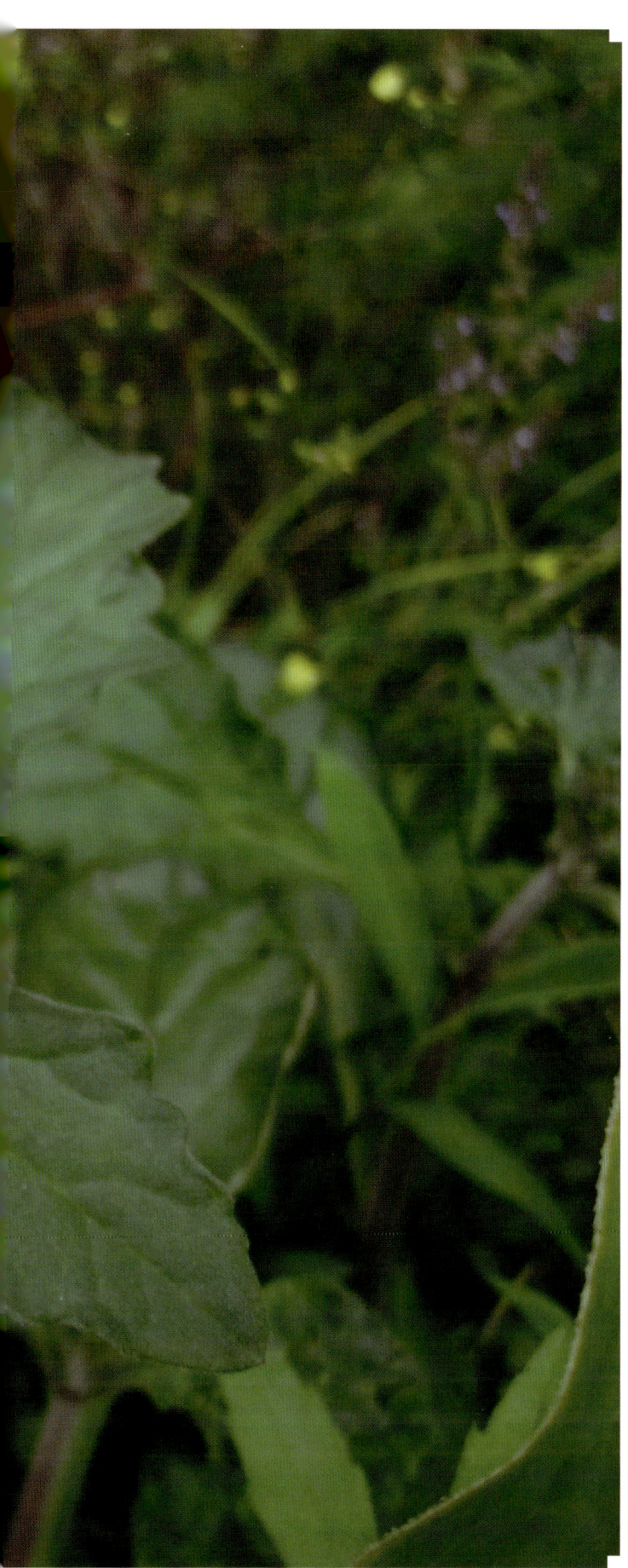

白毛夏枯草

【水 药 名】哈憨盼。

【别 名】雪里青、筋骨草、散血草、天青地红。

【来 源】本品为唇形科植物金疮小草 *Ajuga decumbens* Thunb. 的全株。

【性味归经】味苦，性寒。归肺、肝经。

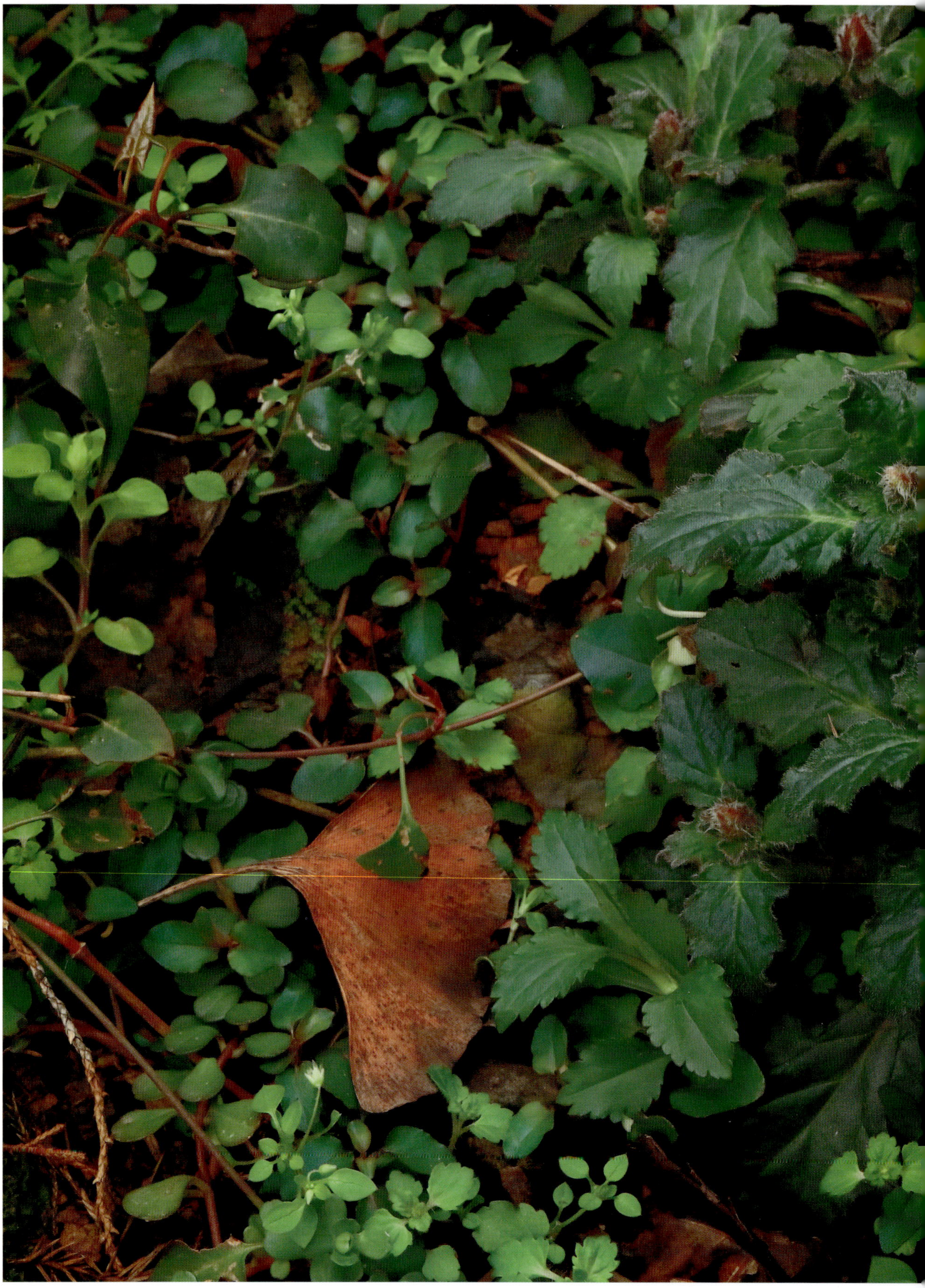

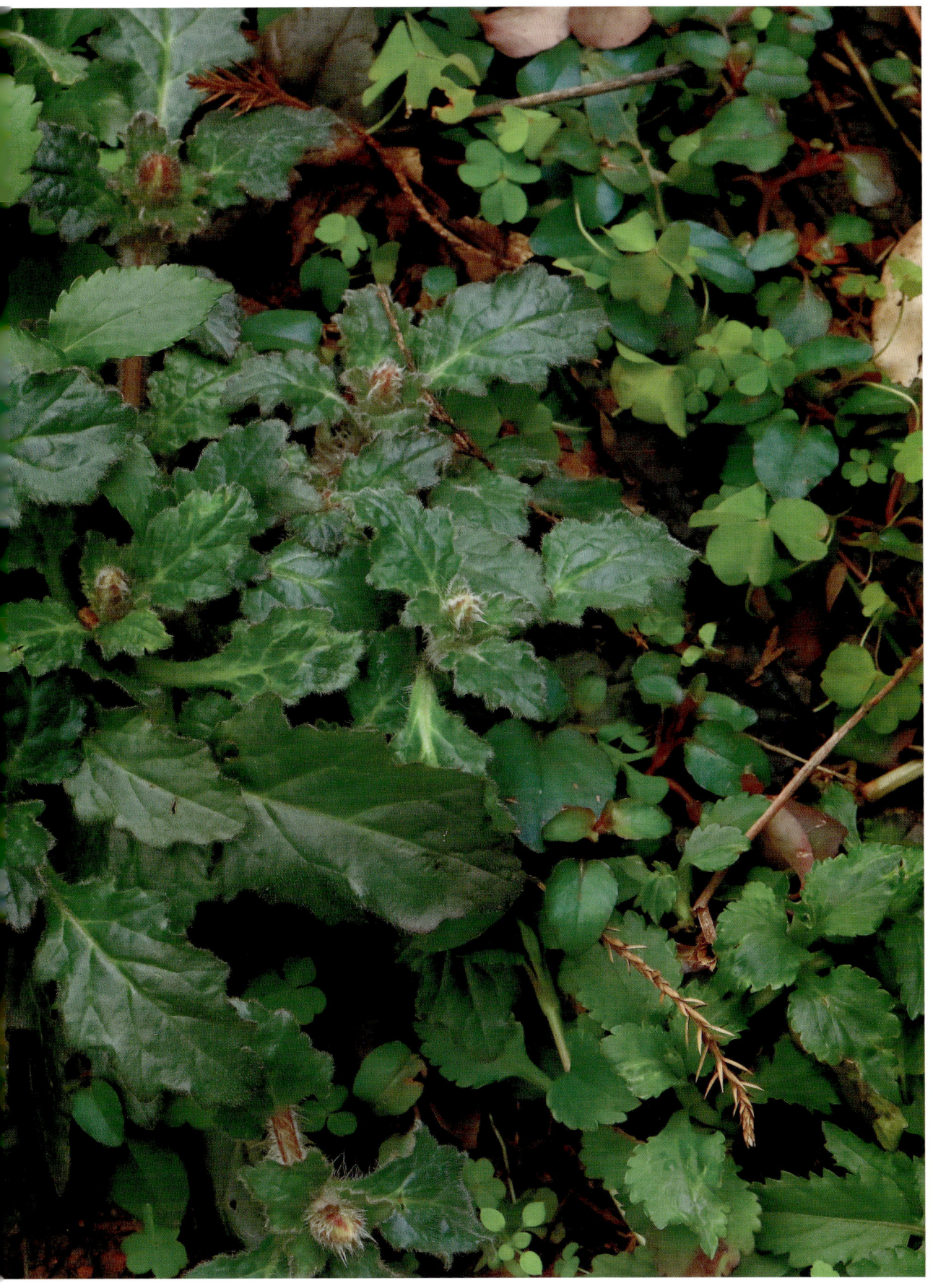

金疮小草

金疮小草

识别特征

多年生草本，高 10 ~ 30 cm。茎方形，基部匍匐，多分枝，全株被白色柔毛。单叶对生，有柄，卵形长椭圆形或倒卵形，长 3.5 ~ 7 cm，宽 2 ~ 3 cm，先端尖，基部楔形，边缘有不规则波状粗齿，上面绿色，幼时下面紫色，两面有短柔毛。花轮有数花，腋生，在枝顶者集成多轮的穗状花序，花冠白色或淡紫色，唇形。小坚果灰黄色。花期 3—4 月，果期 5—6 月。

生境分布

生长于路旁、河岸、山脚、荒地上。分布于华东、中南及西南地区。

采收加工

第一年 9—10 月收获 1 次。第二、三年，则在 5—6 月和 9—10 月各收一次。齐地割起全草，拣净杂质，鲜用或晒干。

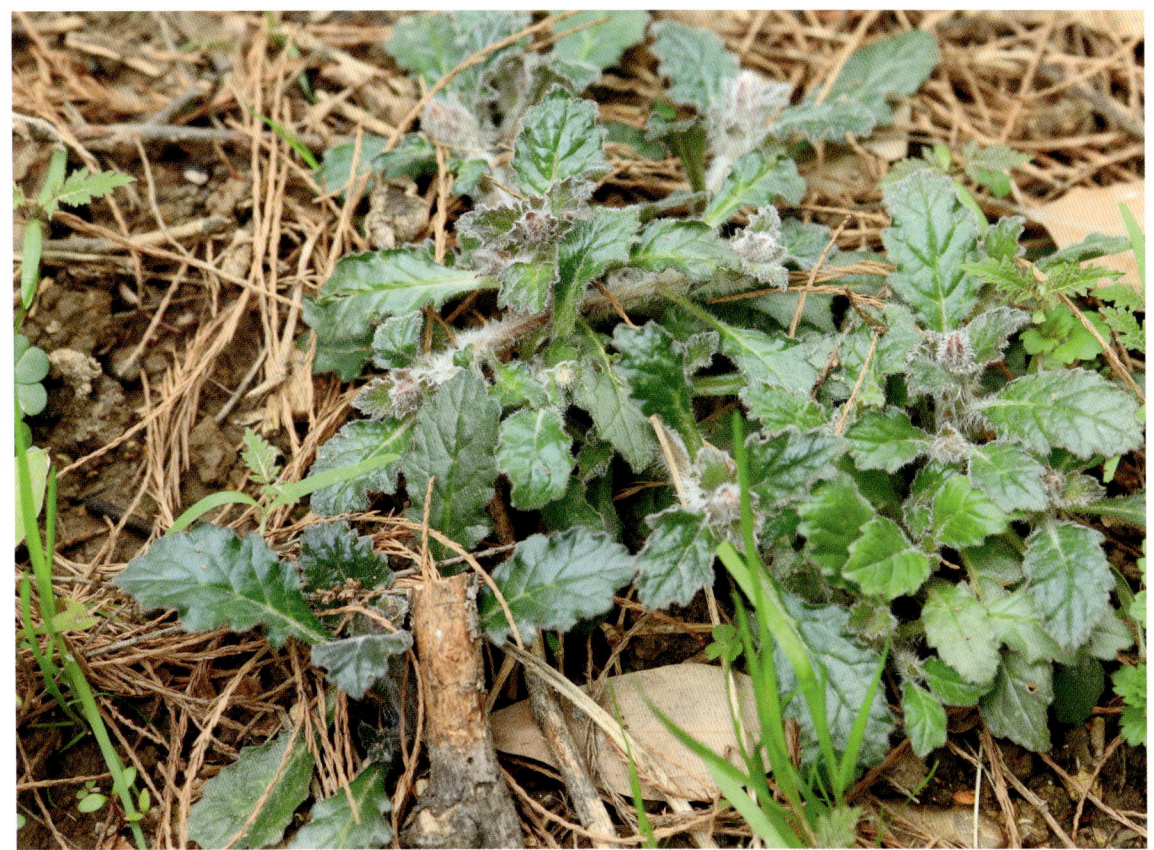

金疮小草

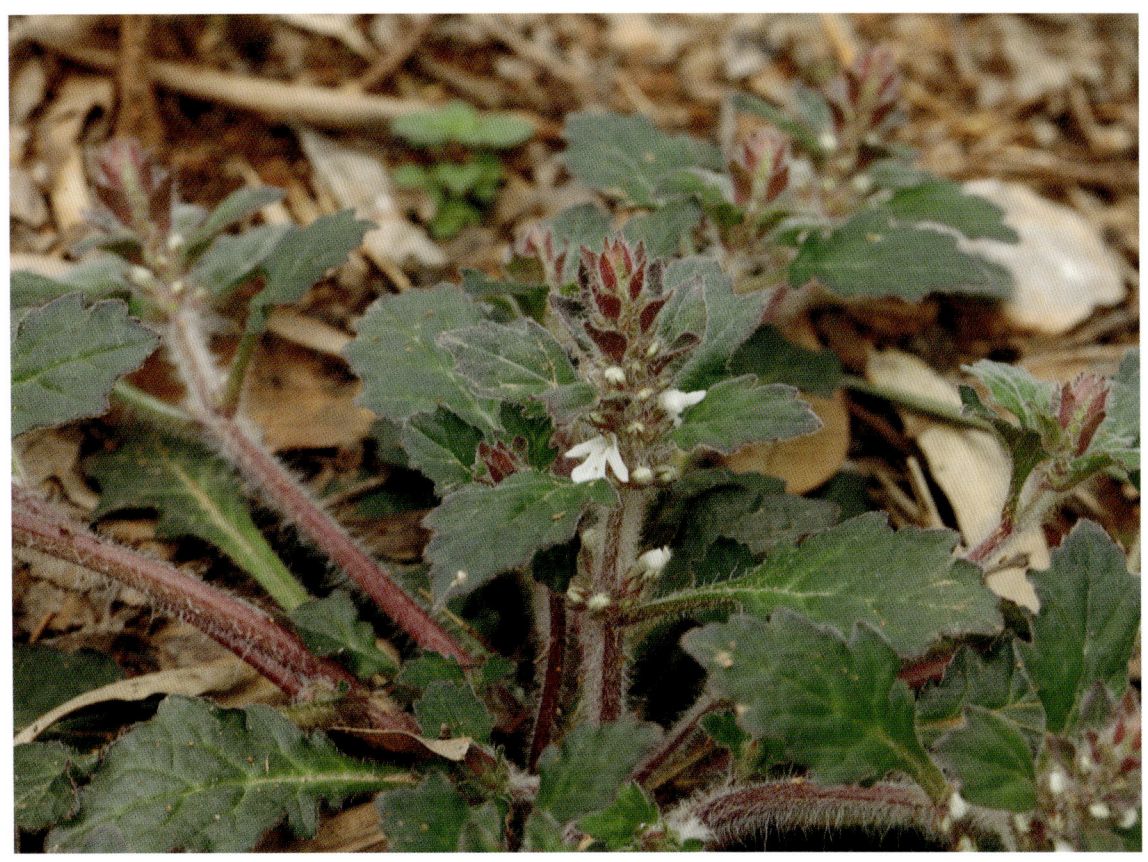

金疮小草

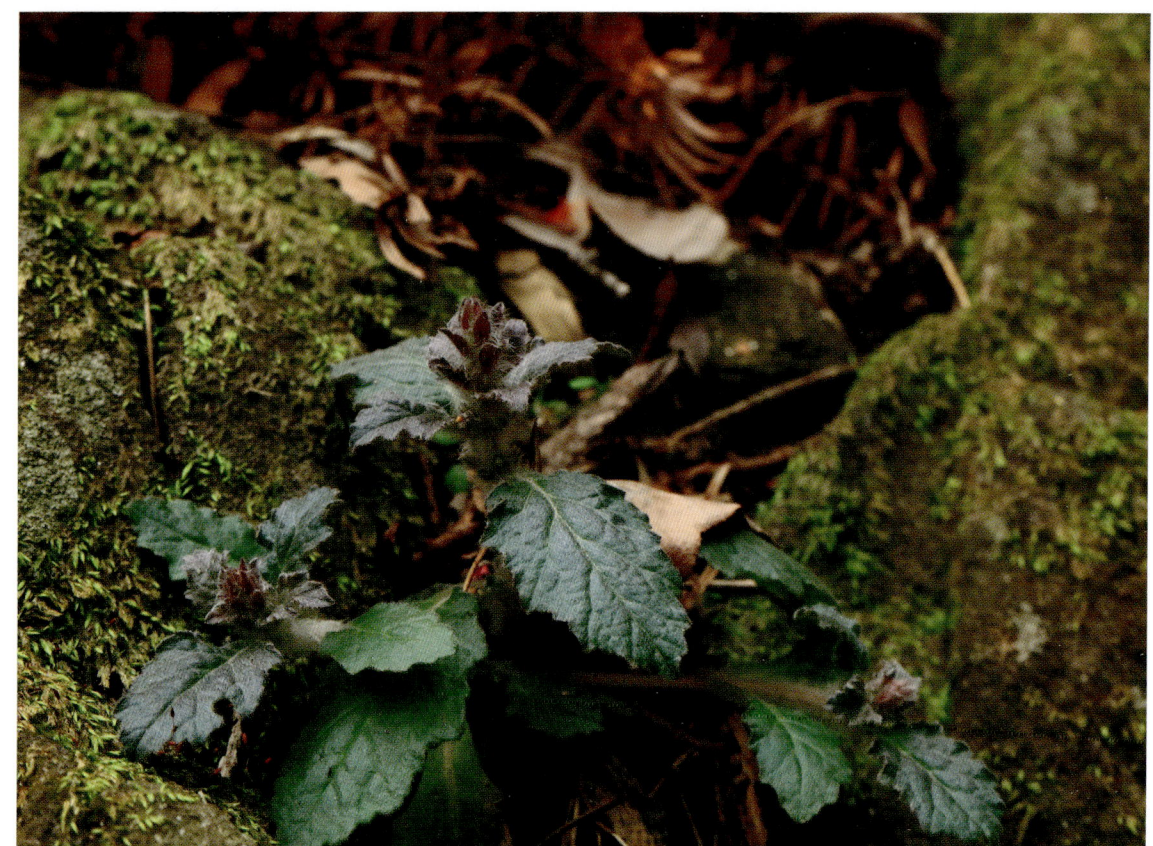

金疮小草

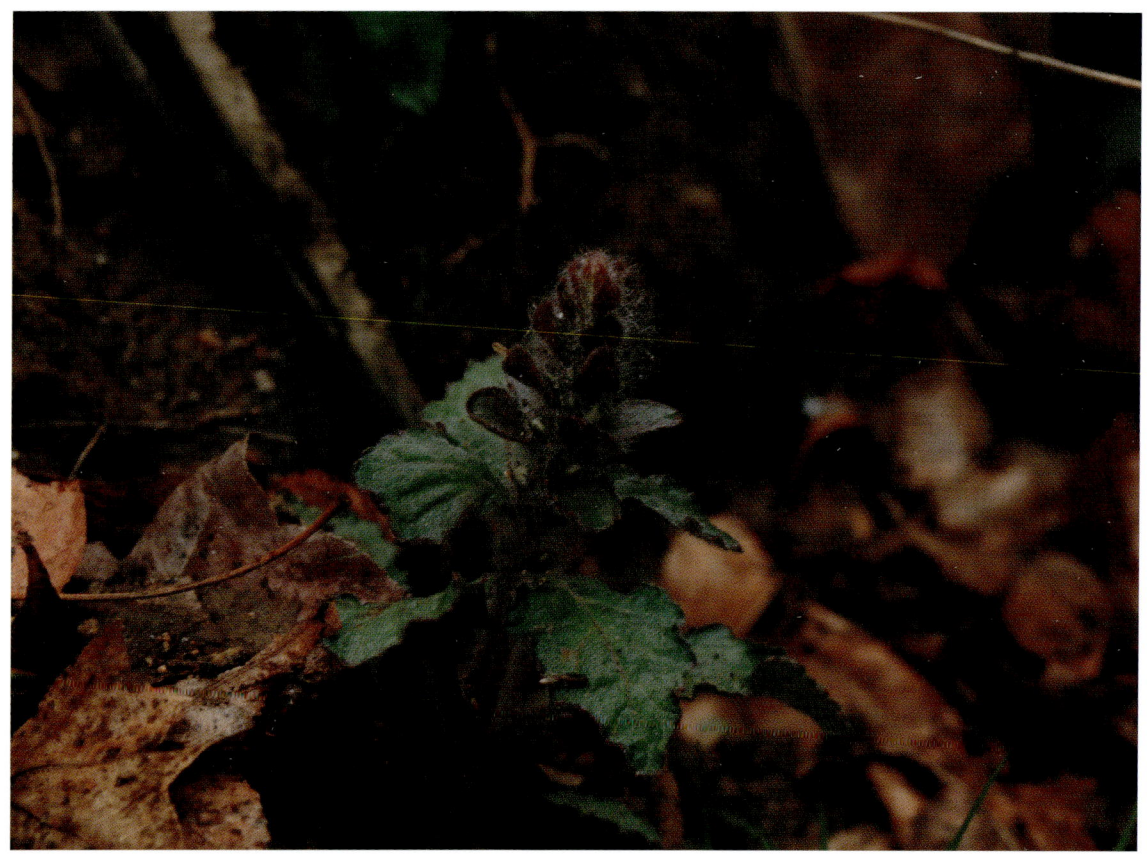

金疮小草

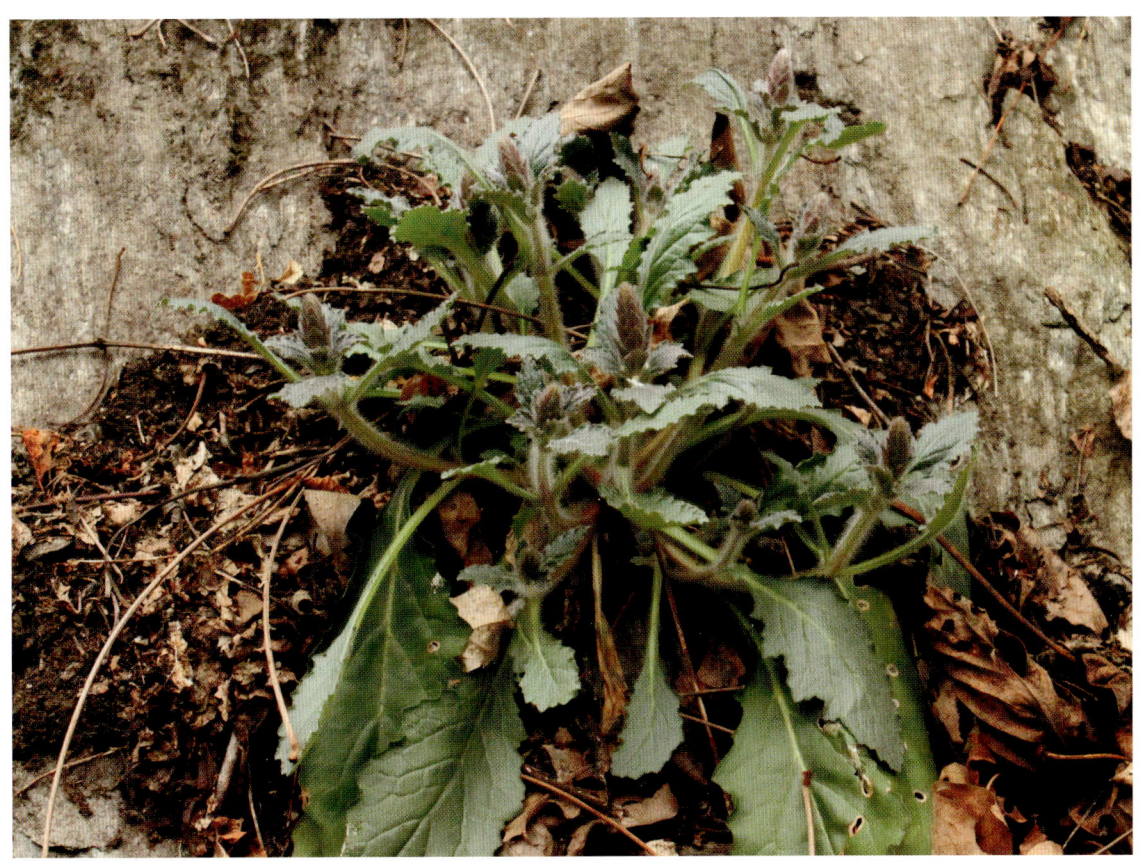

金疮小草

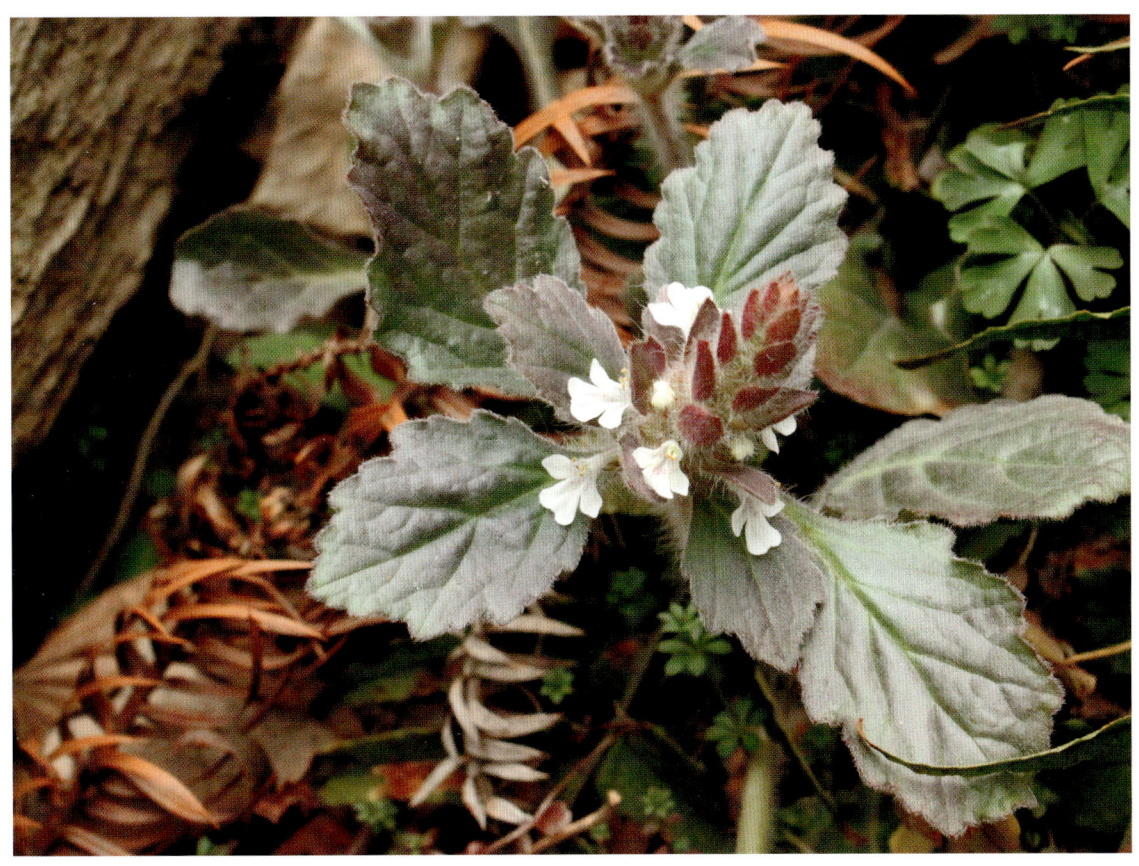

金疮小草

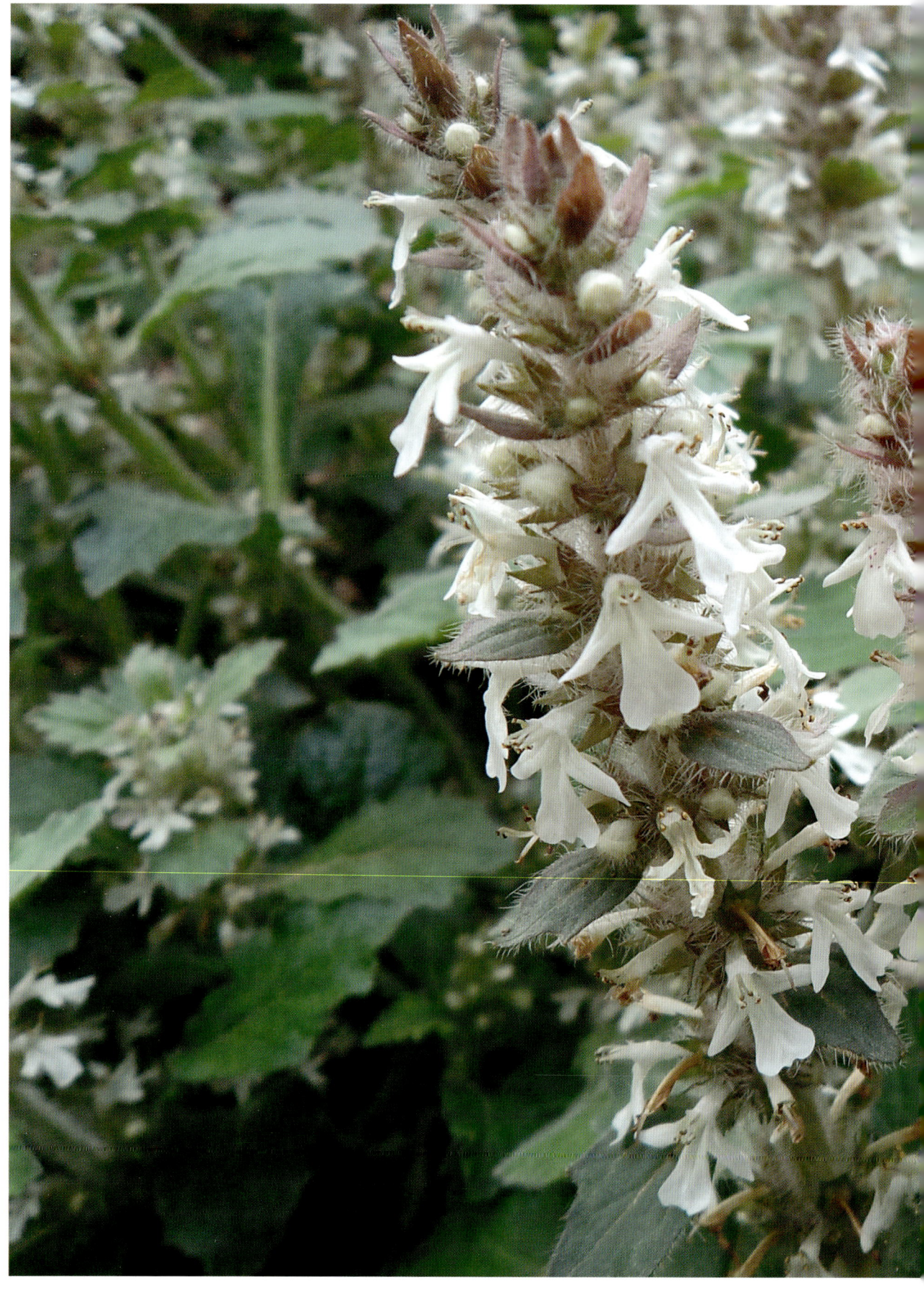

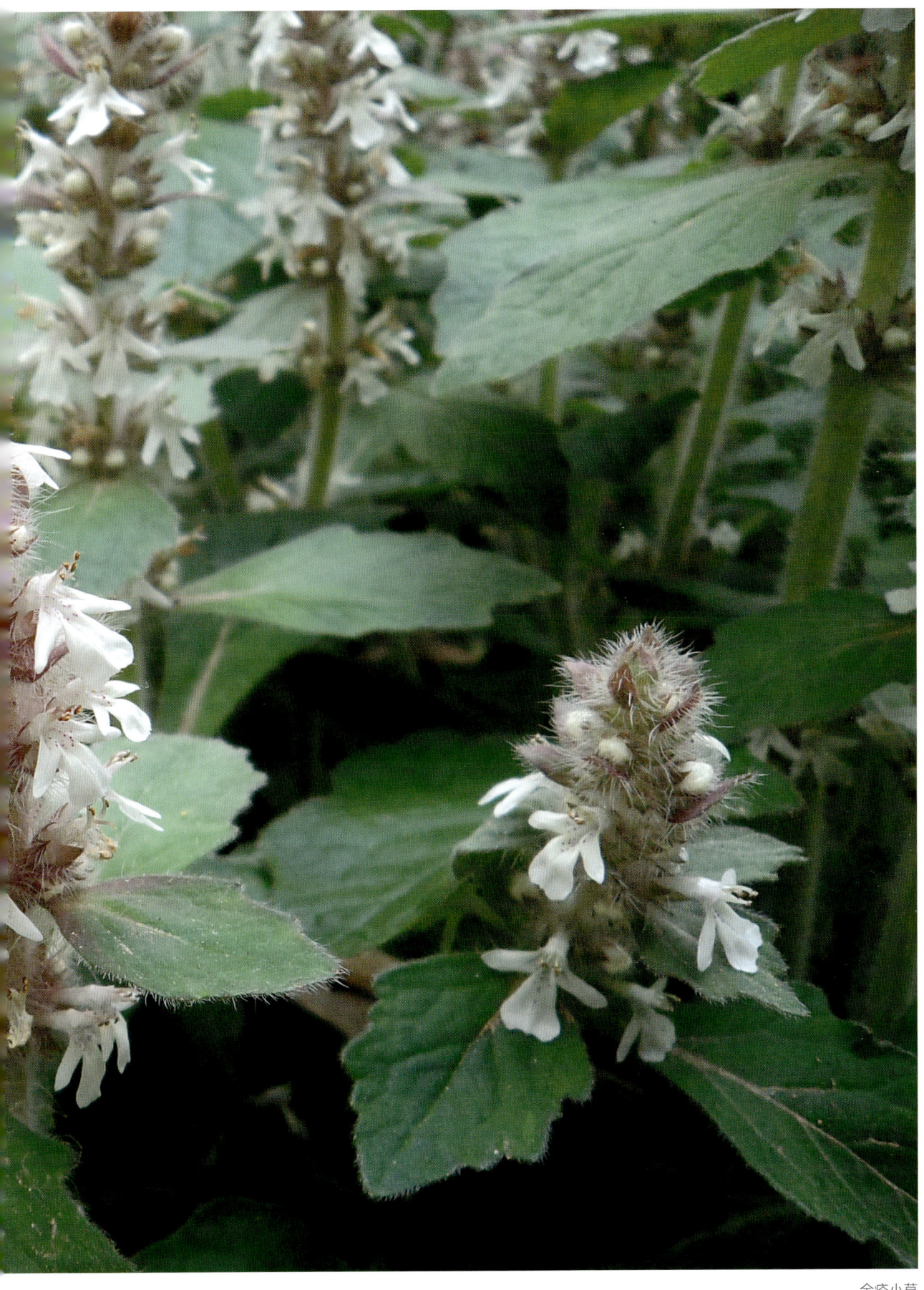

金疮小草

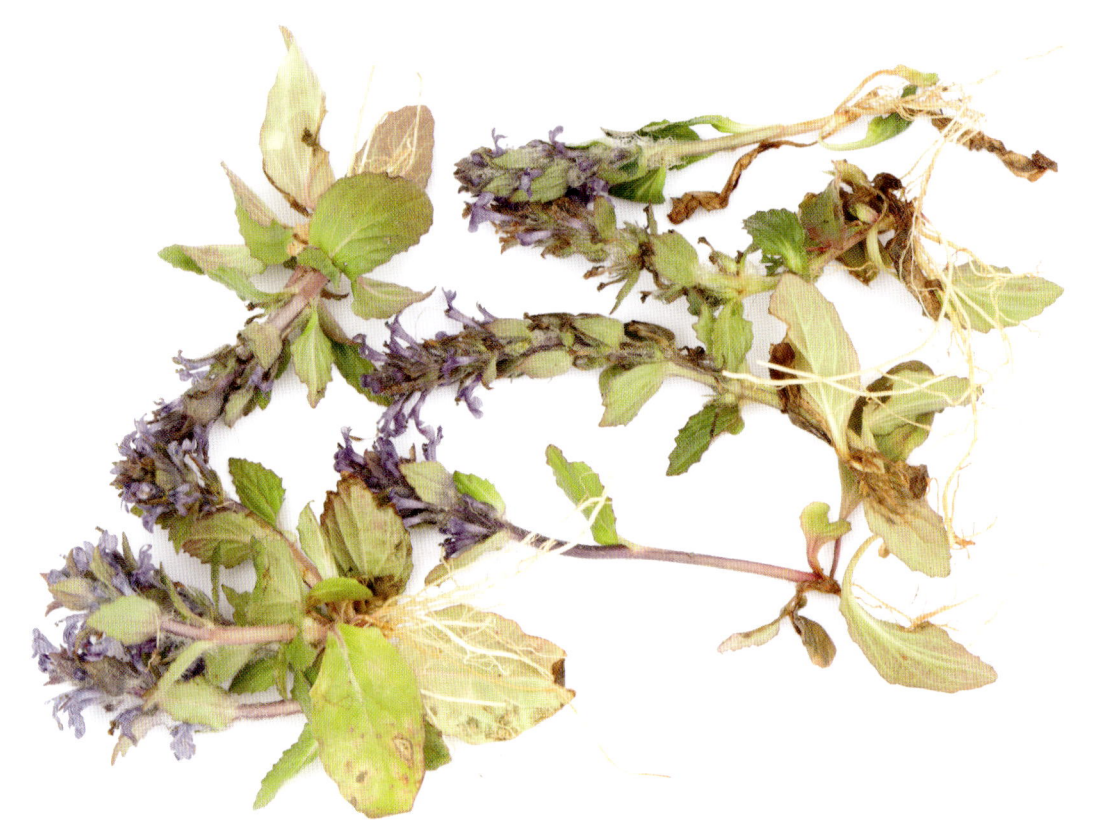

白毛夏枯草药材

药材鉴别

本品全草长 10 ~ 25 cm。根细小，暗黄色。地上部分灰黄色或暗绿色，密被白柔毛。茎细，具四棱，质轮柔韧，不易折断。叶对生，多皱缩，破碎，完整叶片展平后呈匙形或倒卵状披针形，长 3 ~ 6 cm，宽 1.5 ~ 2.5 cm，绿褐色，两面密被白色柔毛，边缘有波状锯齿；叶柄具狭翅。轮伞花序腋生，小花二唇形，黄褐色。气微，味苦。以色绿、花多者为佳。

功效主治

止咳化痰，清热，凉血，消肿，解毒。主治气管炎，脑膜炎，吐血，衄血，赤痢，淋病，咽喉肿痛，疔疮，痈肿，跌打损伤。

用法用量

内服：10 ~ 15 g，煎汤；或研末，入丸、散服；或捣汁服。外用：捣敷。

▎民族药方

1. 小儿高热惊风　白毛夏枯草嫩枝 7 枝。捣烂，米泔水冲调，澄清喂服或滴服。

2. 喉痛　白毛夏枯草适量。开水泡服。

3. 肺痨　白毛夏枯草适量。晒干研末，每服 5 g，每日 3 次。

4. 扁桃体炎，咽炎，喉炎　白毛夏枯草 15 ~ 30 g。水煎服；或用筋骨草 4 ~ 5 株。加豆腐共煮，吃豆腐并饮汤。

5. 肺热咯血　白毛夏枯草 15 g，白茅根、冰糖各 30 g。水煎服。

6. 跌打伤，扭伤　白毛夏枯草、生姜、大葱各适量。捣烂外敷。

▎使用注意

孕妇忌服。

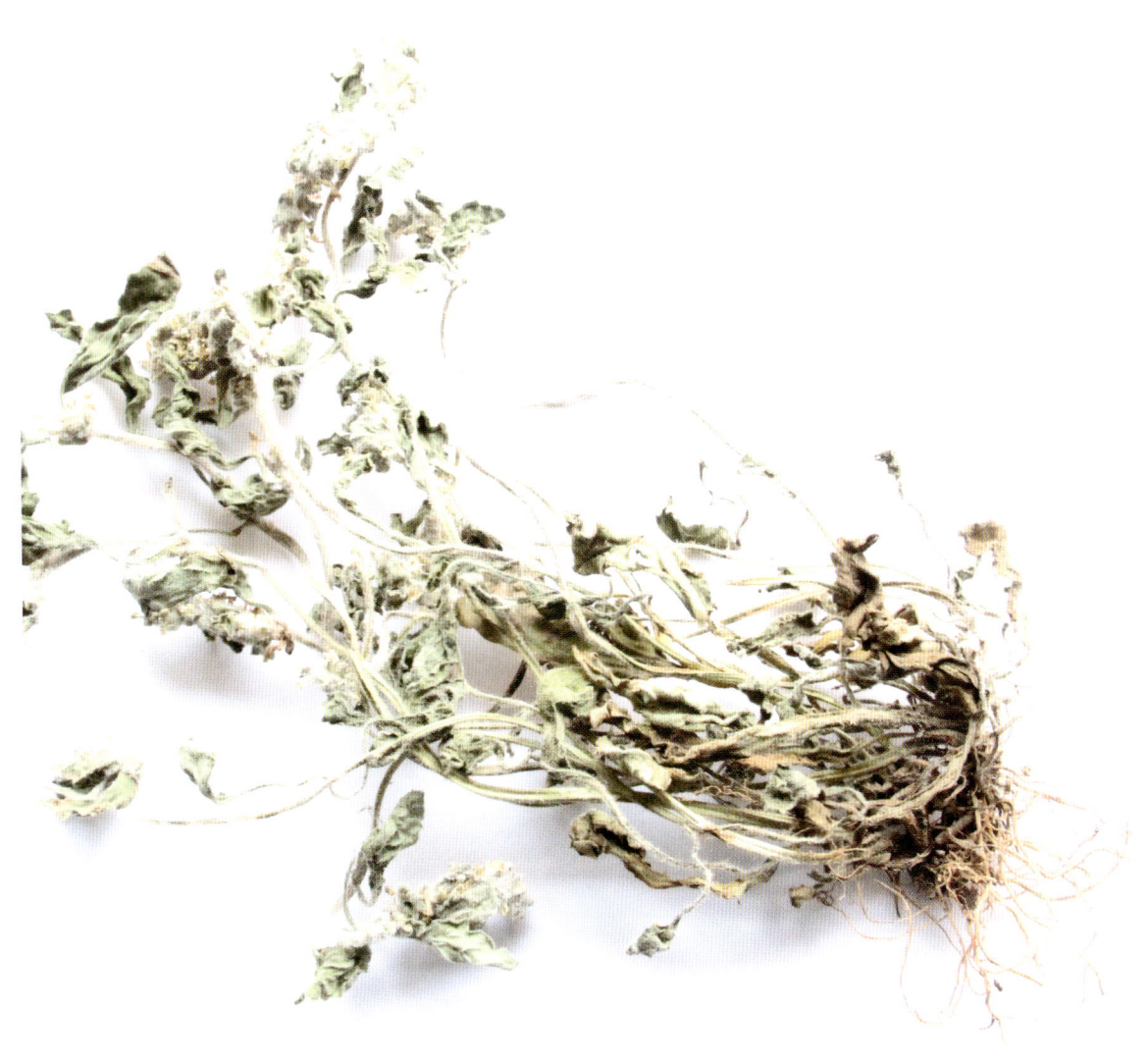

白毛夏枯草药材

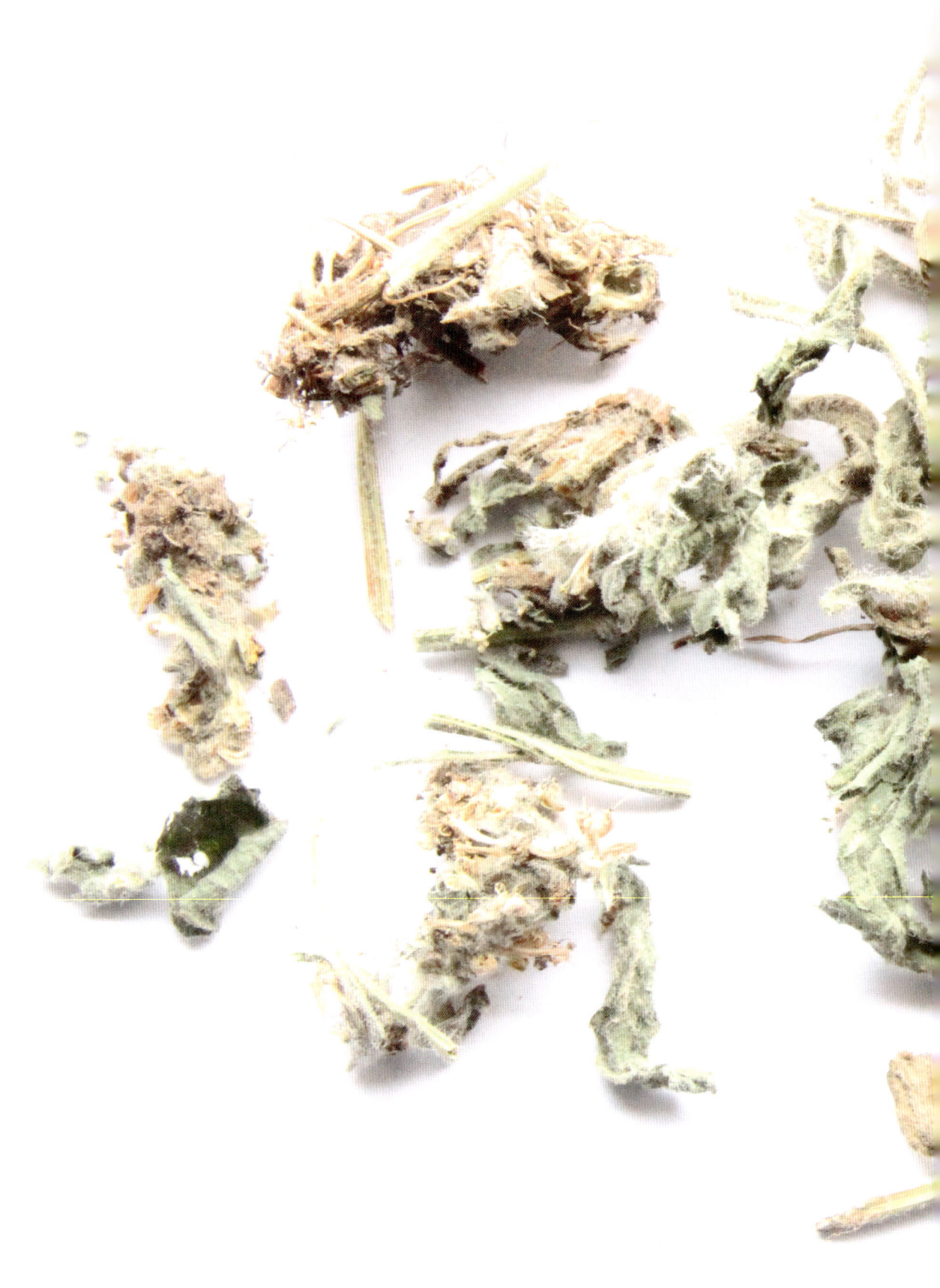

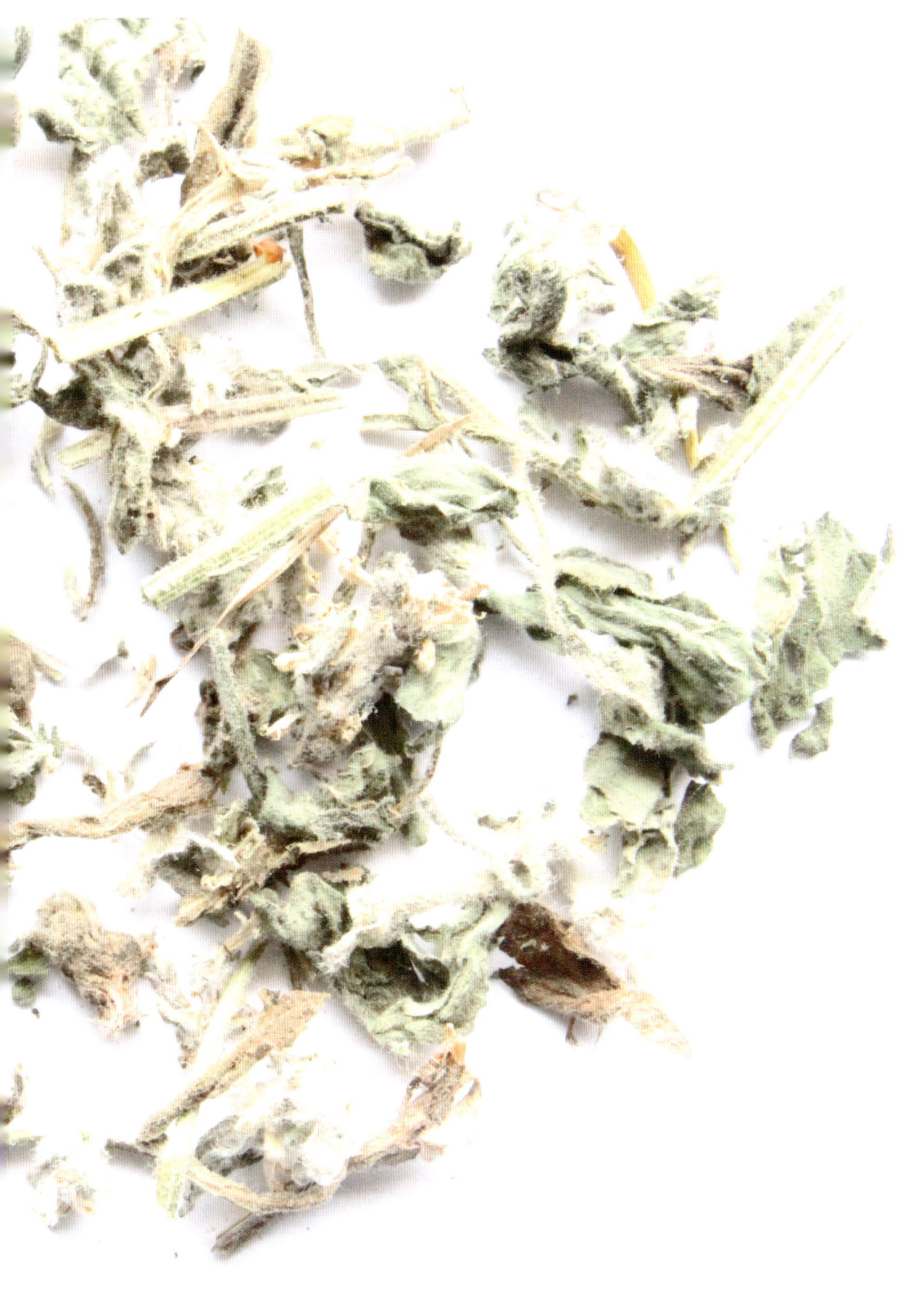

白毛夏枯草饮片

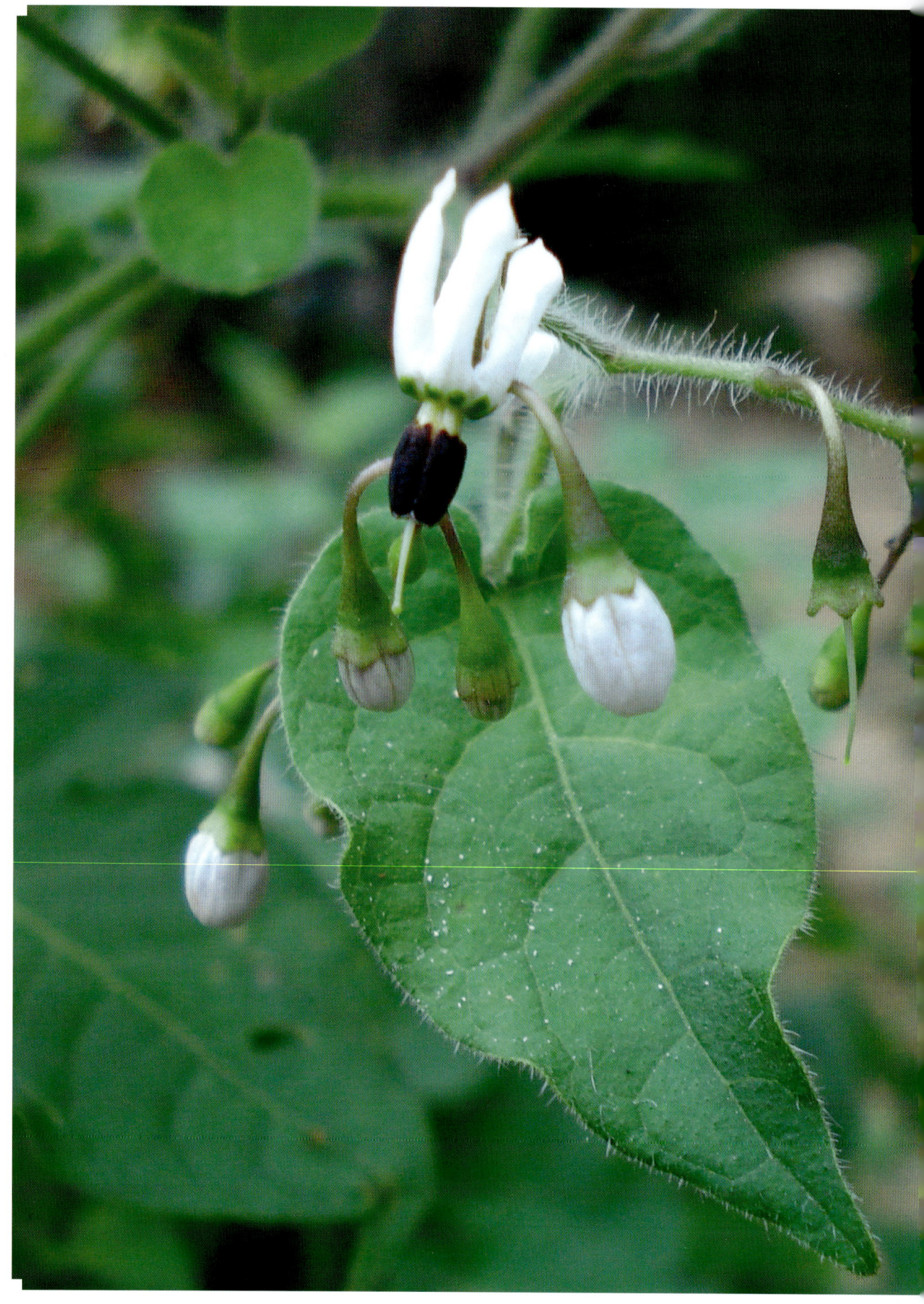

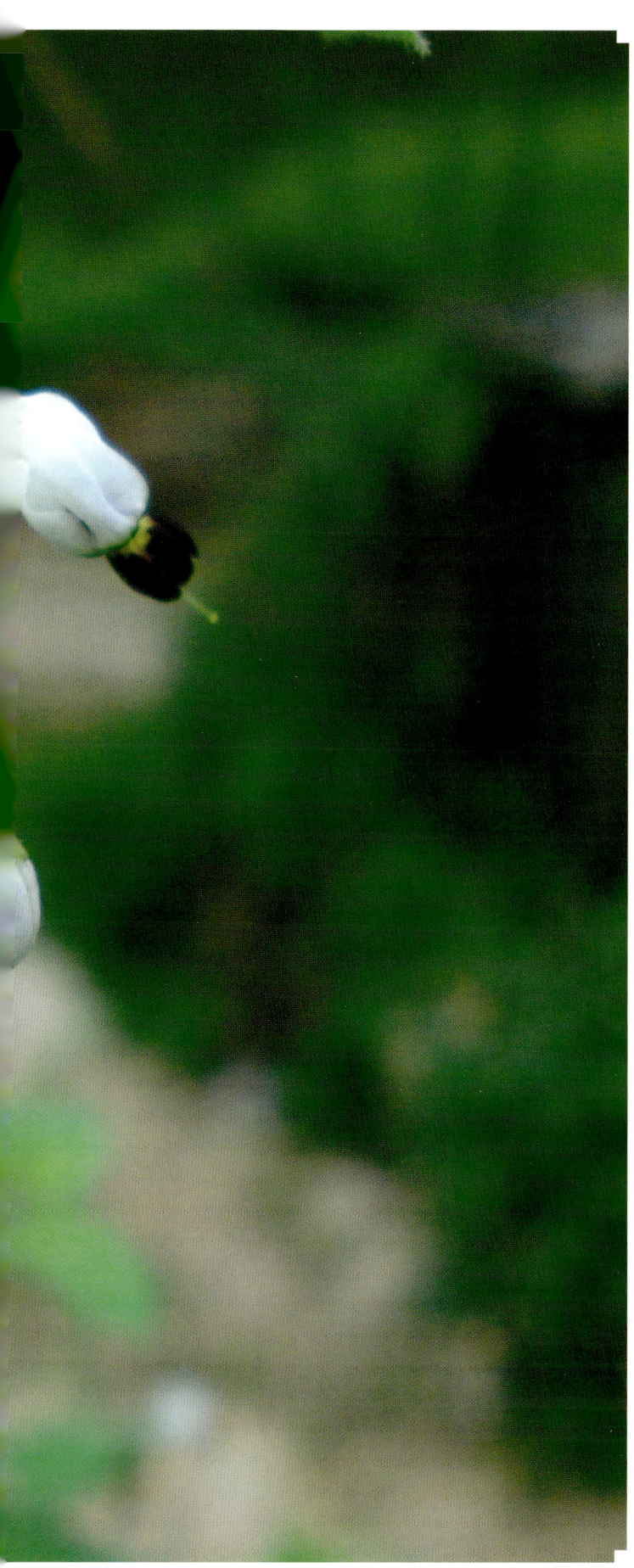

白毛藤

【水 药 名】杠路正。

【别　　名】排风藤、蜀羊泉、毛秀才、白英、野毛辣、耳坠菜、毛风藤。

【来　　源】本品为茄科植物白英 Solanum lyatum Thunb. 的全草。

【性味归经】味甘、苦，性寒。归肝、胆、肾经。

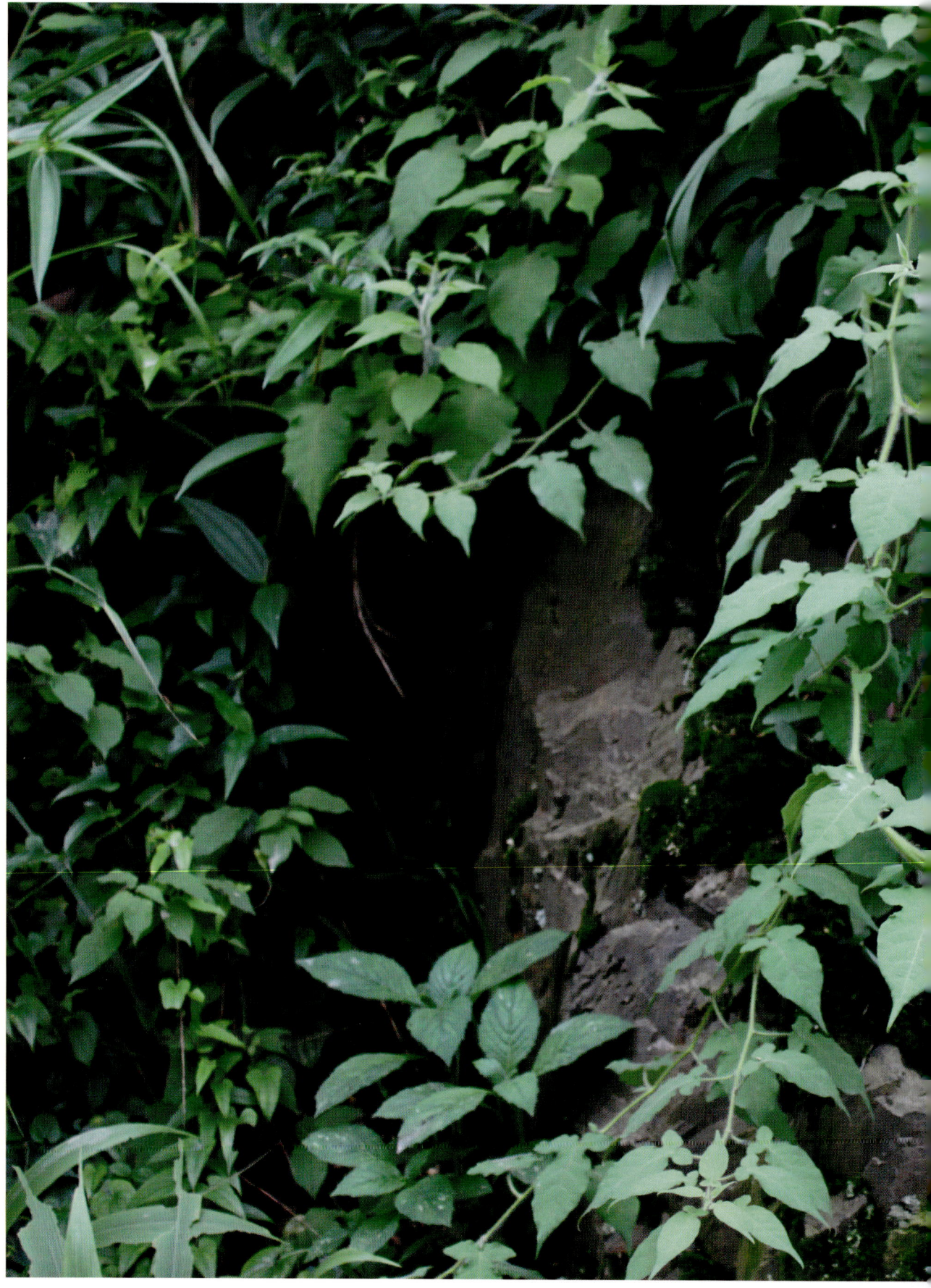

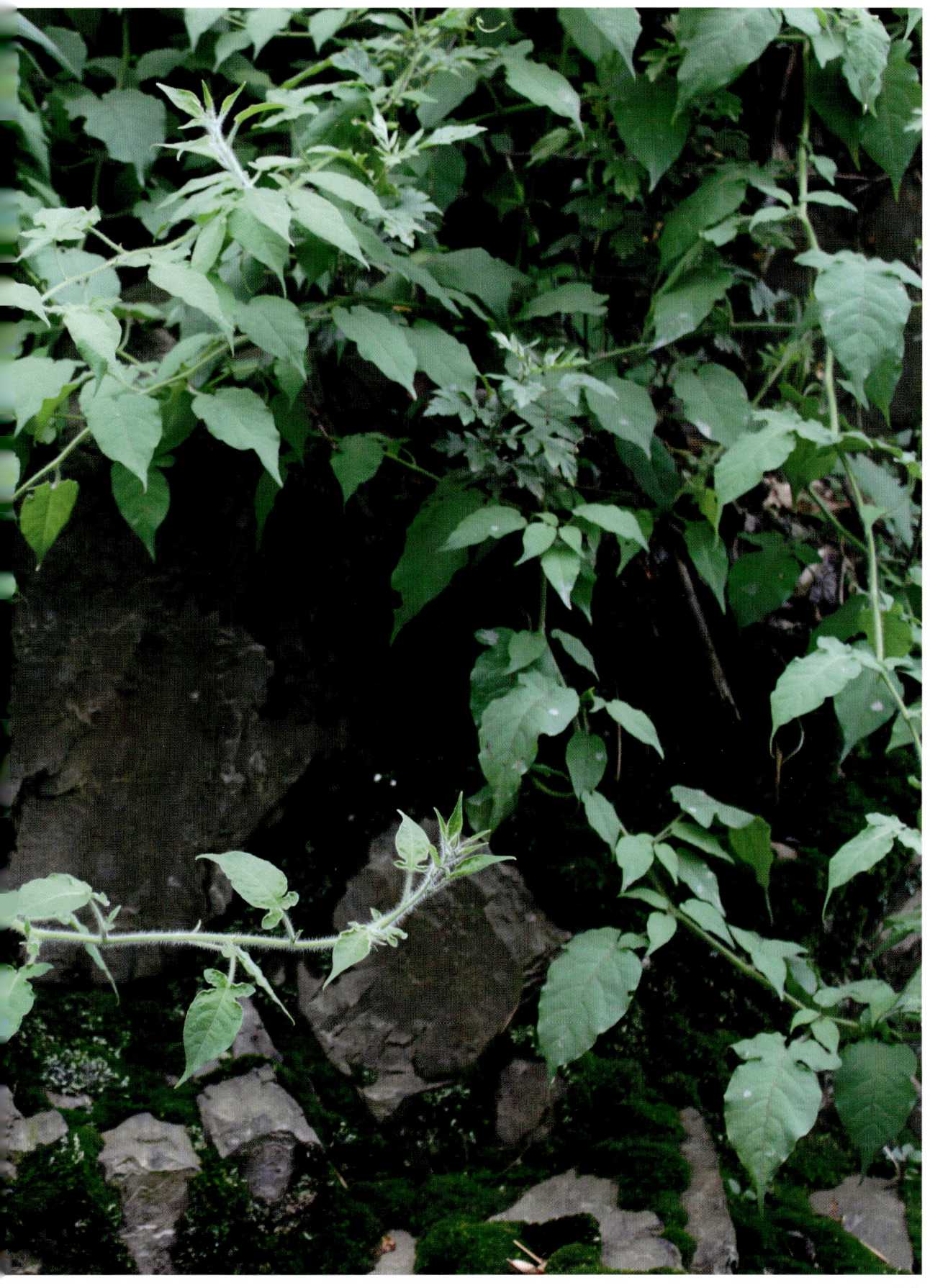

白英

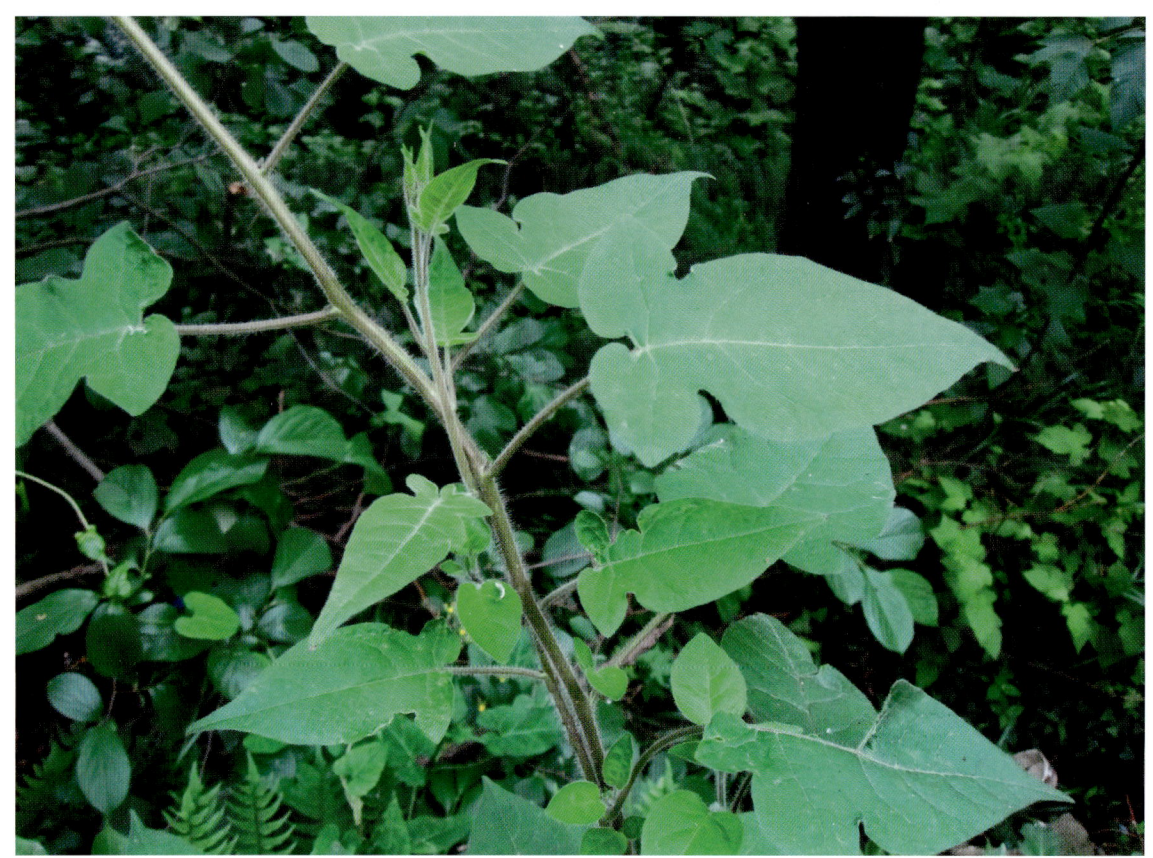

白英

识别特征

多年生蔓性半灌木。茎长达 5 m，基部木质化，上部草质，具细毛。叶互生；上部的叶多作戟状 3 裂或羽状多裂；下部的叶长方形或卵状长方形，基部心脏形，先端尖，全缘，长 4 ~ 9 cm，宽 2 ~ 5 cm，上面鲜绿色，下面较淡，两面均有细毛散生，沿叶脉较密；叶柄长 2 ~ 3.5 cm，有细毛。聚伞花序生于枝顶或侧生与叶对生；花冠白色，裂片 5。浆果卵形或球形，初绿色，后变红色至黑色。花期 9—10 月，果期 11 月。

生境分布

生长于路旁、山野或灌木丛中。分布于华东、中南、西南及山西、陕西、甘肃、台湾等地。

采收加工

夏、秋二季采收全草，鲜用或晒干。

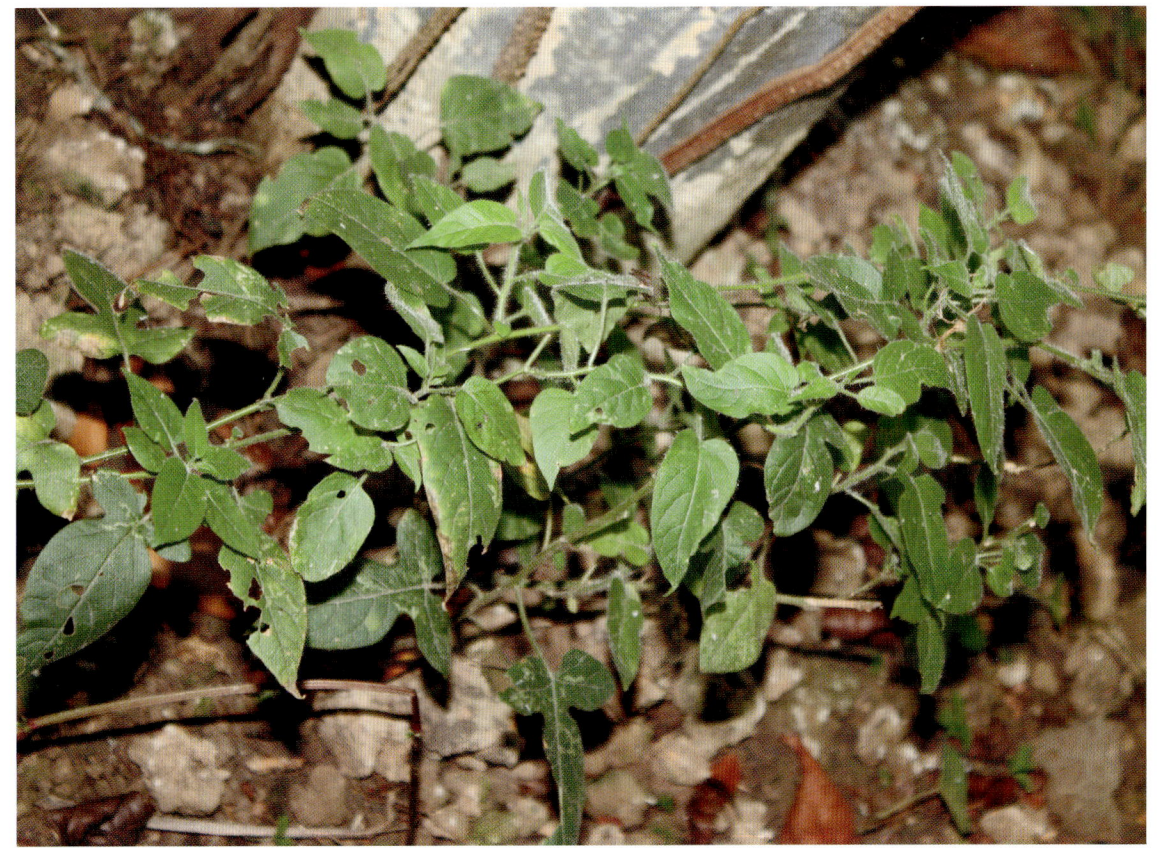

白英

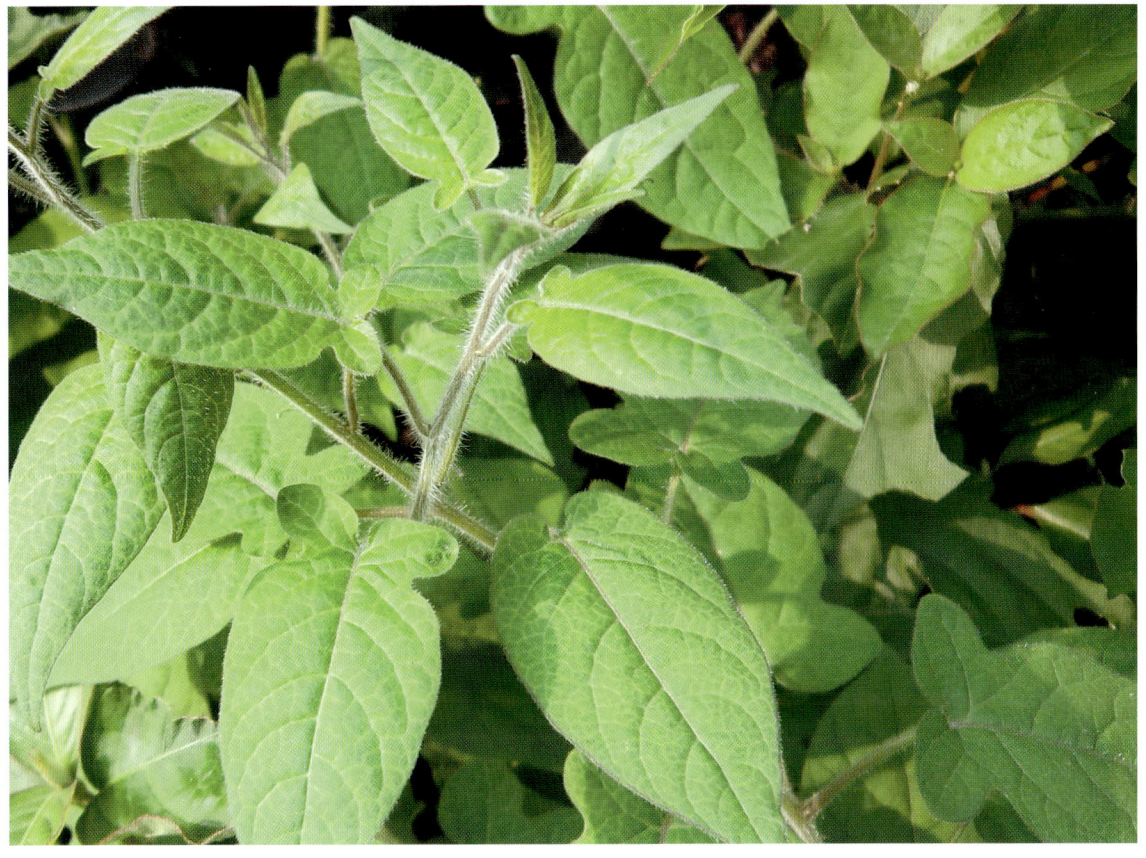

白英

白毛藤

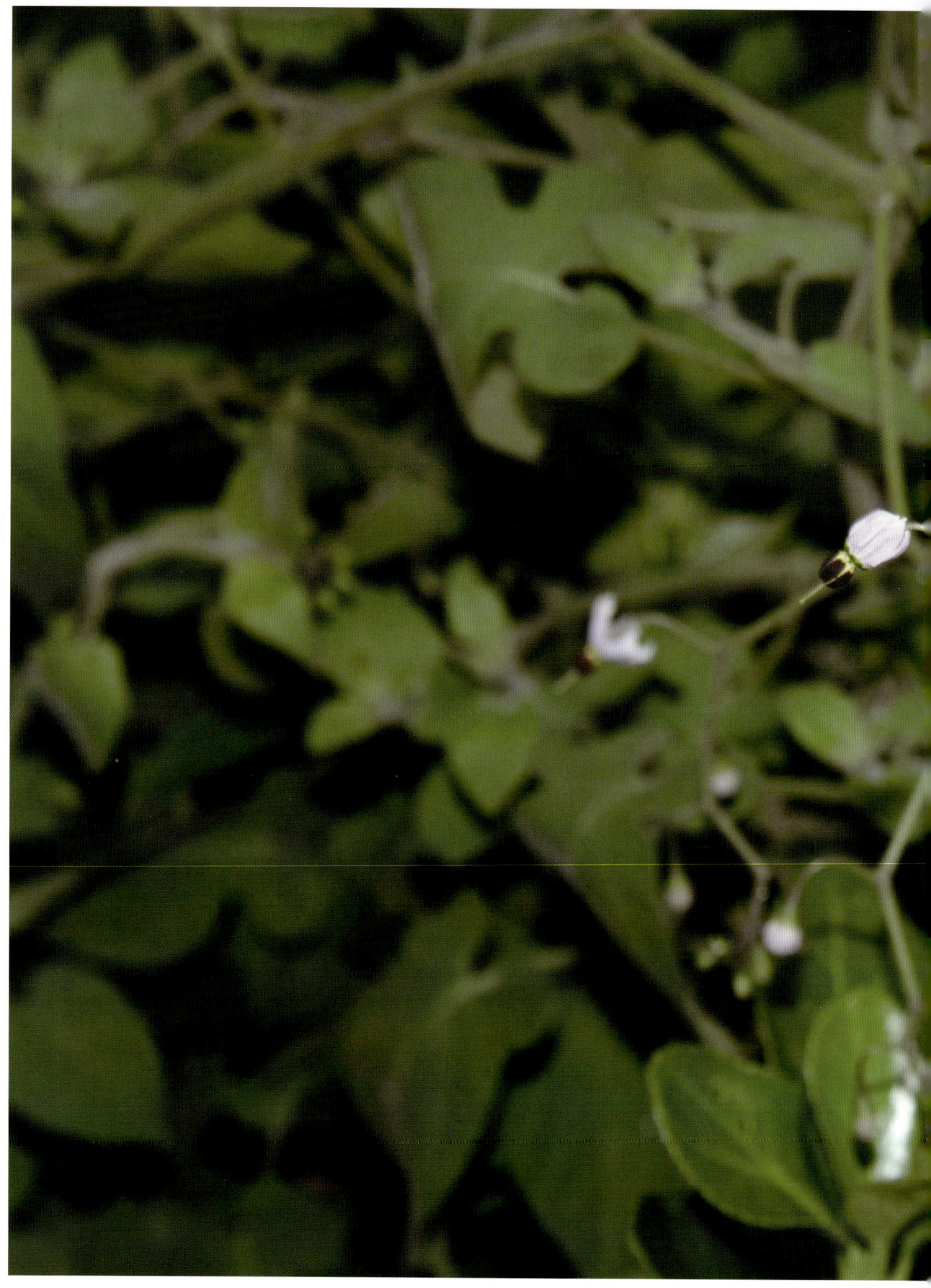

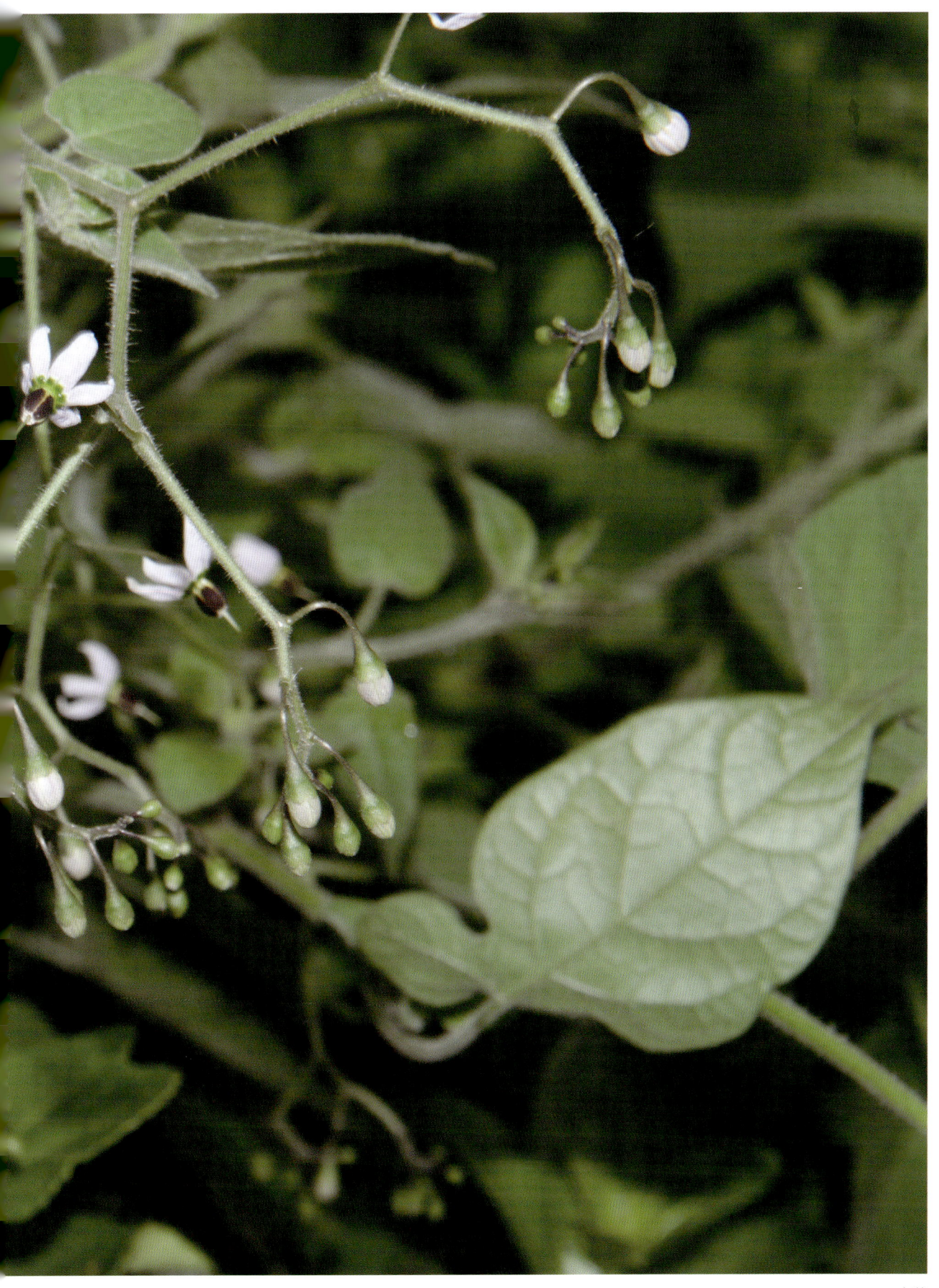

白英

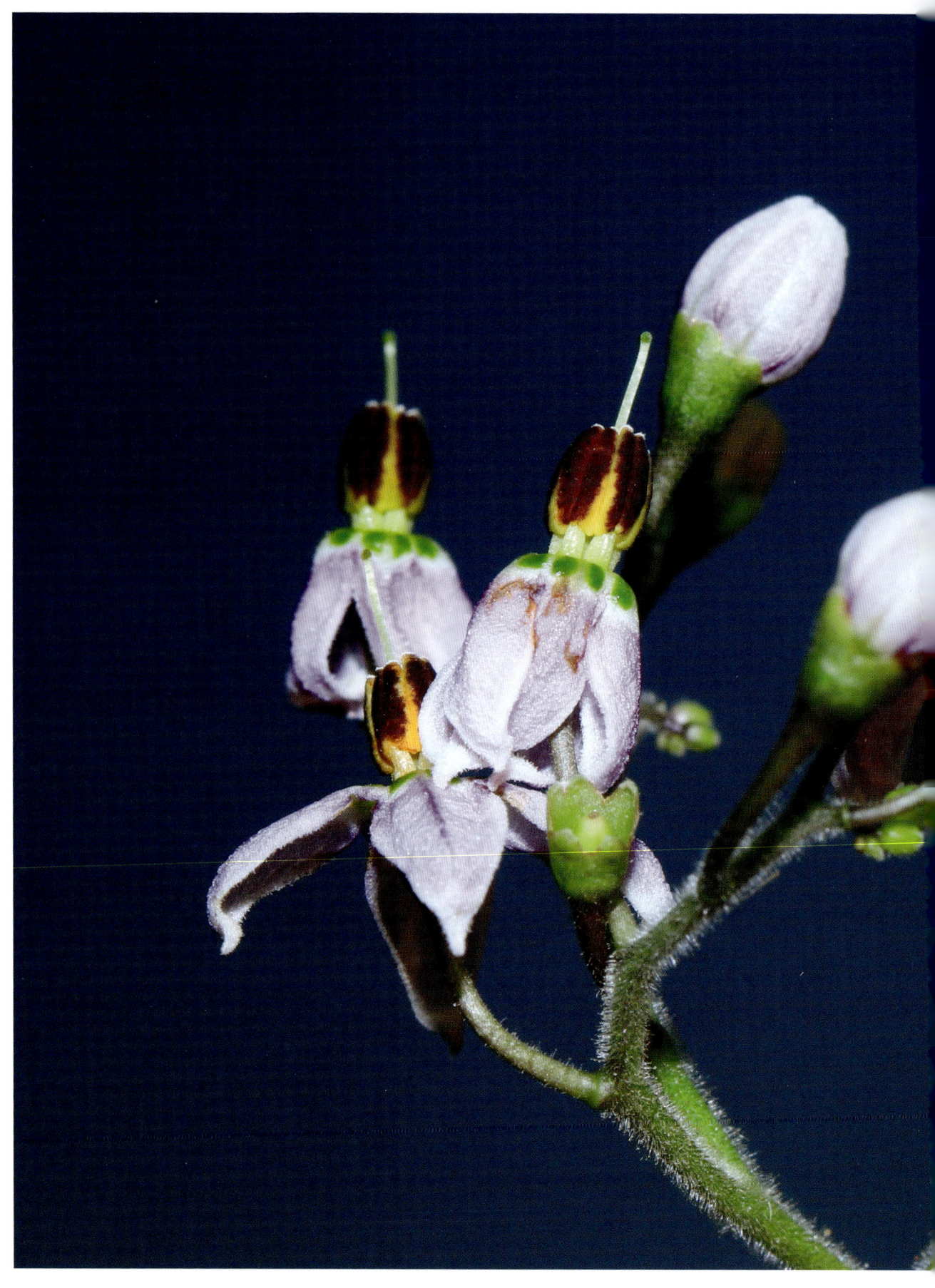

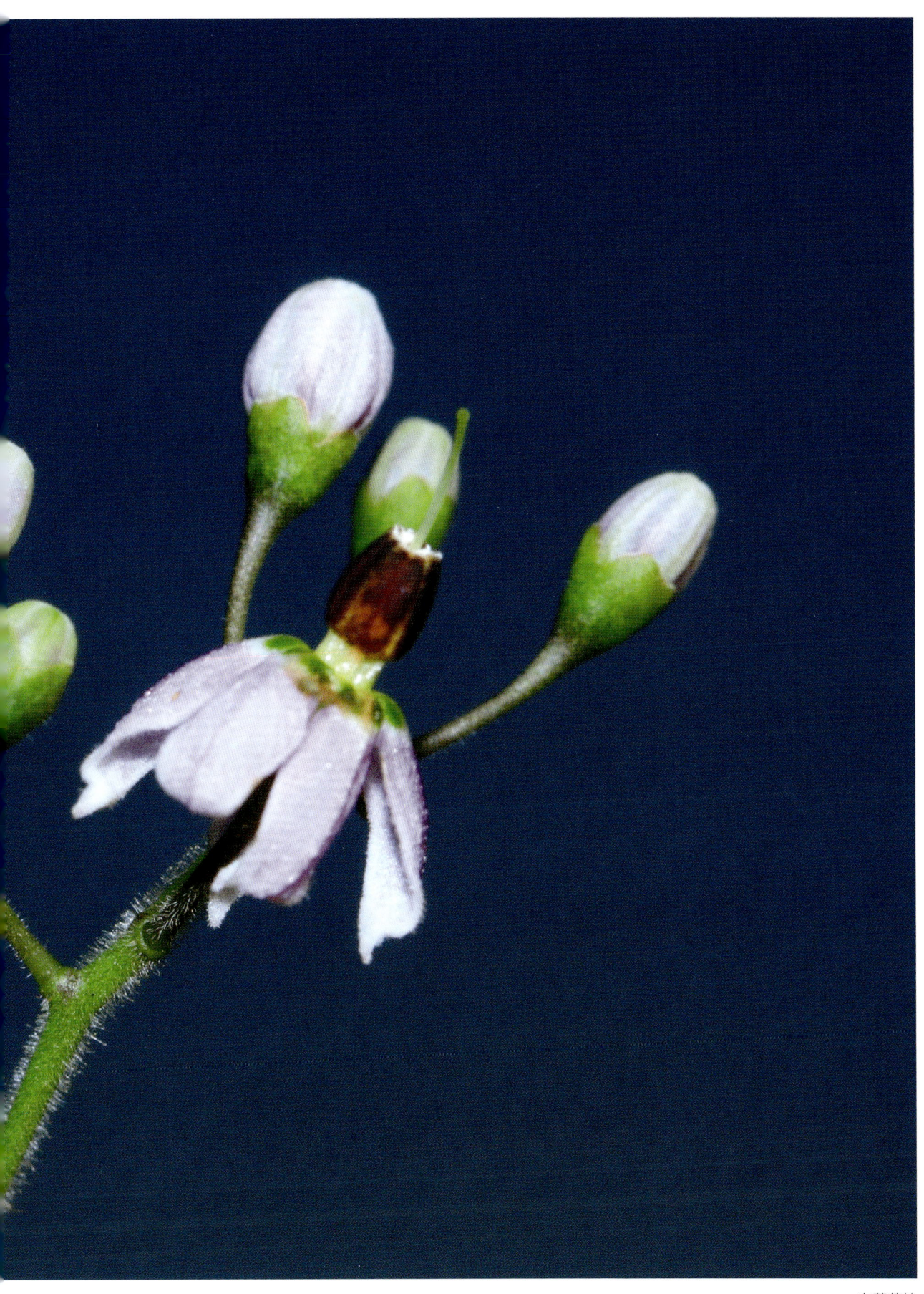

白英花枝

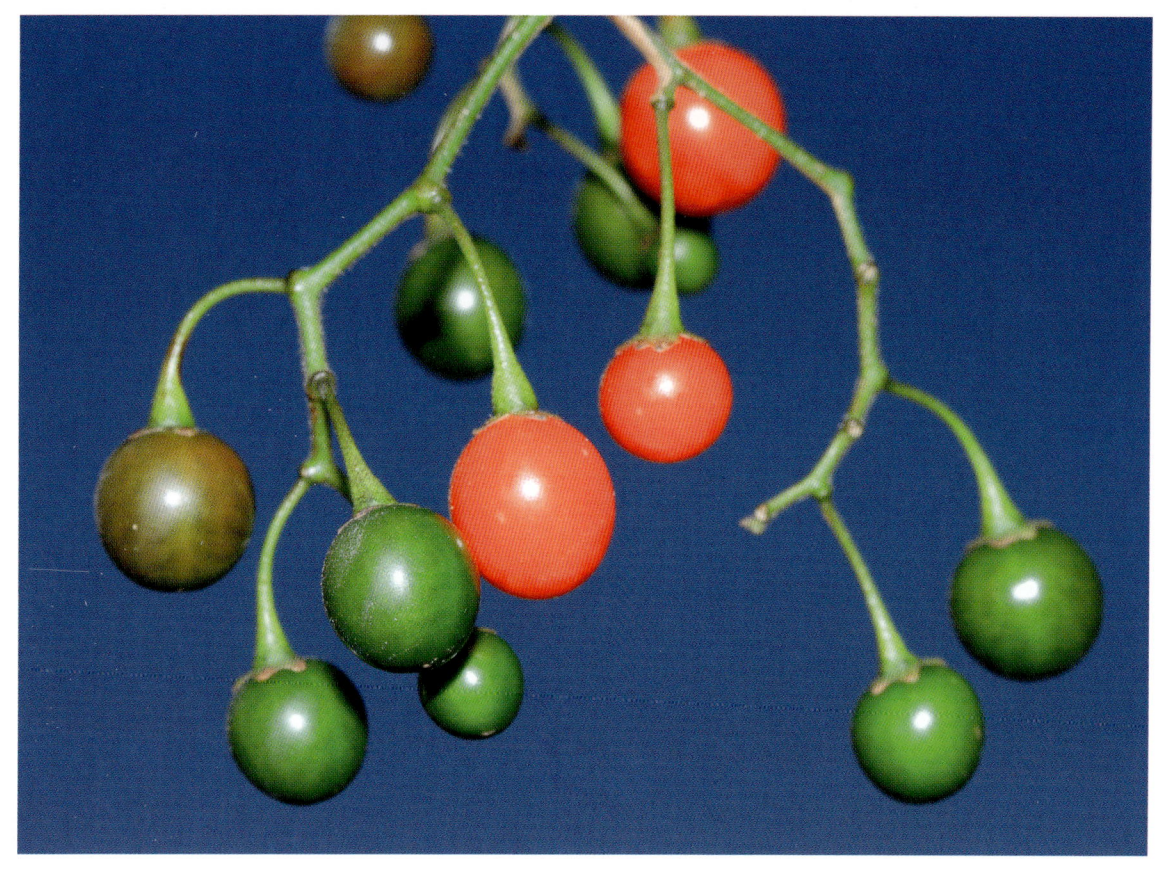

白英果实

药材鉴别

本品为干燥的茎，类圆柱形，直径2～7 mm，外表黄绿色至暗棕色，密被灰白色的毛茸，在较粗的茎上，毛茸极少或无，具纵皱纹，且有光泽；质硬而脆，断面淡绿色，纤维性，中央形成空洞。叶皱缩卷曲，密被毛茸，叶柄长1～2 cm。有的带有淡黄色至暗红色的果实。以干燥、肥嫩、叶绿、无子、无杂草者为佳。

功效主治

清热，利湿，祛风，解毒。主治黄疸，疟疾，水肿，淋病，风湿关节痛，丹毒，疔疮。

用法用量

内服：15～30 g，煎汤；或浸酒。外用：煎洗，捣敷或捣汁涂。

民族药方

1. 面神经麻痹，口眼歪斜 白毛藤、马兰各15 g，八角风3～5 g，猪蹄1只。炖至肉烂服。

2. **风湿性腰腿痛，坐骨神经痛**　白毛藤、桂枝、羌活、石南藤、当归各 15 g，八角风 5 g，生草乌 1.5 g，护心胆、威灵仙各 10 g，岩马桑 30 g。加水 1500 mL，煎取 500 mL，分 3 次，每次服 150 mL，不可多服，每日只服 1 次，睡前服。

3. **感冒，流行性感冒**　白毛藤、野菊花、金银花藤、鸭跖草各 10 g。水煎服。

4. **咽喉肿痛，痈肿疮毒，淋巴结结核**　白毛藤、毛冬青各 30 g。水煎服。

5. **预防感冒**　白毛藤、贯众各 10 g，甘草 6 g。水煎服。

6. **风湿性关节炎**　白毛藤 30 g，威灵仙 9 g，油松节 15 g。水煎服。

7. **阴道炎、子宫颈糜烂**　鲜白毛藤 100 g。水煎服，连服 3～7 日。

8. **湿热黄疸**　白毛藤、茵陈、鲜白茅根各 30 g。水煎服，速服 5～7 日。

9. **血吸虫病引起的黄疸，湿热黄疸**　鲜白毛藤 60 g。水煎服，每日 1 剂，连服 10～20 日。

10. **胆囊炎，黄疸型肝炎**　鲜白毛藤 100 g，茵陈 60 g，黄柏、栀子各 10 g。水煎调冰糖服。

▎使用注意

体虚无湿热者忌用。

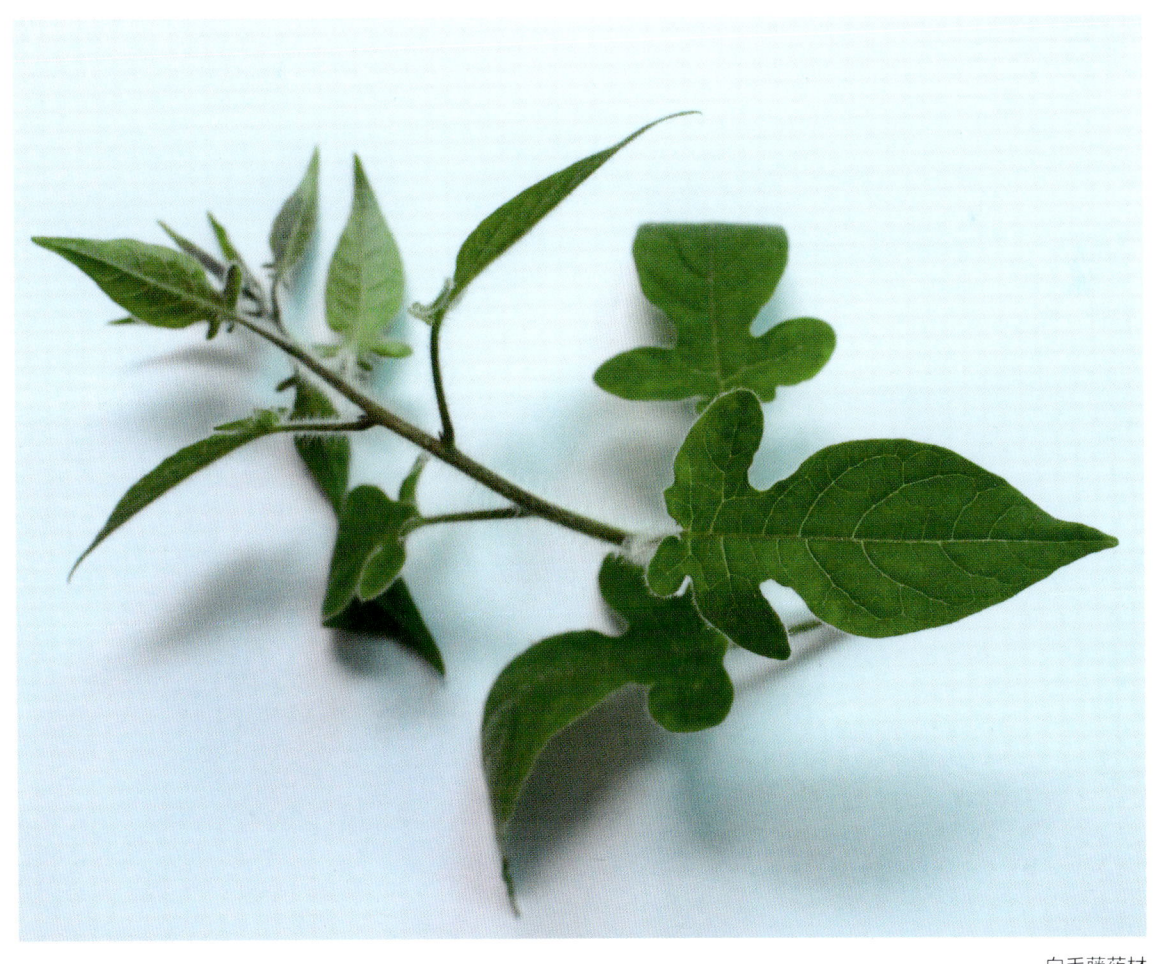

白毛藤药材

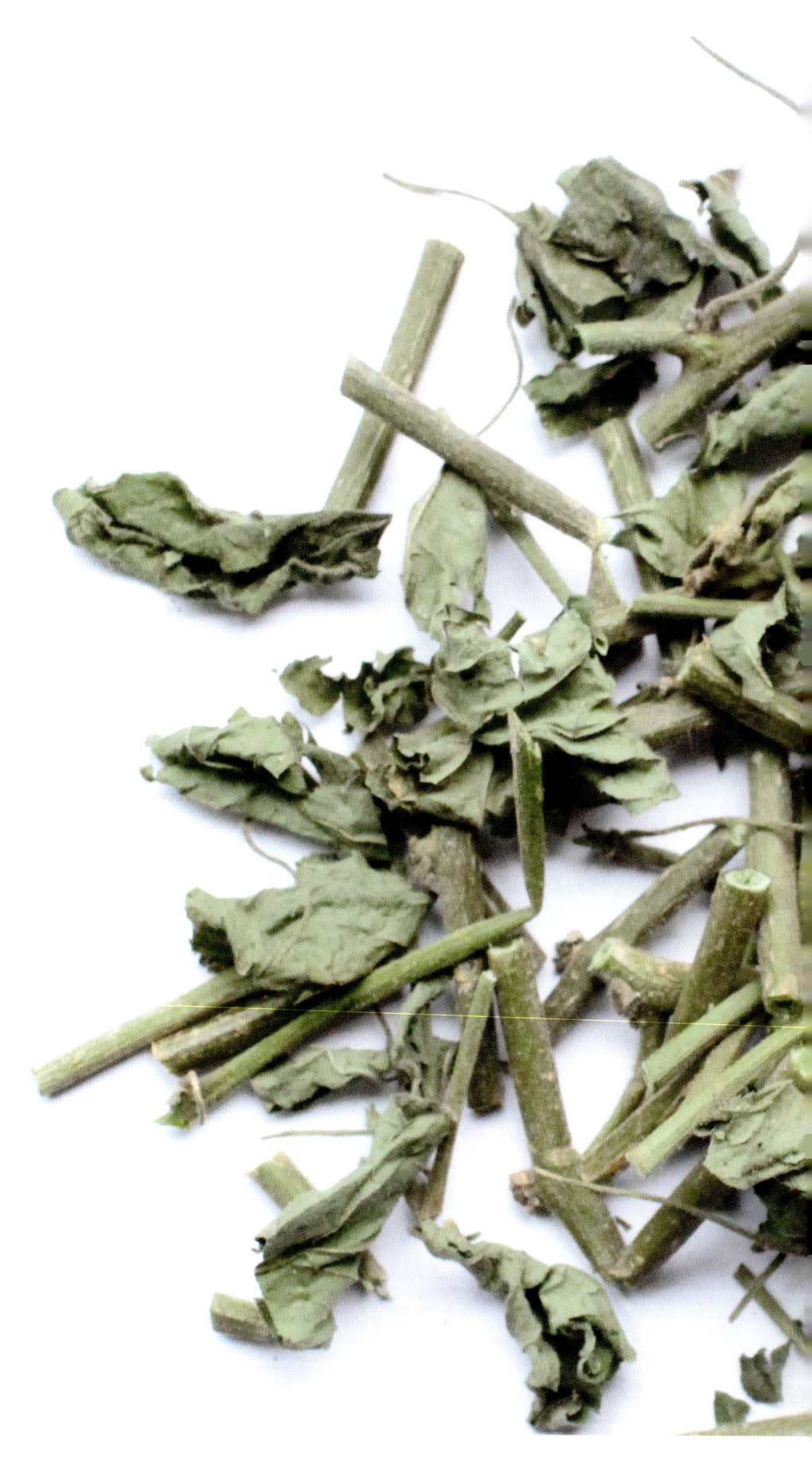

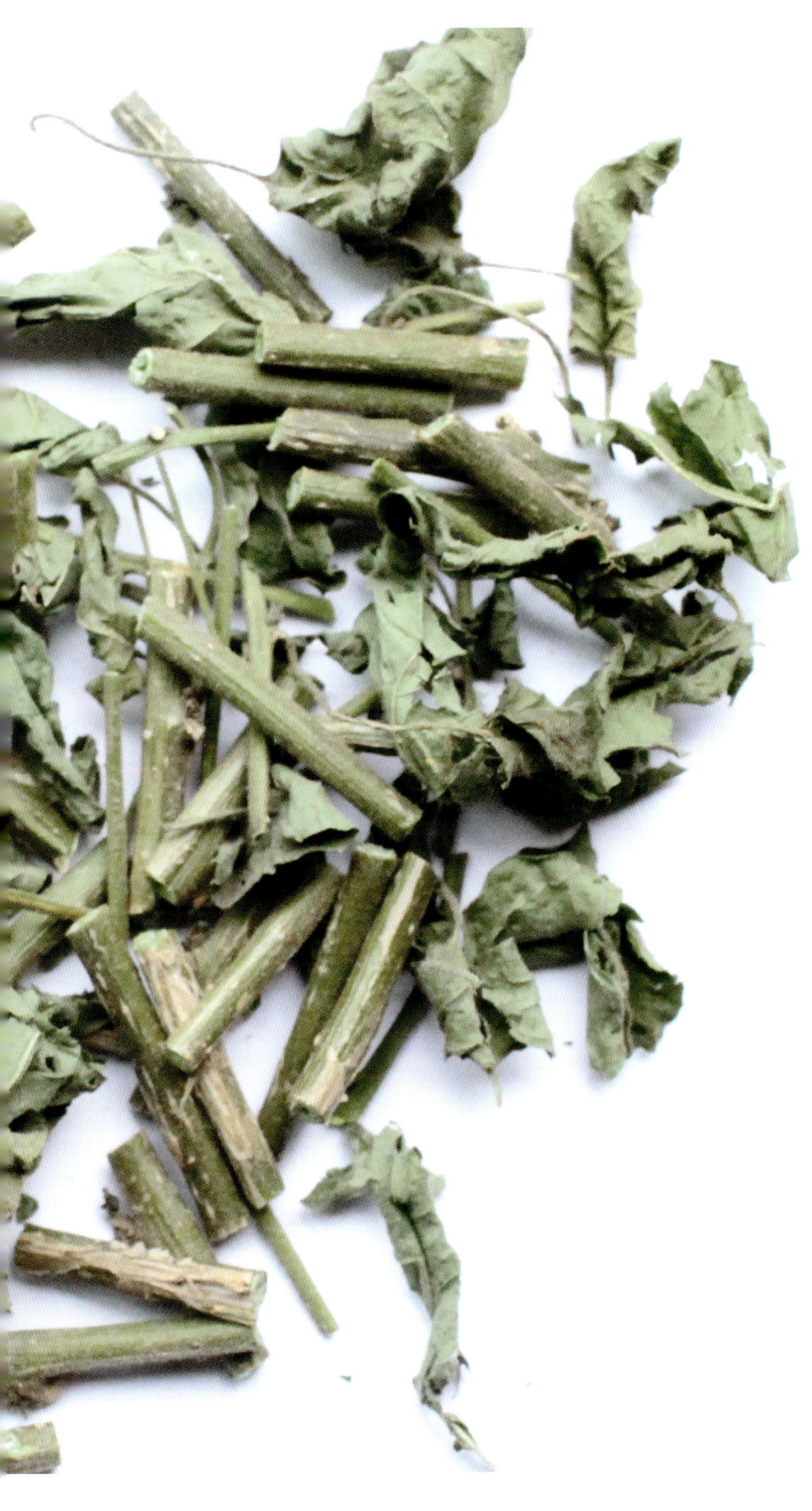

白毛藤饮片

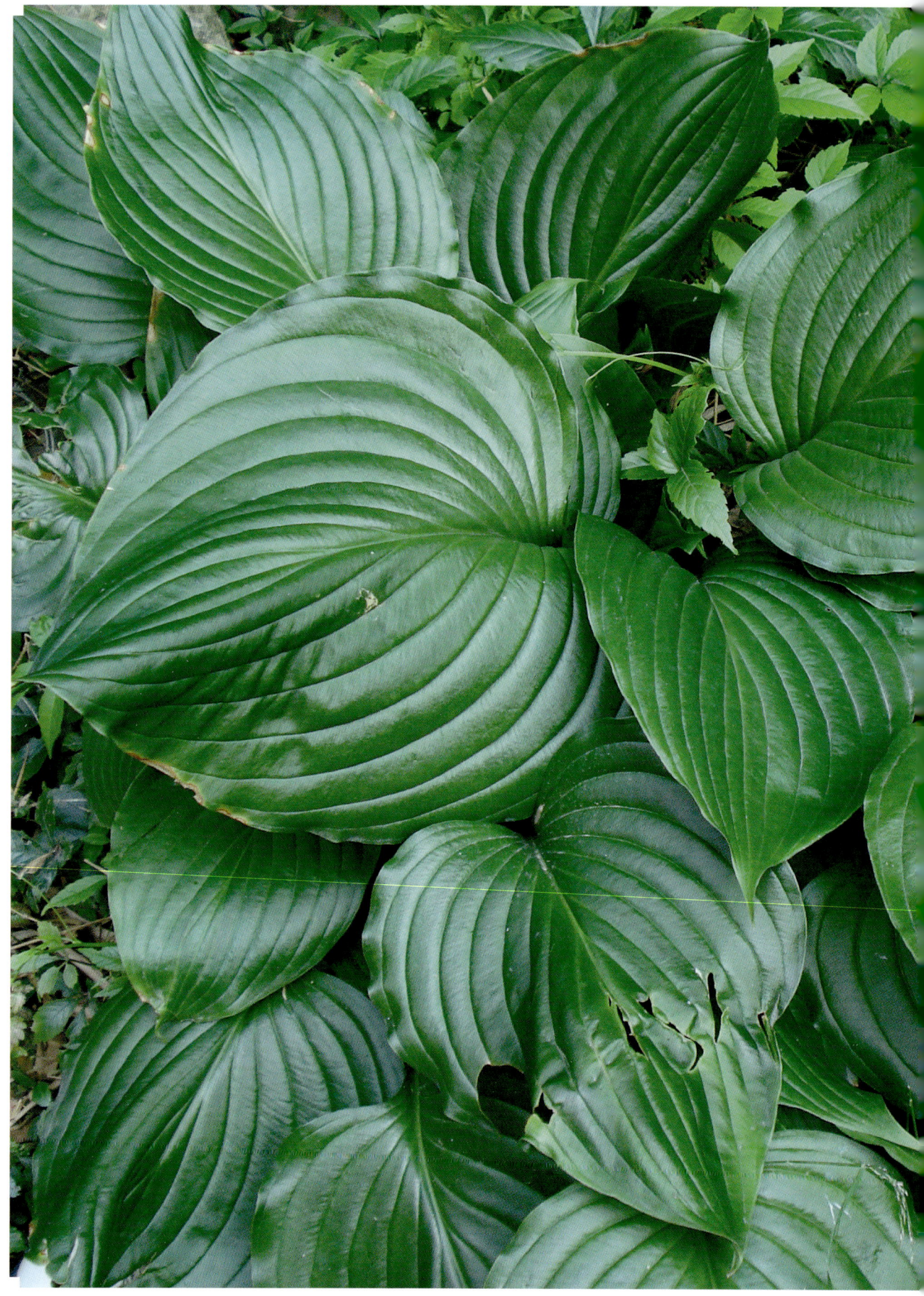

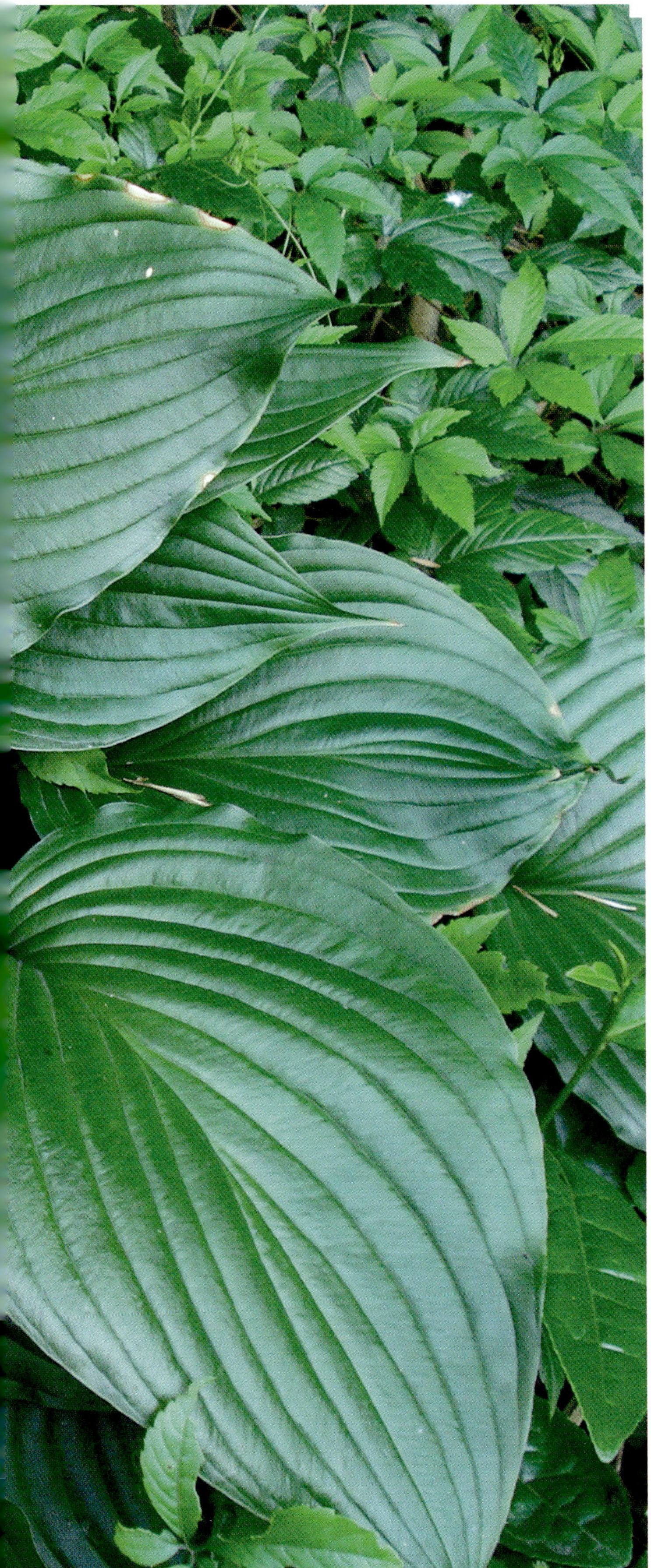

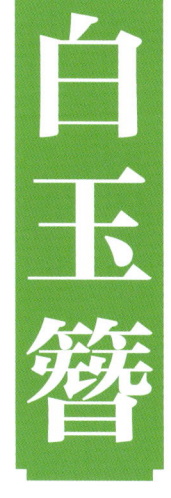

白玉簪

【水 药 名】骂改波。

【别　　名】玉簪花、白钗花、内消花、白鹤花、白萼、化骨莲。

【来　　源】本品为百合科植物玉簪花 *Hosta plantaginea* (Lam.) Aschers. 的花及全草。

【性味归经】味甘，性凉，有小毒。归肺、膀胱经。

玉簪花

识别特征

多年生草本，具粗根茎，有多数须根。叶根生，成丛；叶片卵形至心脏卵圆形，长15 ～ 25 cm，宽10 ～ 15 cm，先端急尖，绿色，有光泽，主脉明显；具长柄，柄长20 ～ 30 cm。花茎从叶丛中抽出，长40 ～ 65 cm，高出叶面，着花9 ～ 15 朵，组成总状花序。花白色，有香气，具细长的花被筒，先端6裂，呈漏斗状。蒴果圆柱形，成熟时3裂 ，种子黑色，边缘有翼。花期7—9月。

生境分布

多为栽培。分布于全国各地。

采收加工

夏、秋二季花含苞待放时采收，及时阴干。

药材鉴别

本品花多皱缩成条状，稍破碎。完整者长8 ～ 12.5 cm。花被漏斗状，白色或淡棕黄色。先端6裂，裂片长椭圆形。雄蕊6，下部与花被筒贴生。气微香，味略苦。

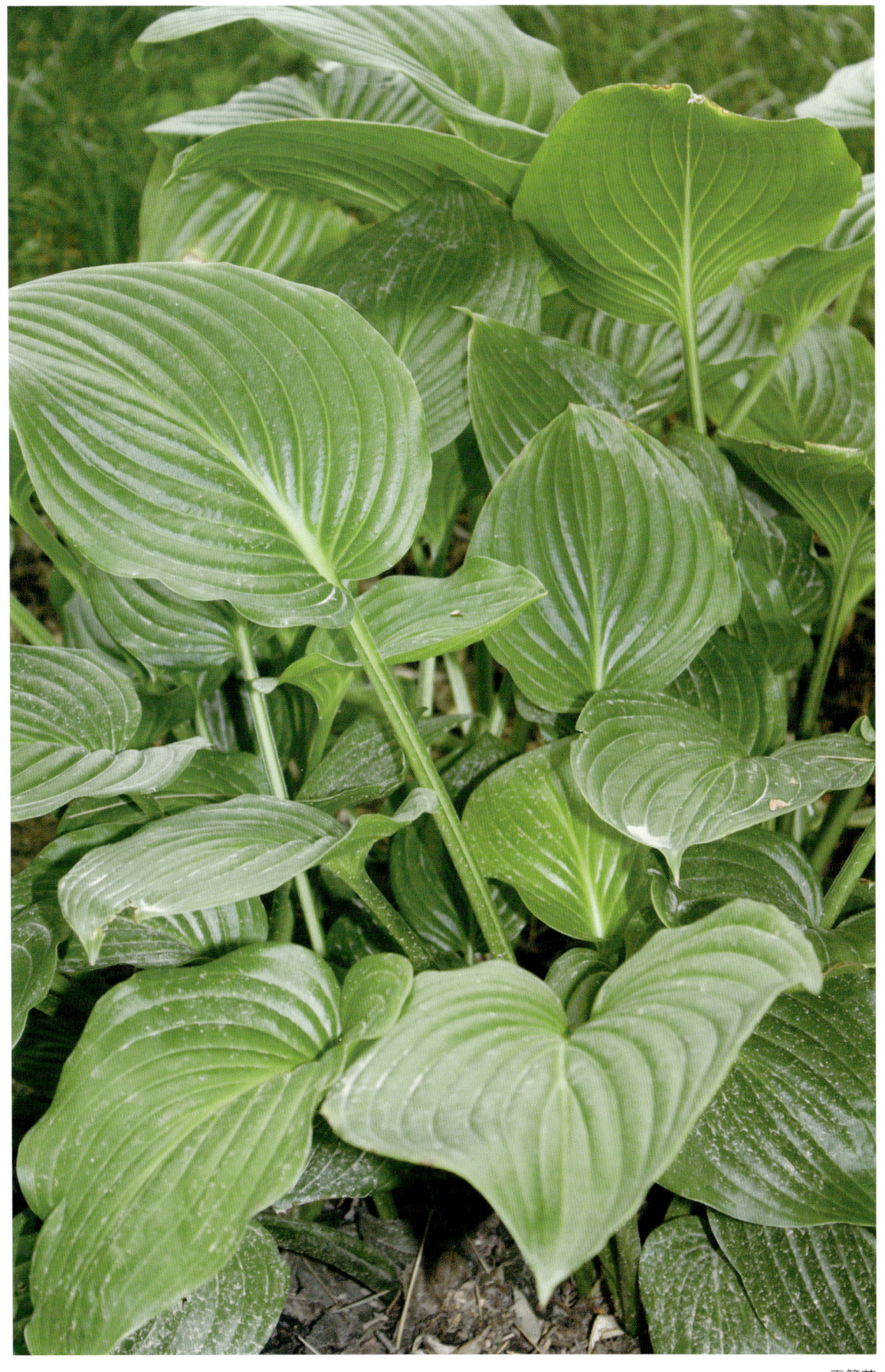

玉簪花

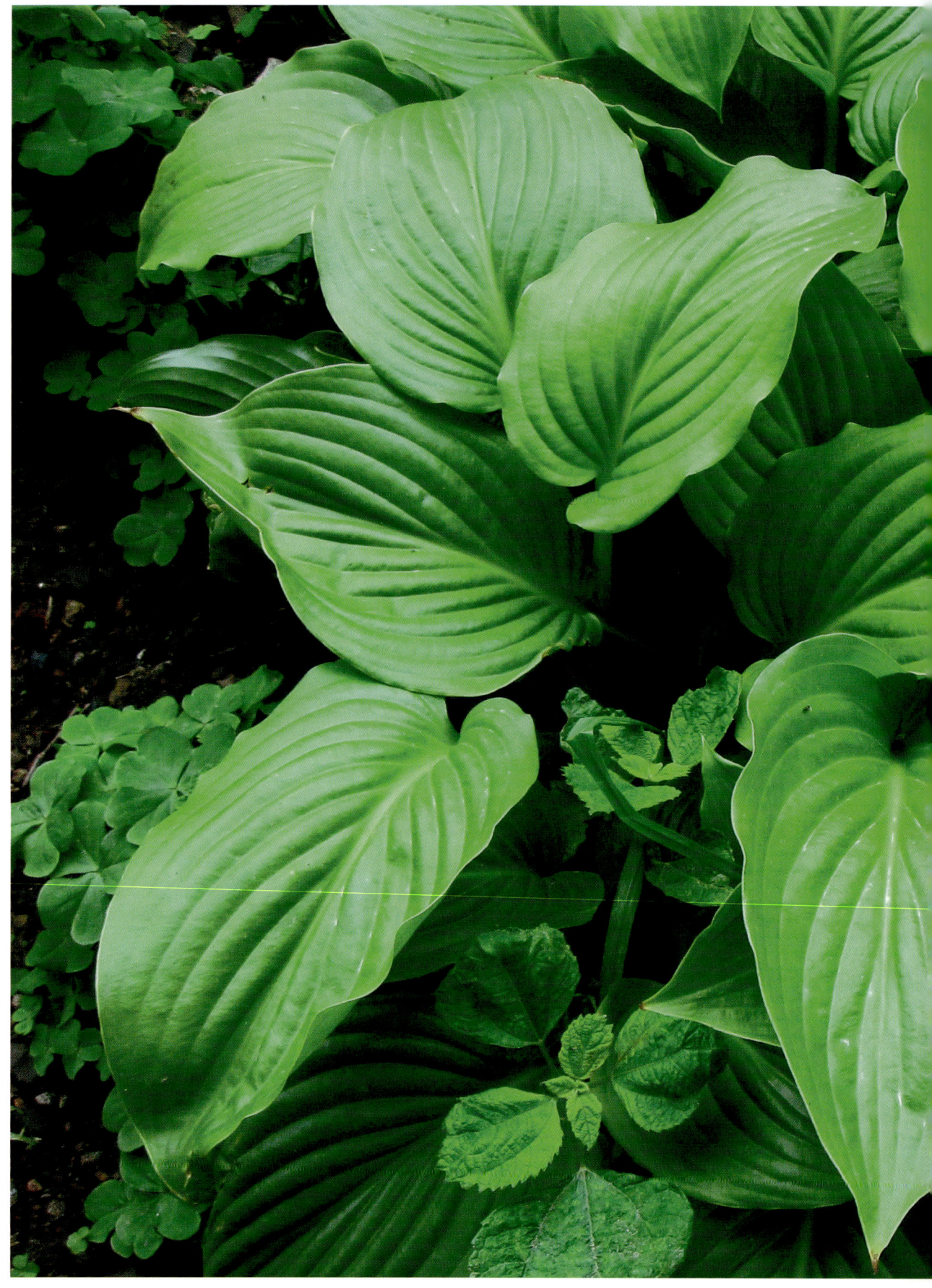

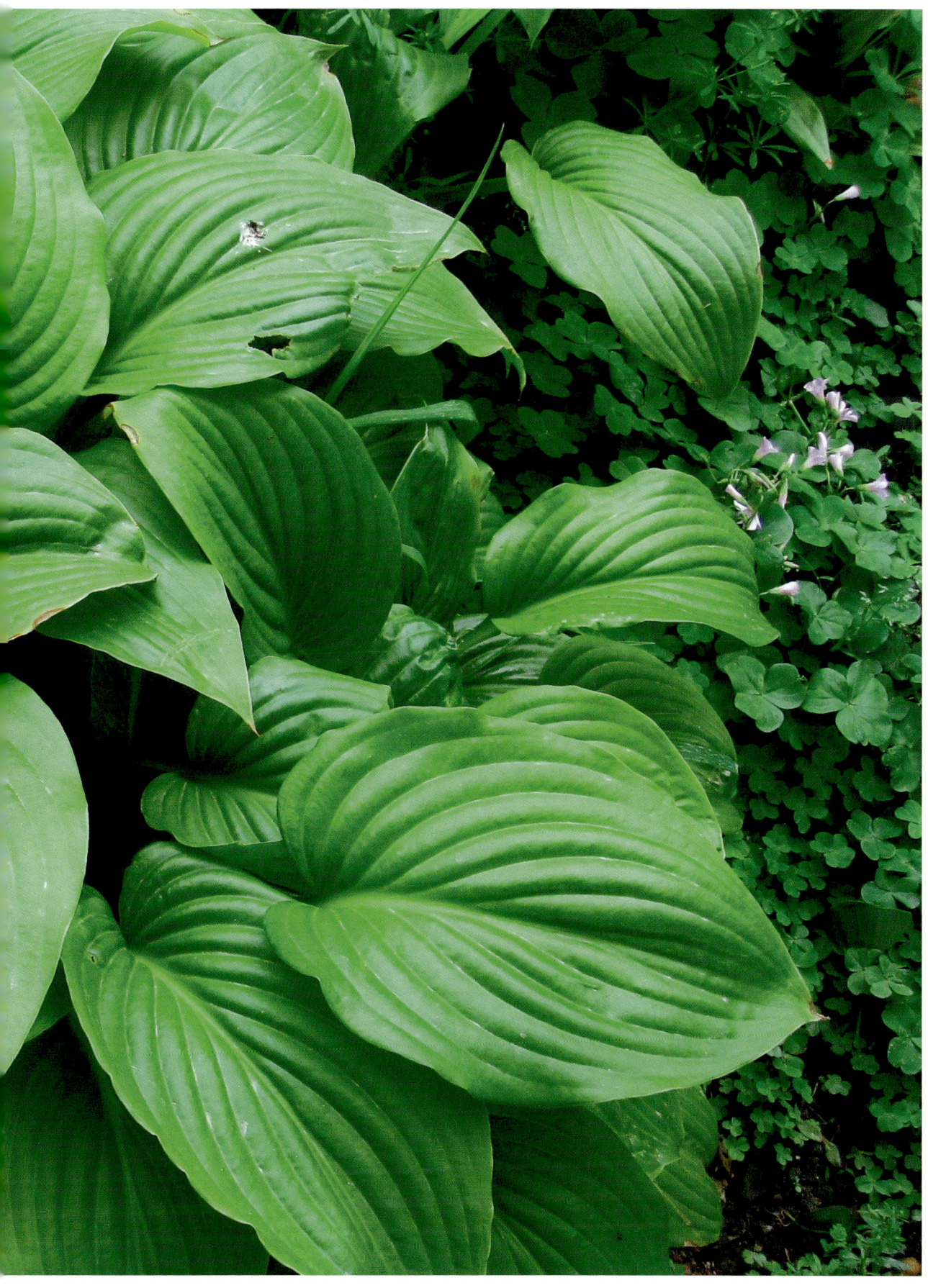

玉簪花

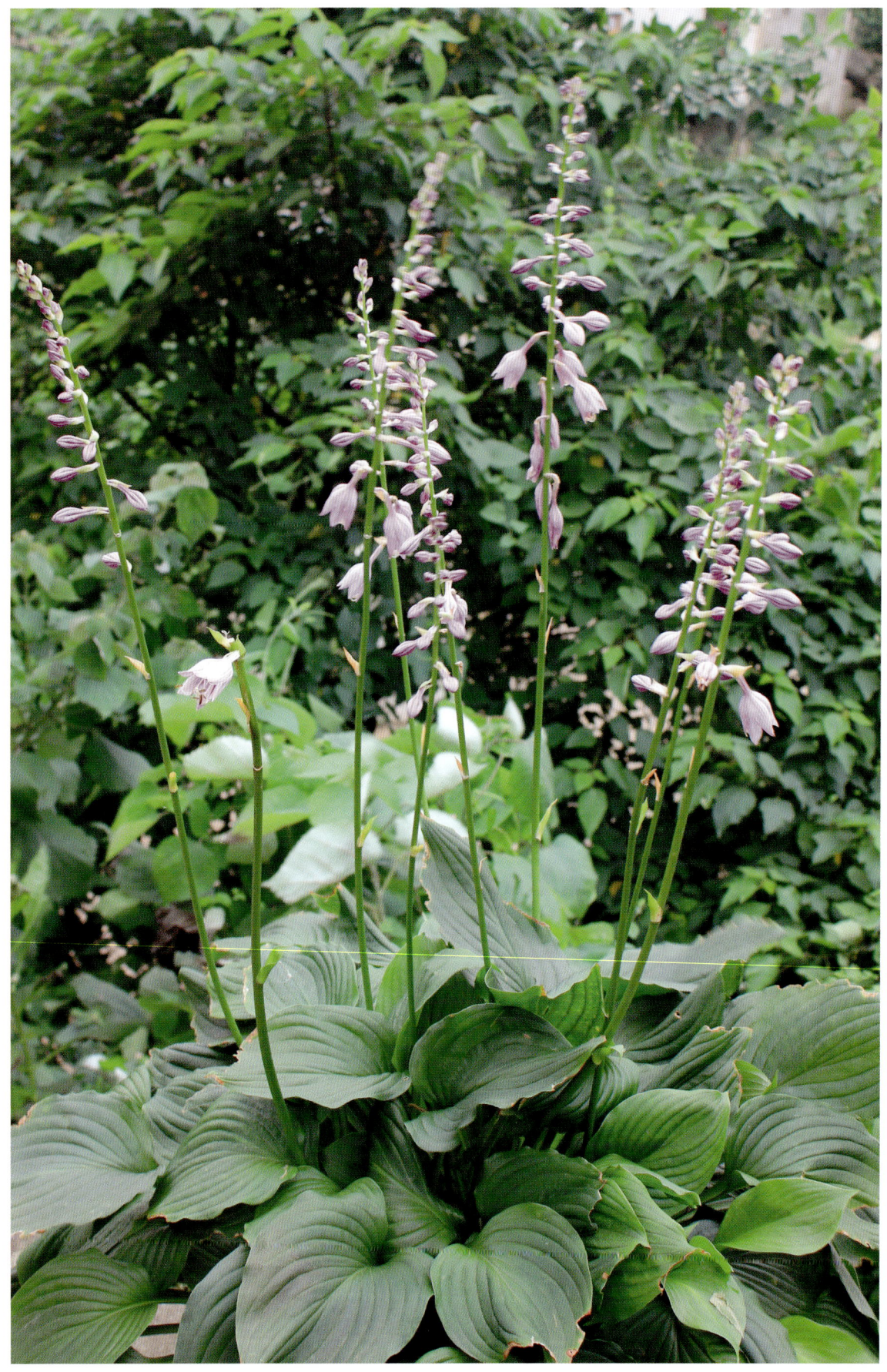

玉簪花

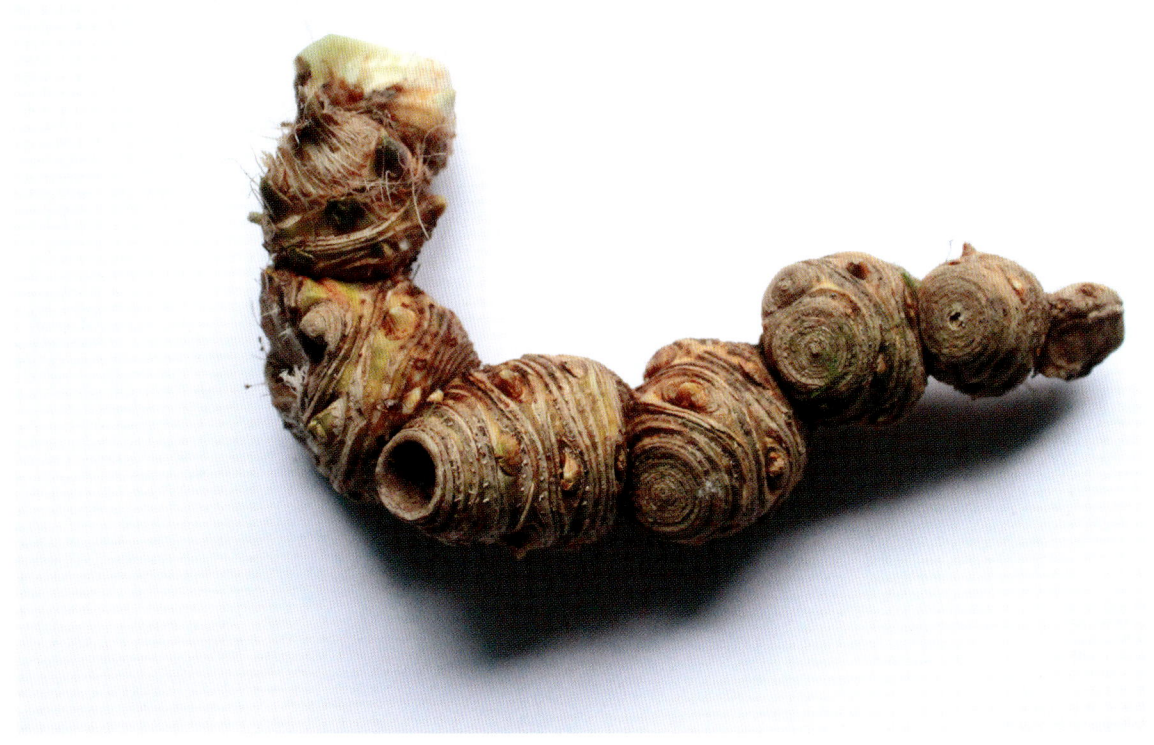

白玉簪根药材

▌功效主治

清热解毒，通利小便。主治咽喉肿痛，小便不通，疔疮肿毒，烫火伤。

▌用法用量

内服：10 ~ 30 g，煎汤；或研末，入丸、散服。

▌民族药方

1. **咽喉肿痛** 白玉簪 10 g，连翘花 20 g。水煎服。或白玉簪 3 g。加白糖适量拌匀，腌渍半天，放入瓷杯用沸水冲泡，温时当茶饮。

2. **痛经** 白玉簪 20 g，红糖 25 g，生姜 3 g。水煎服。

3. **小便不利** 白玉簪 5 g，白茅花 15 g。分 3 次放入瓷杯中，用沸水冲泡，温时当茶饮。或白玉簪 9 g，萹蓄、车前草各 12 g。水煎服。

4. **崩漏、白带过多** 白玉簪 30 g。研为细末，用 250 g 蜂蜜调匀，温开水冲服，每次 1 食勺。

▌使用注意

不可过服、久服。

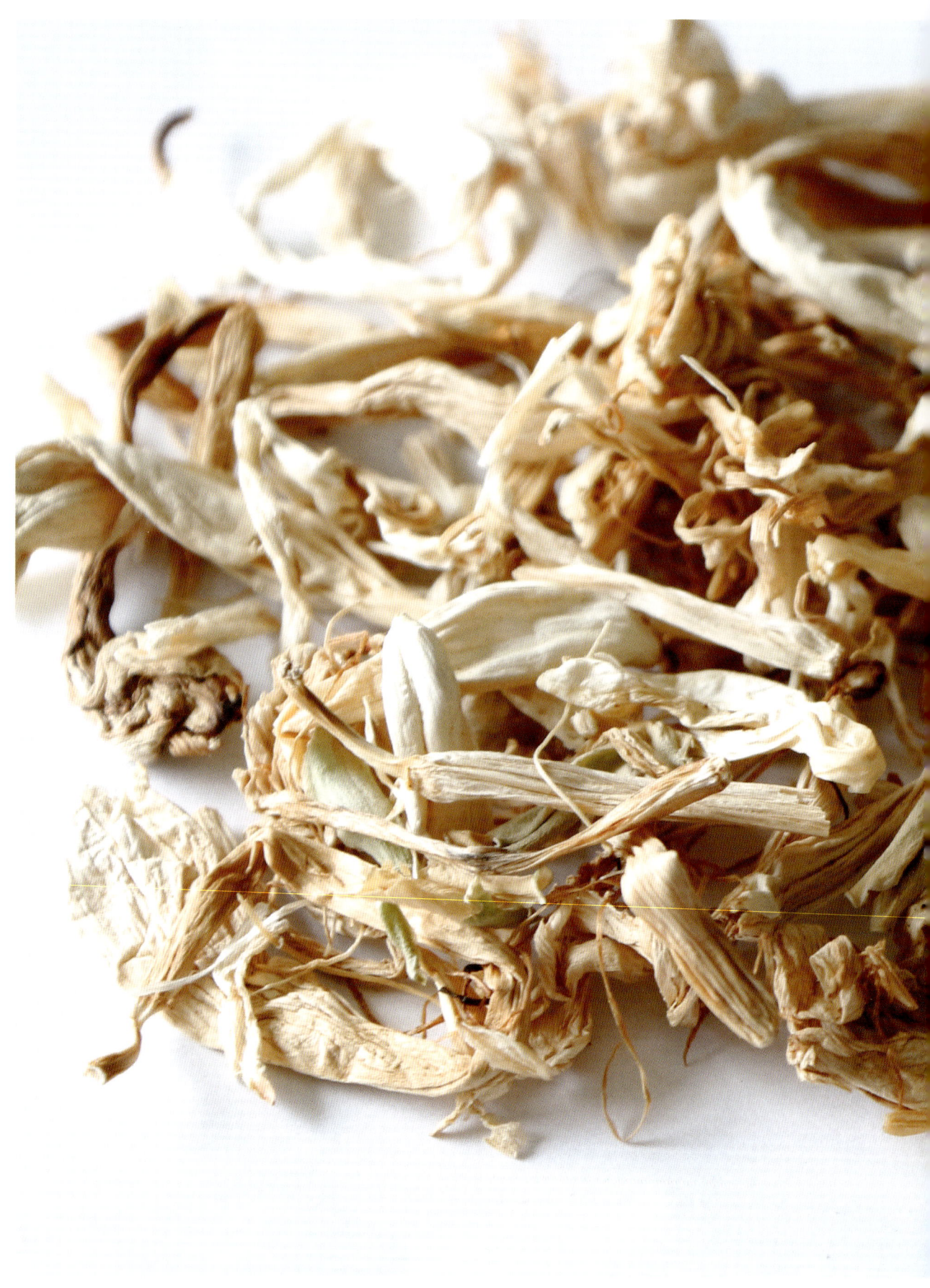

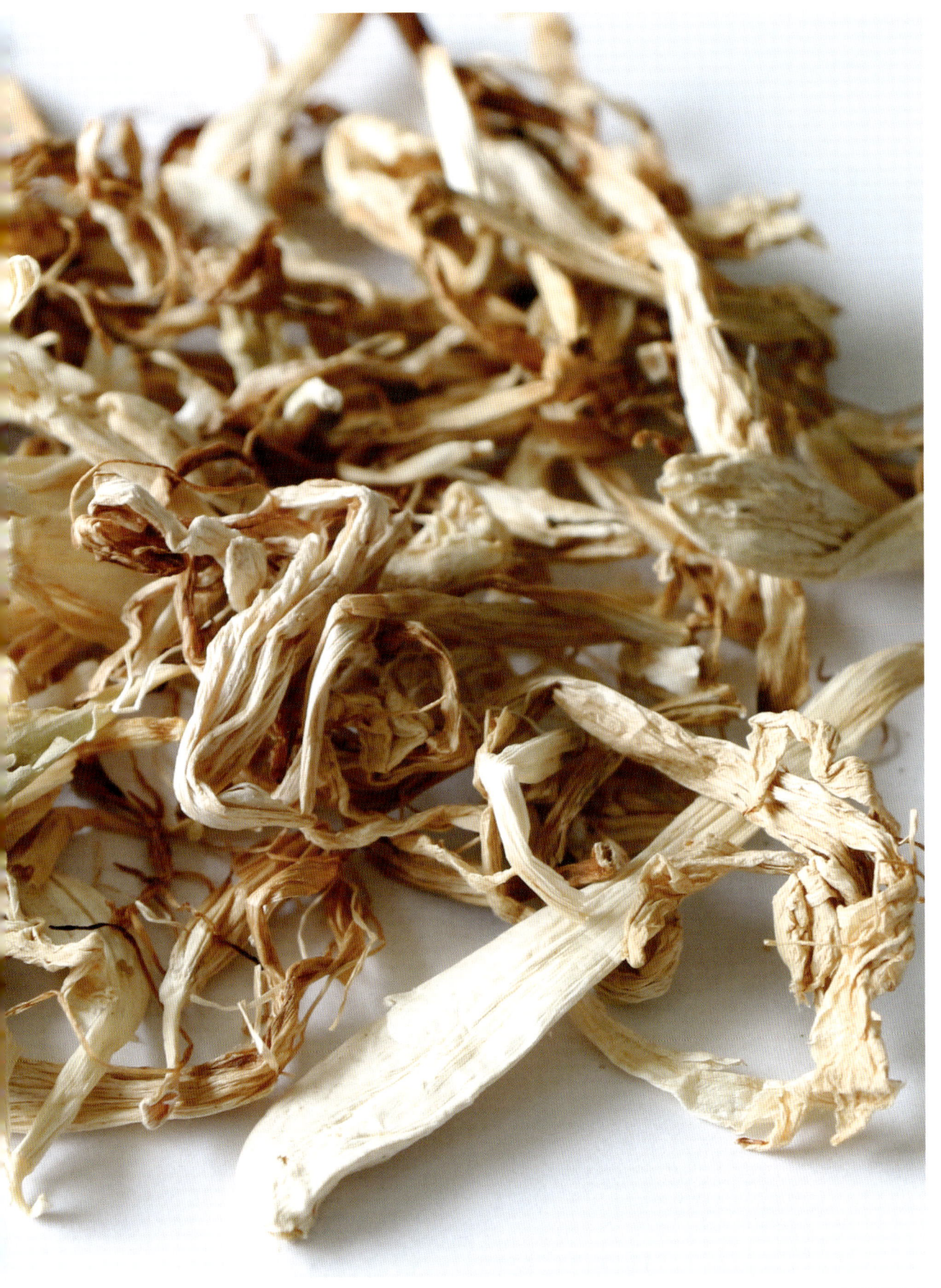

白玉簪花饮片

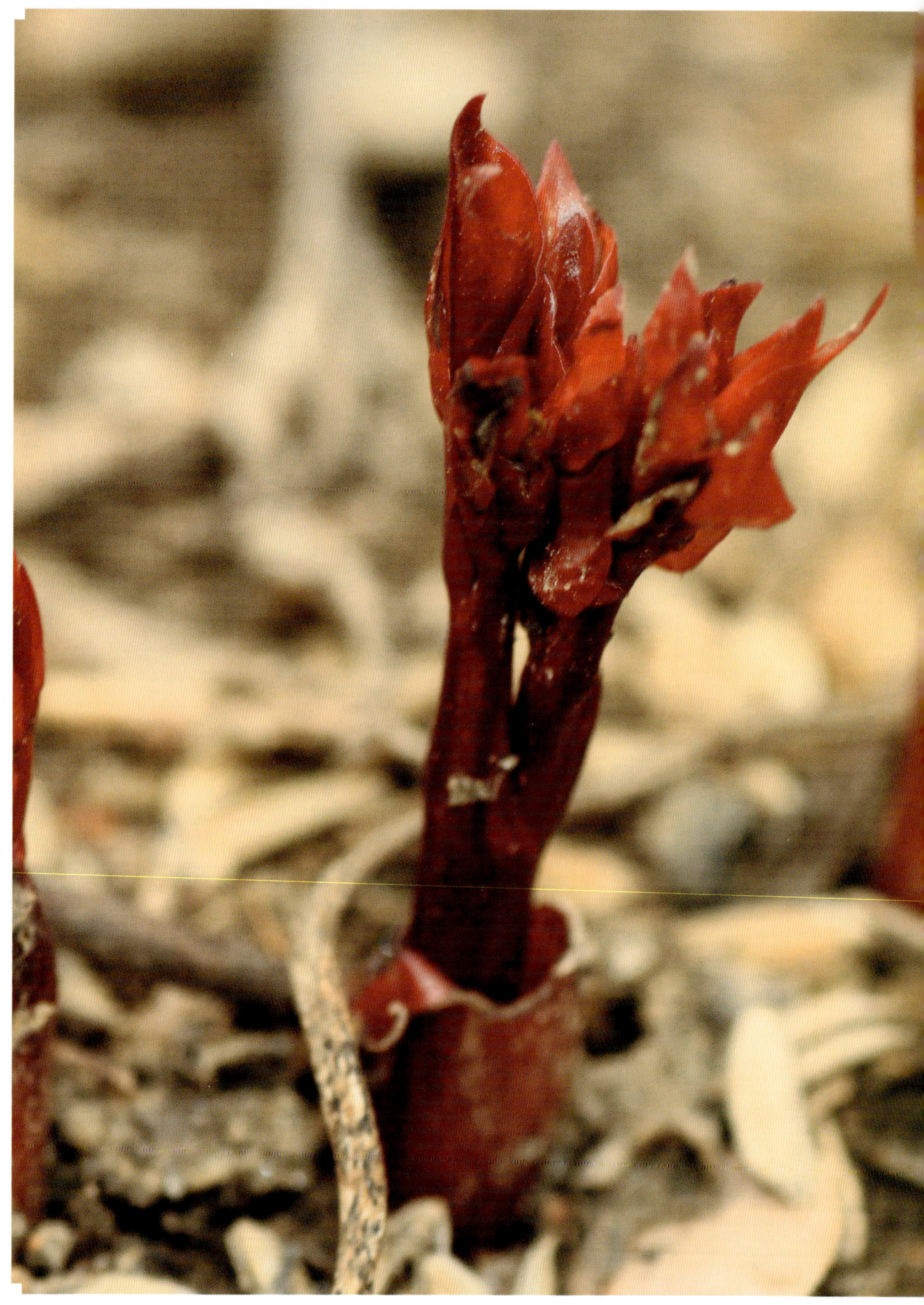

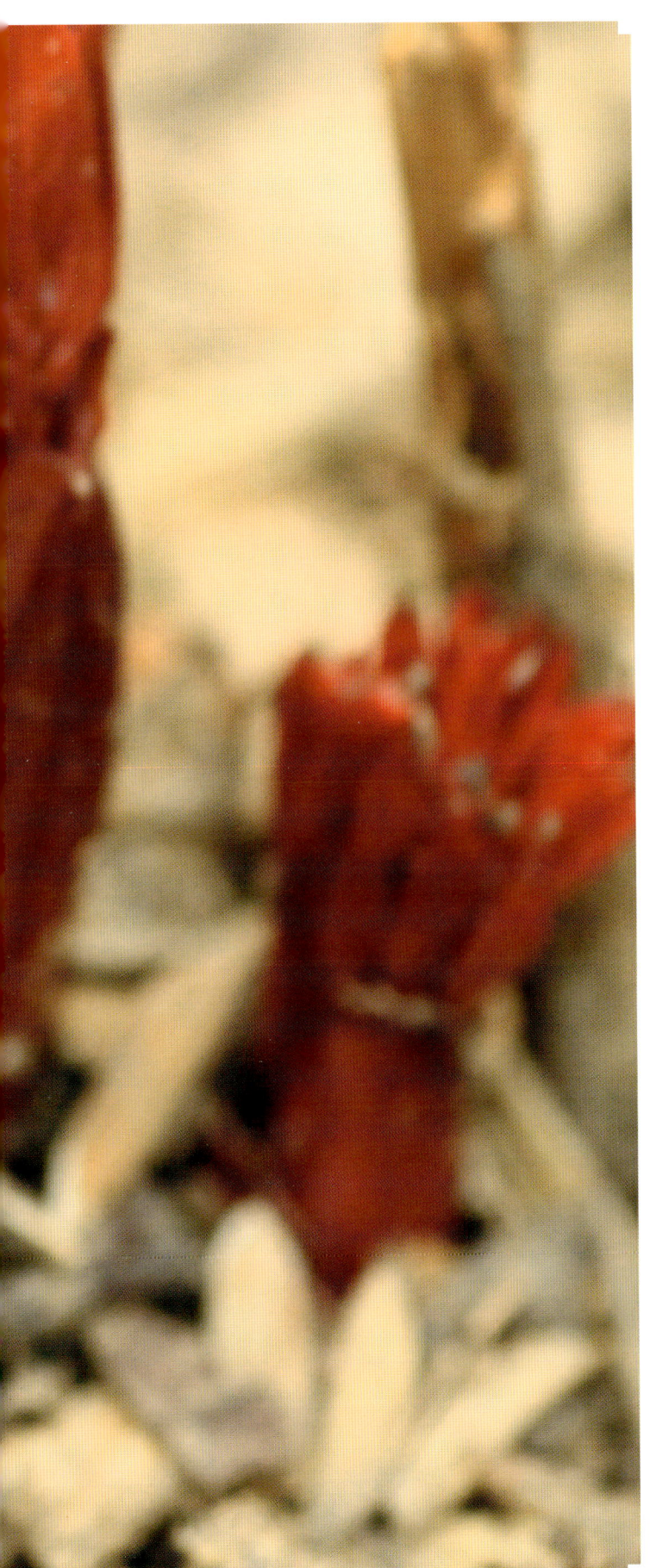

白芍

【水 药 名】骂仰。

【别 名】白芍药、离草、余容、将离、芍药。

【来 源】本品为毛茛科植物芍药 *Paeonia lactiflora* Pall. 的根。

【性味归经】味苦、酸、性凉。归肝脾经。

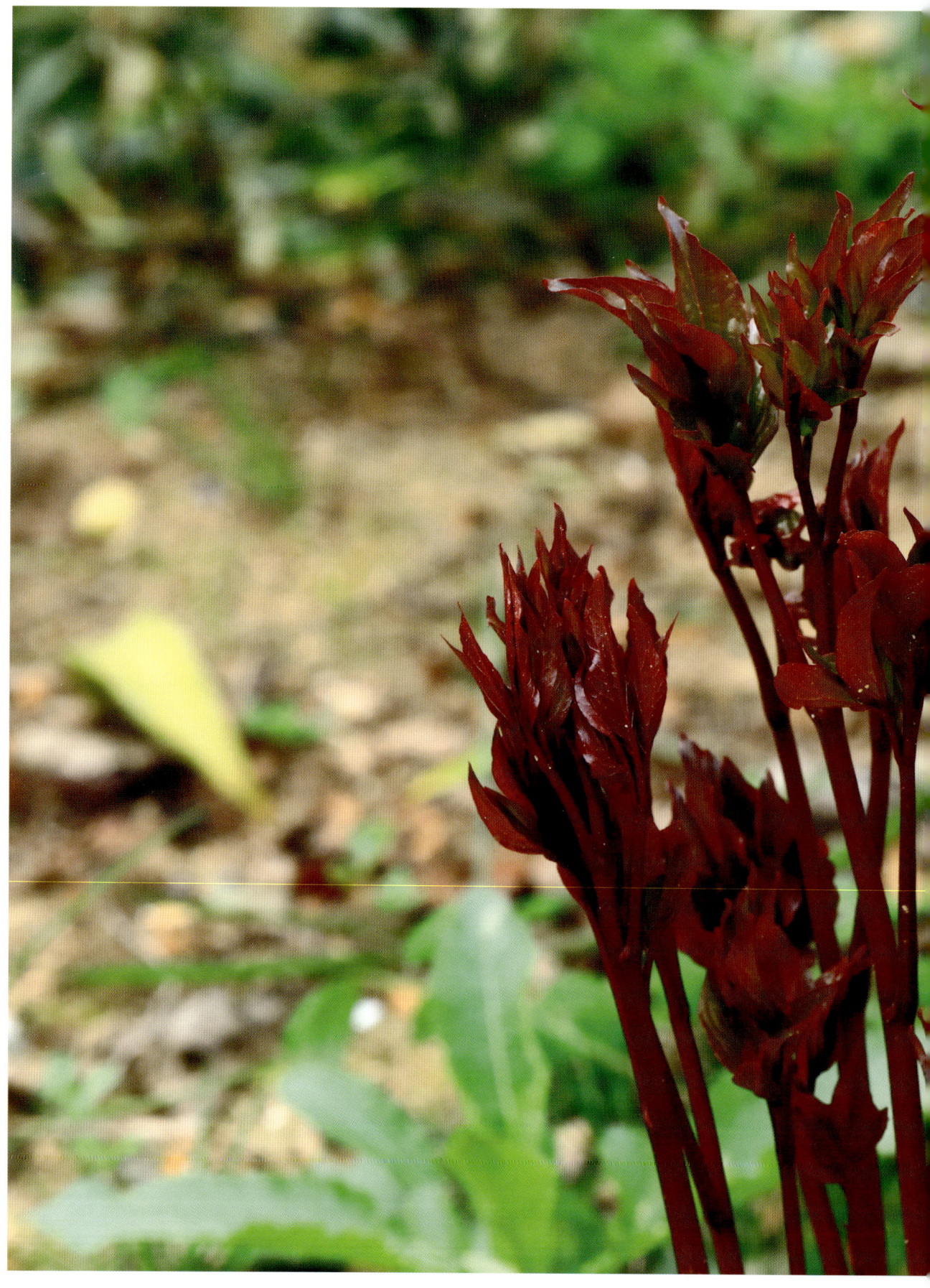

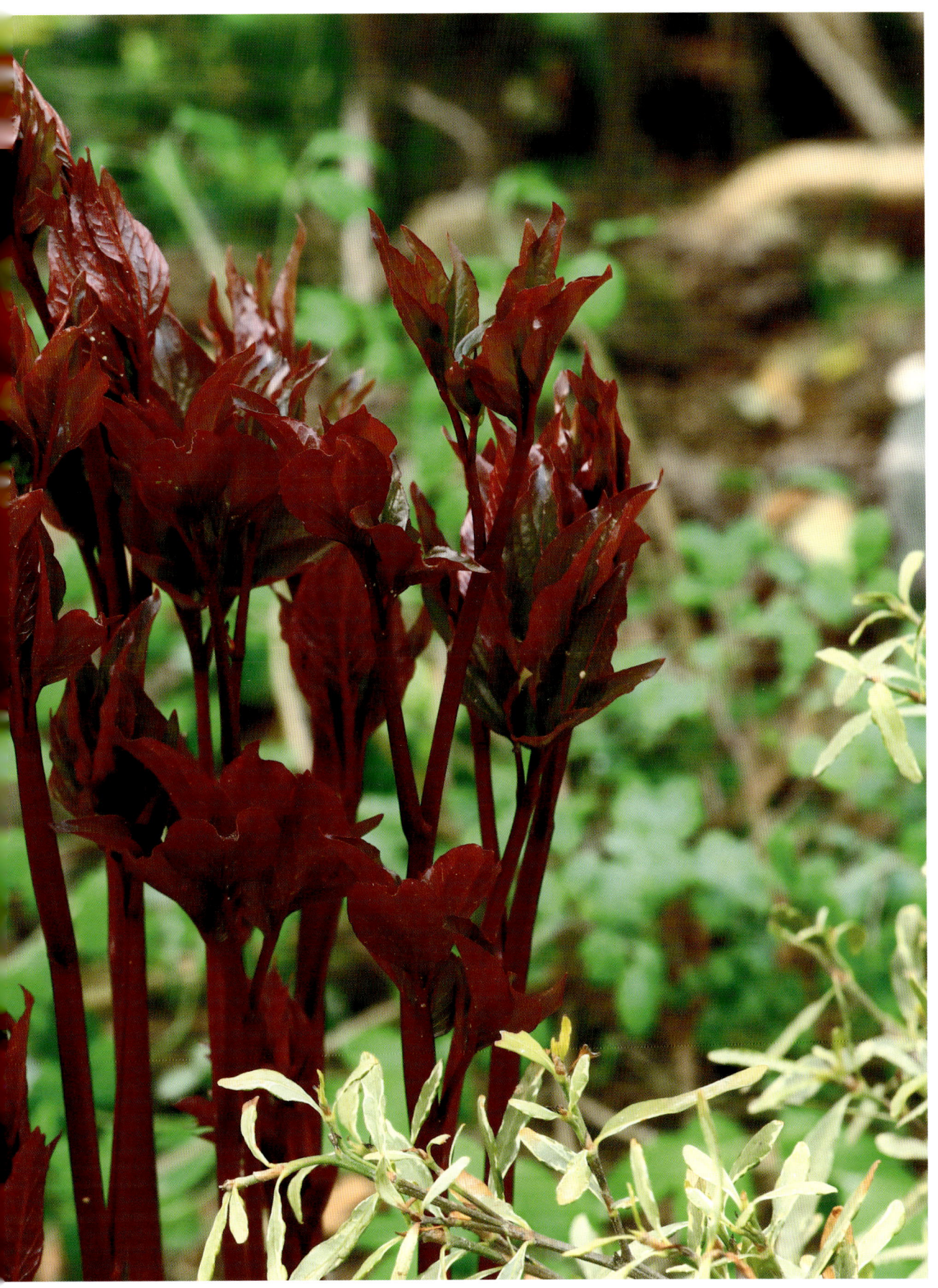

芍药

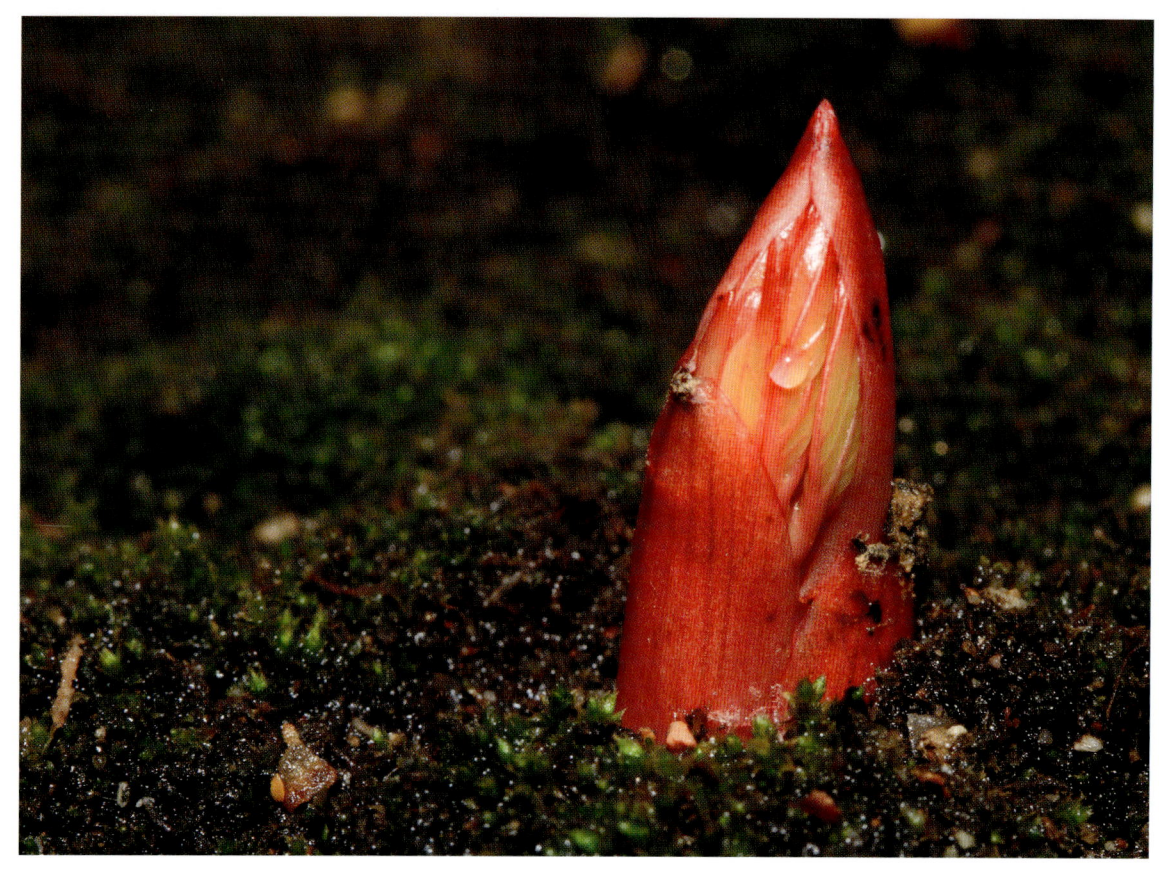

芍药

识别特征

多年生草本。根肥大，通常圆柱形或略呈纺锤形。茎直立，光滑无毛。叶互生，具长柄，二回三出复叶，小叶片椭圆形至披针形，先端渐尖或锐尖，全缘，叶基部常带红色。花甚大，单生长于花茎的分枝顶端，白色，粉红色或红色。蓇葖果 3～5 枚，卵形，先端钩形向外弯。花期 5—7 月，果期 6—7 月。

生境分布

生长于山坡、山谷的灌木丛或草丛中。多为栽培。分布于黑龙江、吉林、辽宁、河北、河南、山东、山西、陕西、内蒙古、贵州等省区。

采收加工

夏、秋二季采挖，洗净，除去头尾和细根，置沸水中煮后除去外皮或去皮后再煮，晒干。

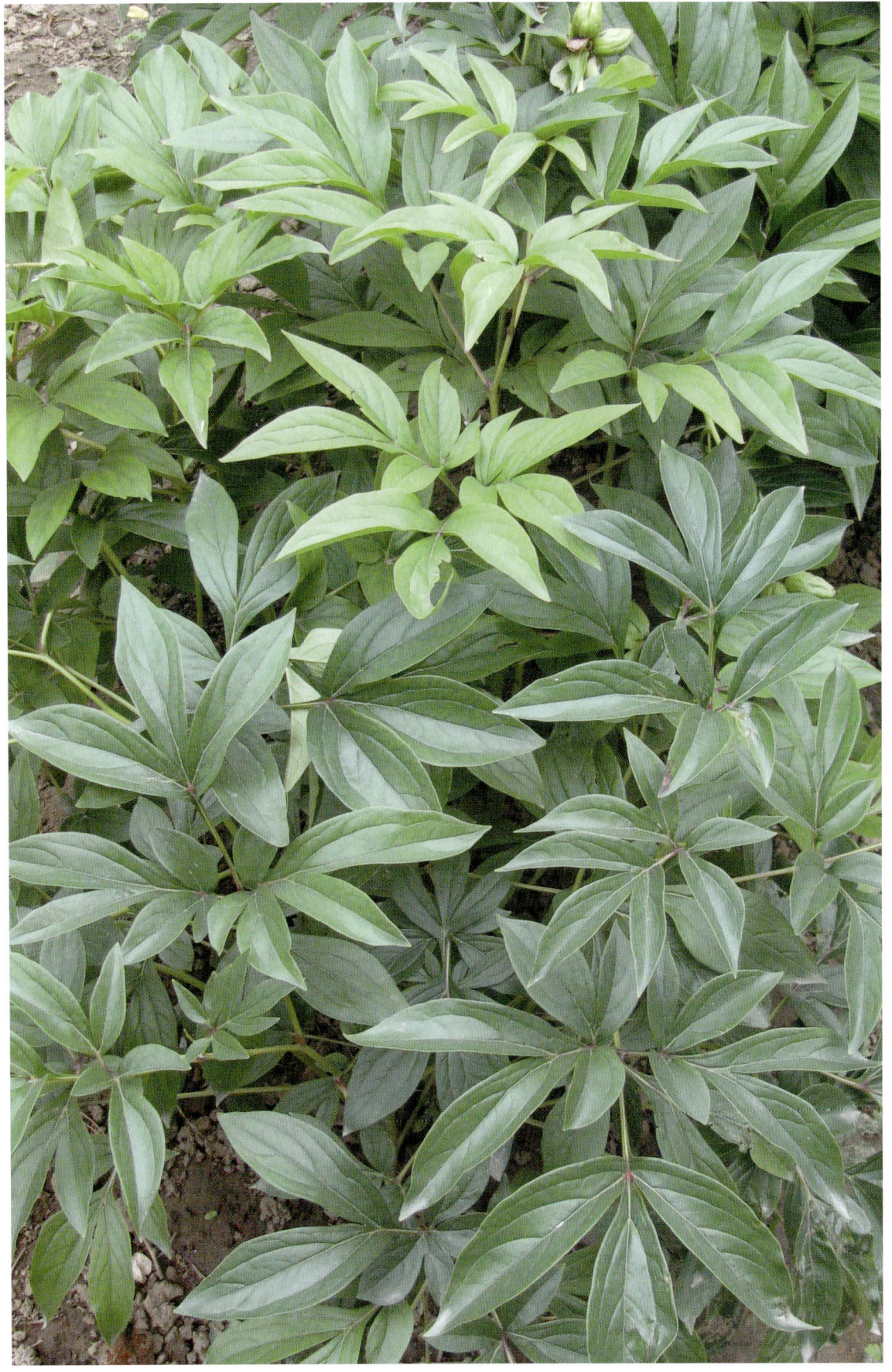

芍药

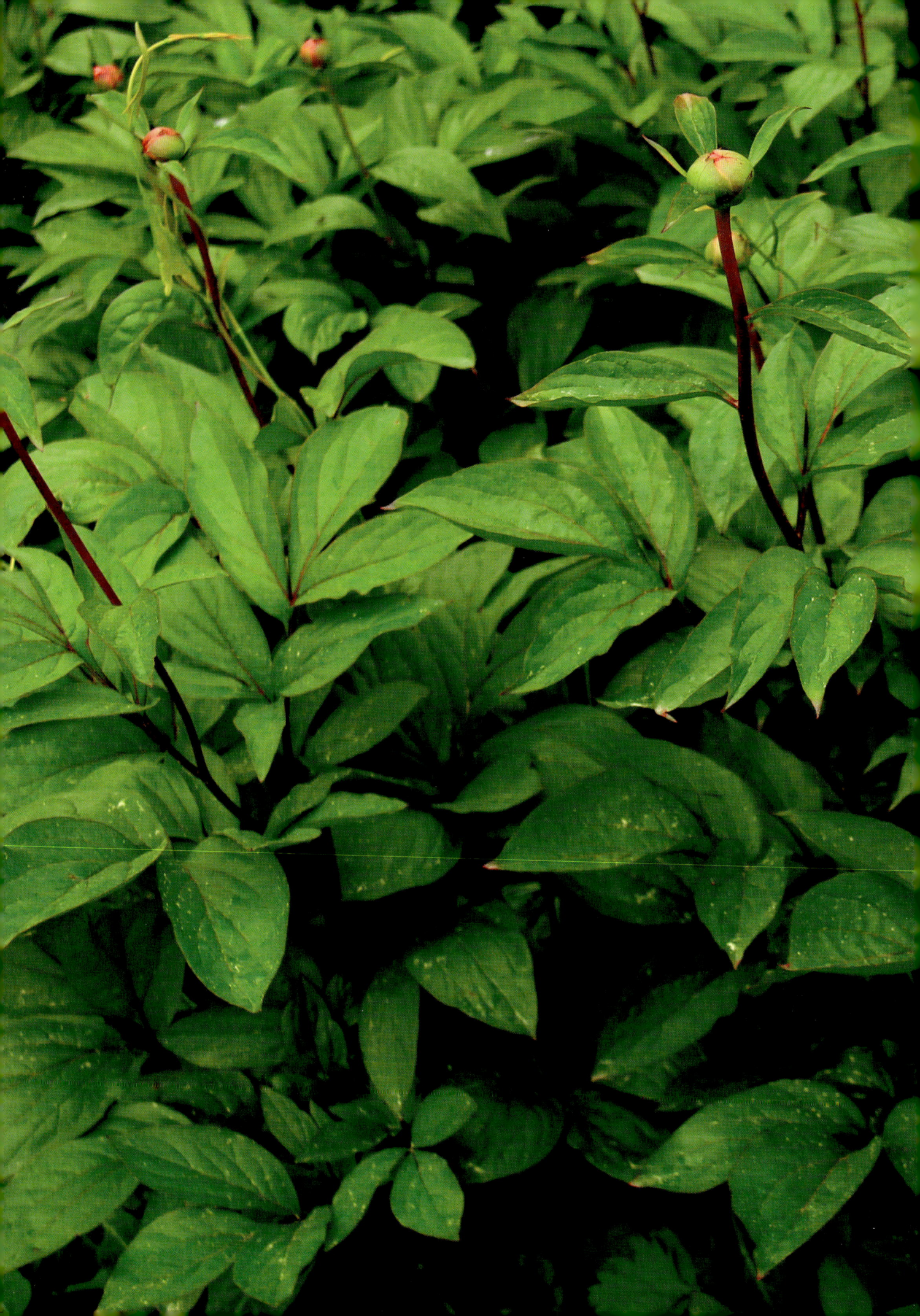

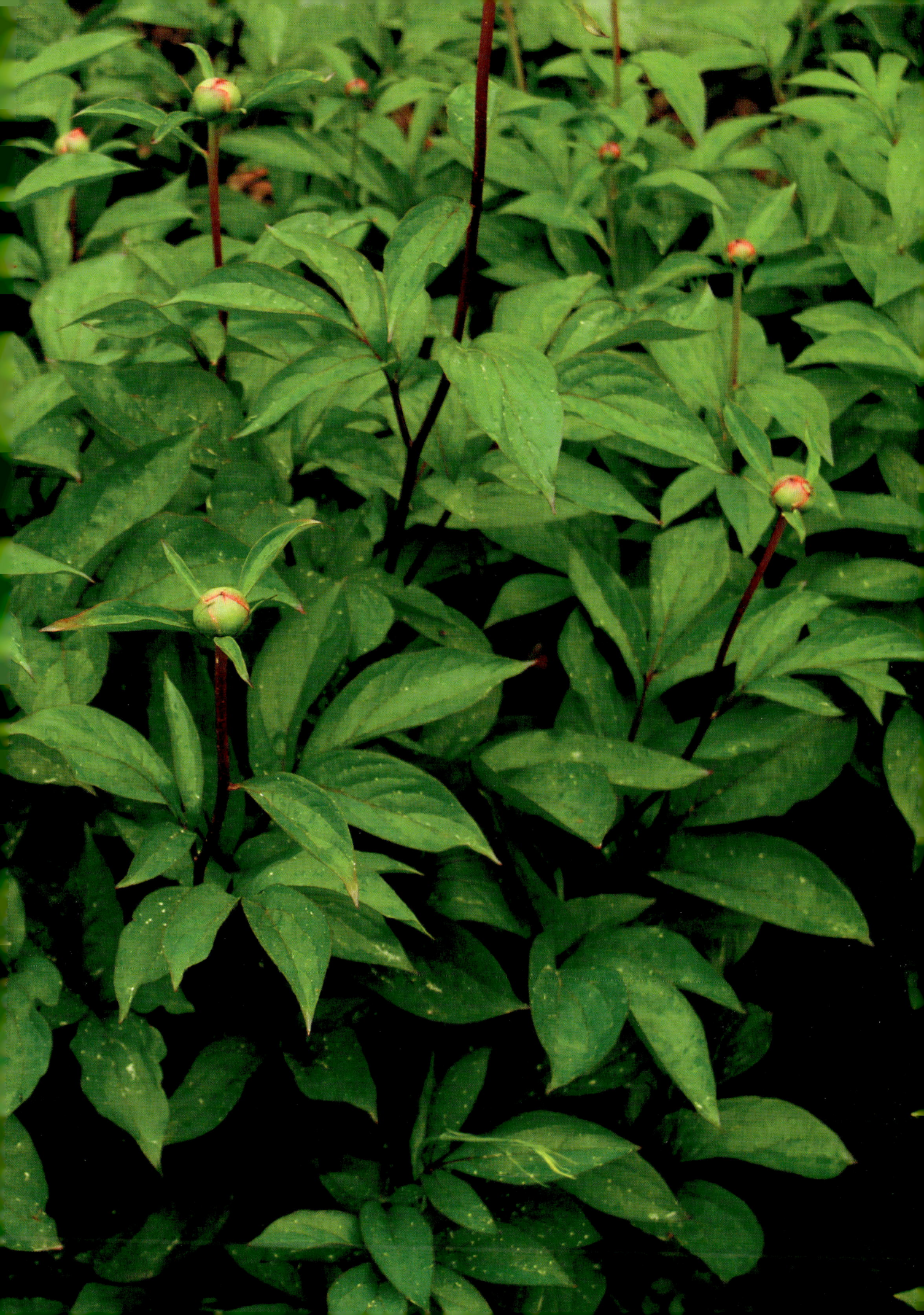

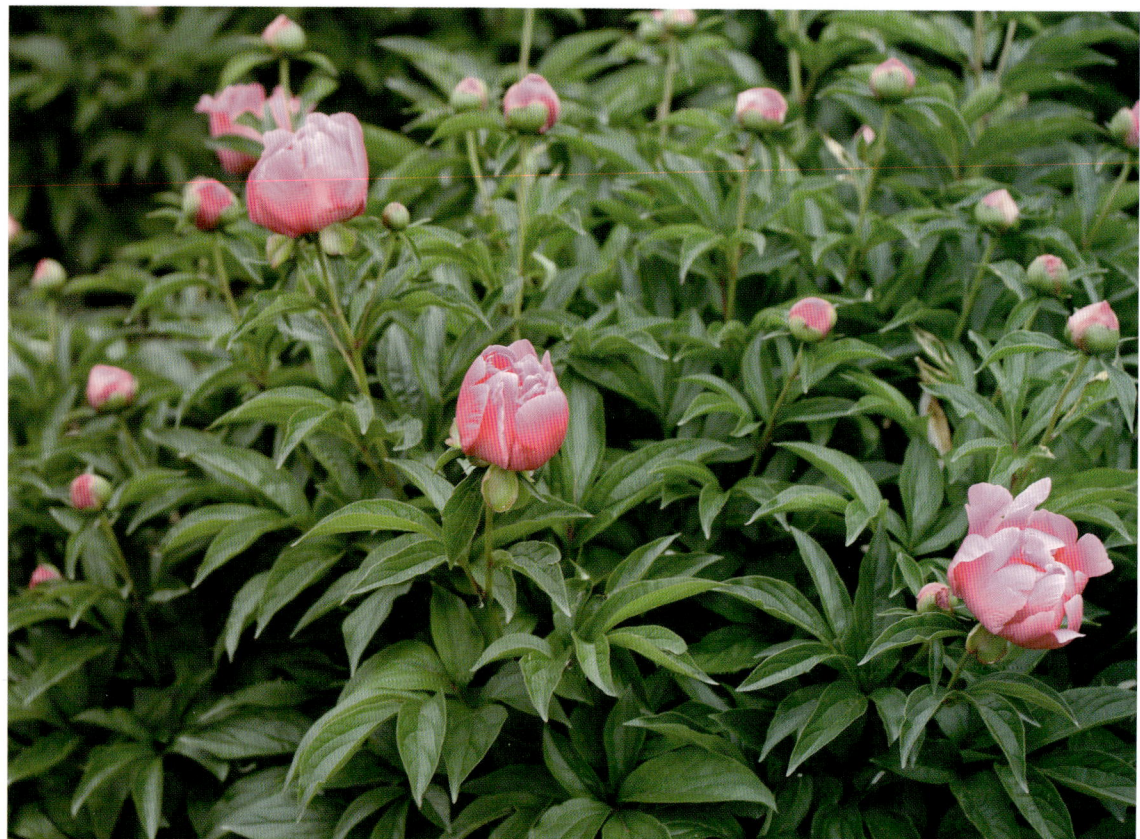

芍药

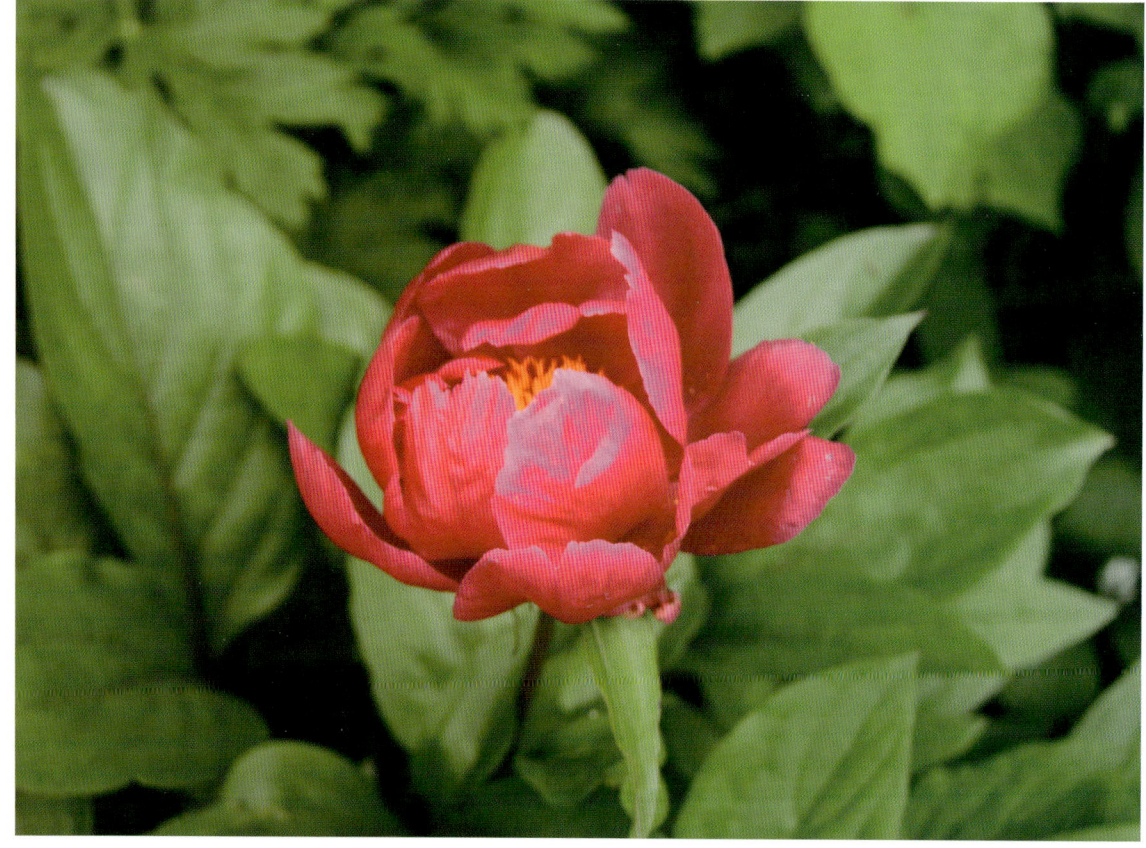

芍药

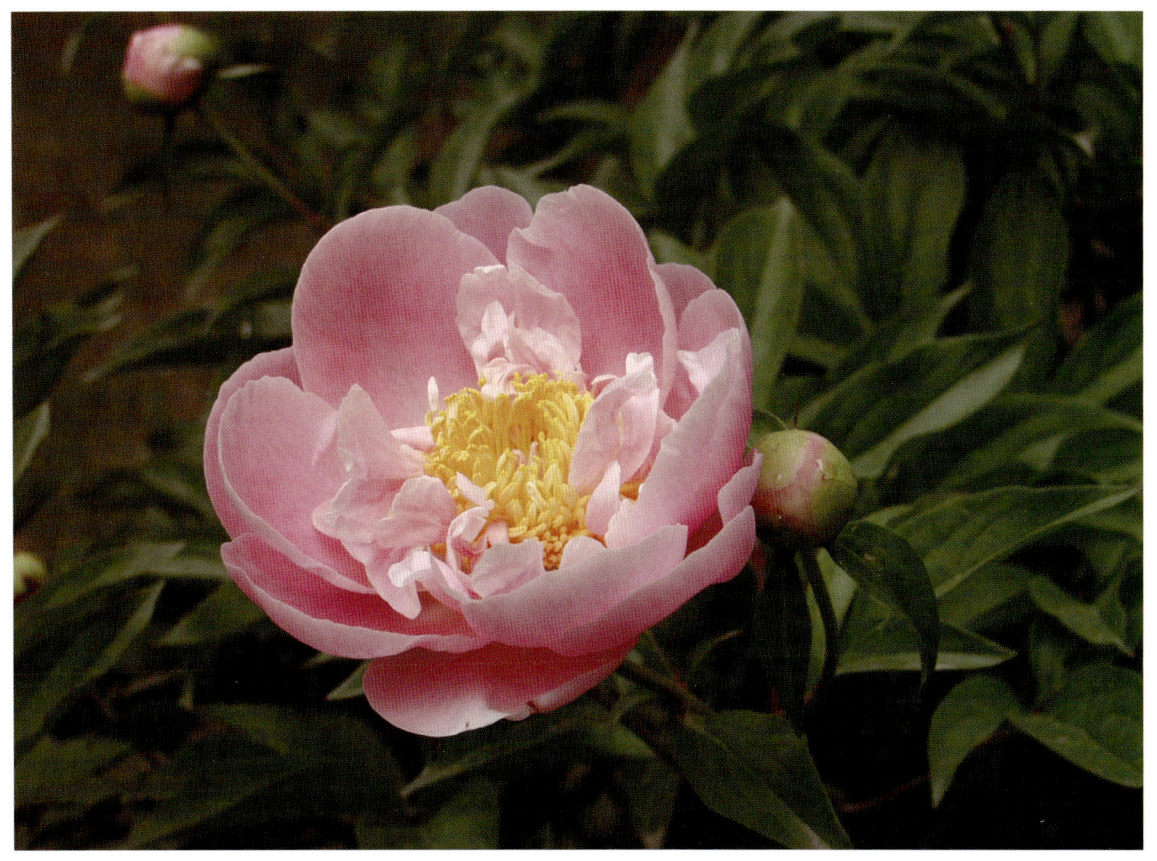

芍药

药材鉴别

本品呈圆柱形长 10～20 cm，直径 0.5～2.5 cm。表皮淡棕色，未去尽栓皮的部位棕褐色呈花斑状，较粗糙，有枝须根痕和纵皱，偶显横向皮孔。质坚体重，不易折断，断面粉白色，显菊花孔。气无，味微苦酸。以条粗壮，无枯芍、芦头、栓皮、霉变者为佳。

功效主治

养血柔肝，缓中止痛，敛阴收汗。主治胸腹胁肋疼痛，泻痢腹痛，自汗盗汗，阴虚发热，月经不调，崩漏，带下。

用法用量

内服：10～30 g，煎汤。

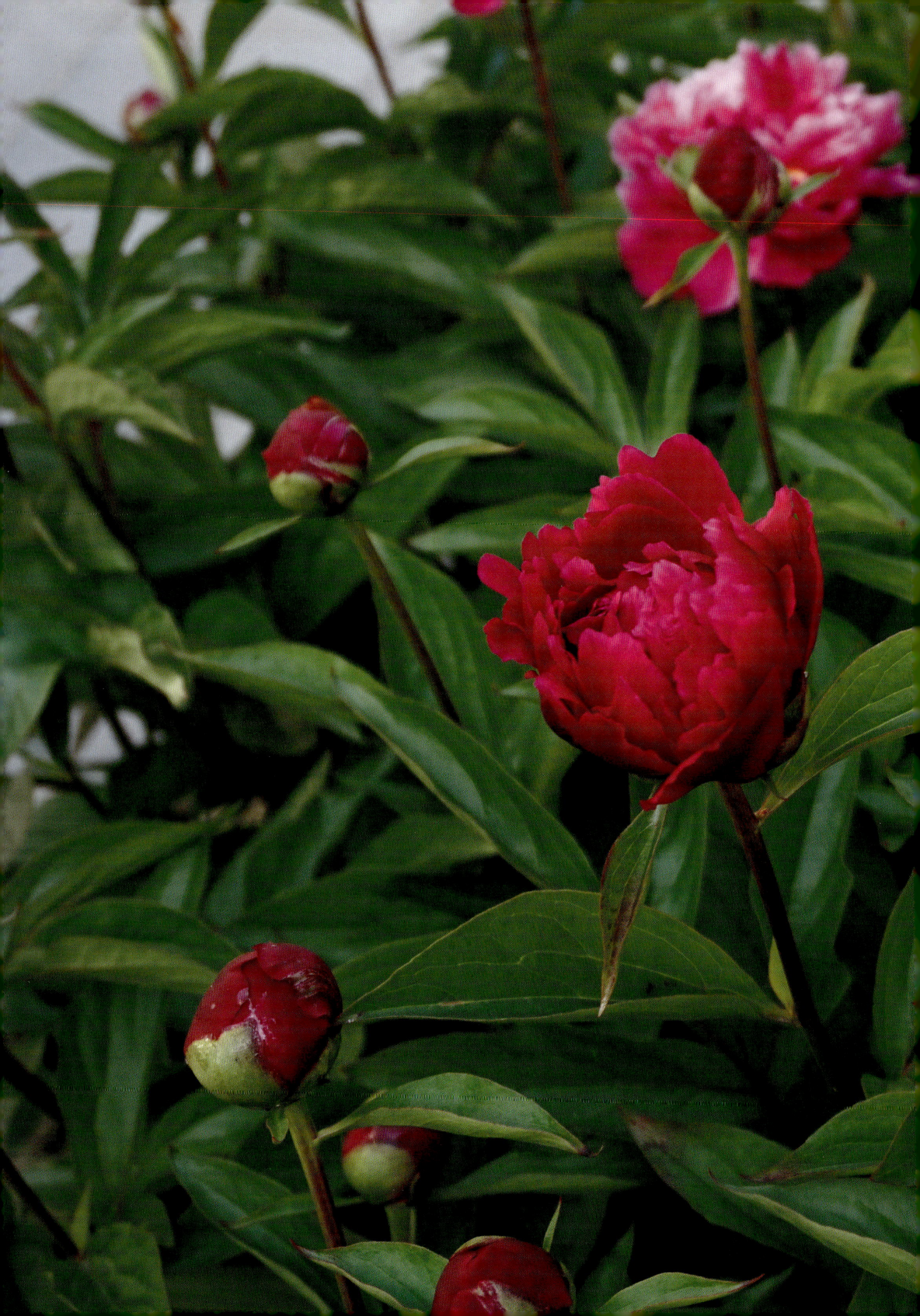

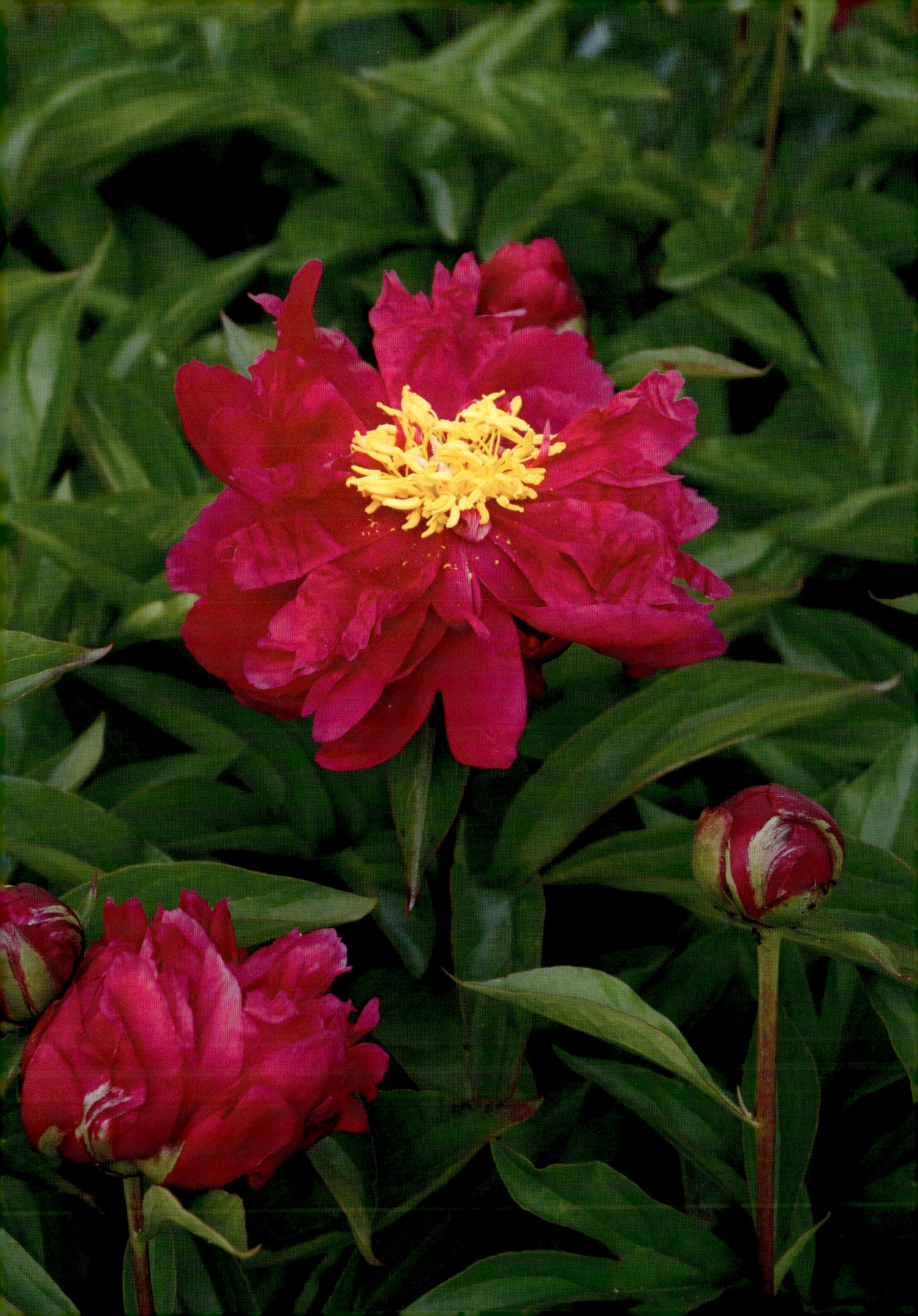

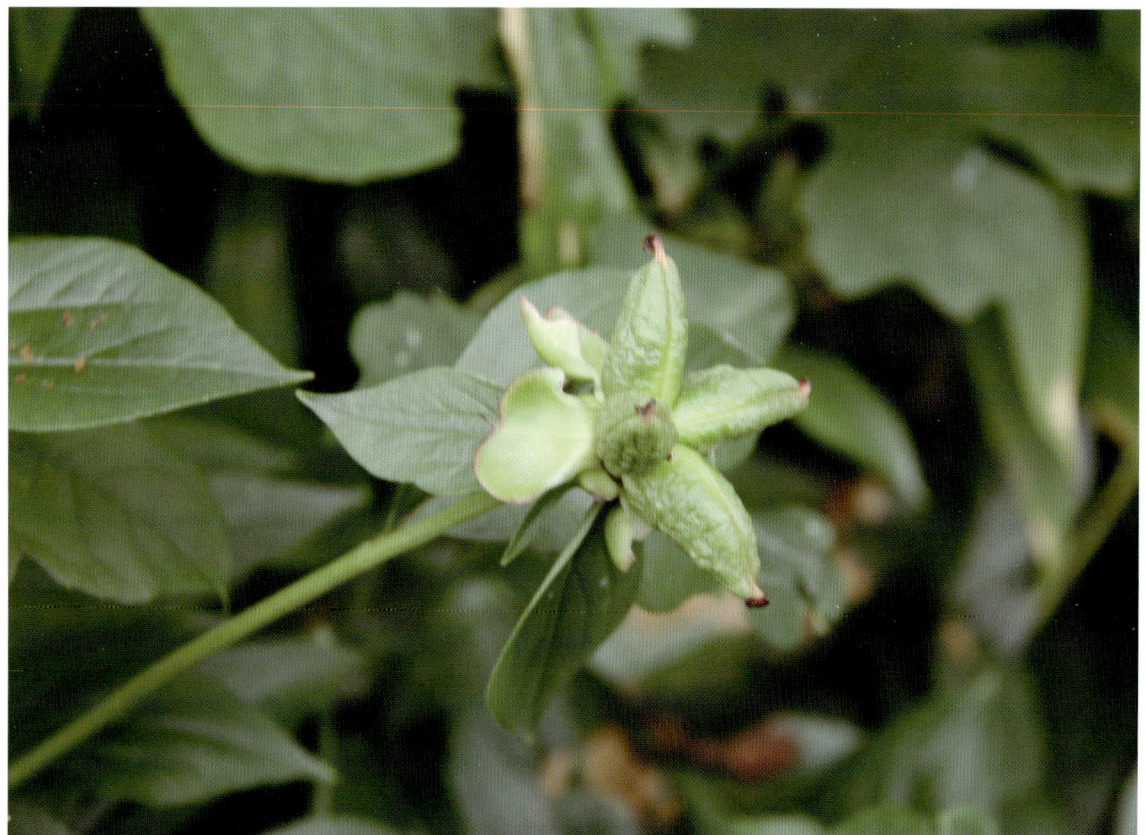

芍药

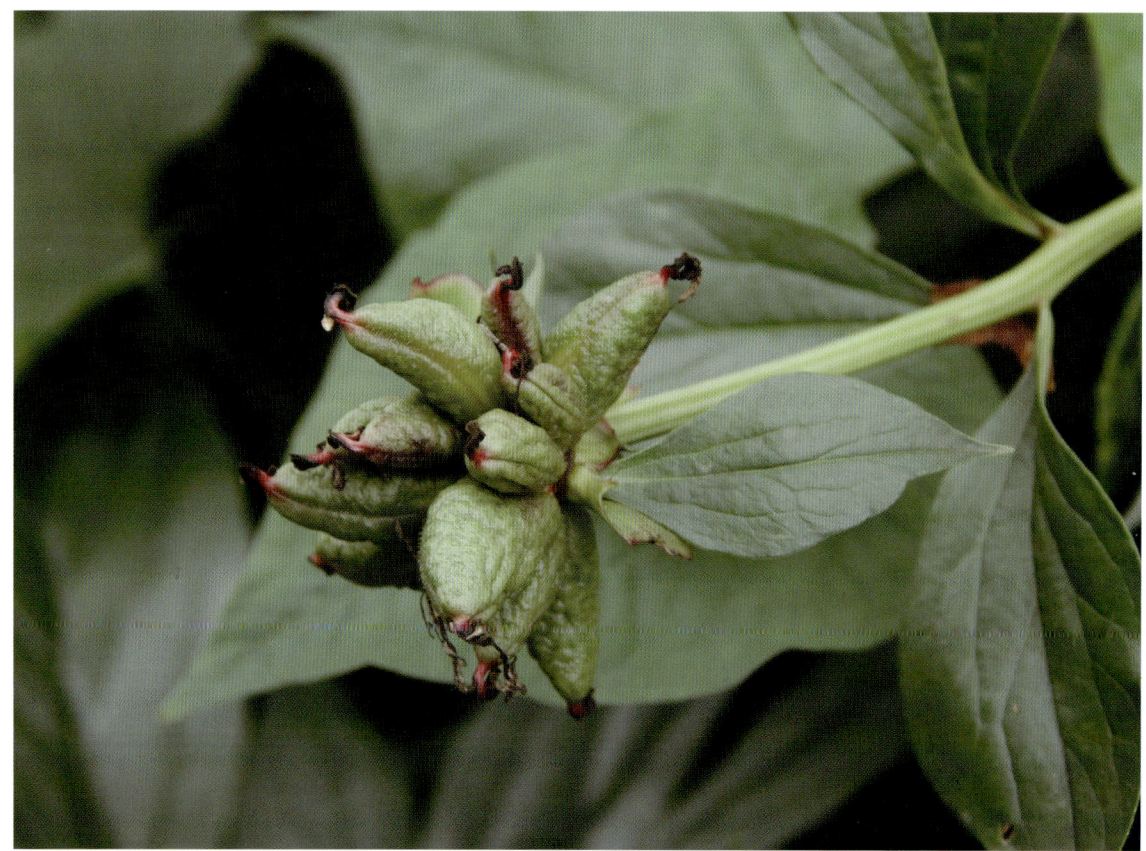

芍药

▌民族药方

1. 表虚症，营卫不和，自汗　白芍、桂枝各 15 g，生姜 7 片，大枣 5 枚，炙甘草 10 g。水煎服。

2. 消化性溃疡　白芍 200 g，甘草 150 g，白胡椒 20 g。共研细末，每次 5 g，每日 3 次，饭前 30 min 口服，可连服 2 个月。

3. 骨质增生　白芍 40 g，木瓜、甘草各 12 g，鸡血藤、威灵仙各 15 g。水煎服，每日 1 剂。

4. 肌肉痉挛　白芍 30 ~ 60 g，炙甘草 10 ~ 15 g。水煎服，每日 3 次，每日 1 剂。

5. 高血压　白芍 20 g，生地黄、钩藤各 15 g，牛膝 9 g。水煎服，每日 1 剂。

6. 百日咳　白芍 15 g，甘草 5 g。水煎服，每日 1 剂，并随证加减药物。若咳嗽频繁者加百部、百合等；若气喘痰鸣者加地龙、葶苈子、蜈蚣等。

7. 气血虚寒导致的皮肤粗糙、暗黄、黄褐斑等　白芍、白术、白茯苓各 5 g，甘草 2.5 g。水煎温服。

▌使用注意

虚寒之证不宜单独应用。

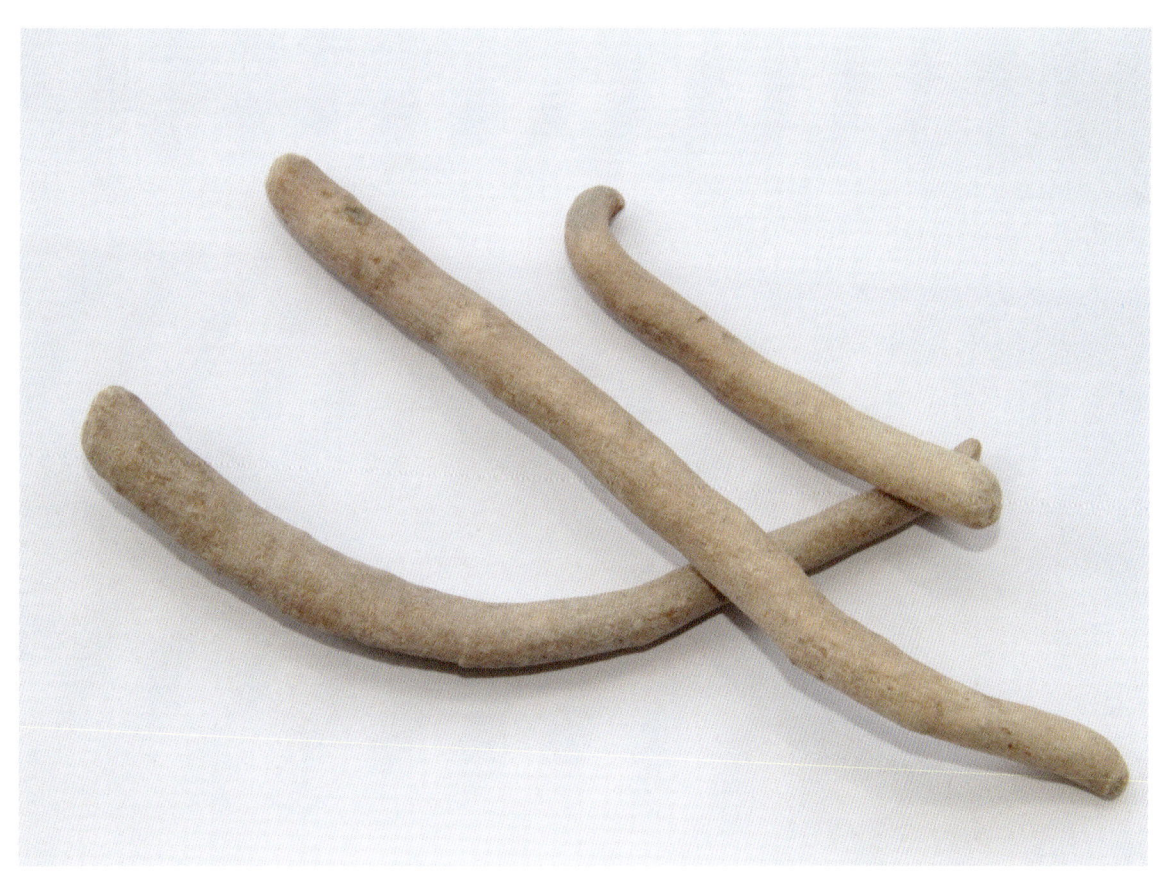

白芍药材

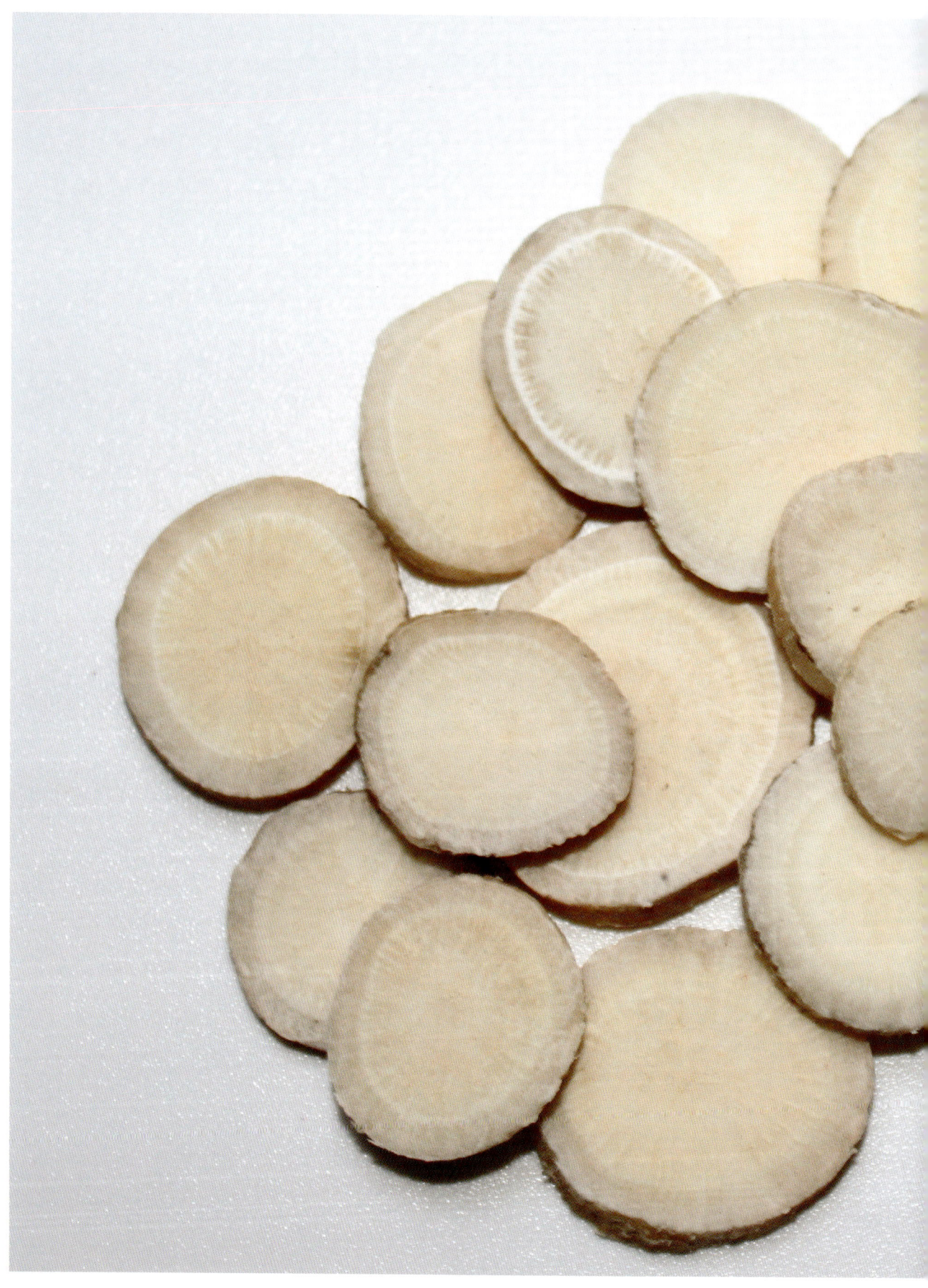

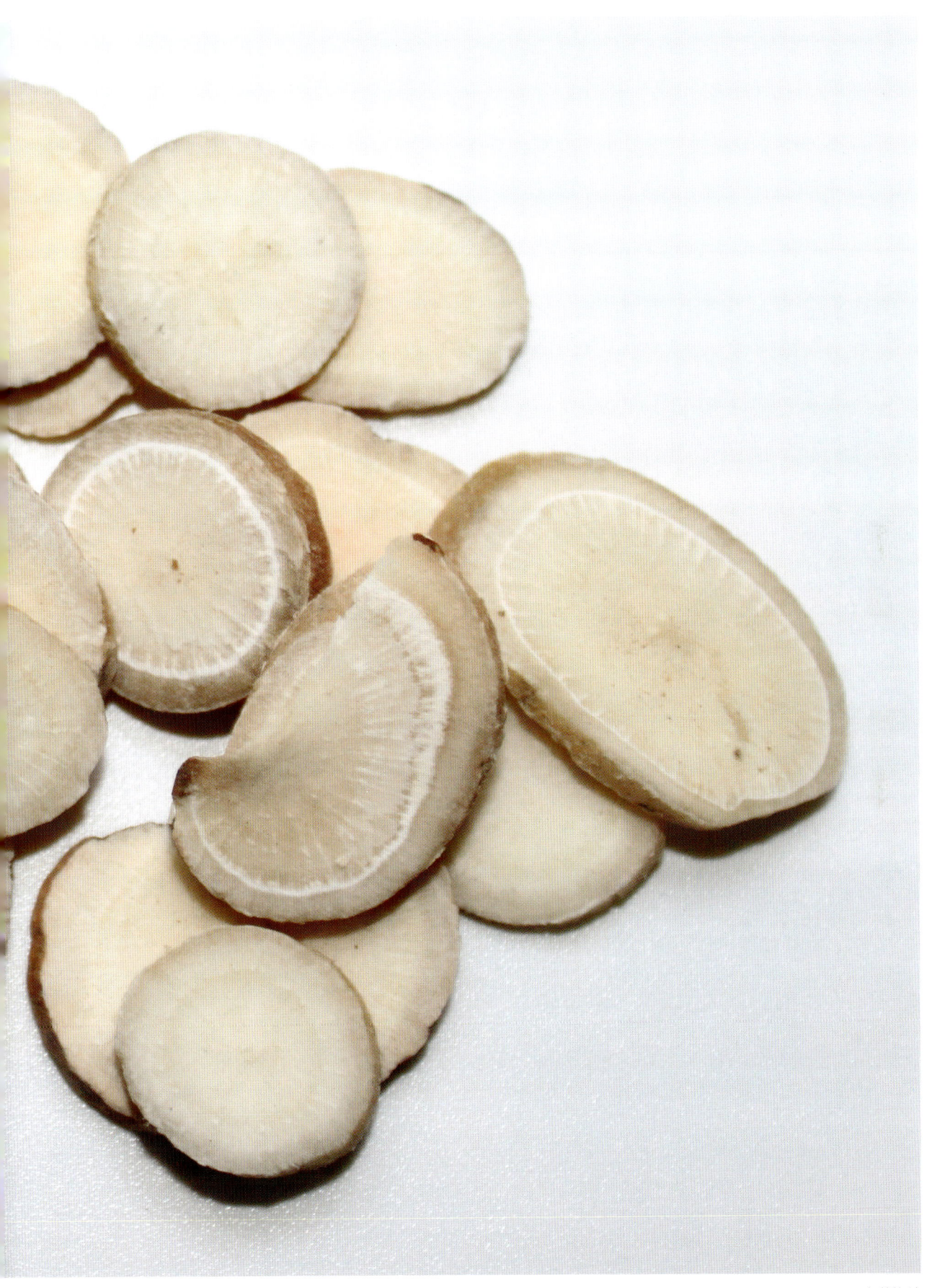

白芍饮片

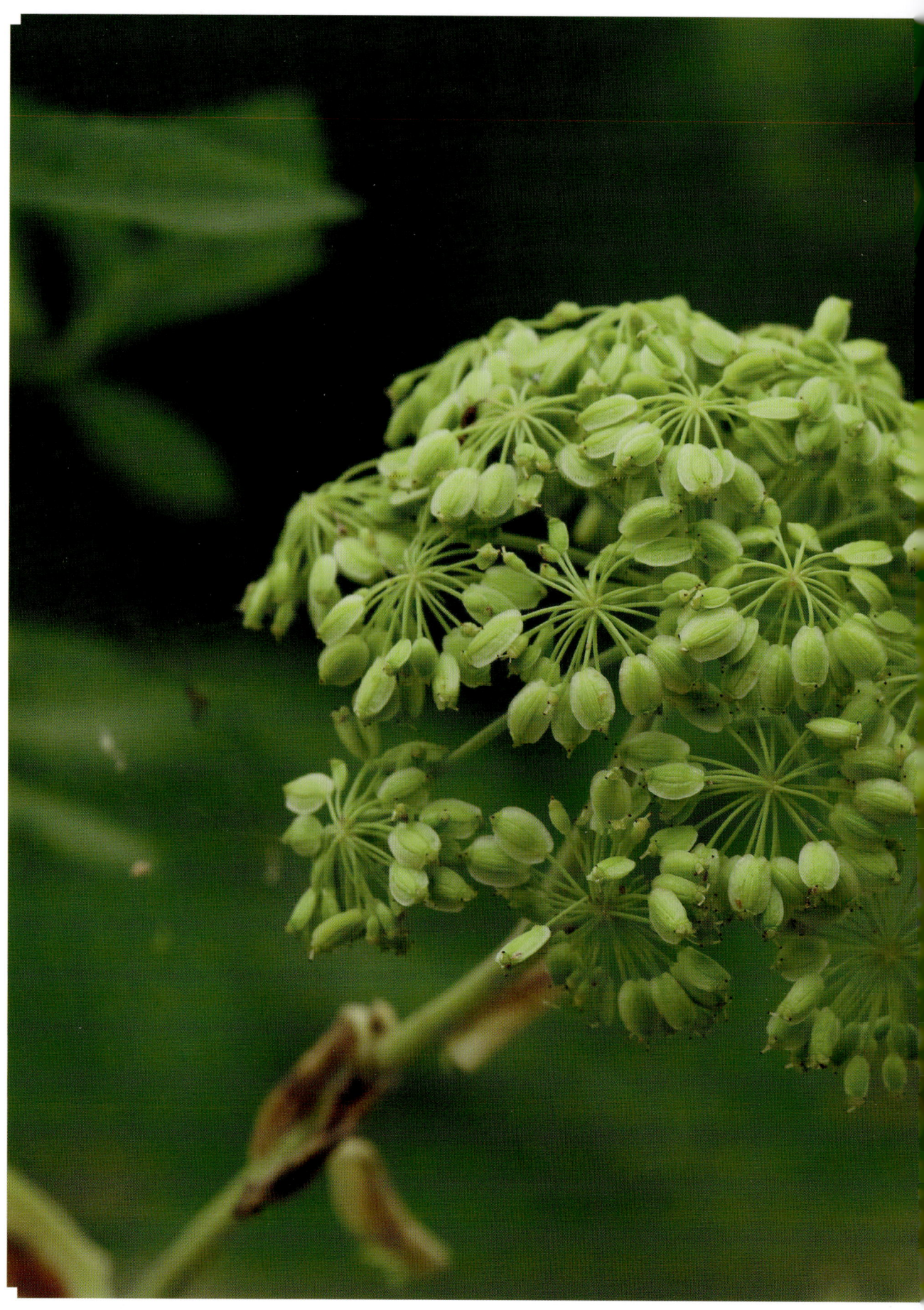

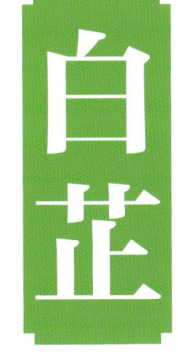

白芷

【水药名】骂梗动。

【别　名】毛芹菜、大种毛芹菜、大姨妈菜。

【来　源】本品为伞形科植物白芷 *Angelica dahurica* (Fisch. ex Hoffm.) Benth. et Hook. f. 或杭白芷 *Angelica dahurica* (Fisch. ex Hoffm.) Benth. et Hook. f. var. *formosana* (Boiss.) Shan et Yuan. 的干燥根。

【性味归经】味辛，性温。归胃、大肠、肺经。

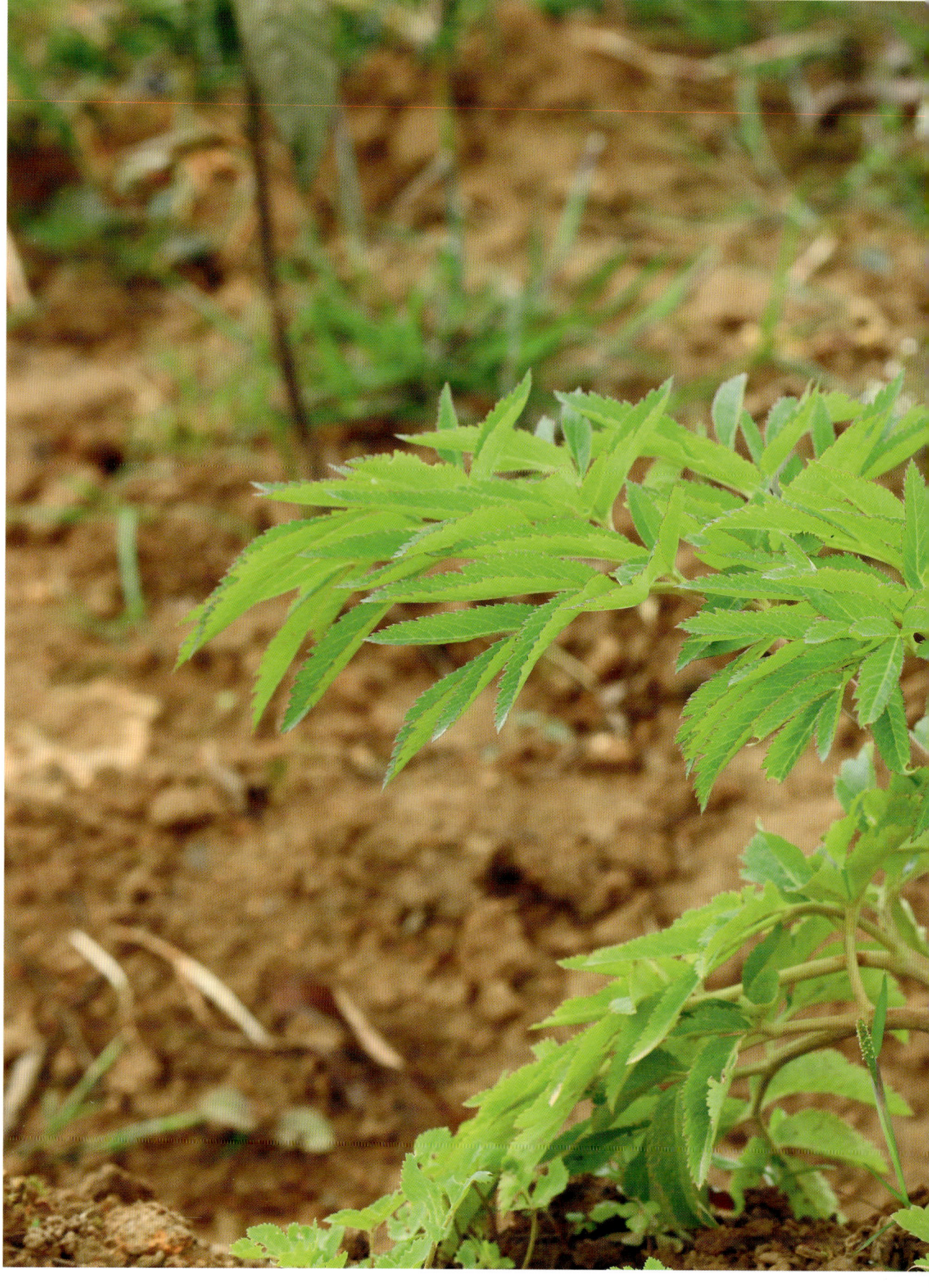

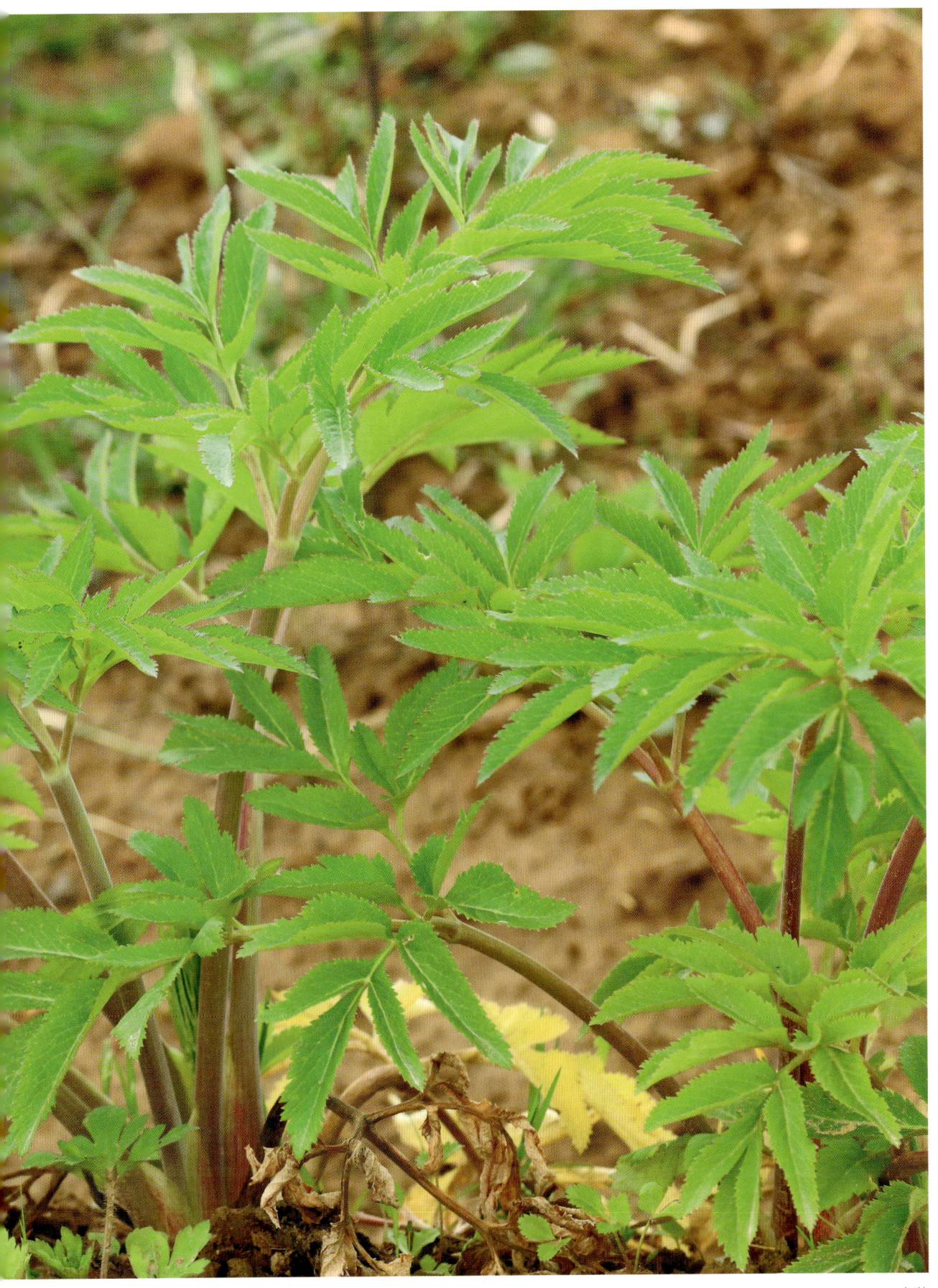

白芷

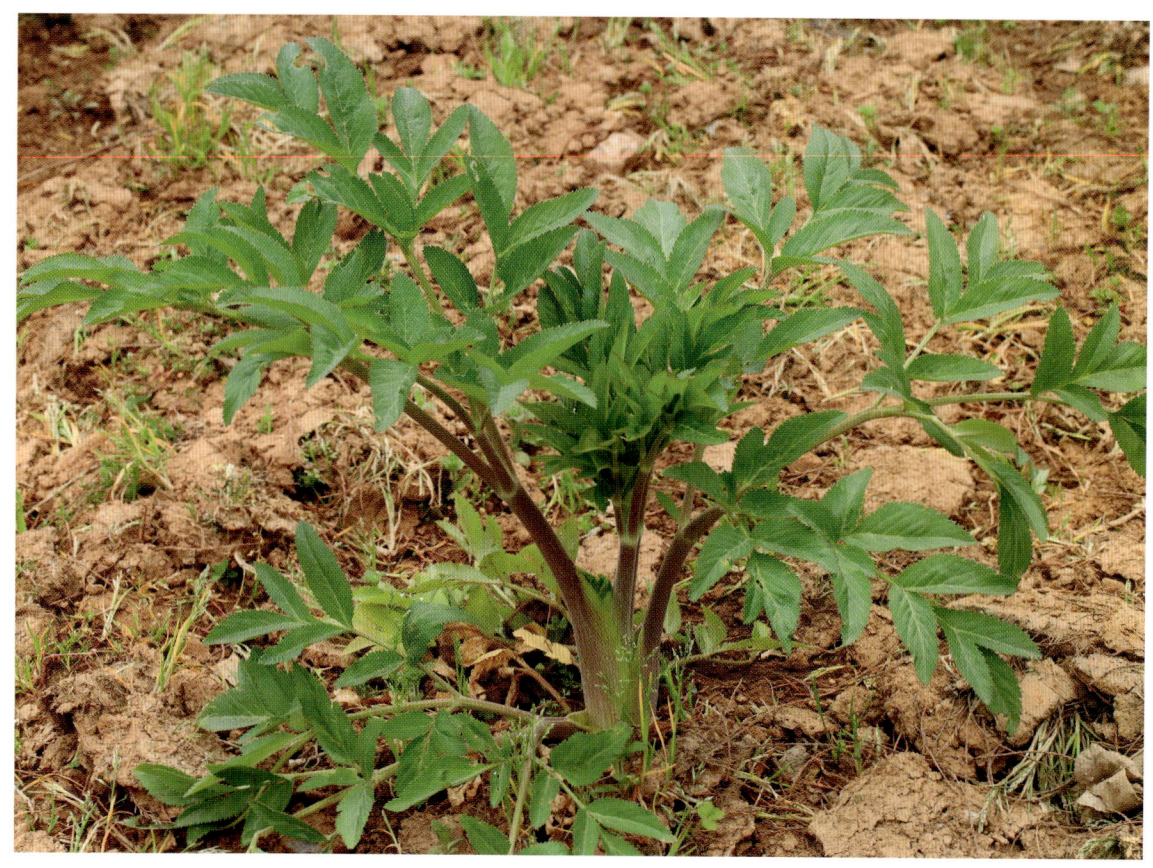

白芷

▍识别特征

1. 白芷 多年生草本，高可达 2.5 m，根粗大，直生，有时有数条支根。茎粗大，近于圆柱形，基部粗 5 ~ 9 cm，中空，通常呈紫红色，基部光滑无毛，近花序处有短柔毛。茎下部的叶大，叶柄长，基部扩大呈鞘状，抱茎；叶为二至三回羽状分裂，最终裂片卵形至长卵形，长 2 ~ 6 cm，宽 1 ~ 3 cm，先端锐尖，边缘有尖锐的重锯齿，基部下延成小柄；茎上部的叶较小，叶柄全部扩大成卵状的叶鞘，叶片两面均无毛，仅叶脉上有短柔毛。复伞形花序顶生或腋生，总花梗长 10 ~ 30 cm；总苞缺如或呈 1 ~ 2 片膨大的鞘状苞片，小总苞 14 ~ 16 片，狭披针形，比花梗长或等长，花萼缺如，花瓣 5，白色，卵状披针形，先端渐尖，向内弯曲；雄蕊 5，花丝细长伸出于花瓣外：子房下位，2 室，花柱 2，短，基部黄白色或白色。双悬果扁平椭圆形或近于圆形，分果具 5 果棱，侧棱成翅状。花期 6—7 月，果期 7—9 月。

2. 杭白芷 多年生草本，高 1 ~ 2 m，根圆锥形，具四棱。茎直径 4 ~ 7 cm，茎杆叶鞘均为黄绿色。叶互生，茎下部叶大，叶柄长，基部鞘状抱茎，二至三回羽状分裂，深裂或全裂，最终裂片阔卵形至卵形或长椭圆形，先端尖，边缘密生尖锐重锯齿，基部下延成柄，无毛或脉上有毛；茎中部叶小；上部的叶几仅存卵形囊状的叶鞘，小总苞片长约 5 mm，通常比小伞梗短。复伞形花序密生短柔毛，花萼缺如，花瓣黄绿色，雄蕊 5，花丝比花瓣长 1.5 ~ 2 倍；花柱基部绿黄色或黄色。双悬果被疏毛。花期 5—6 月，果期 7—9 月。

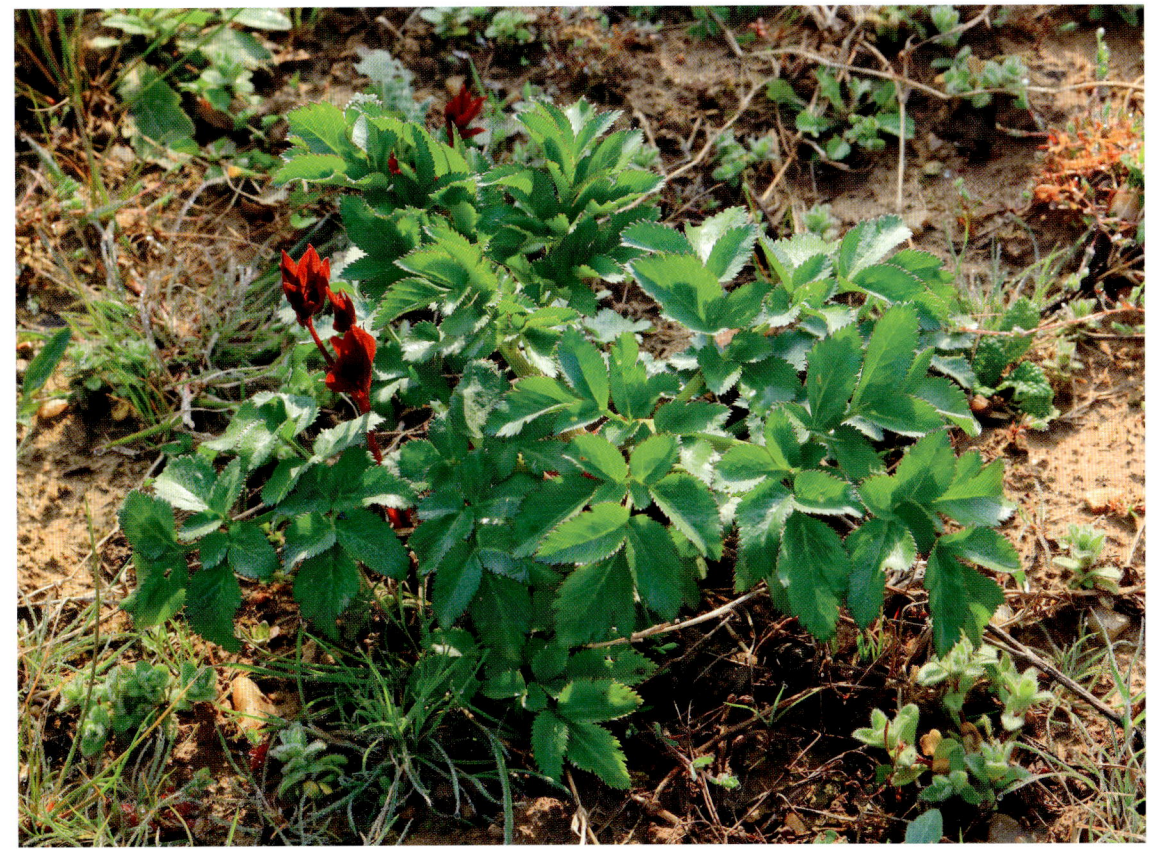

白芷

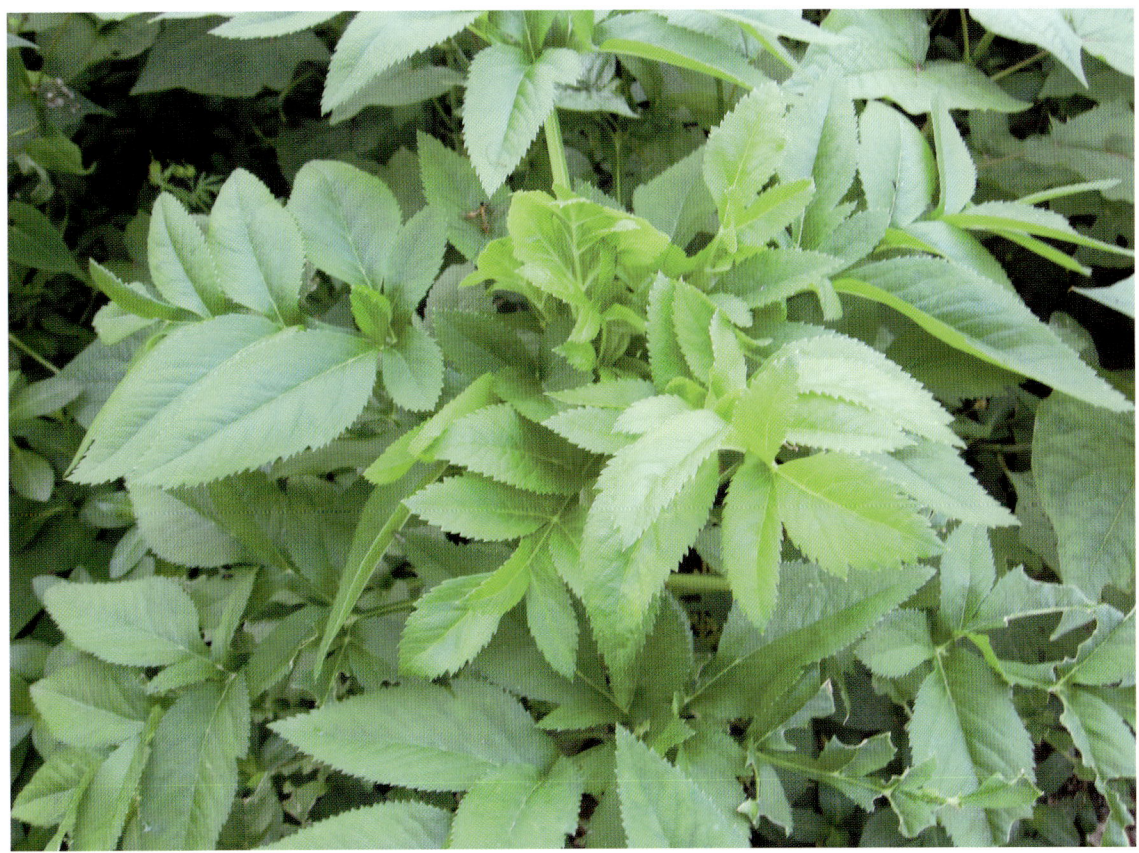

白芷

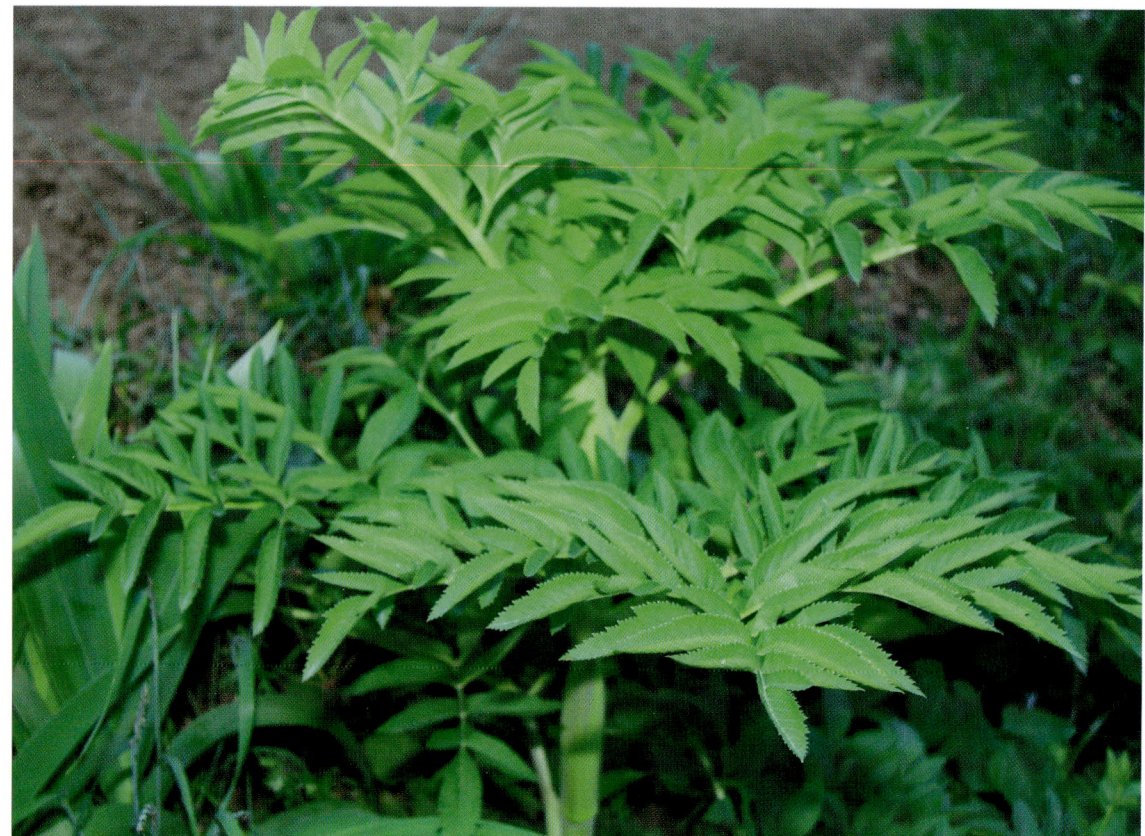

白芷

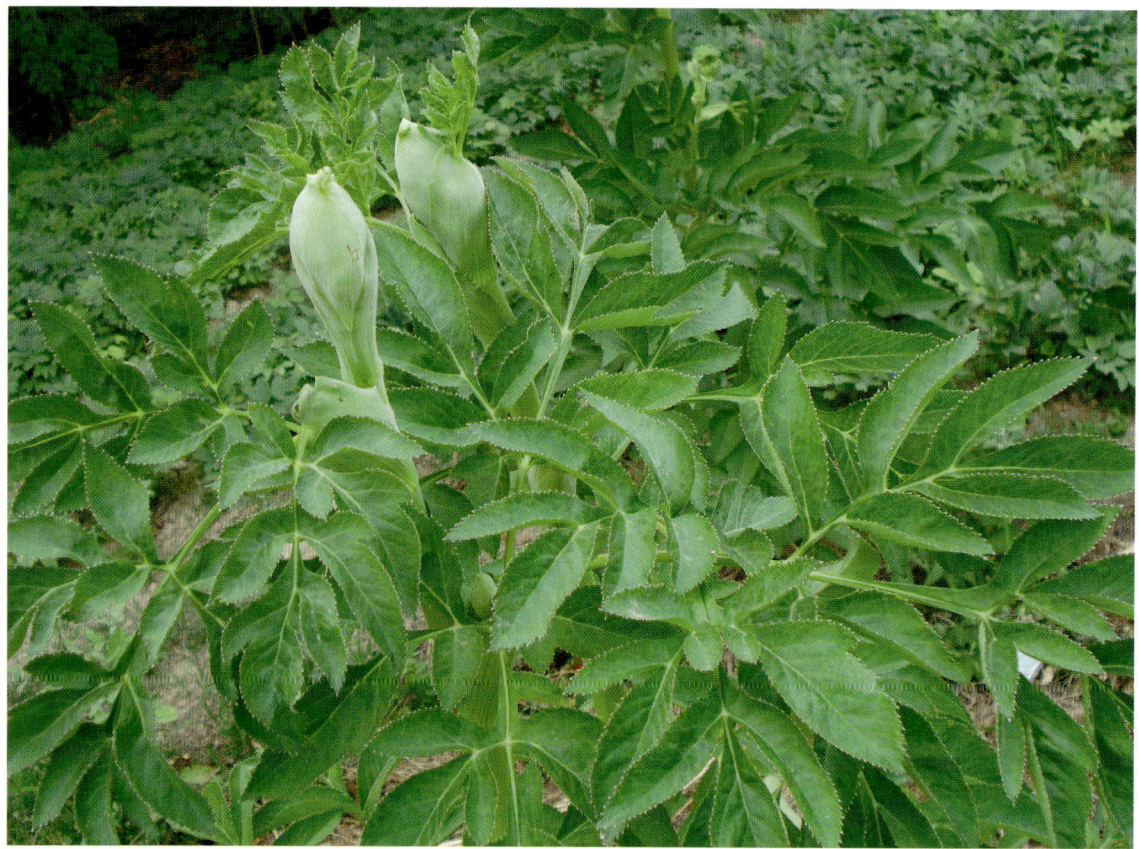

白芷

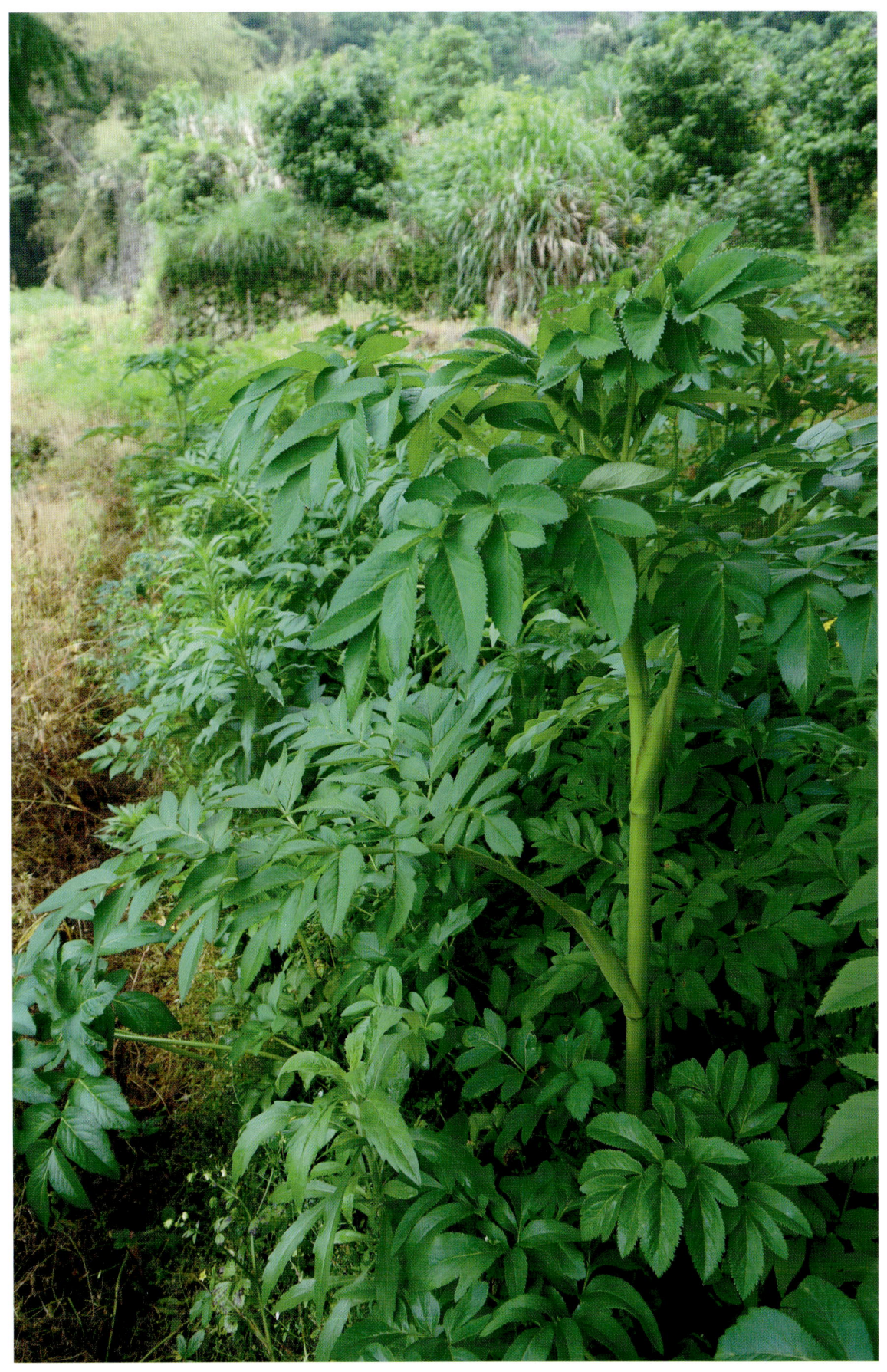

白芷

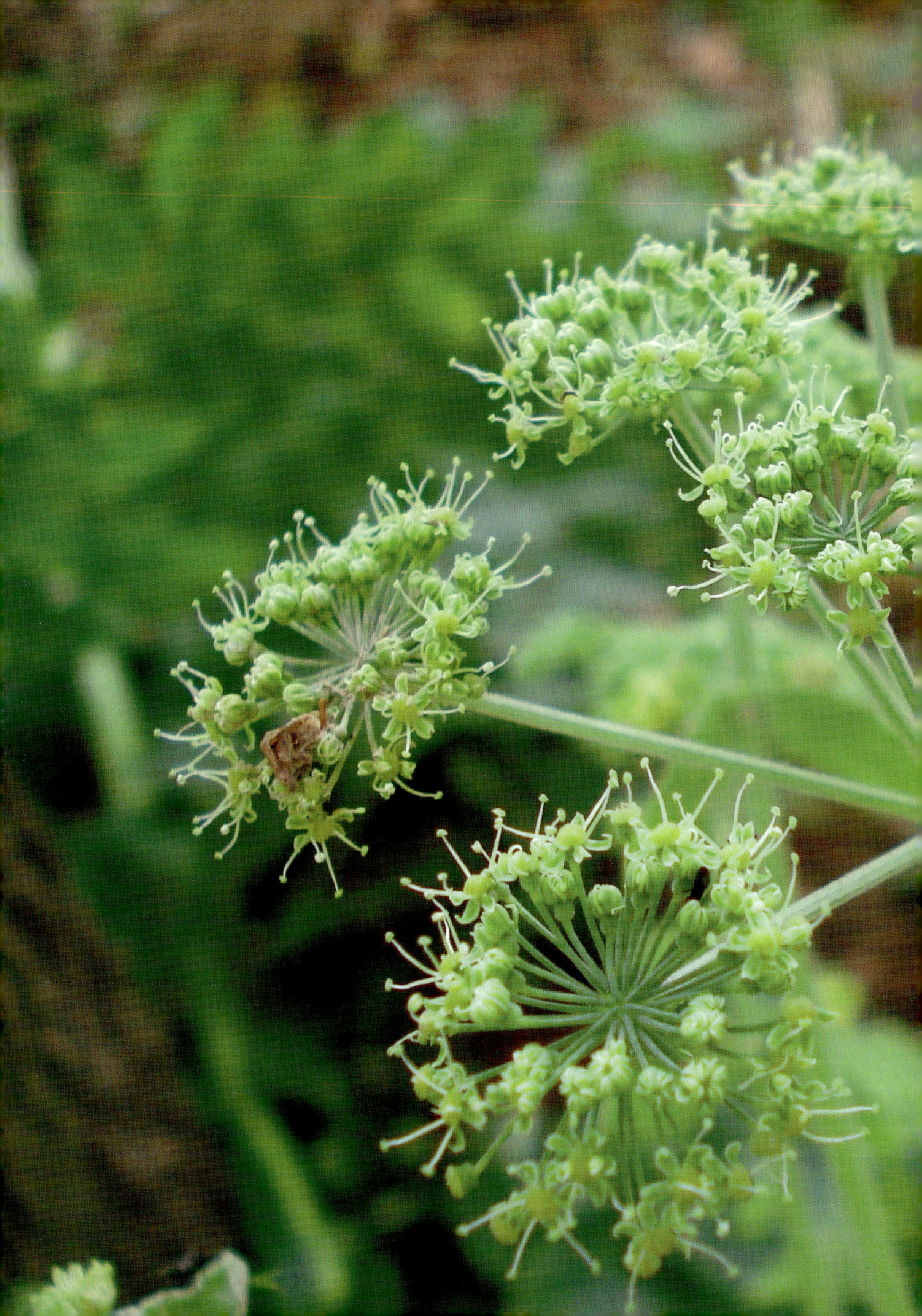

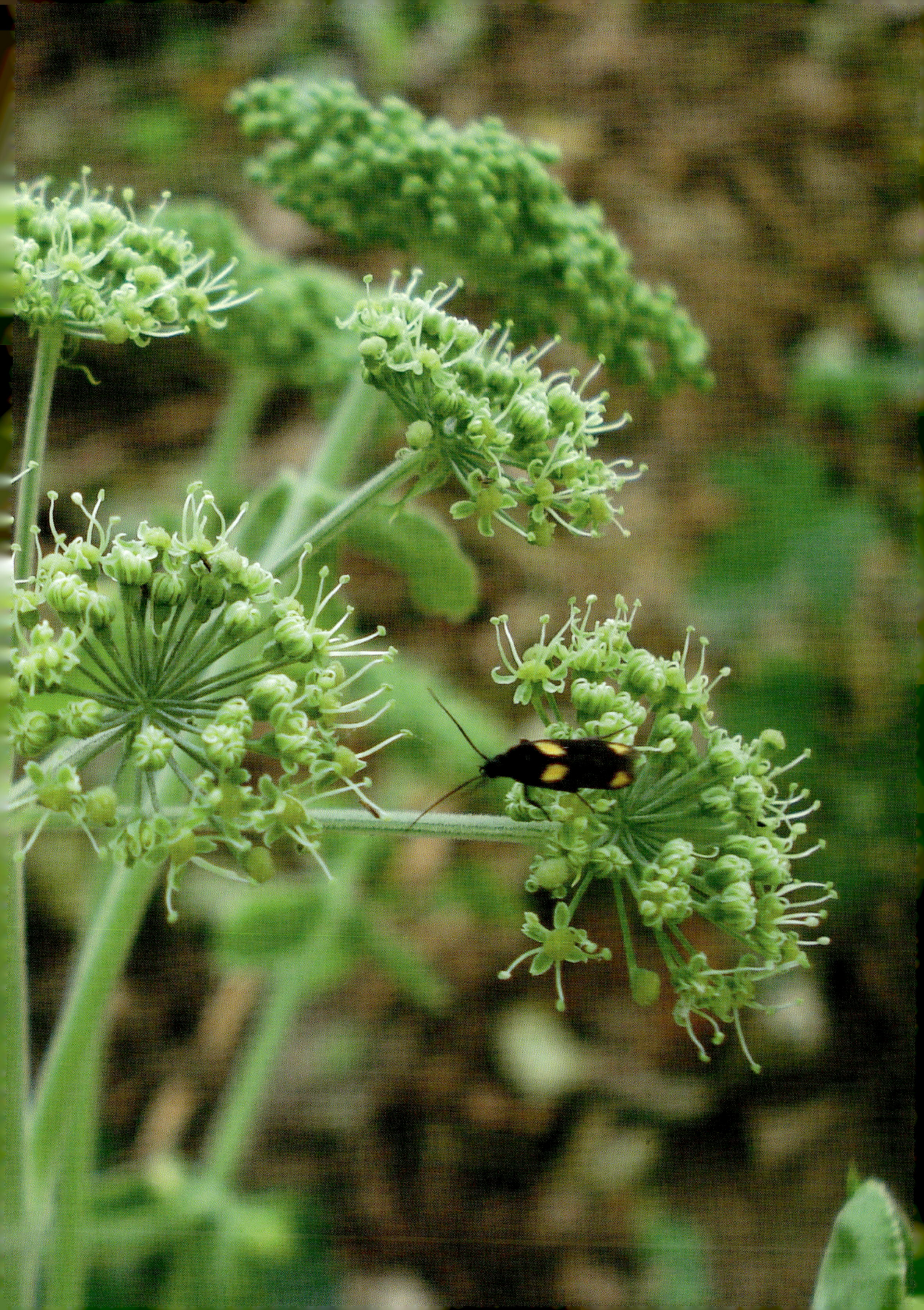

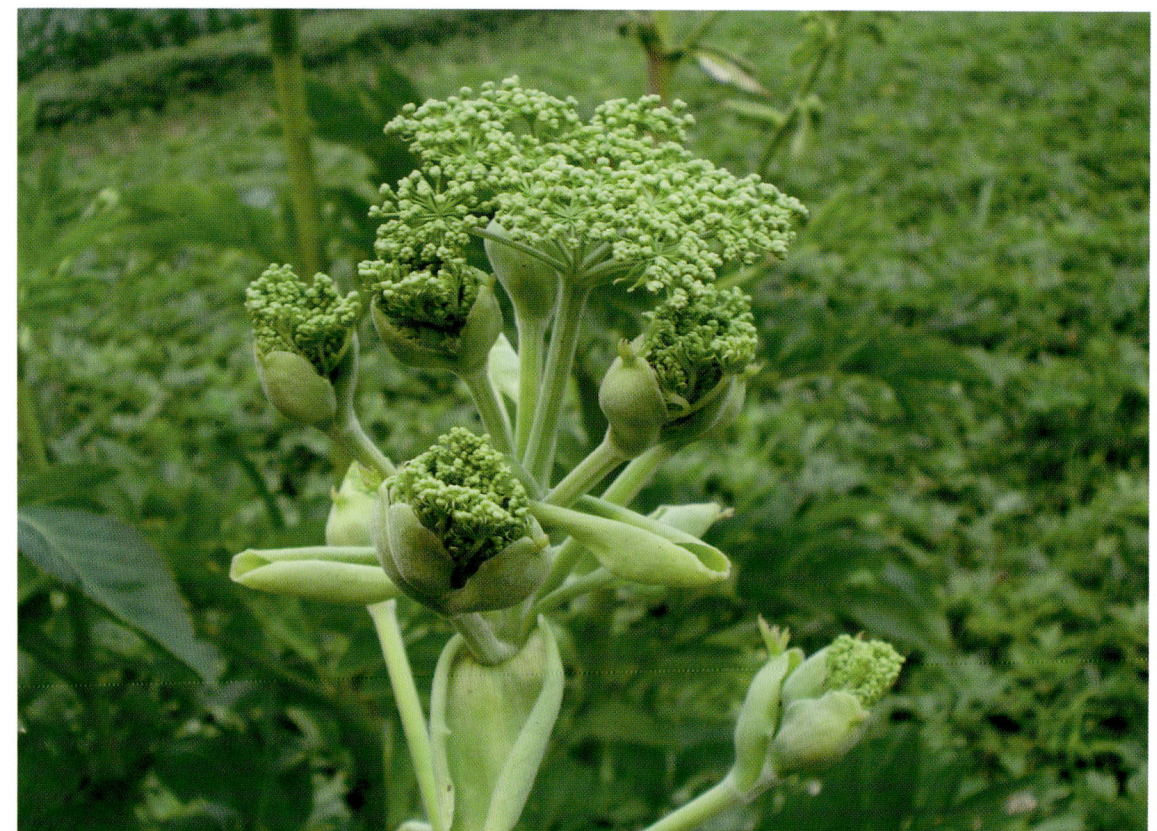

白芷

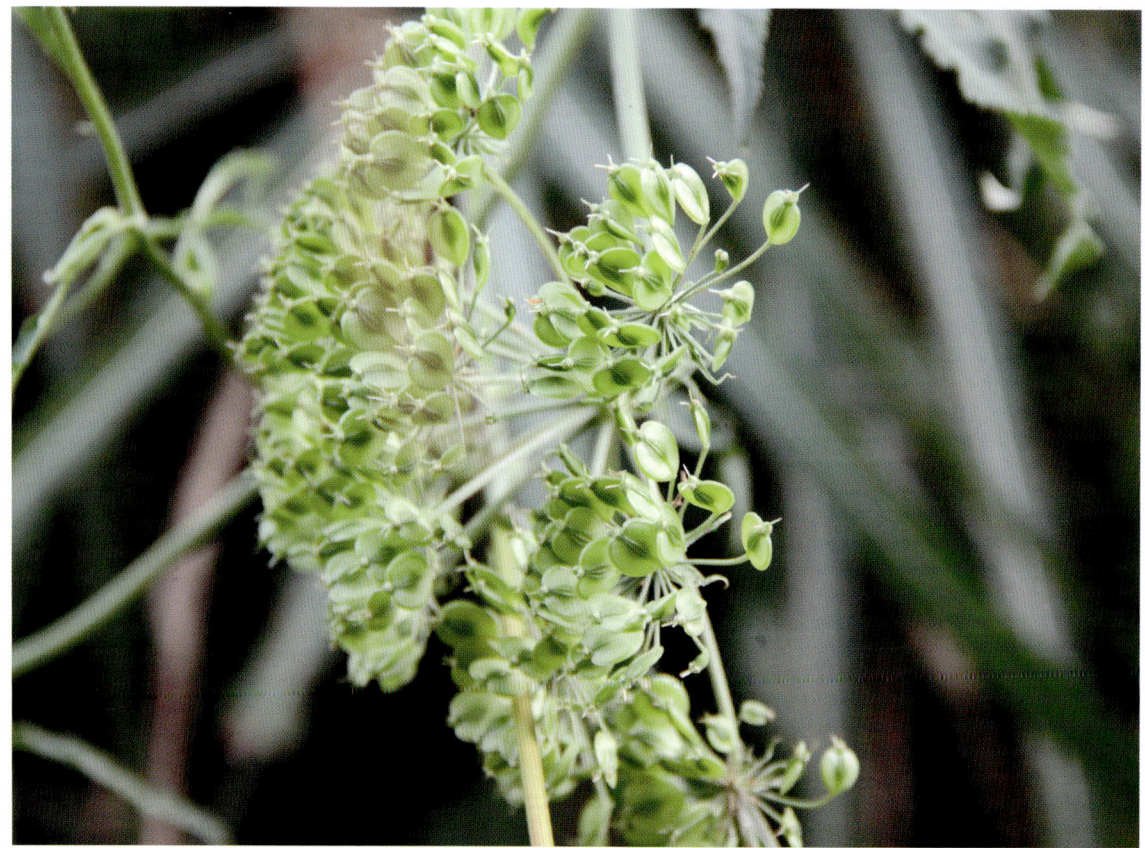

白芷

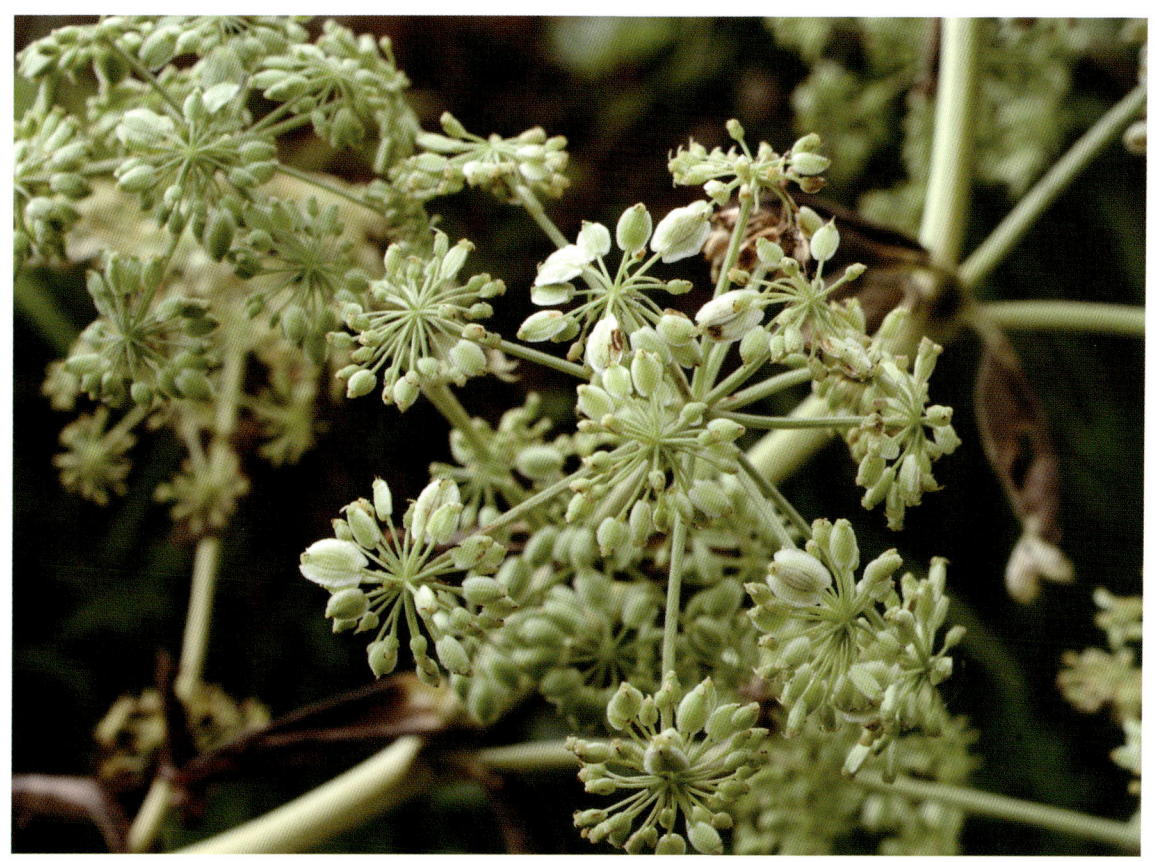

白芷

生境分布

生长于山地林缘。分布于江苏、安徽、浙江、江西、湖北、湖南、四川等省。分布于河南长葛、禹县的习称禹白芷；分布于河北安国的习称祁白芷。

采收加工

夏、秋间叶黄时采挖，除去须根及泥沙，晒干或低温干燥。

药材鉴别

本品呈长圆锥形，长 10 ~ 25 cm，直径 1.5 ~ 2.5 cm。表面灰棕色或黄棕色，根头部钝四棱形或近圆形，具纵皱纹、支根痕及皮孔样的横向突起，有的排列成四纵行。顶端有凹陷的茎痕。质坚实，断面白色或灰白色，粉性，形成层环棕色，近方形或近圆形，皮部散有多数棕色油点。气芳香，味辛、微苦。

功效主治

祛风散湿，排脓，生肌，止痛。主治风寒感冒，头痛头风，鼻窦炎，牙痛，痔漏白带、痈疖肿毒。

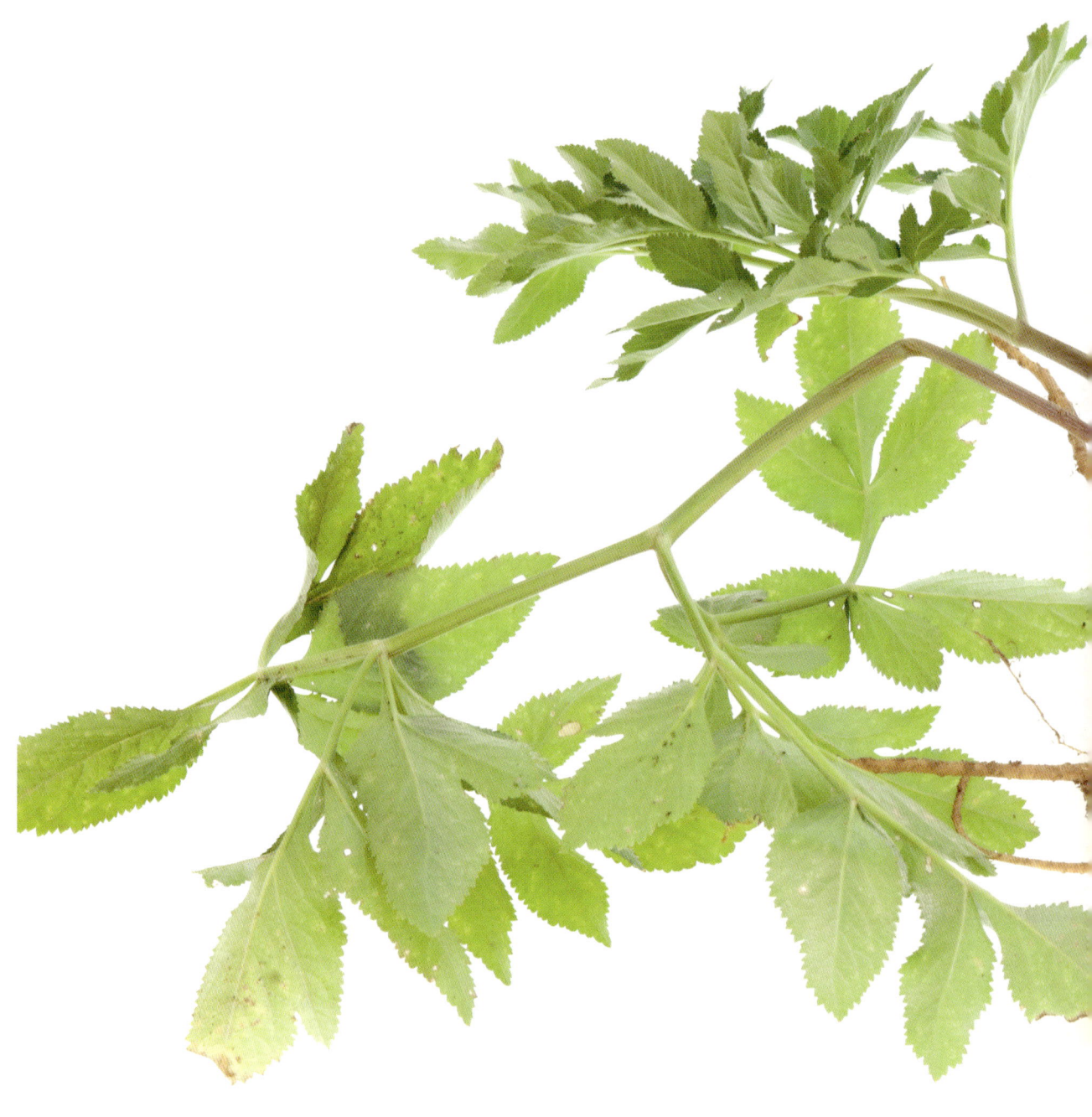

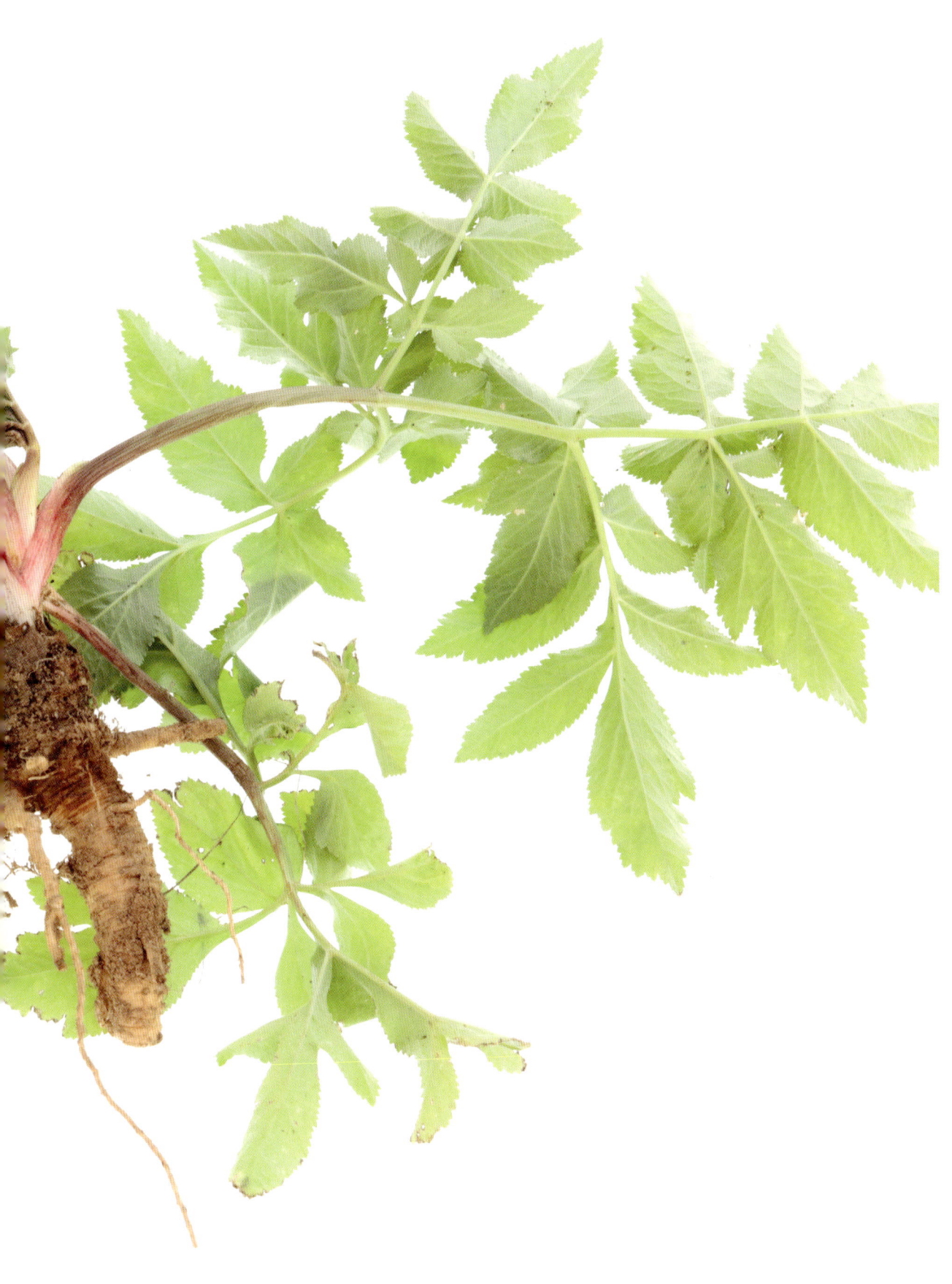

白芷药材

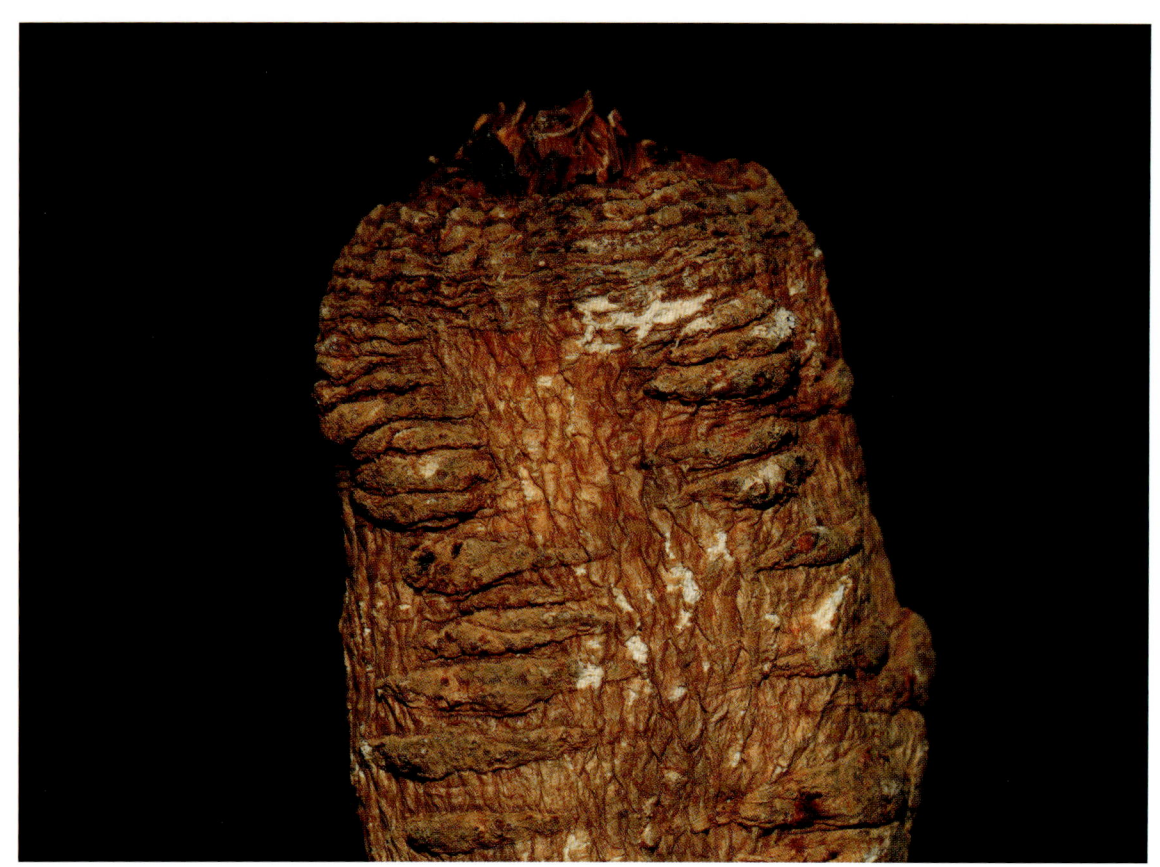

白芷药材

用法用量

内服：10 ~ 30 g，煎汤；或研末，入丸、散服。

民族药方

1. 风寒头痛 白芷、紫苏叶、黄荆子、柴胡、蓝布正、甘草各 10 g，川芎、羌活各 15 g，葱 7 根，生姜 5 片。水煎服。

2. 鼻渊 白芷、防风、甘草各 10 g，辛夷、苍耳子、川芎、北细辛各 5 g。水煎服。

3. 小儿慢性肠炎 白芷、干姜各 5 g，葱头 1 个。与蜂蜜共捣糊状，敷贴脐部。

4. 痔疮 白芷 60 g，紫草 15 g，苦参、滑石、黄柏各 30 g。水煎熏洗，每日 2 次，每次 40 min 左右。

5. 胃痛 白芷、黄芪、白及、甘草各等份。研细末，每次 8 g，每日 2 次，加蜂蜜两匙冲服。

6. 睾丸鞘膜积液 白芷 10 g，蝉蜕 30 g。水煎熏洗。每日 1 ~ 2 次，每次约 30 min 左右，并取少量饮用。

7. 月经不调，痛经 白芷、当归各 15 g。水煎服，每次月经前一周左右开始服用，至月经来潮停用。巩固半年停药。

8. 盆腔炎　白芷 15 g，薏苡仁、蒲公英、败酱草、红花、猪苓各 20 g。水煎服，每日 1 剂，连服 30 剂。痛消带止后，继用白芷 10 g。水煎服，代茶饮月余，以巩固疗效。

9. 消化性溃疡　白芷、白芍、白及各 10～30 g，白蔻仁 6～12 g。每日 1 剂，水煎服。

10. 急、慢性肠炎　白芷 20 g。煎汤 100～200 mL，去渣加入打碎的补脾益肠丸 30 g，再煎至沸，待温保留灌肠，每晚临睡前 1 次，15 日为 1 个疗程。

11. 肝炎　白芷、大黄各等份。研细末，每次口服 5 g，每日 2 次。

12. 皮肤瘙痒　白芷、土茯苓、薏苡仁各 30 g，黄柏、蛇床子各 10 g，蝉蜕 6 g。水煎服。

使用注意

阴虚血热者忌服。

白芷药材

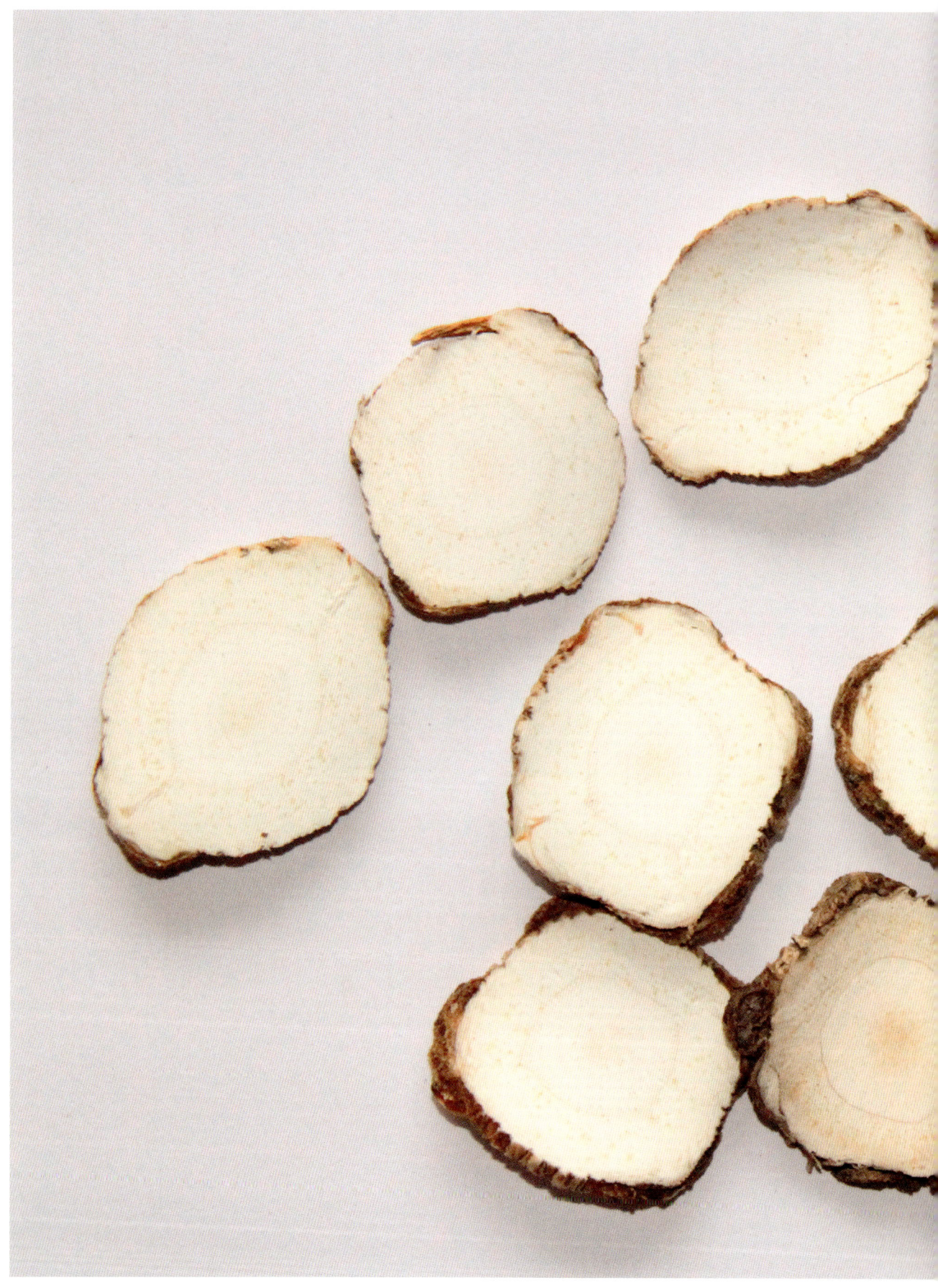

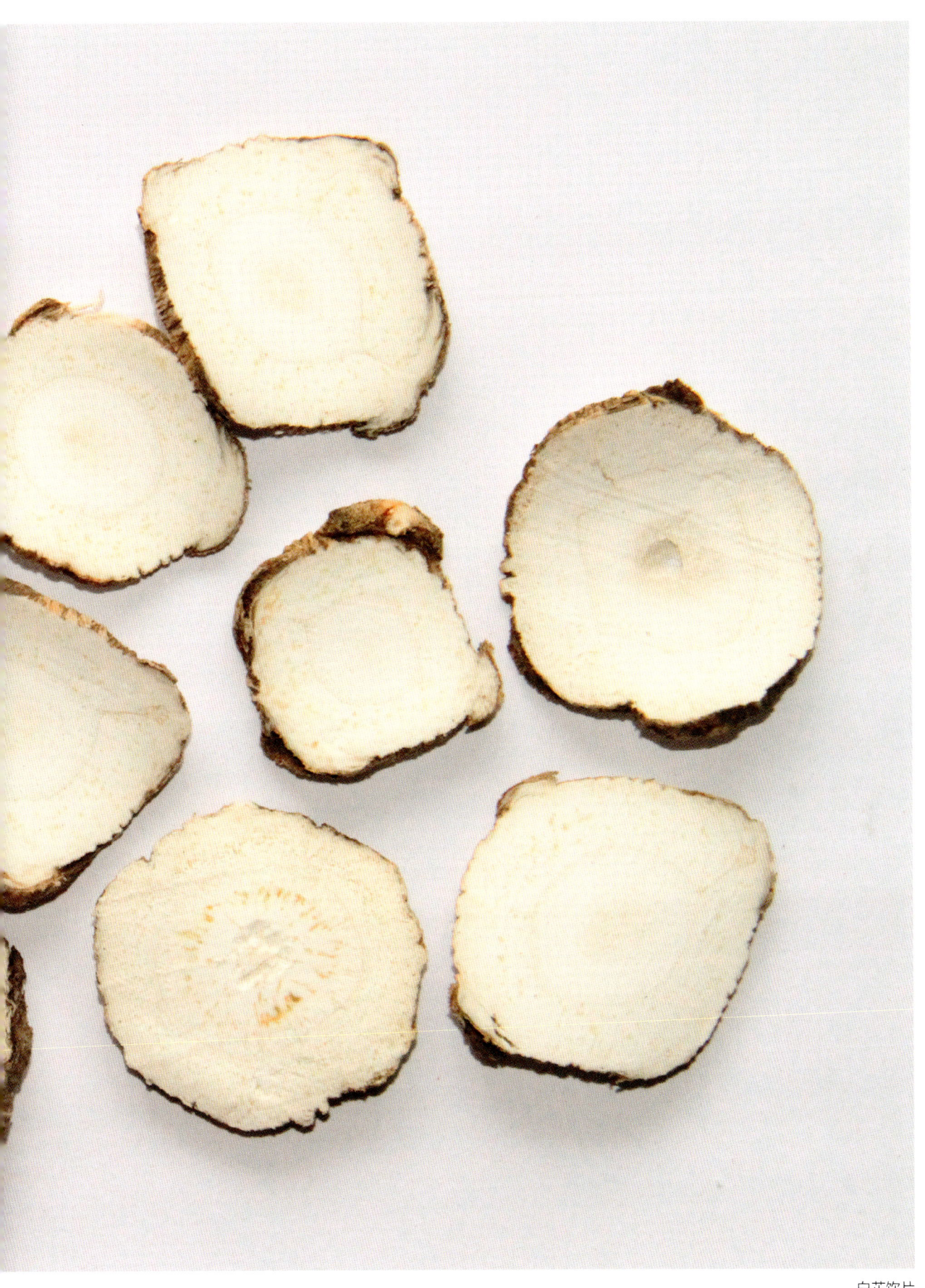

白芷饮片

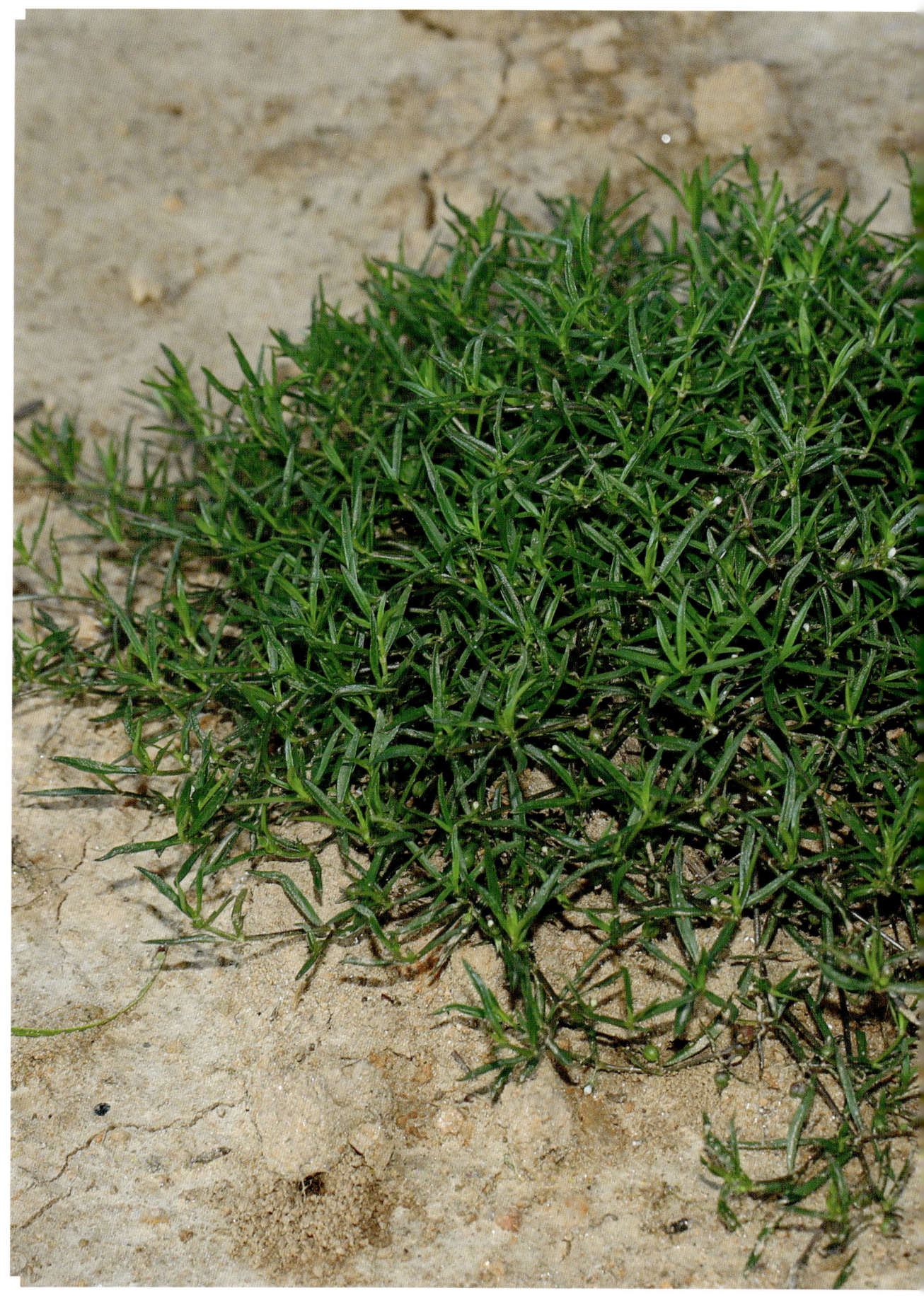

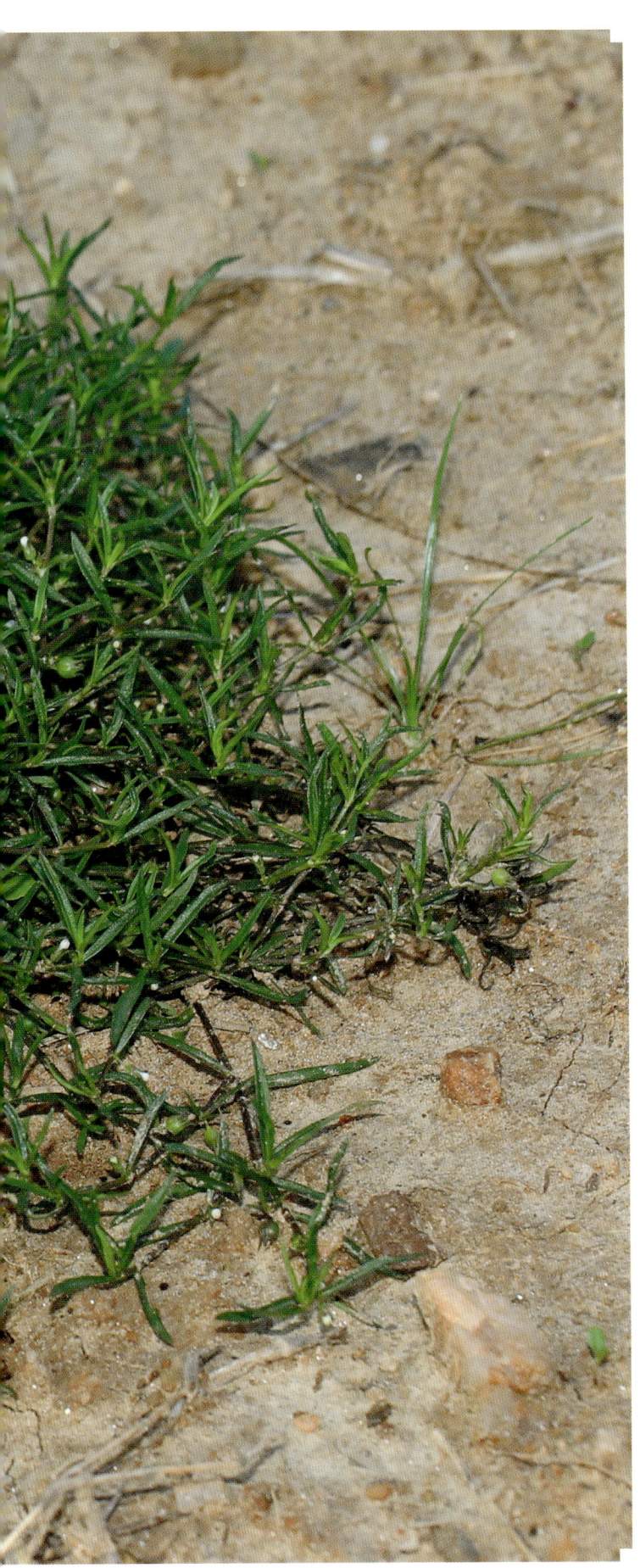

白花蛇舌草

【水药名】杠抹灰。

【别　名】二叶葎、蛇舌草、目目生珠草。

【来　源】本品为茜草科植物白花蛇舌草 *Oldenlandia diffusa* (Willd.) Roxb. 的全草。

【性味归经】味苦、甘，性寒。归胃、大肠、小肠经。

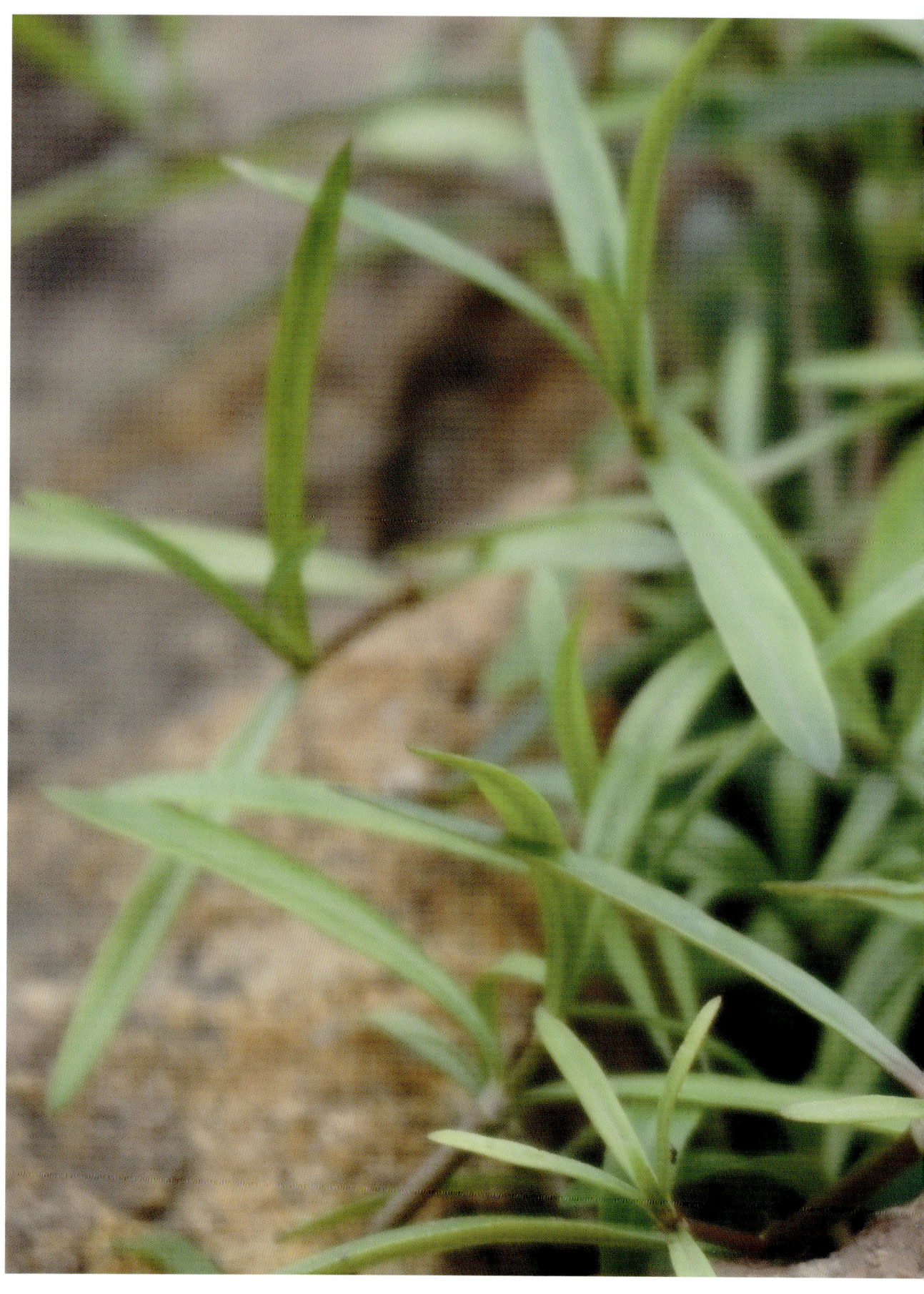

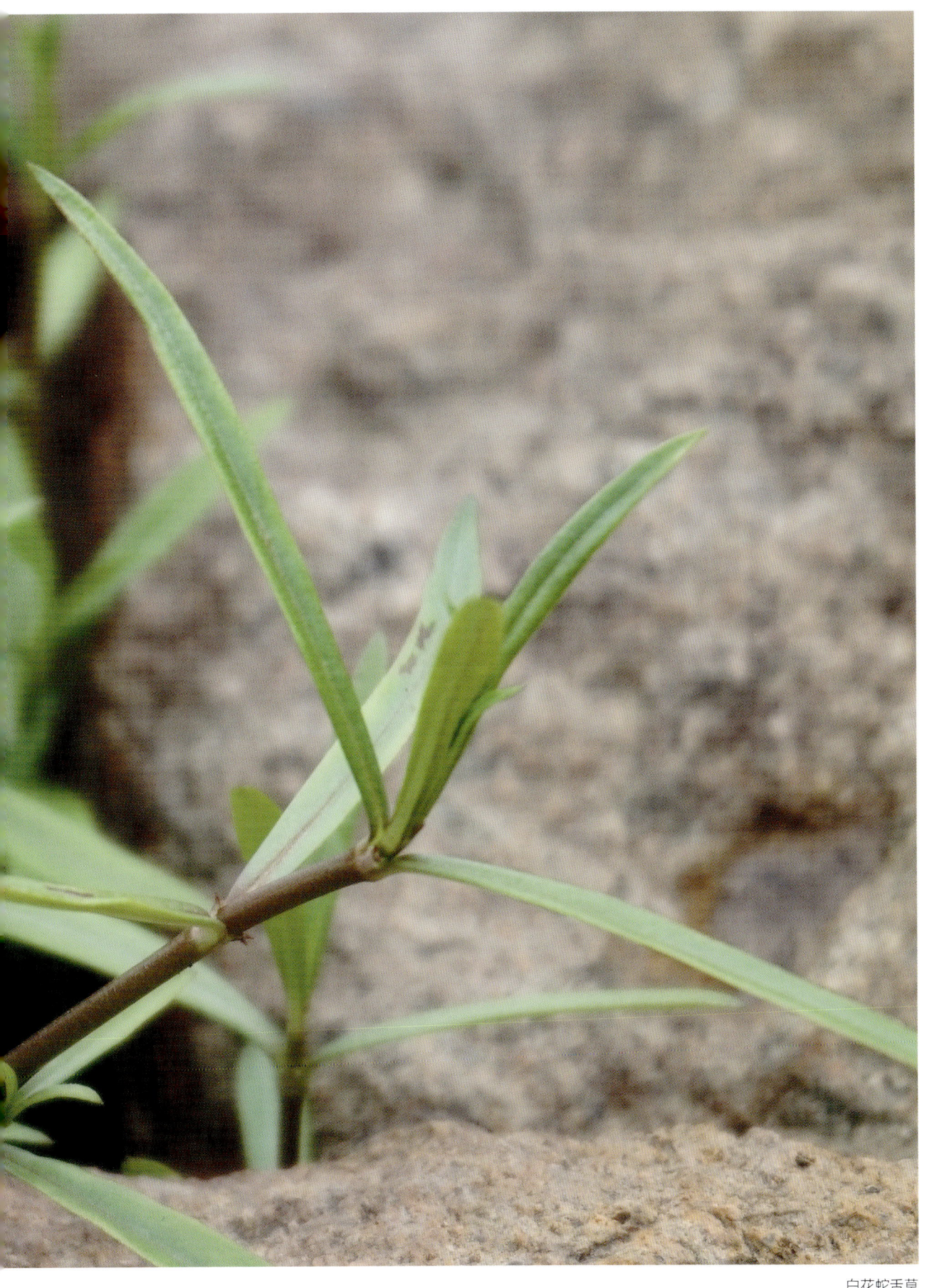

白花蛇舌草

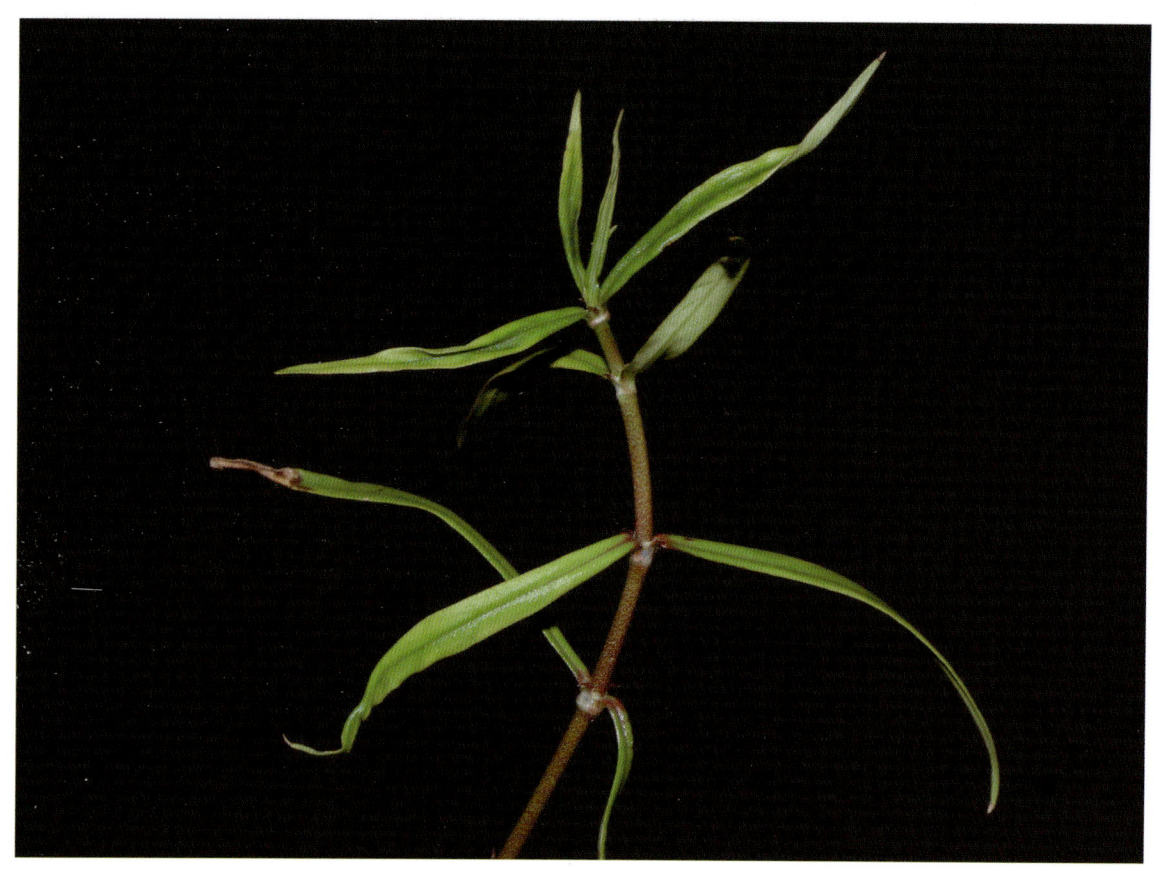

白花蛇舌草

识别特征

一年生草本。茎纤弱，略带方形或圆柱形，秃净无毛。叶对生，具短柄或无柄；叶片线形至线状披针形，革质；托叶膜质，基部合成鞘状，顶端有细齿。花单生或 2 朵生长于叶腋，无柄或近于无柄；花萼筒状；花冠漏斗形，纯白色。蒴果扁球形，室背开裂，花萼宿存；种子棕黄色，极细小。花期 7 ~ 9 月，果期 8 ~ 10 月。

生境分布

生长于山坡、路边、溪畔草丛中。分布于云南、贵州、广东、广西、福建、浙江、江苏、安徽等省区。

采收加工

夏、秋二季采收，晒干或鲜用。

药材鉴别

全体扭缠成团状，灰绿色至灰棕色。主根细长，粗约 2 mm，须根纤细，淡灰棕色。茎细，卷曲，质脆，易折断，中心髓部白色。叶多皱缩，破碎，易脱落；托叶长 1 ~ 2 mm。花、果单生或对生长于叶腋，花常具短而略粗的花梗。蒴果扁球形，直径 2 ~ 2.5 mm，室背开裂，宿萼顶端 4 裂，边缘具短刺毛。气微，味淡。

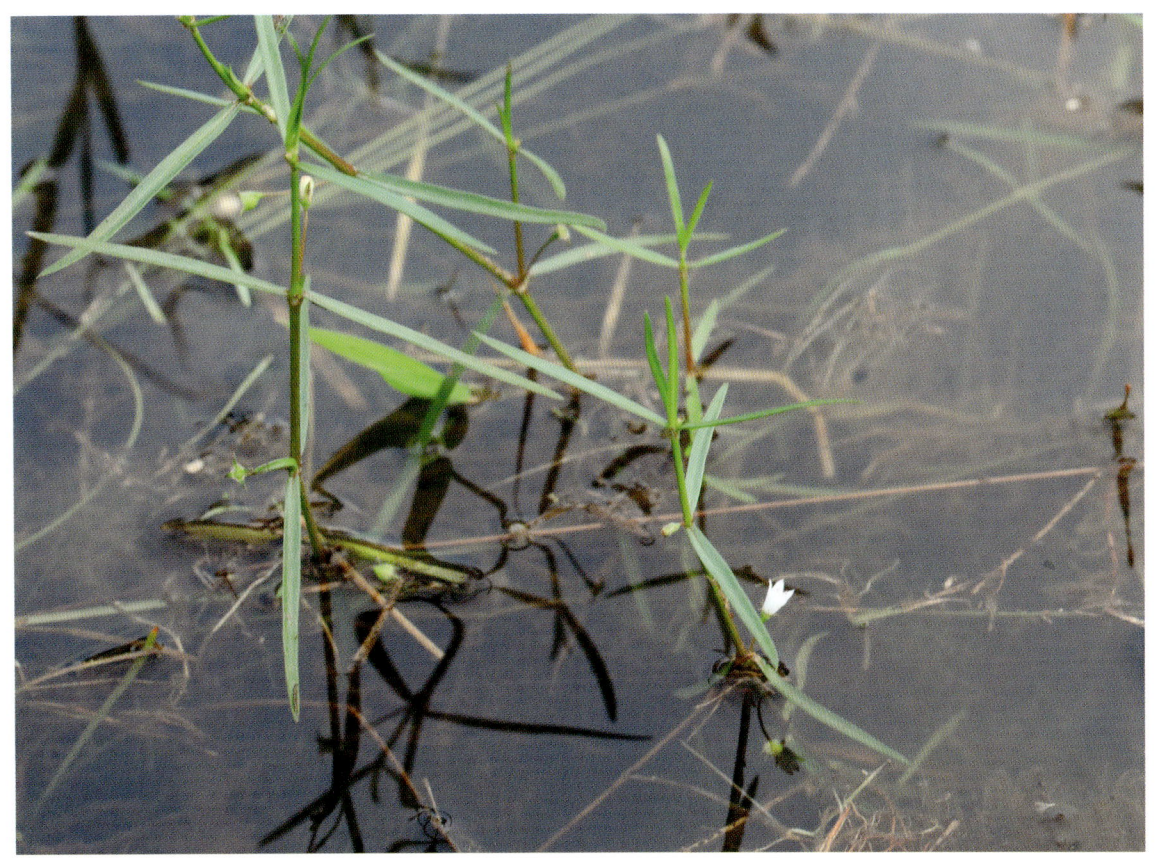

白花蛇舌草

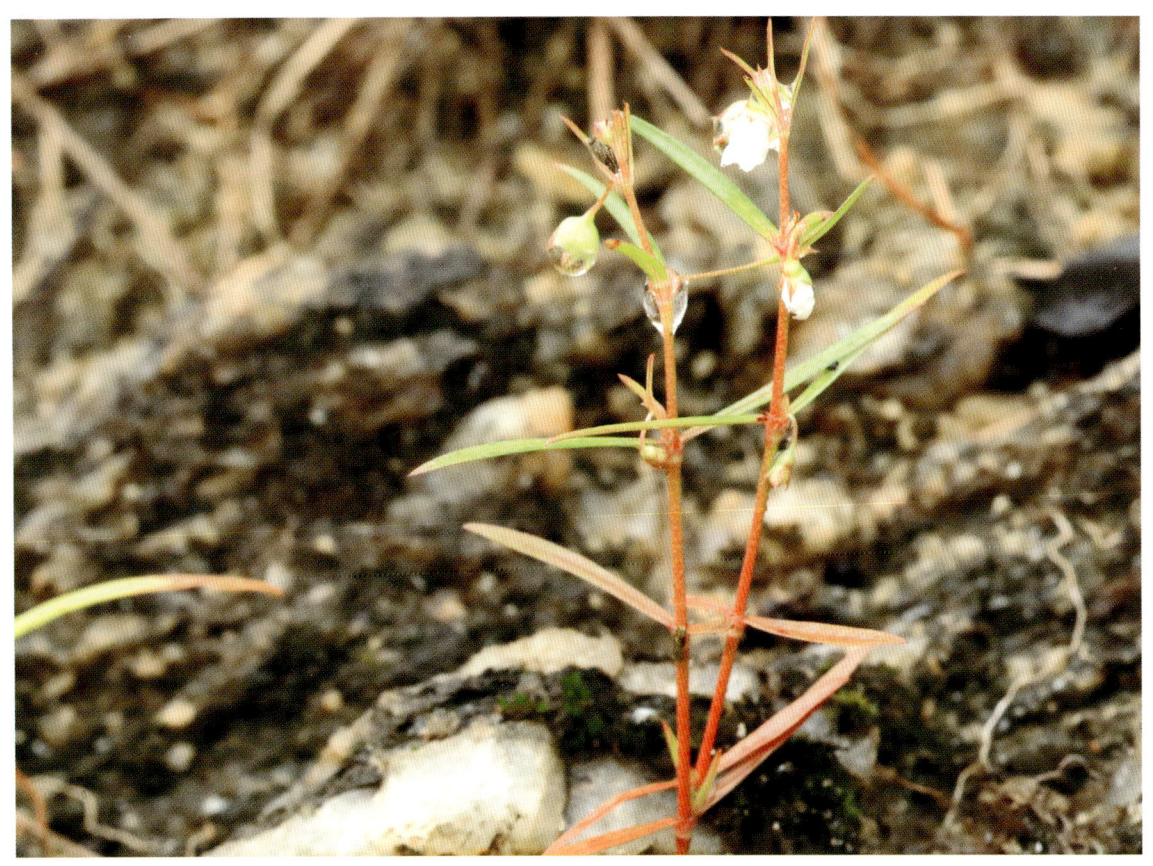

白花蛇舌草

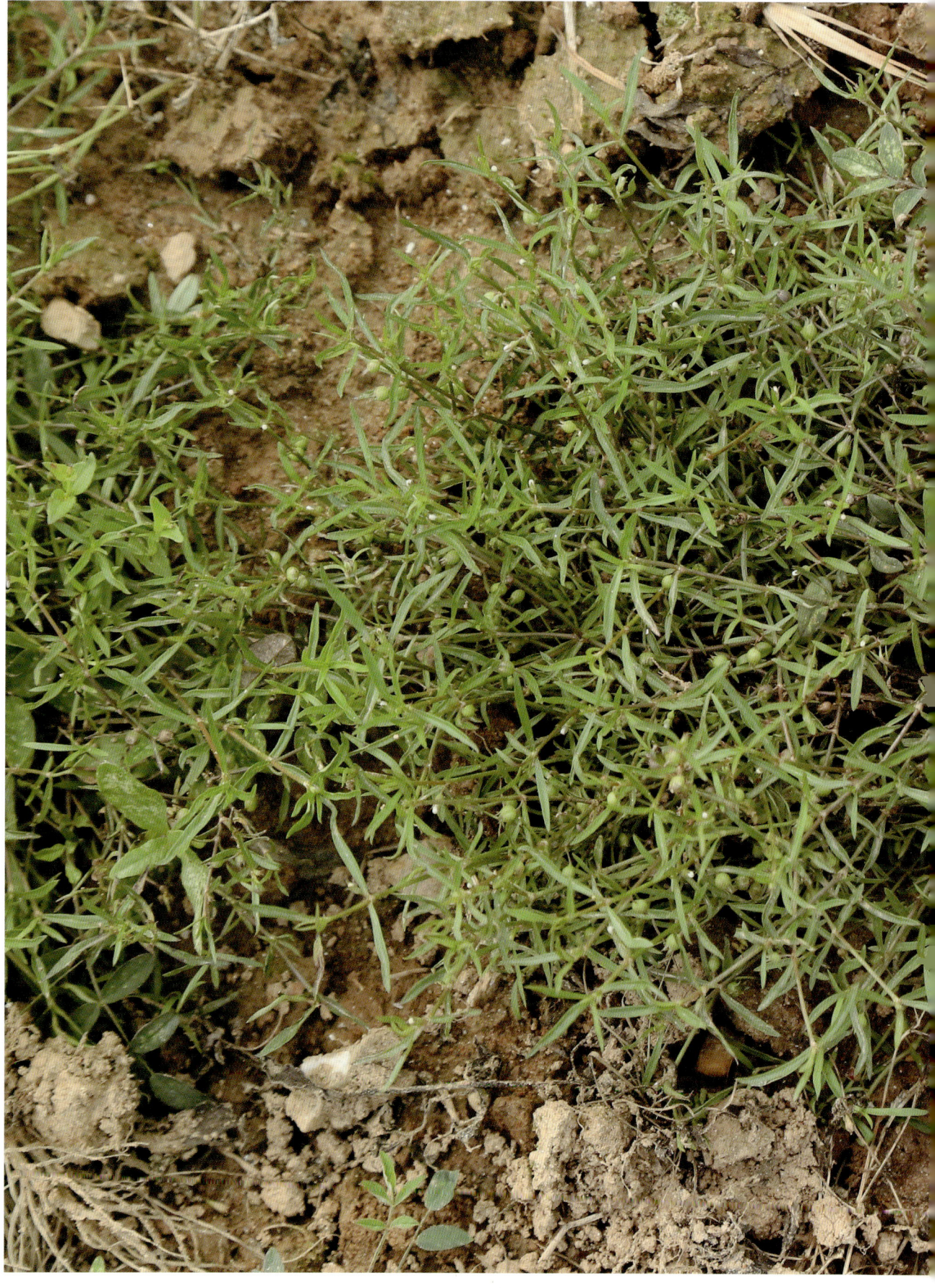

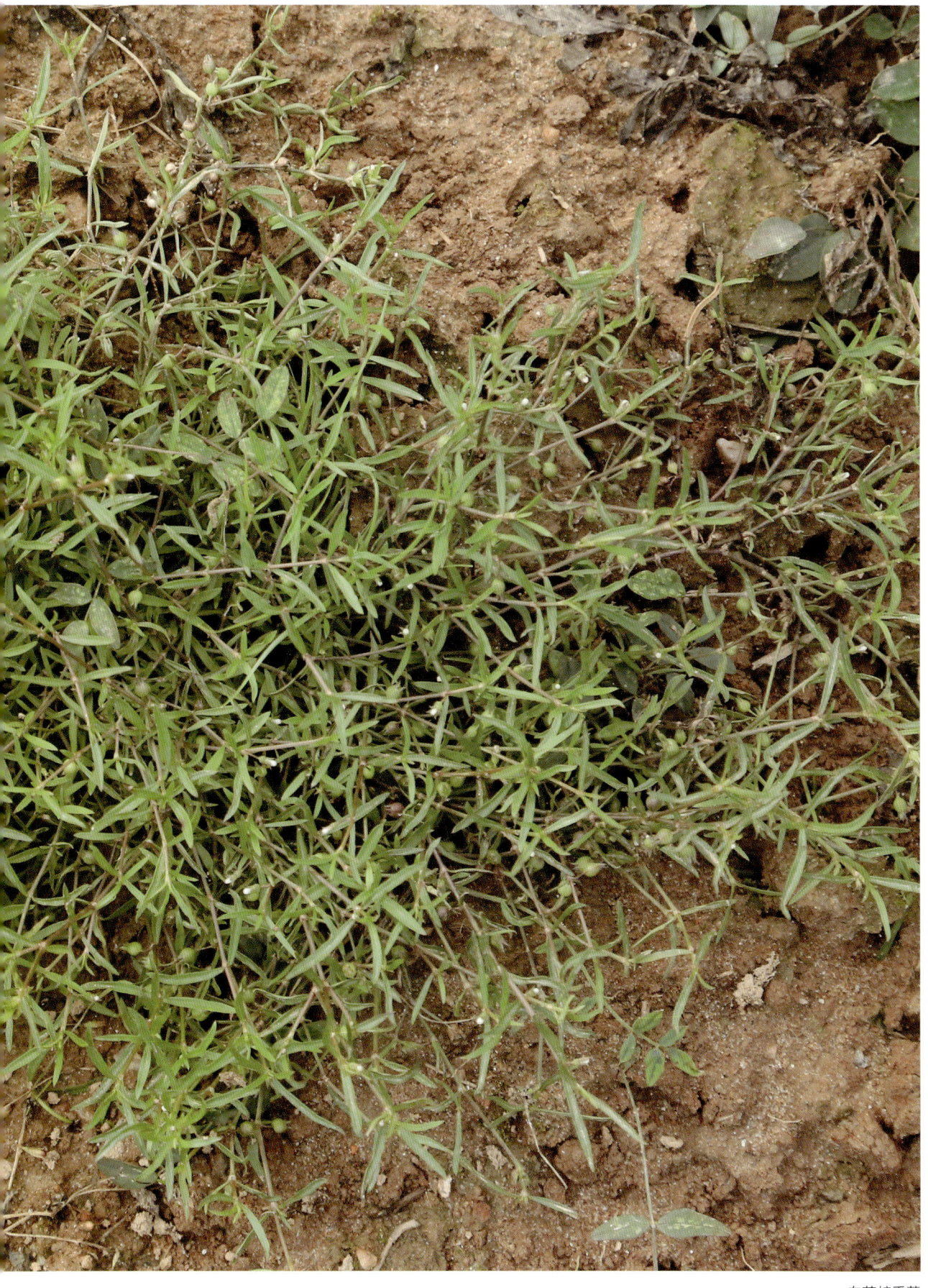

白花蛇舌草

白花蛇舌草

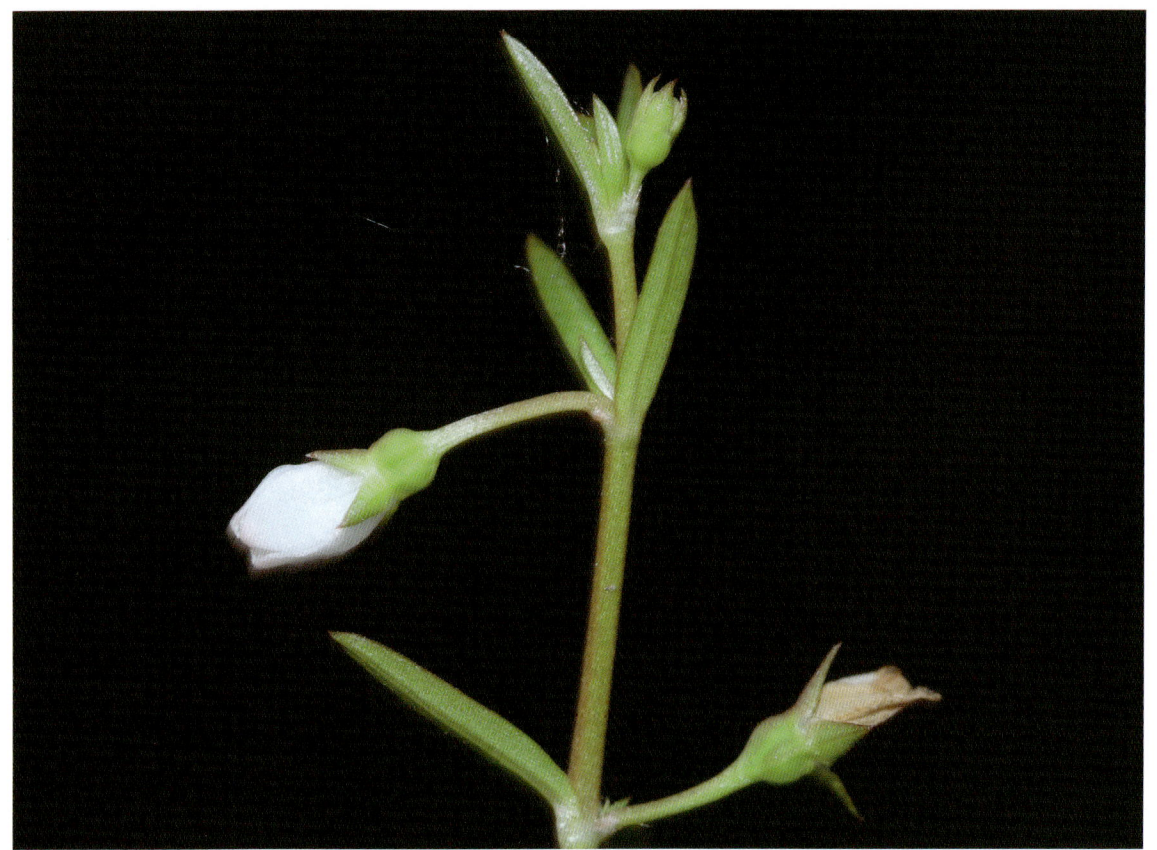

白花蛇舌草

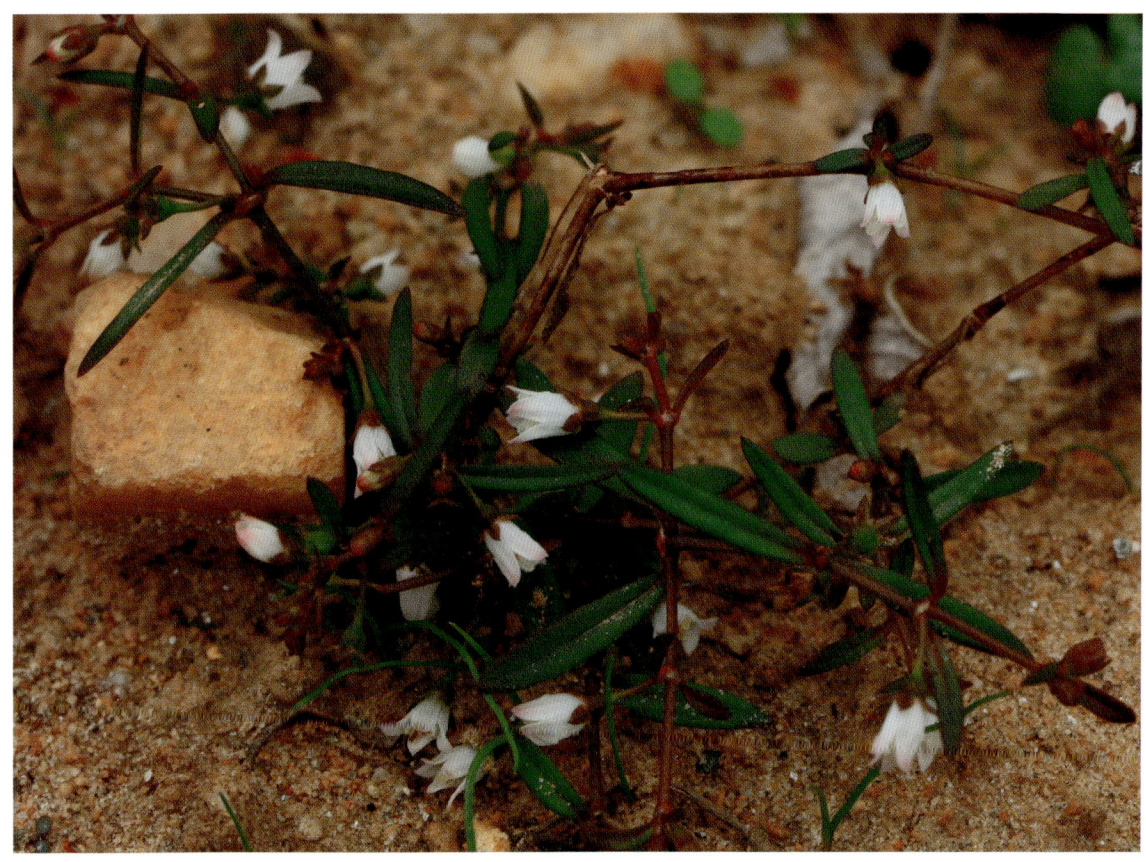

白花蛇舌草

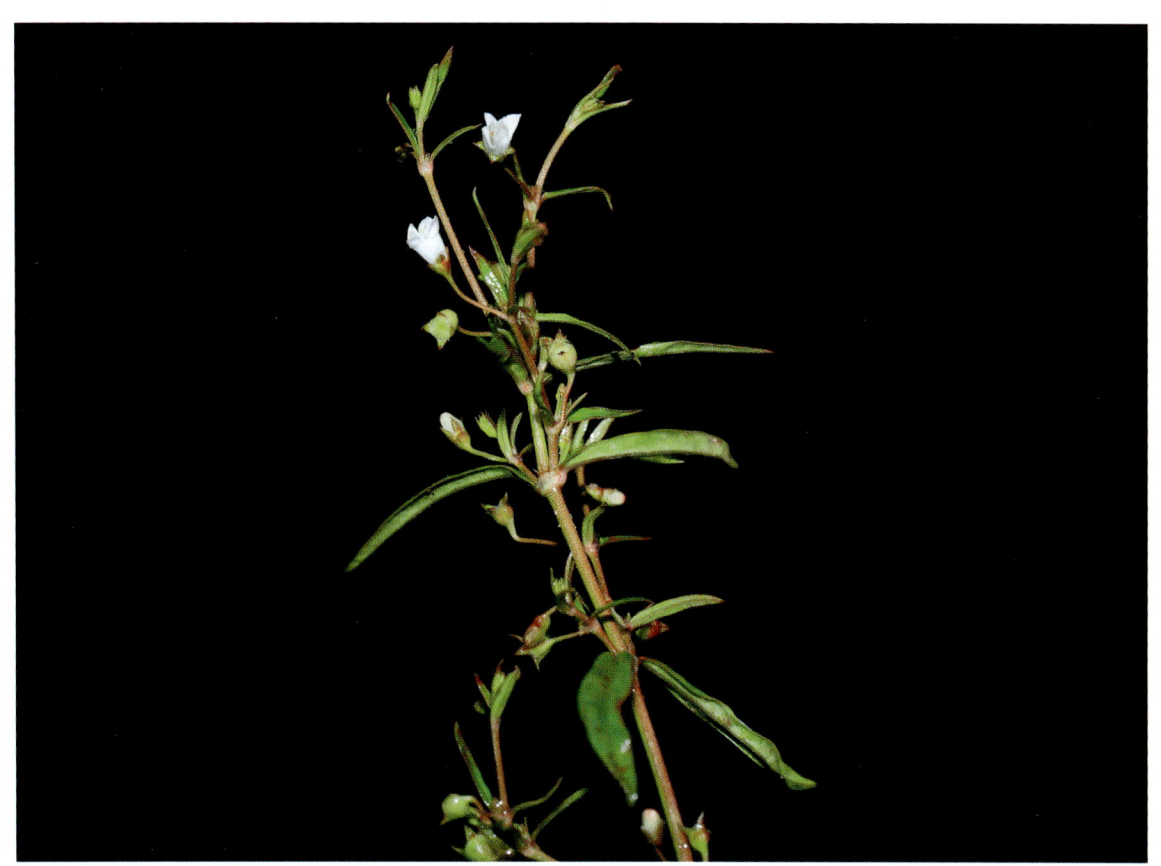

白花蛇舌草

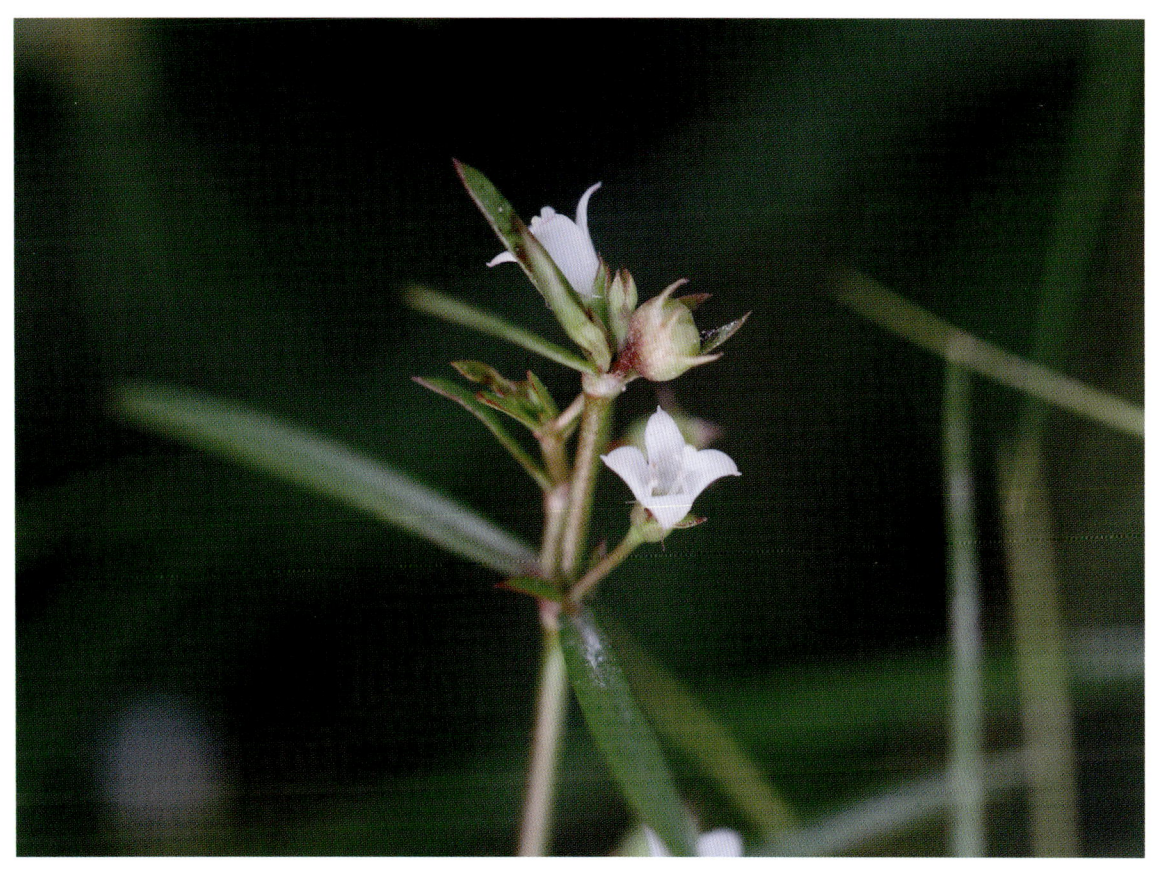

白花蛇舌草

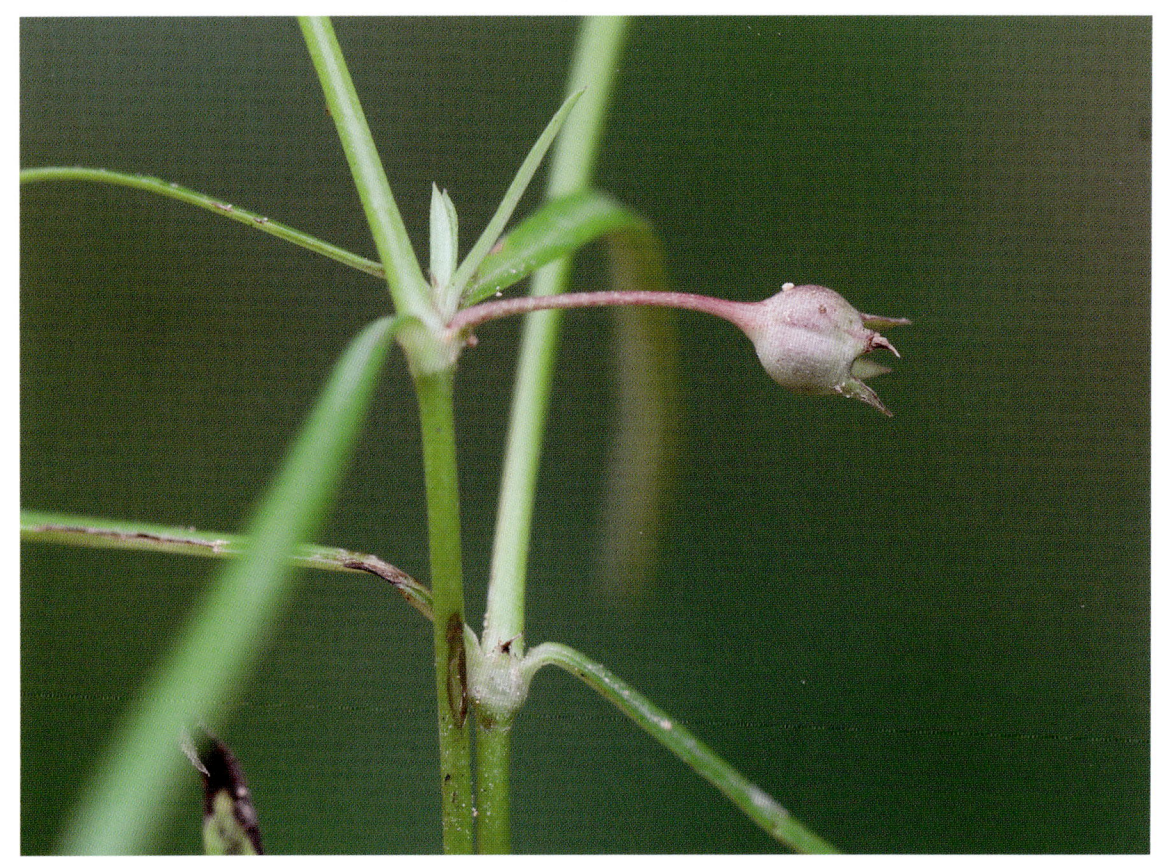

白花蛇舌草

功效主治

清热，利湿，解毒，抗癌。主治肺热喘咳，咽喉炎，阑尾炎，痢疾，黄疸，痈肿疔疮，各种癌症，毒蛇咬伤。

用法用量

内服：30 ～ 60 g，煎汤；或捣汁服，或研末，作丸、散服。外用：捣敷。

民族药方

1. **咽喉肿痛** 白花蛇舌草、蒲公英各 15 g。水煎服。

2. **痢疾，尿道炎** 白花蛇舌草 30 g。水煎服。

3. **急性阑尾炎** 白花蛇舌草 60 g，羊蹄草 30 g，两面针 10 g。水煎服。

4. **小儿惊热，不能入睡** 鲜白花蛇舌草适量。打汁一汤匙服。

5. **疮肿热痛** 鲜白花蛇舌草适量。洗净，捣烂敷之，干即更换。

6. **毒蛇咬伤** 鲜白花蛇舌草 30 ～ 60 g。捣烂绞汁或水煎服，渣敷伤口。

使用注意

孕妇慎用。

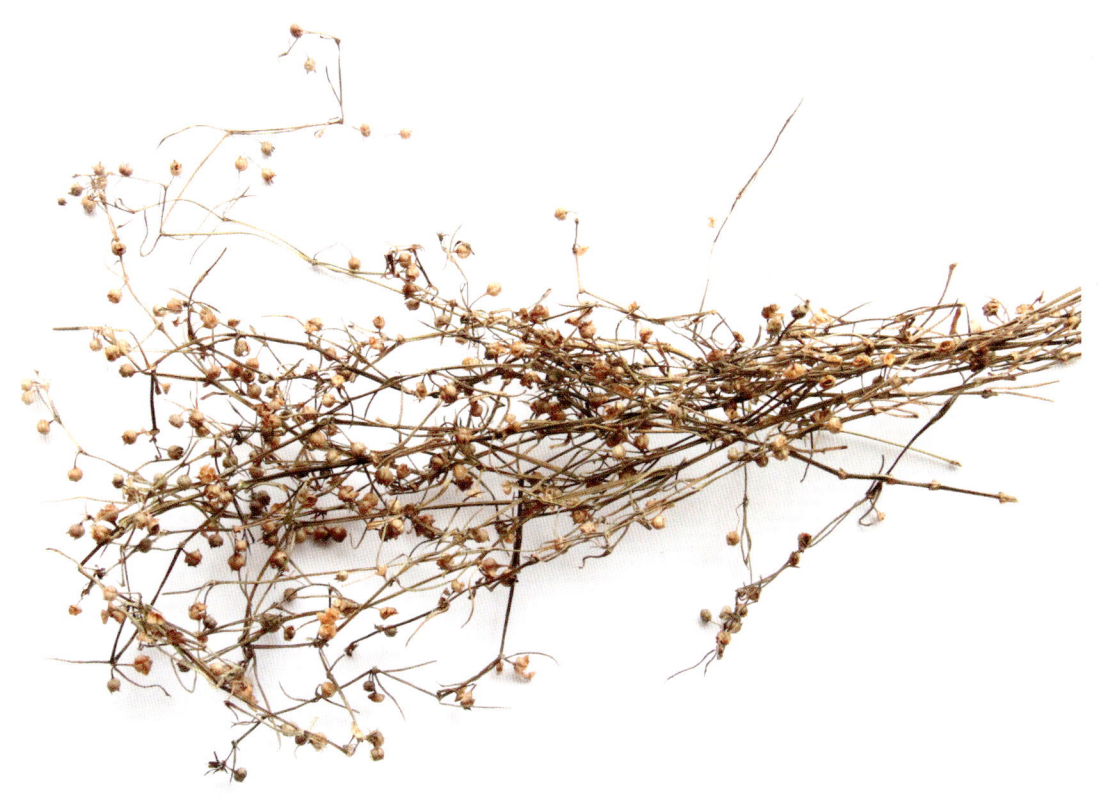

白花蛇舌草药材

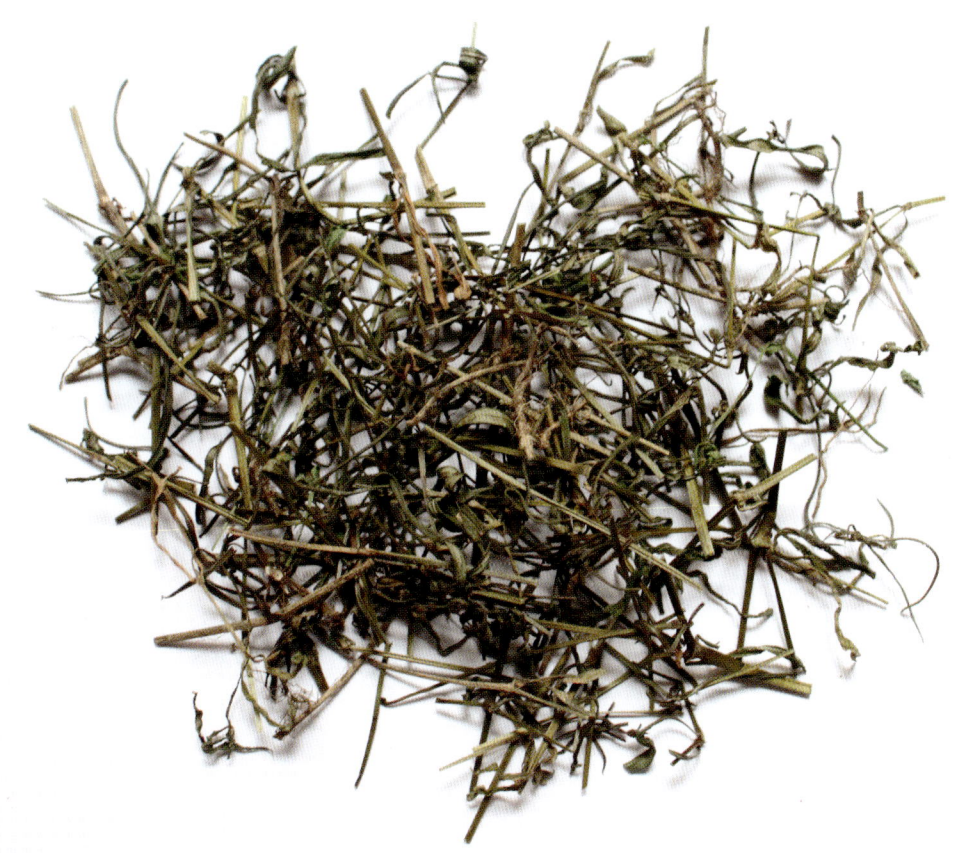

白花蛇舌草饮片

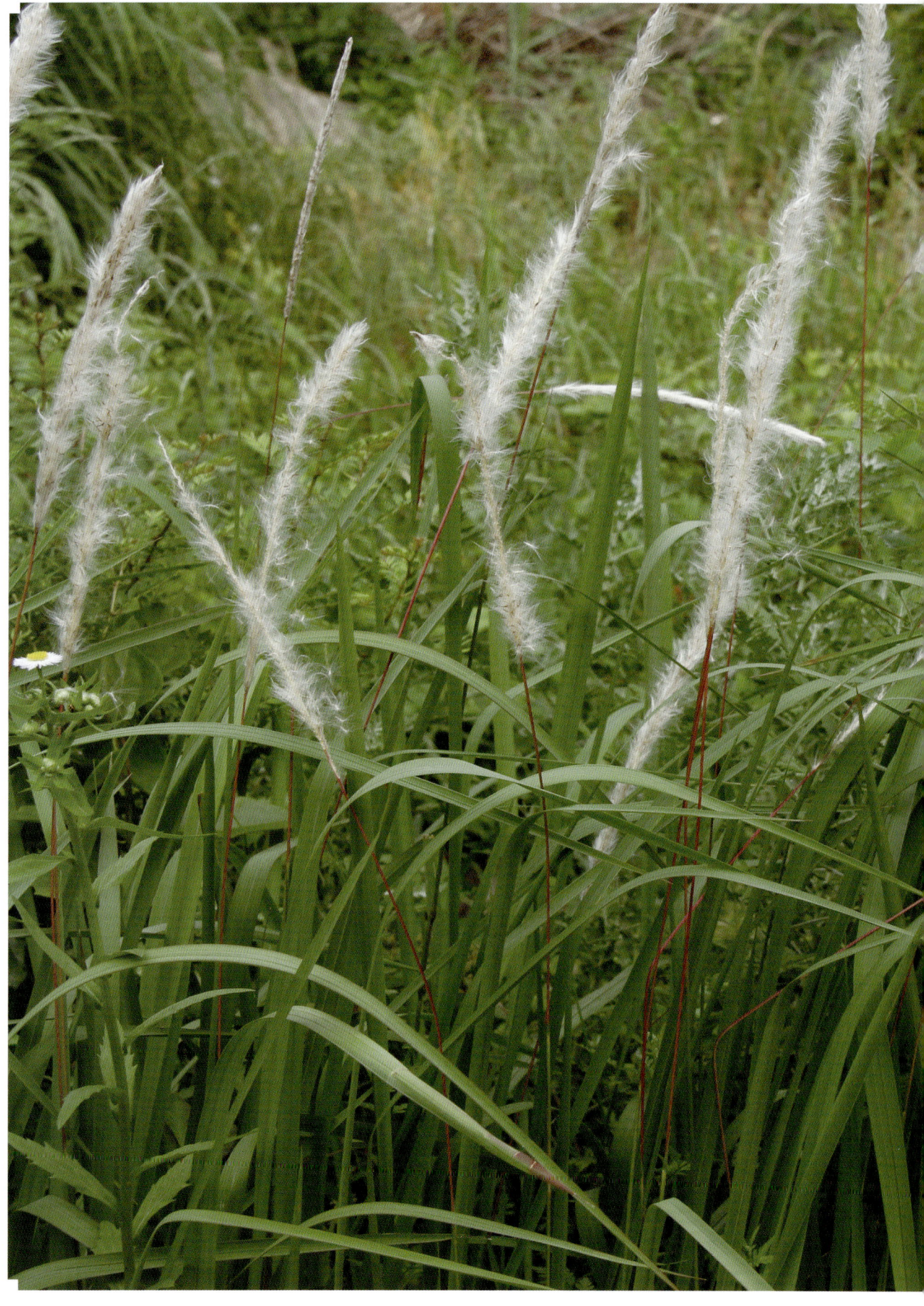

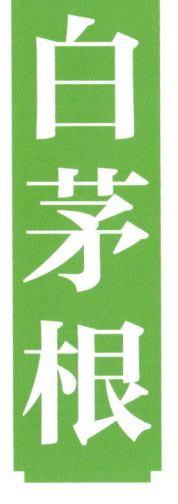

白茅根

【水药名】杠要睄。

【别　名】茅根、茹根、地筋、茅草根、丝茅、茅草、白茅、羊尾草。

【来　源】本品为禾本科植物白茅 *Imperata cylindrica* 的根茎、叶和花。

【性味归经】味甘，性凉。归肺、胃、小肠经。

1541

白茅

▌识别特征

多年生草本。根茎密生鳞片。秆丛生。叶多丛集基部，叶片线形或线状披针形，先端渐尖。根生叶长，几与植株相等，茎生叶较短。圆锥花序柱状，分枝短缩密集；基部密生丝状柔毛，白色。颖果。花期夏、秋二季。

▌生境分布

多生长于路旁、山坡、草地上。分布于全国各地。

▌采收加工

春、秋二季采挖，除去地上部分和鳞片状的叶鞘，洗净，鲜用或扎把晒干。

▌药材鉴别

干燥的根茎，呈细长圆柱形，有时分枝，长短不一，通常长 30 ~ 60 cm，直径约 1.5 mm，表面乳白色或黄白色，有浅棕黄色、微隆起的节；节距约 3 cm。质轻而韧，不易折断。断面纤维性，中心黄白色，并有一小孔，外圈色白，充实，或有无数空隙如车轮状，外圈与中心极易剥离。气微，味微甘。以粗肥、色白、无须根、味甜者为佳。

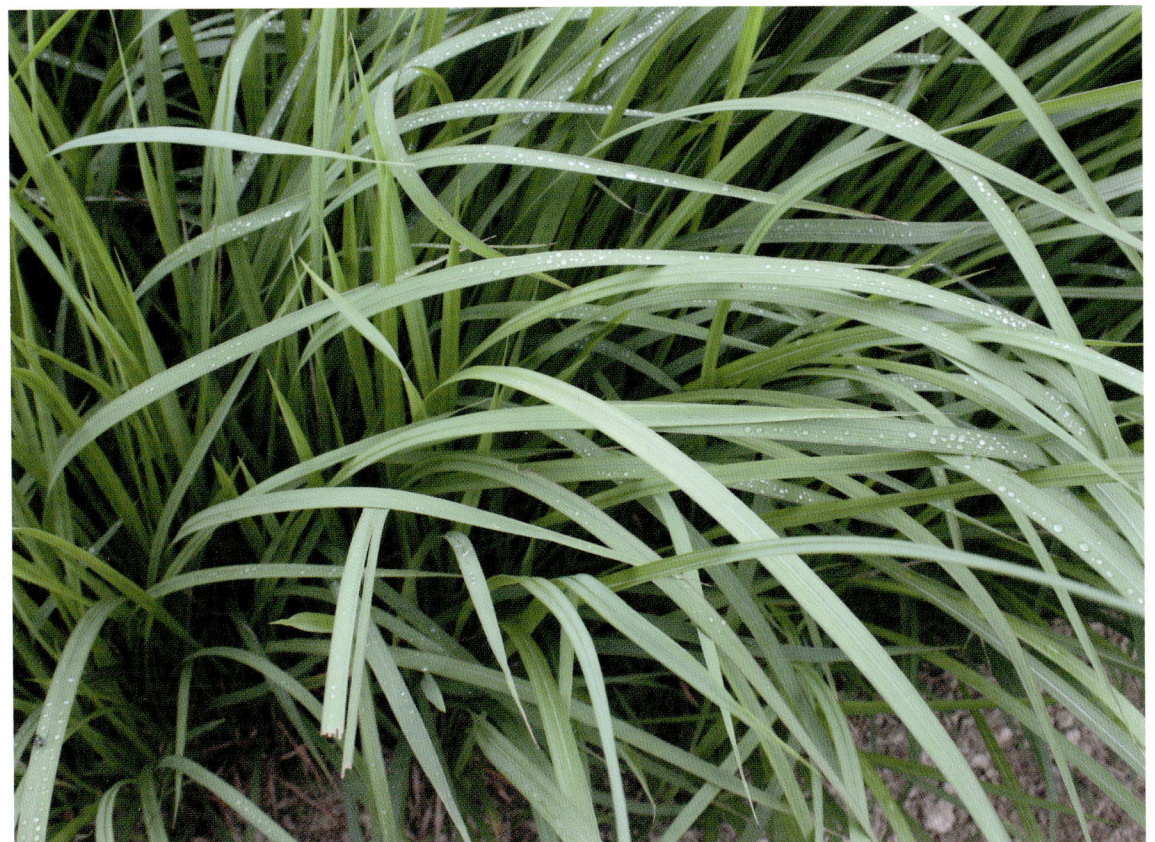

白茅

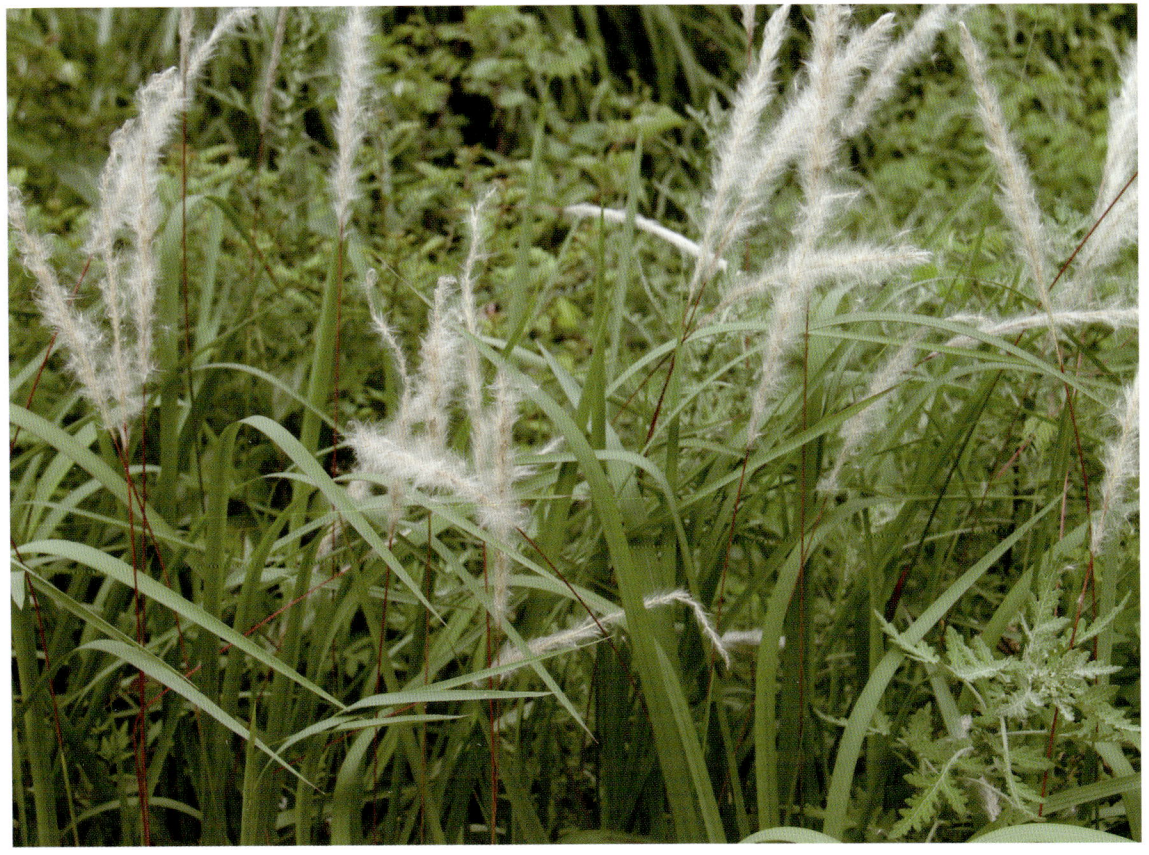

白茅

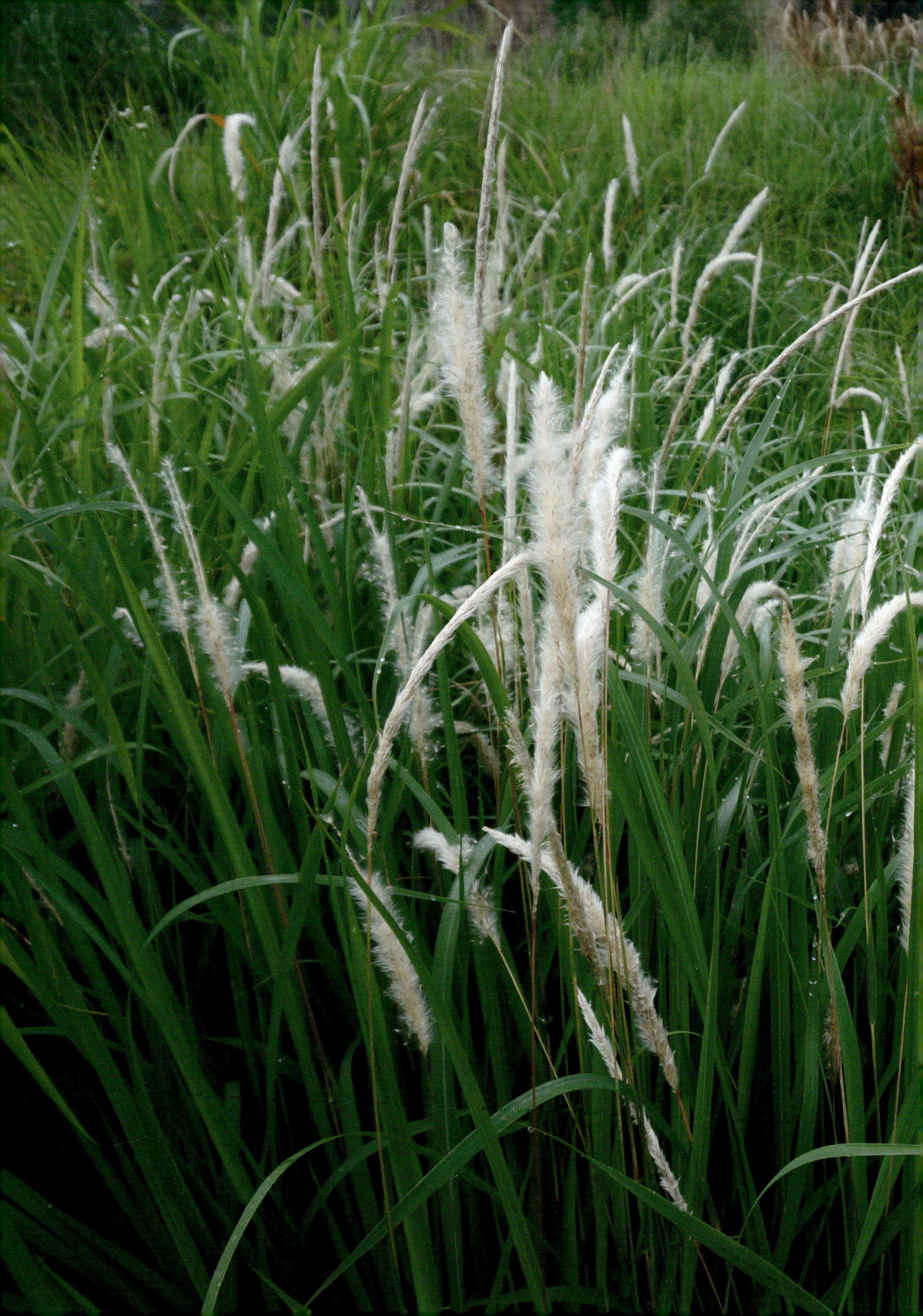

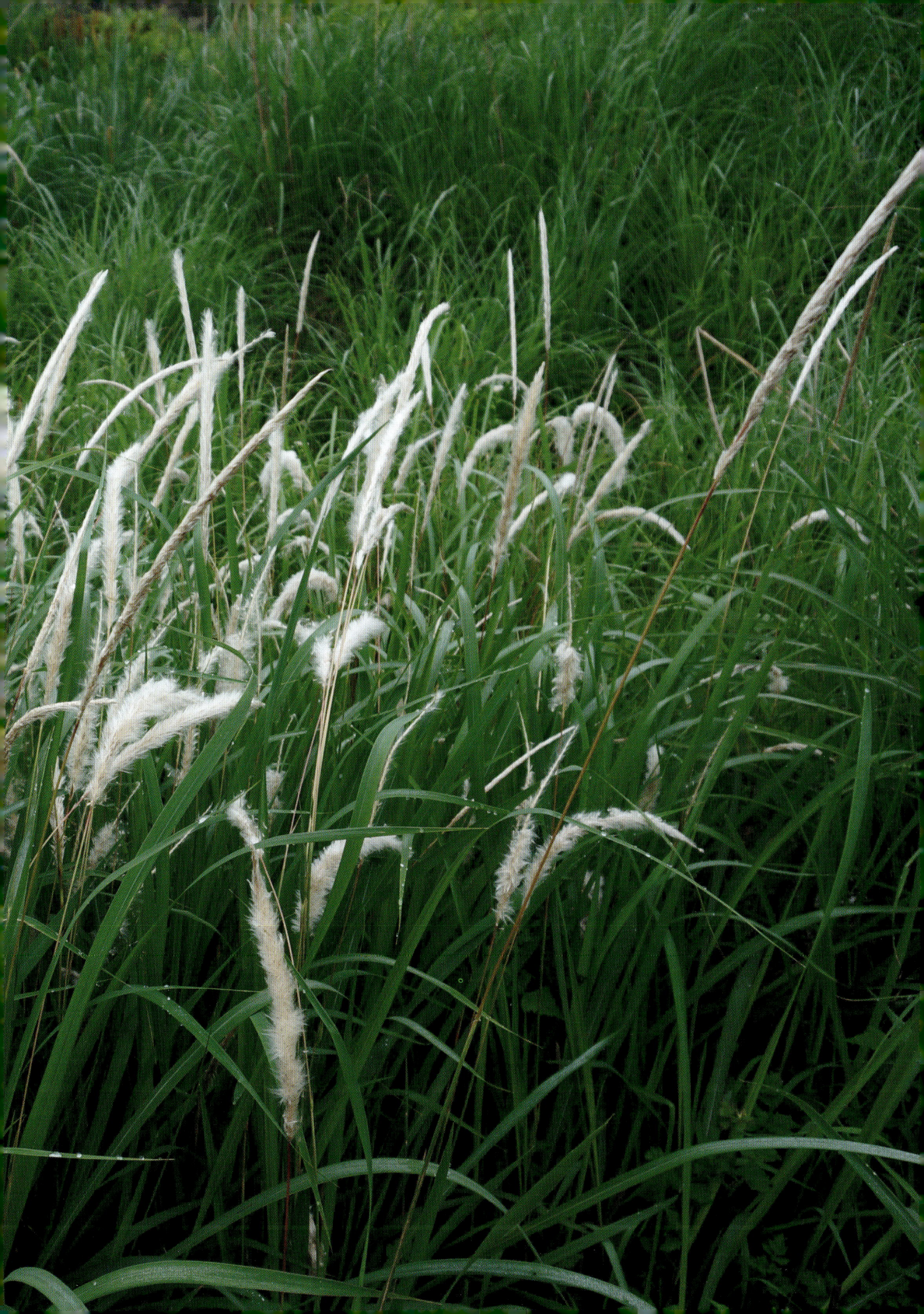

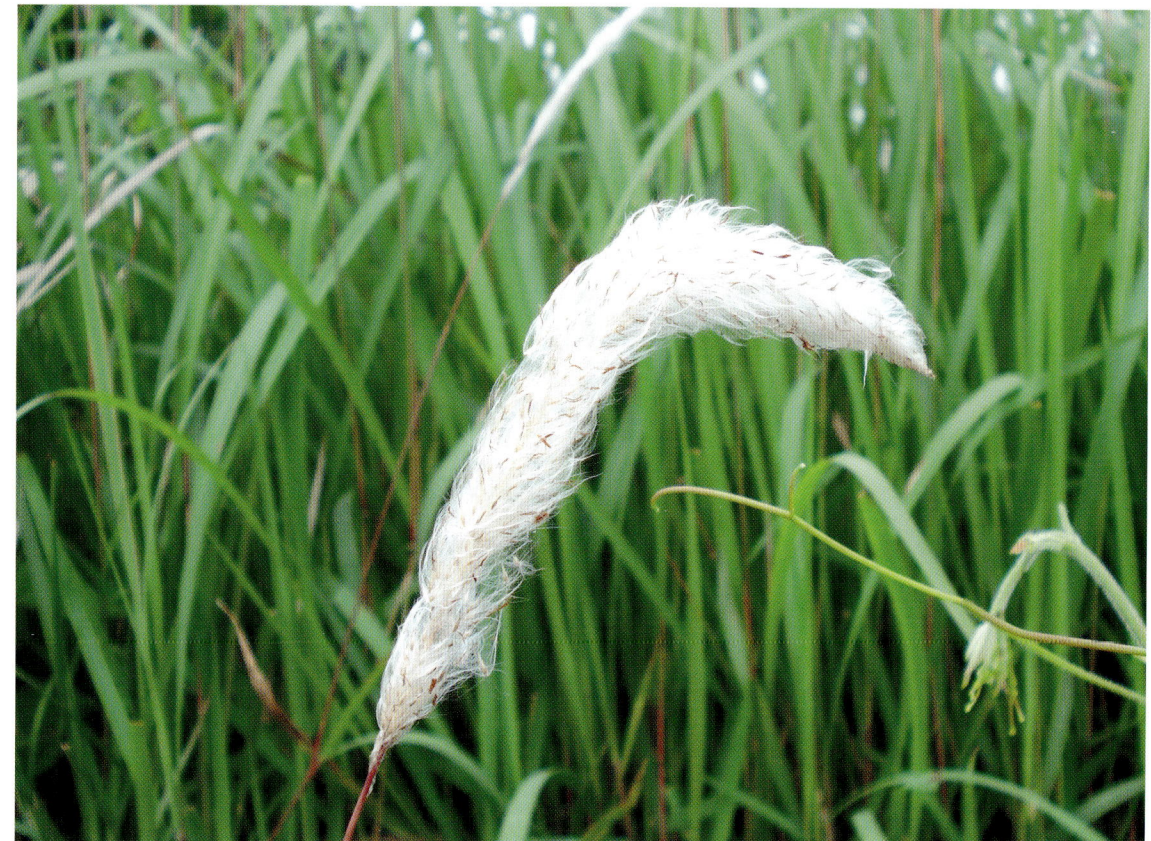

白茅

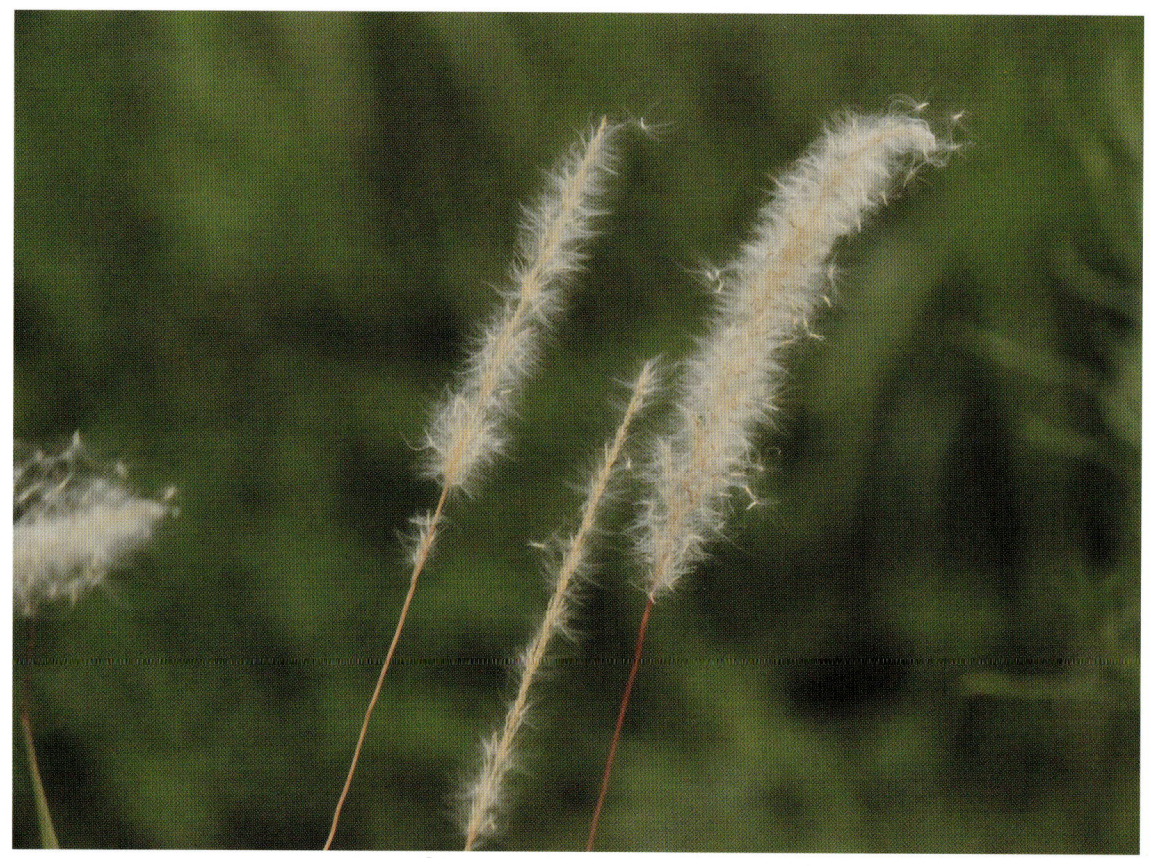

白茅

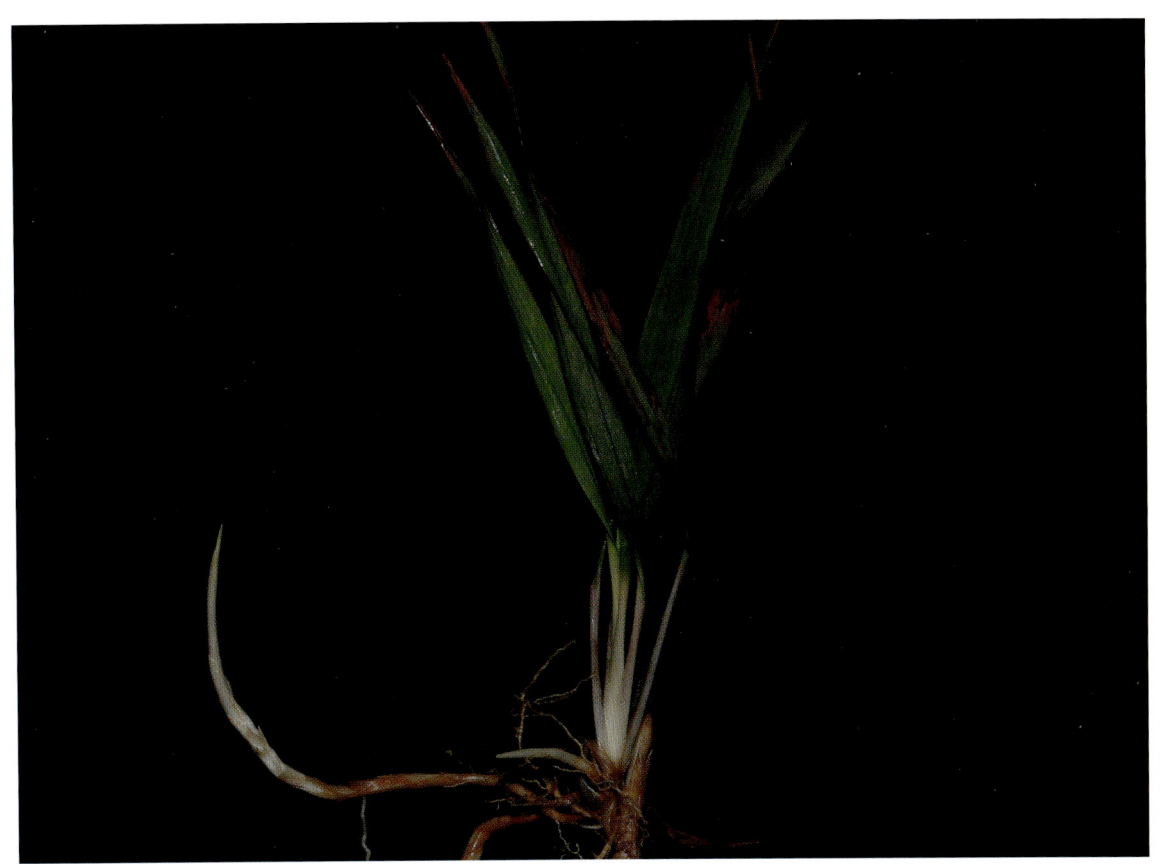

白茅

功效主治

凉血，止血，清热，利尿。主治热病烦渴，吐血，衄血，肺热喘急，胃热哕逆，淋病，小便不利，水肿，黄疸。

用法用量

内服：10 ~ 30 g，煎汤；捣汁或研末。

民族药方

1. 小儿乳尿 白茅根、地瓜藤、海金沙藤各 10 g，车前子 5 g。水煎服。

2. 血尿，小便艰涩赤、黄 白茅根 30 g，玉米须、石韦、墨旱莲、水车前、滑石各 10 g，金钱草、茯苓各 15 g，黄柏 5 g。水煎服。

3. 无症状慢性肾炎，蛋白尿 白茅根、益母草各 30 g，黄芪 30 ~ 60 g，当归 15 ~ 20 g，茯苓 100 ~ 120 g，益智 10 g。每日 1 剂水煎服，1 ~ 2 月为 1 个疗程。

4. 慢性肾炎 白茅根、黄芪各 50 g，茯苓 40 g，山茱萸 30 g，阿胶 20 g，三七 10 g。每日 1 剂煎服。

5. 支气管扩张 新鲜白茅根 2 000 g，麦冬 10 g，牡丹皮、桔梗各 30 g。水煎 2 次，将头汁、二汁和蜂蜜 2 000 g 倒入大瓷盆内，加盖，旺火隔水蒸 2 h。每日 3 次，每次 1 匙，温开水冲服。3 个月为 1 个疗程。

6. 乳糜尿 鲜白茅根 250 g。加水至 2 000 mL，煎成 1 200 mL，加糖适量，代茶饮，5 ~ 10 日为 1 个疗程。

7. 鼻衄，咯血，尿血，月经过多，上消化道出血 白茅根 20 g。水煎服；或加藕节、荷叶、仙鹤草各适量。水煎服。

使用注意

脾胃虚寒、溲多不渴者忌服。

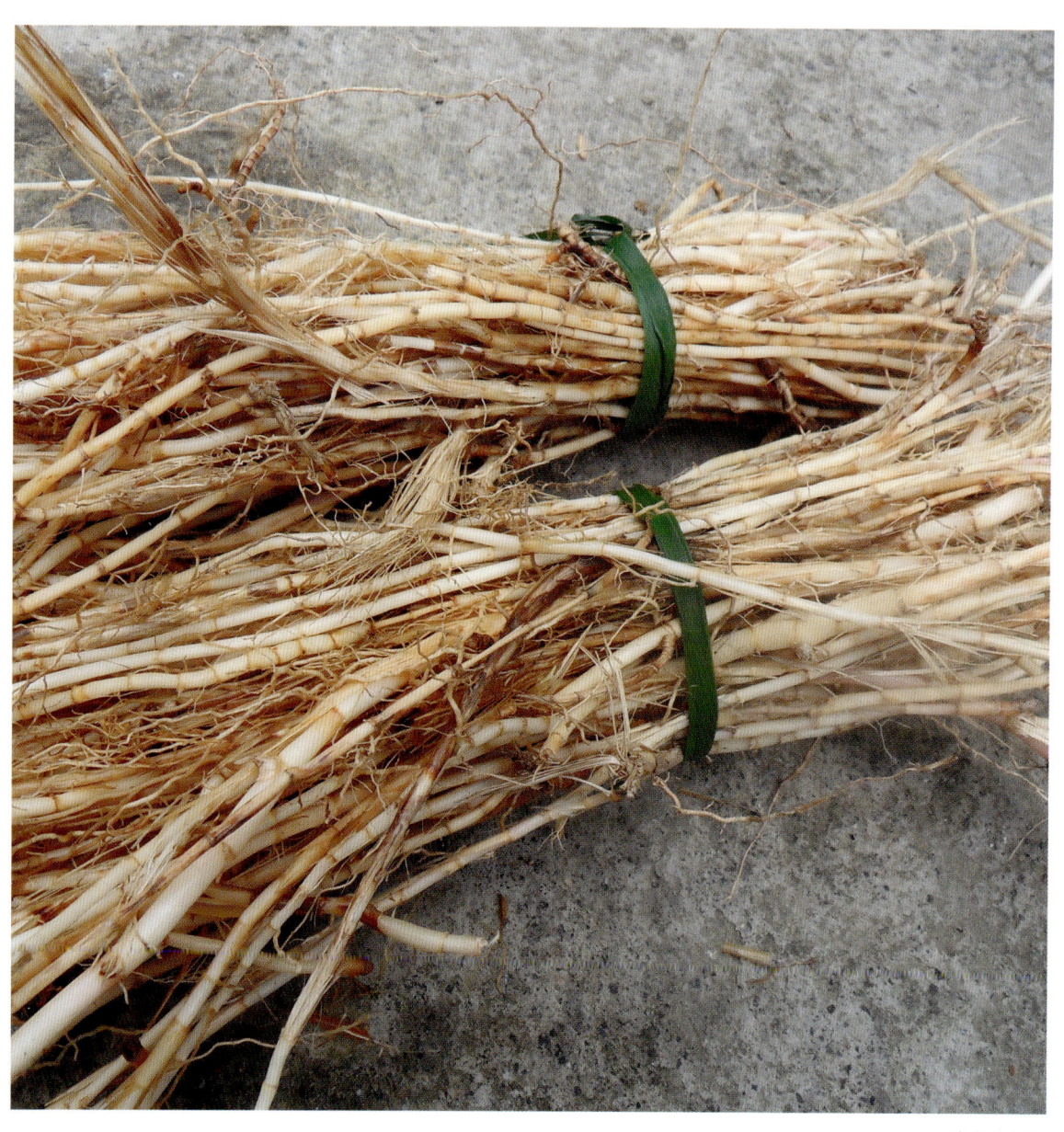

白茅根药材

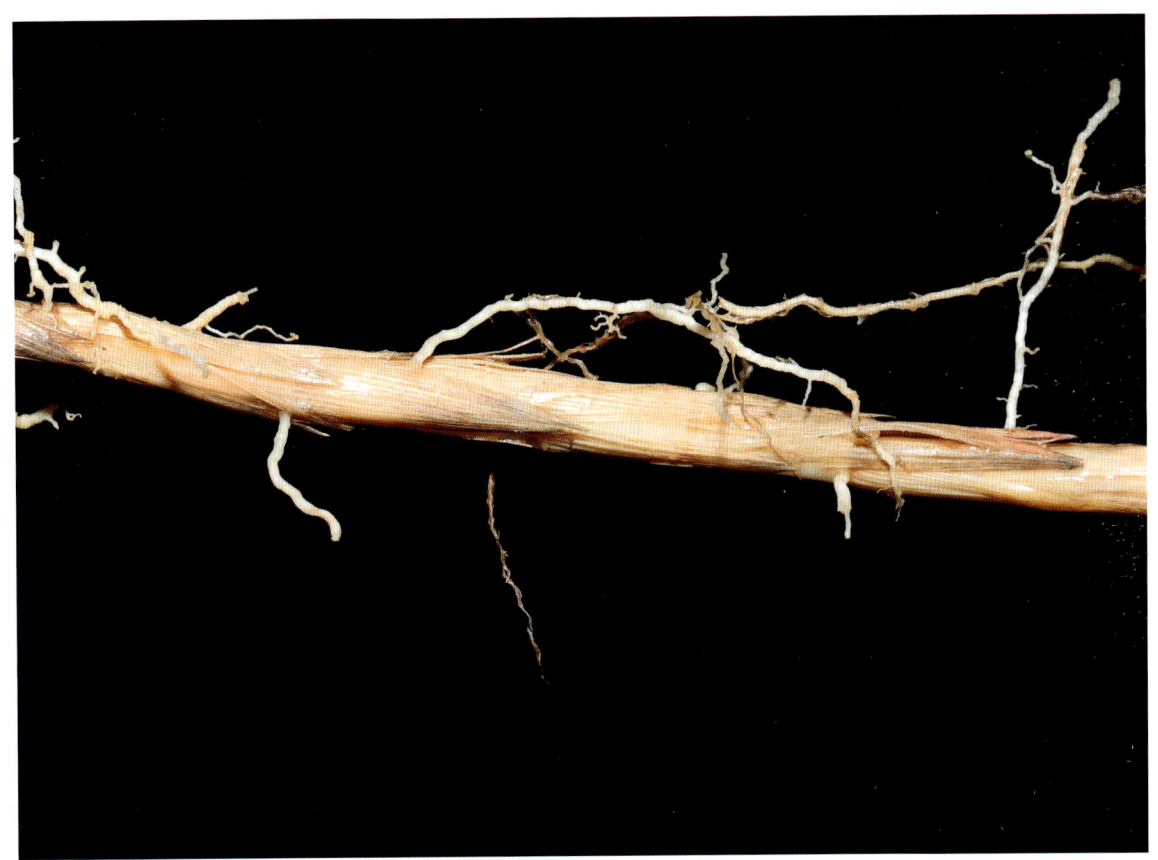

白茅根药材

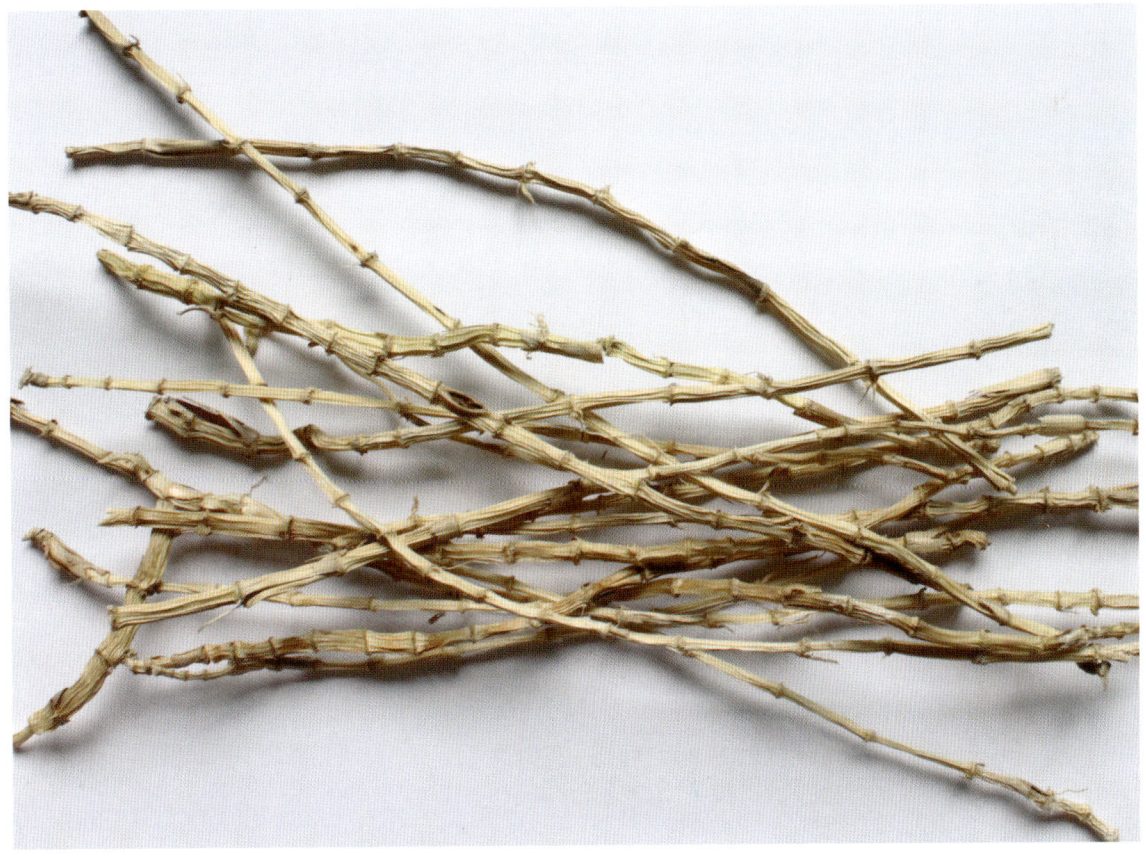

白茅根药材

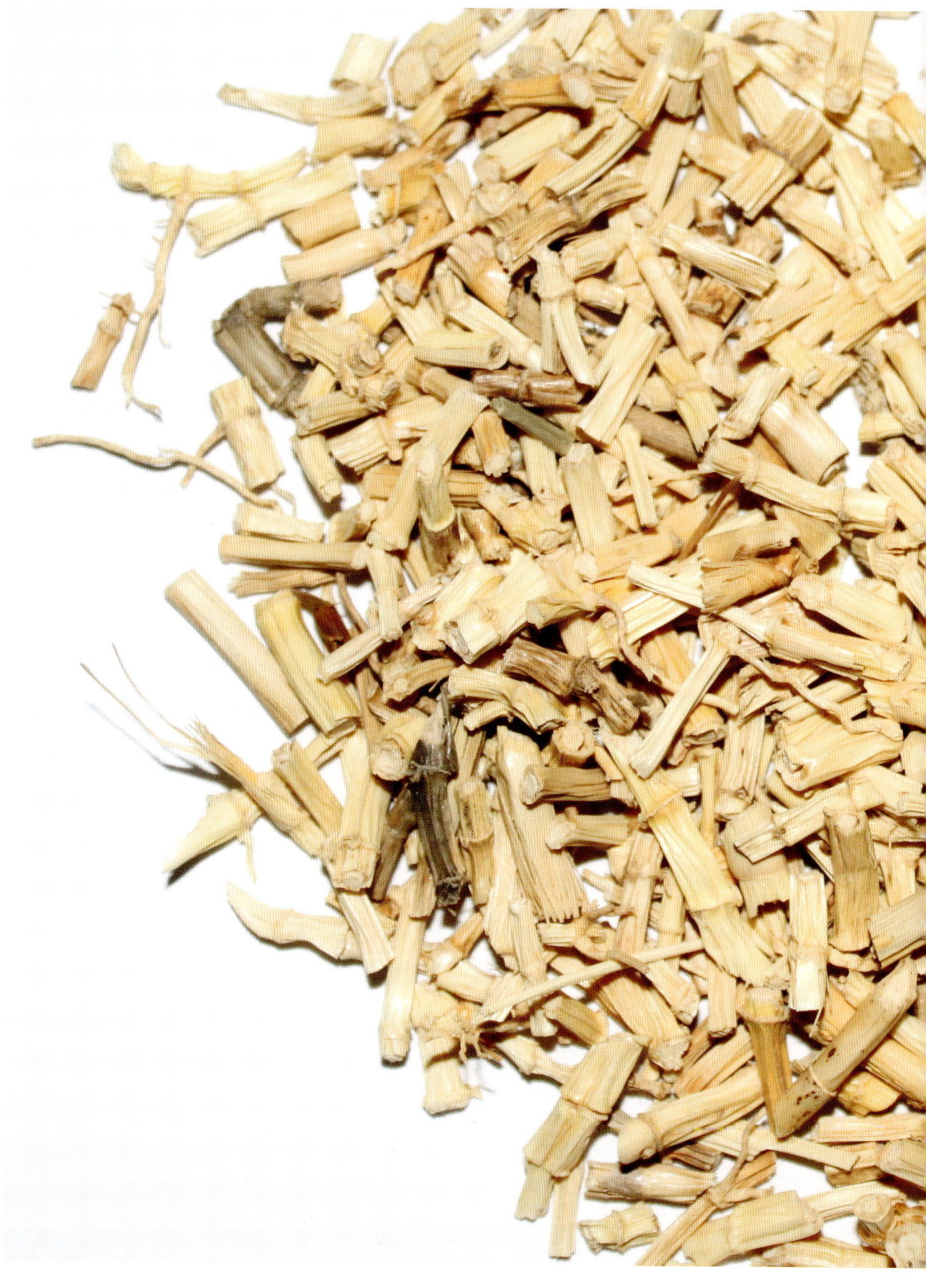

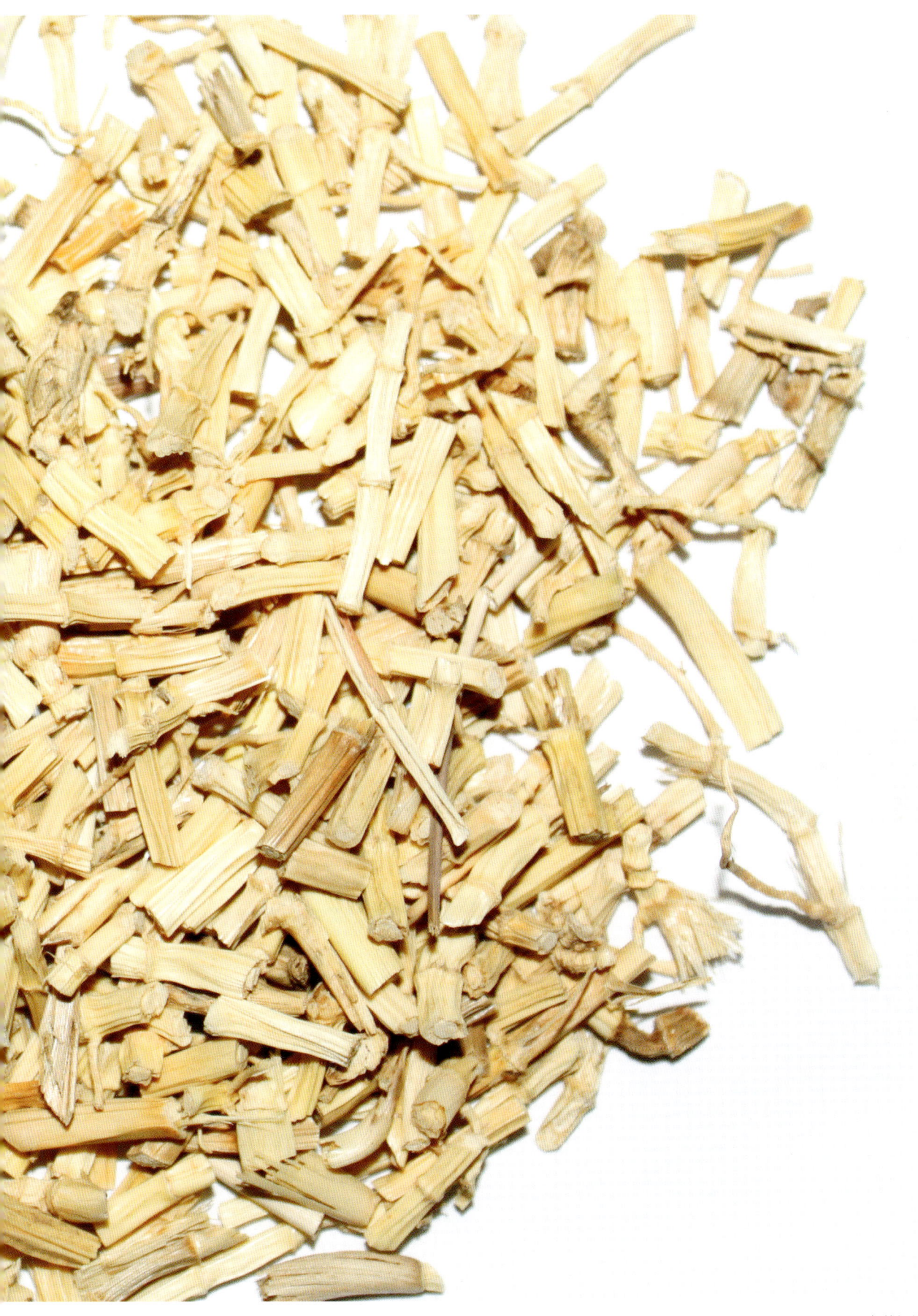

白茅根饮片

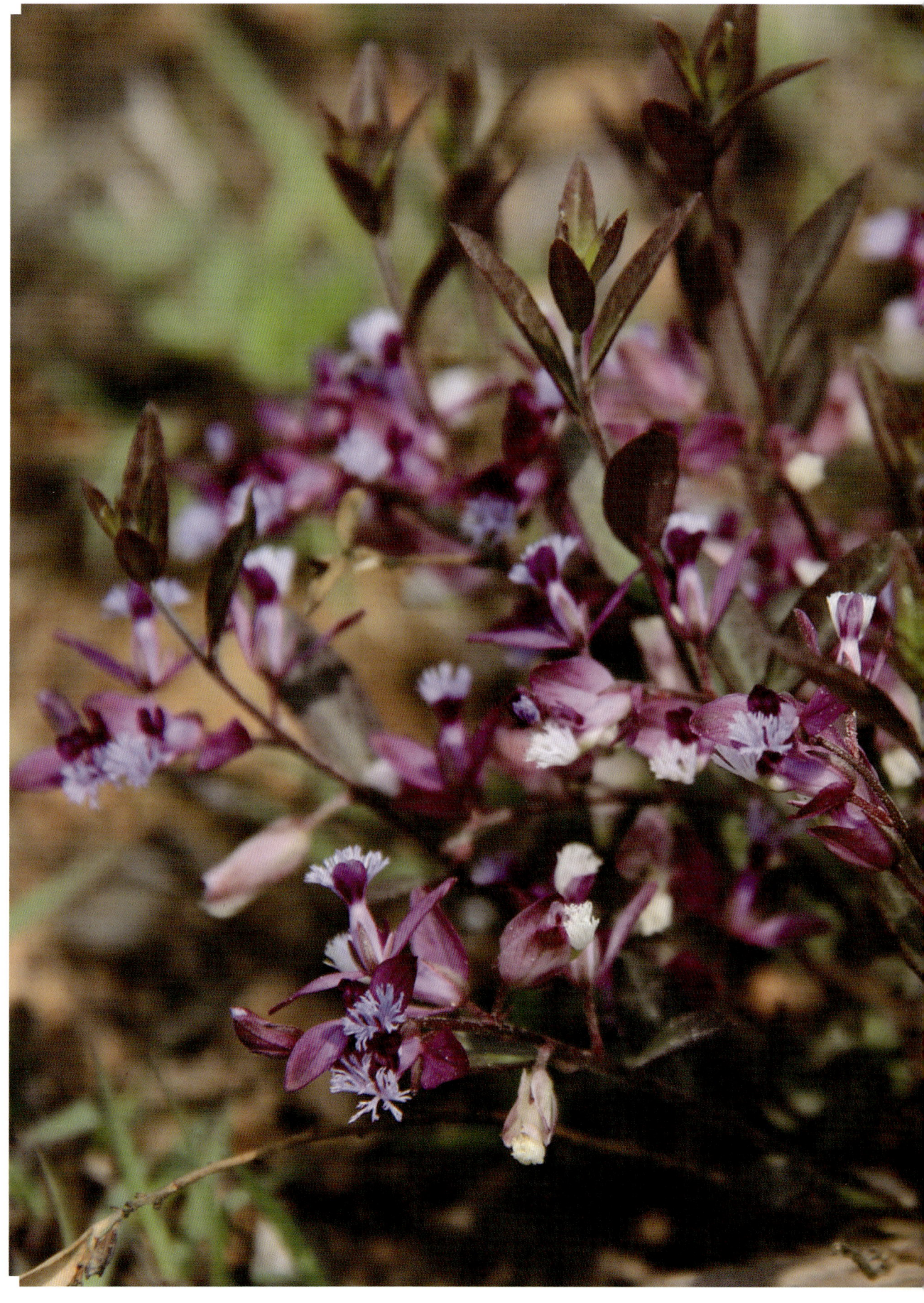

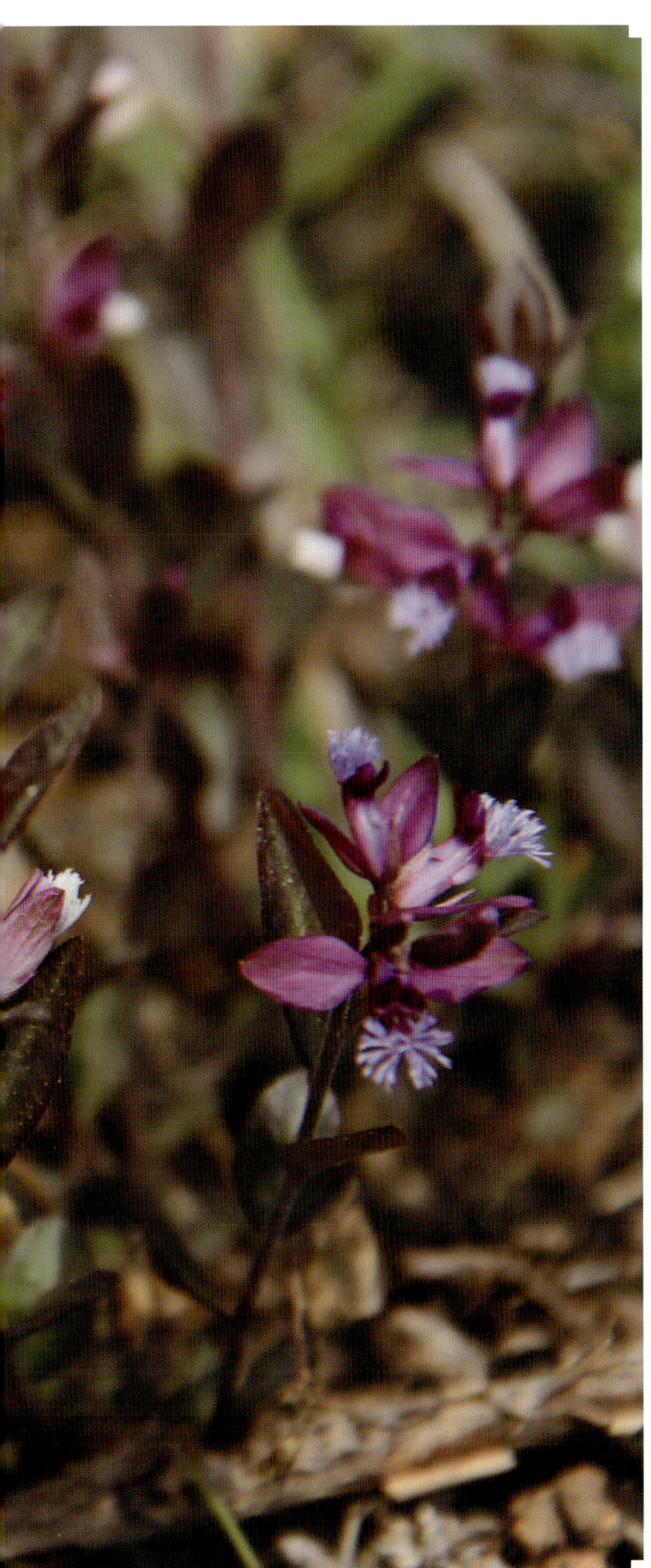

瓜子金

【水药名】懂要冻。

【别　名】小远志、小辰砂草、瓜米细辛、瓜子草、瓜子莲。

【来　源】本品为远志科植物瓜子金 *Polygala japonica* Houtt. 的全草或根。

【性味归经】味辛、微苦，性温。归肺、胃、心经。

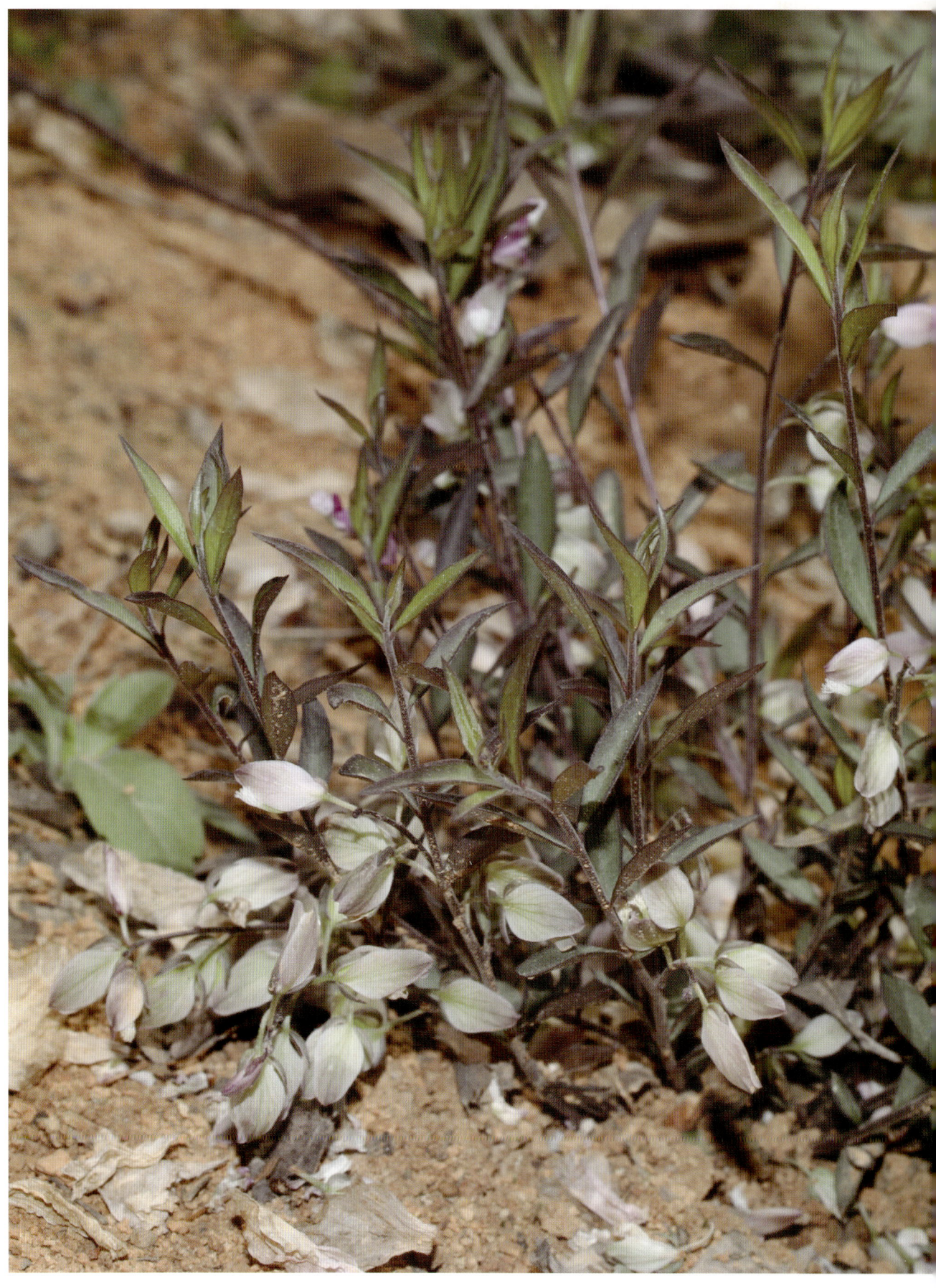

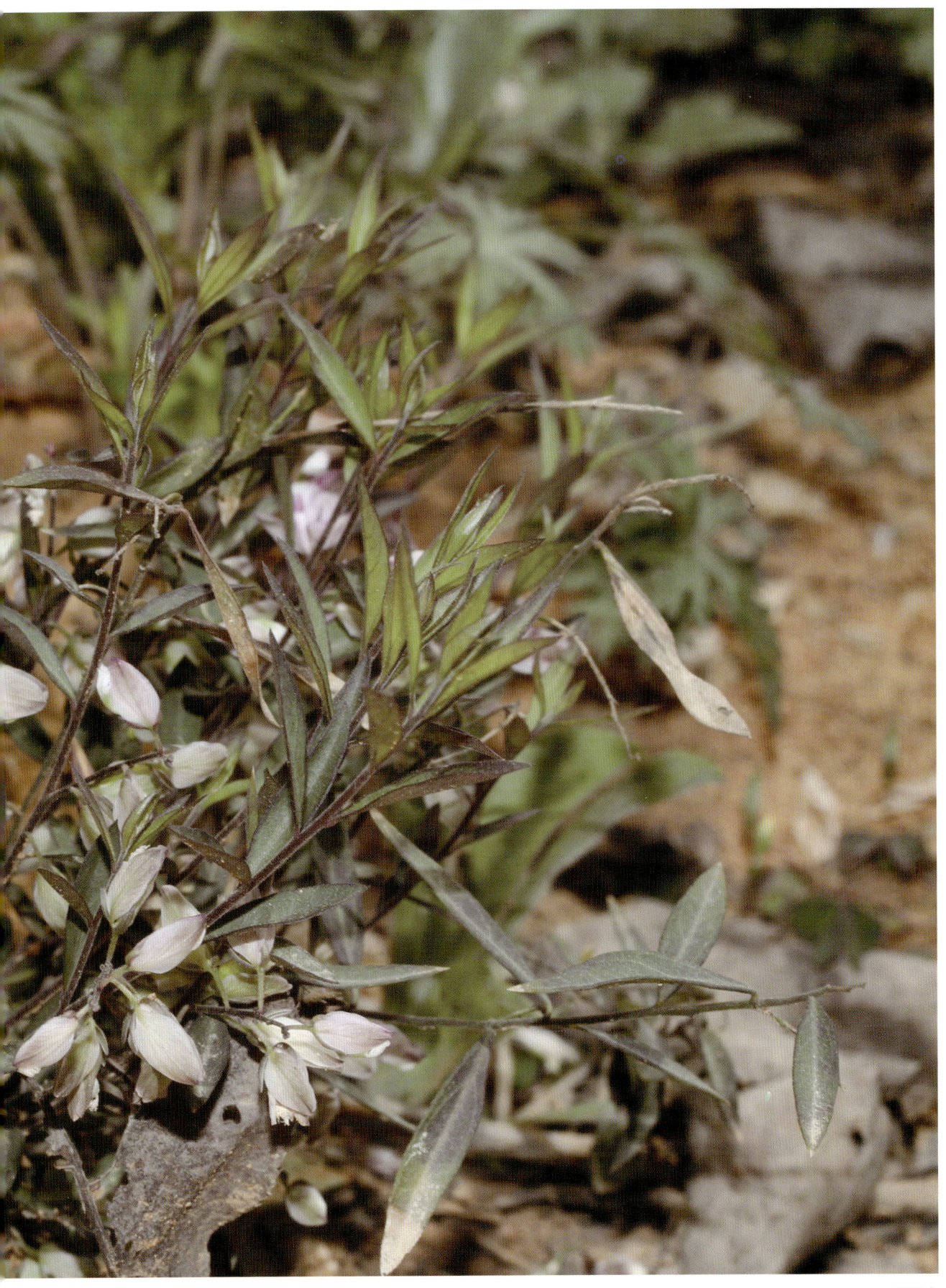

瓜子金

瓜子金

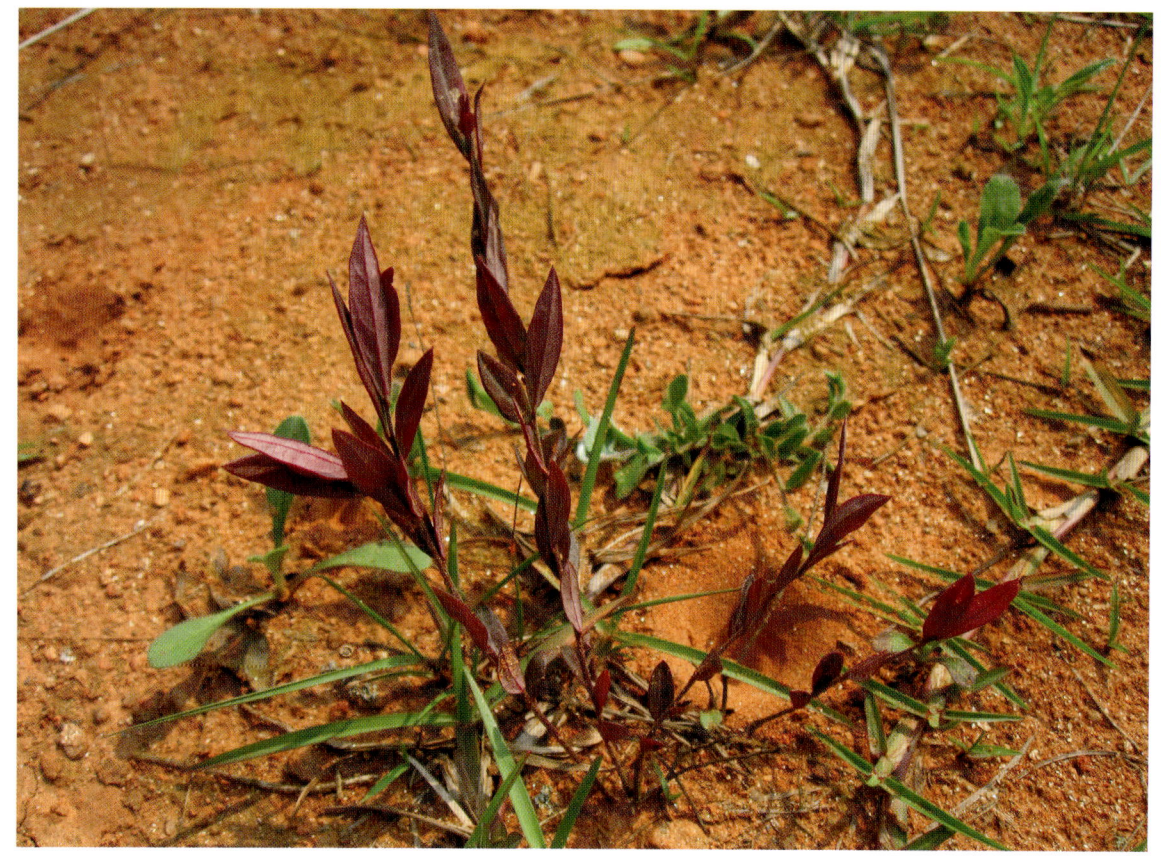

瓜子金

识别特征

多年生草本。茎披灰褐色的细柔毛。叶互生，卵形至卵状披针形，长 0.7 ~ 1.6 cm，宽 0.3 ~ 0.5 cm，先端短尖，全缘；叶柄短。总状花序腋生，最上一花序低于茎的顶端，花紫白色或浅黄色。蒴果广卵形而扁。种子卵形而扁。花期 4 ~ 5 月，果期 5 ~ 6 月。

生境分布

生长于山坡或荒野。分布于广东、广西、四川、江西、湖南、福建、安徽、云南、贵州、浙江等省区。

采收加工

全草：秋季采集全草，洗净晒干。根：春、夏、秋三季都可采挖，除去泥沙，晒干备用。

药材鉴别

本品为干燥带根全草，长约 20 cm。根圆柱形而弯曲，长短不一，多折断，粗 2 ~ 3 mm，外表灰褐色、暗黄棕色，有纵皱、横裂纹及结节，支根纤细。茎细，径不及 1 mm，自基部丛生，灰褐色或稍带紫色，质脆易断。叶上面绿褐色，下面色浅或稍带红褐色，稍有毛茸。气微，味稍辛辣而苦。以全株完整、连根、干燥、无杂草泥沙者为佳。

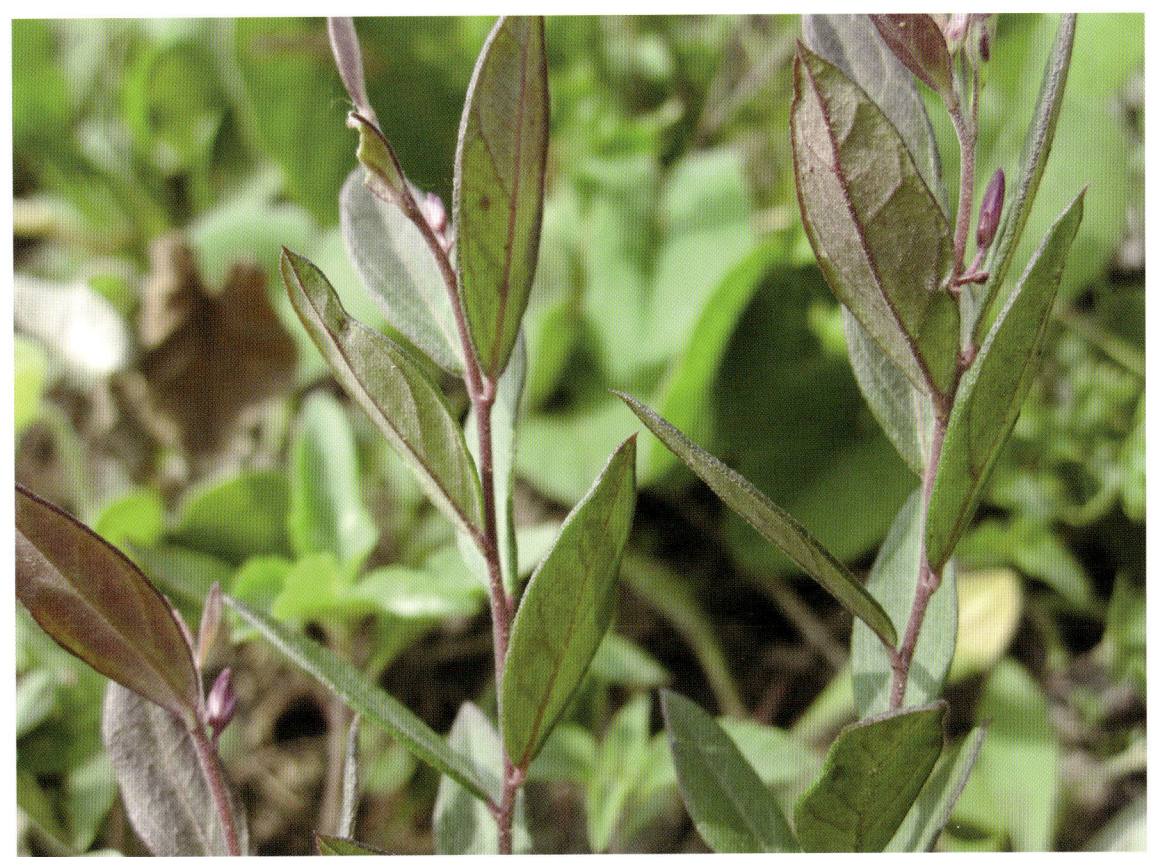

瓜子金

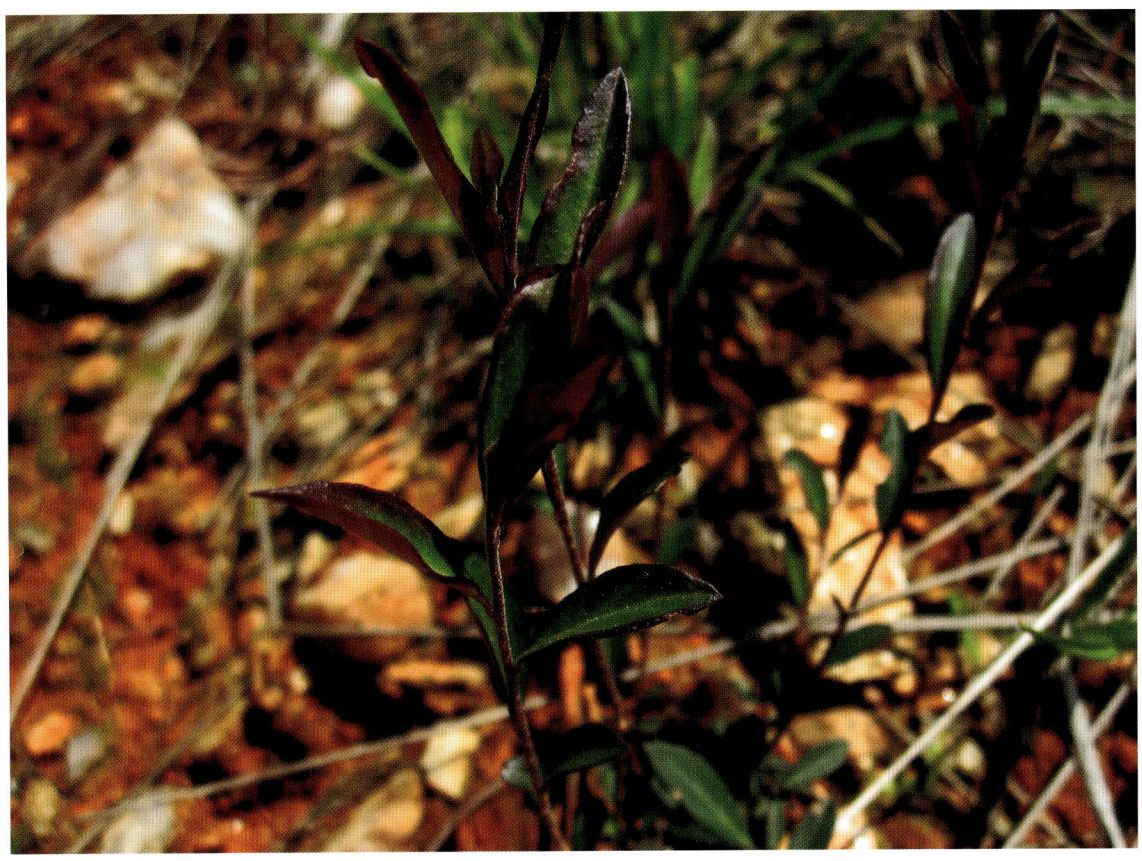

瓜子金

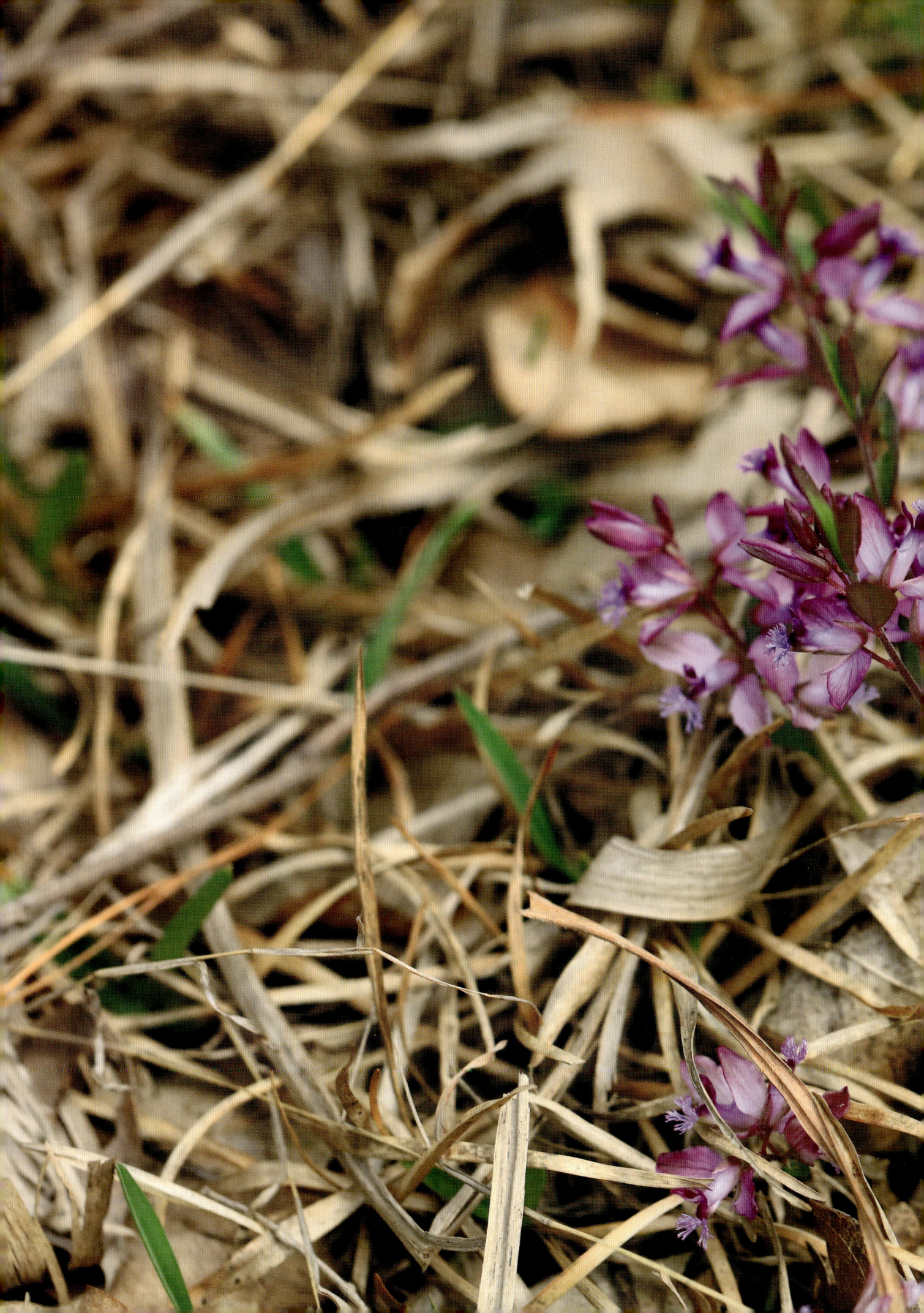

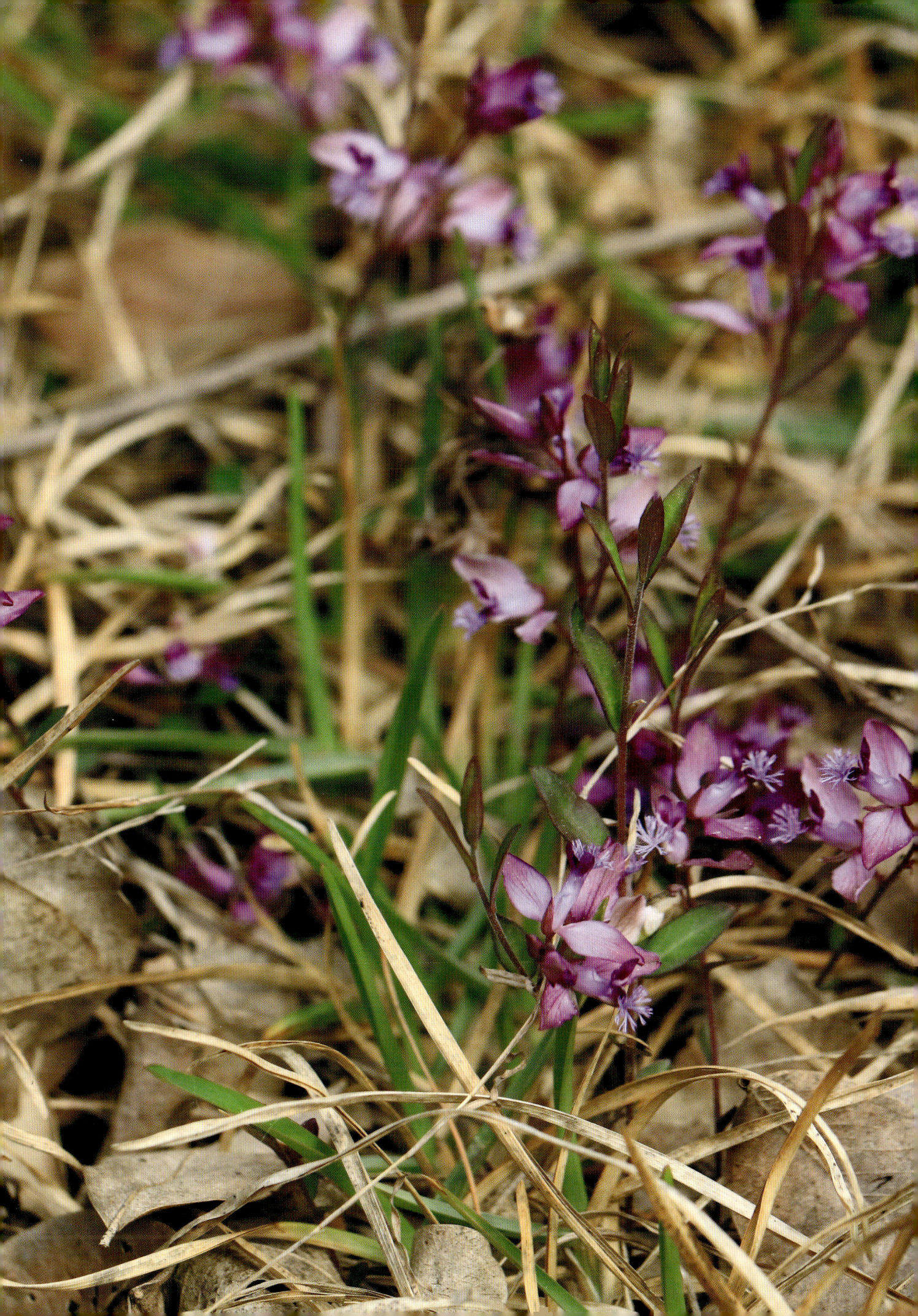

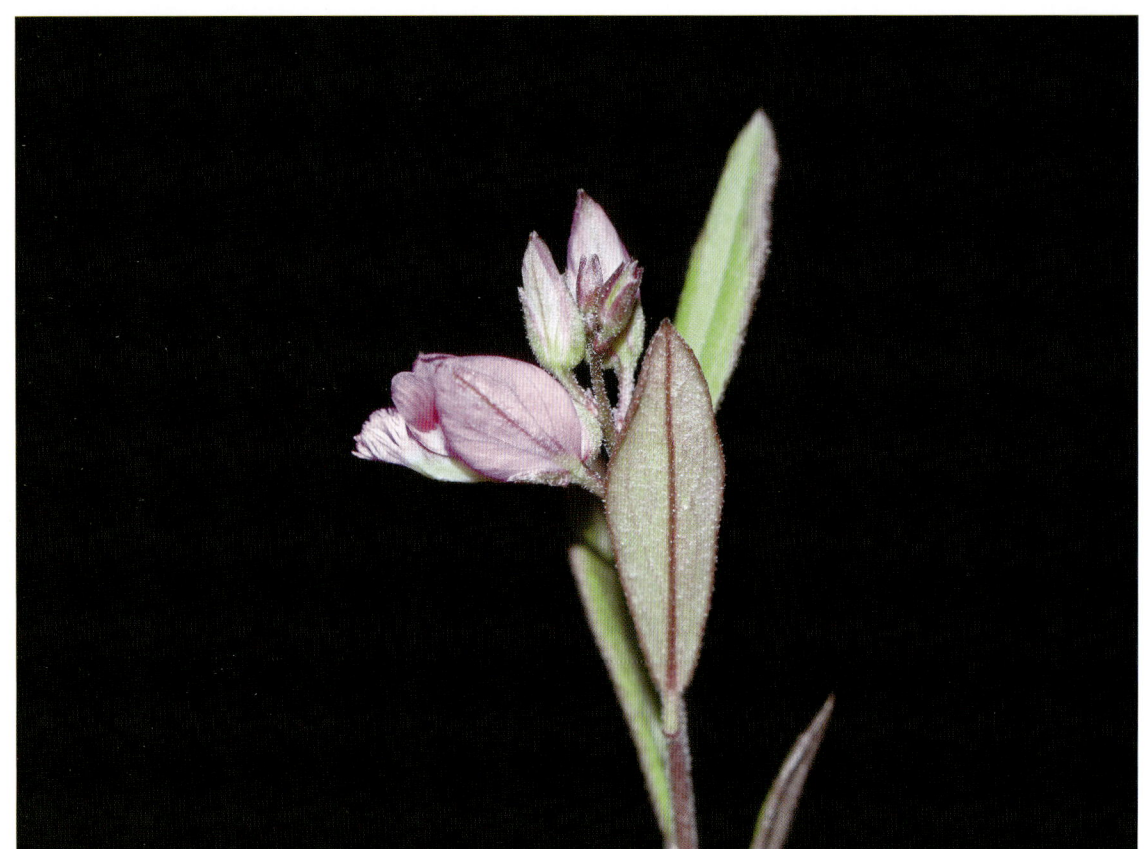

瓜子金

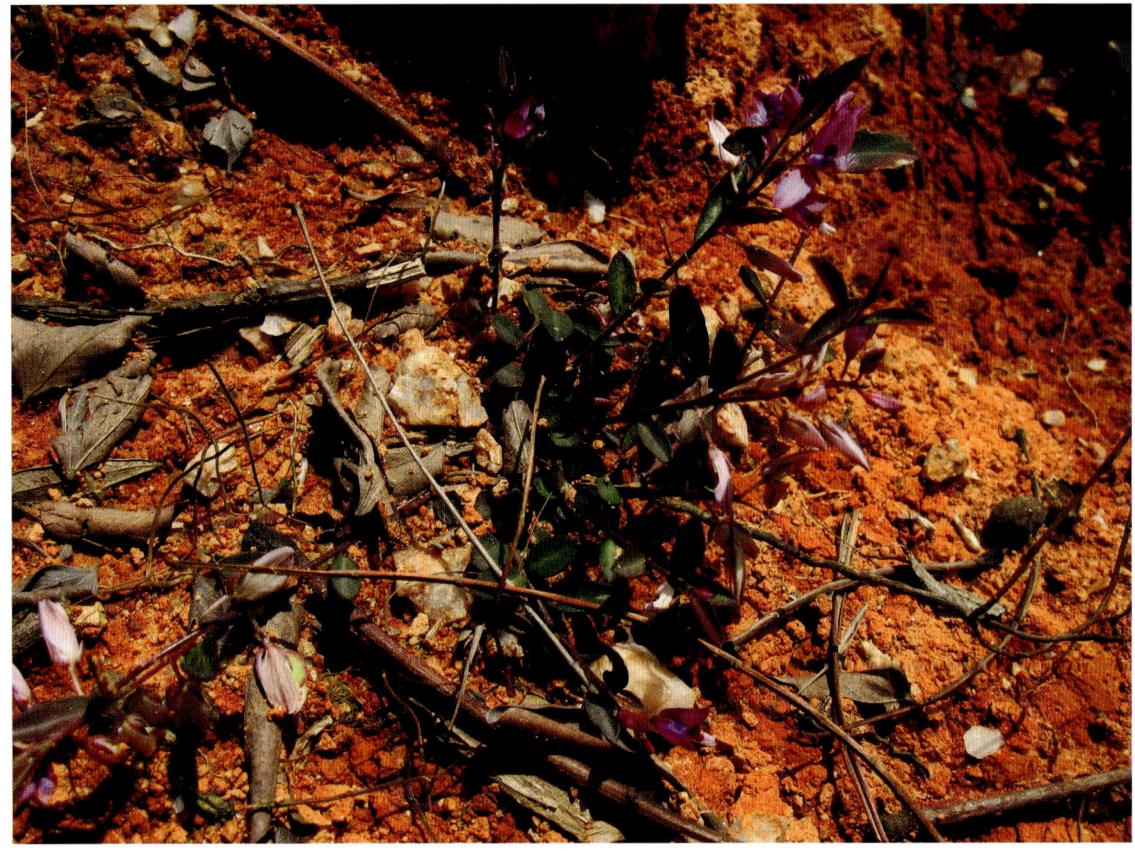

瓜子金

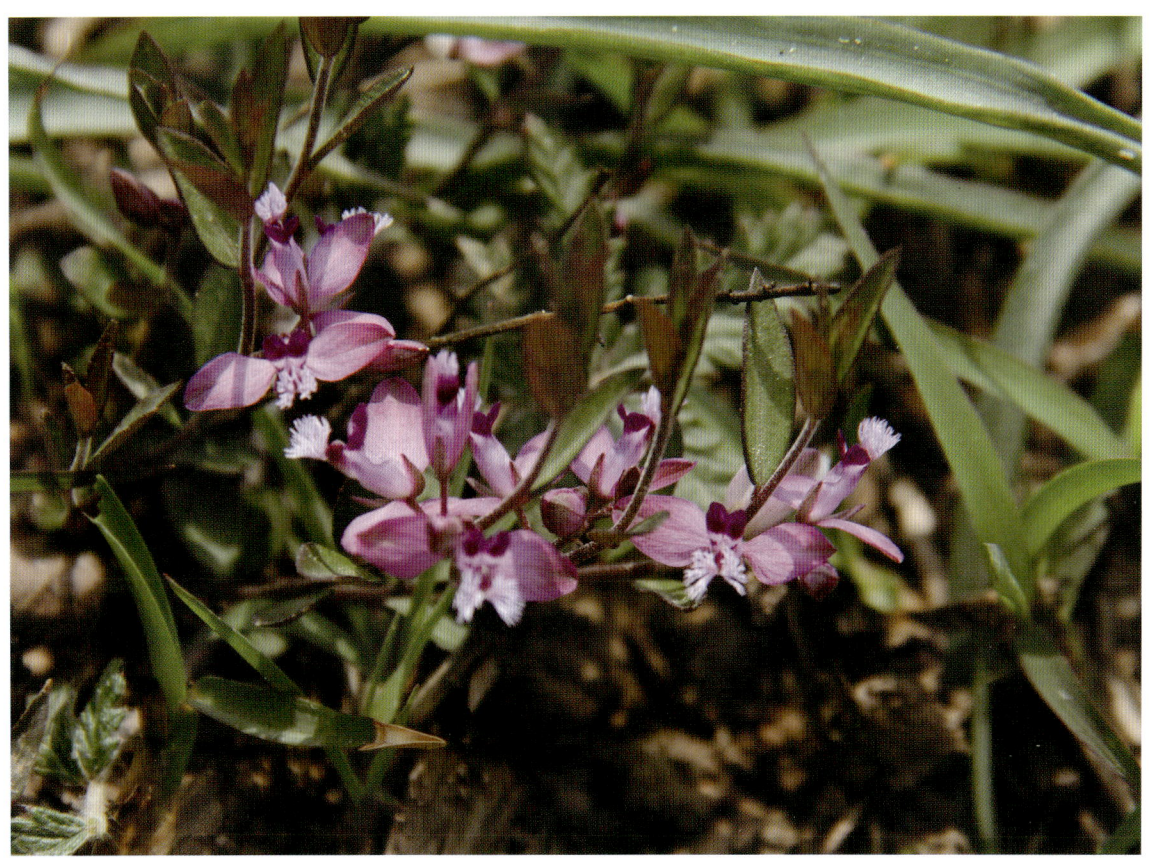

瓜子金

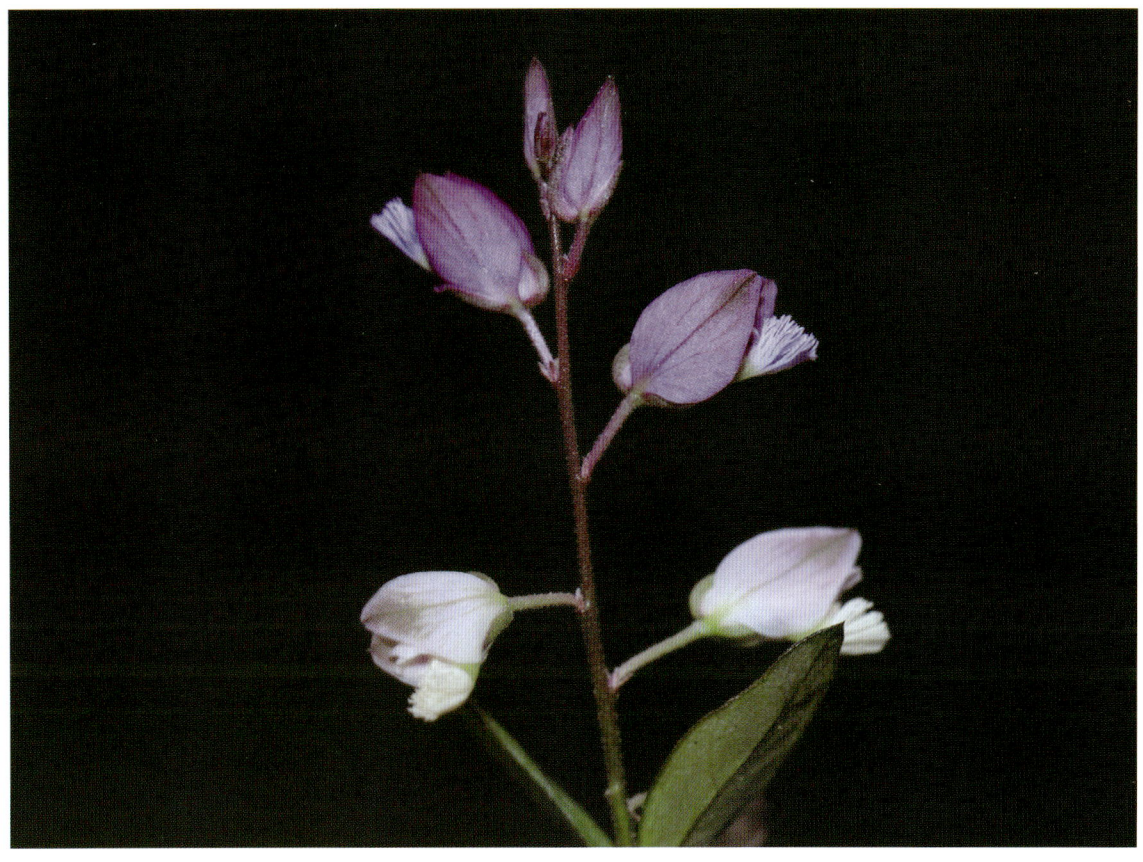

瓜子金

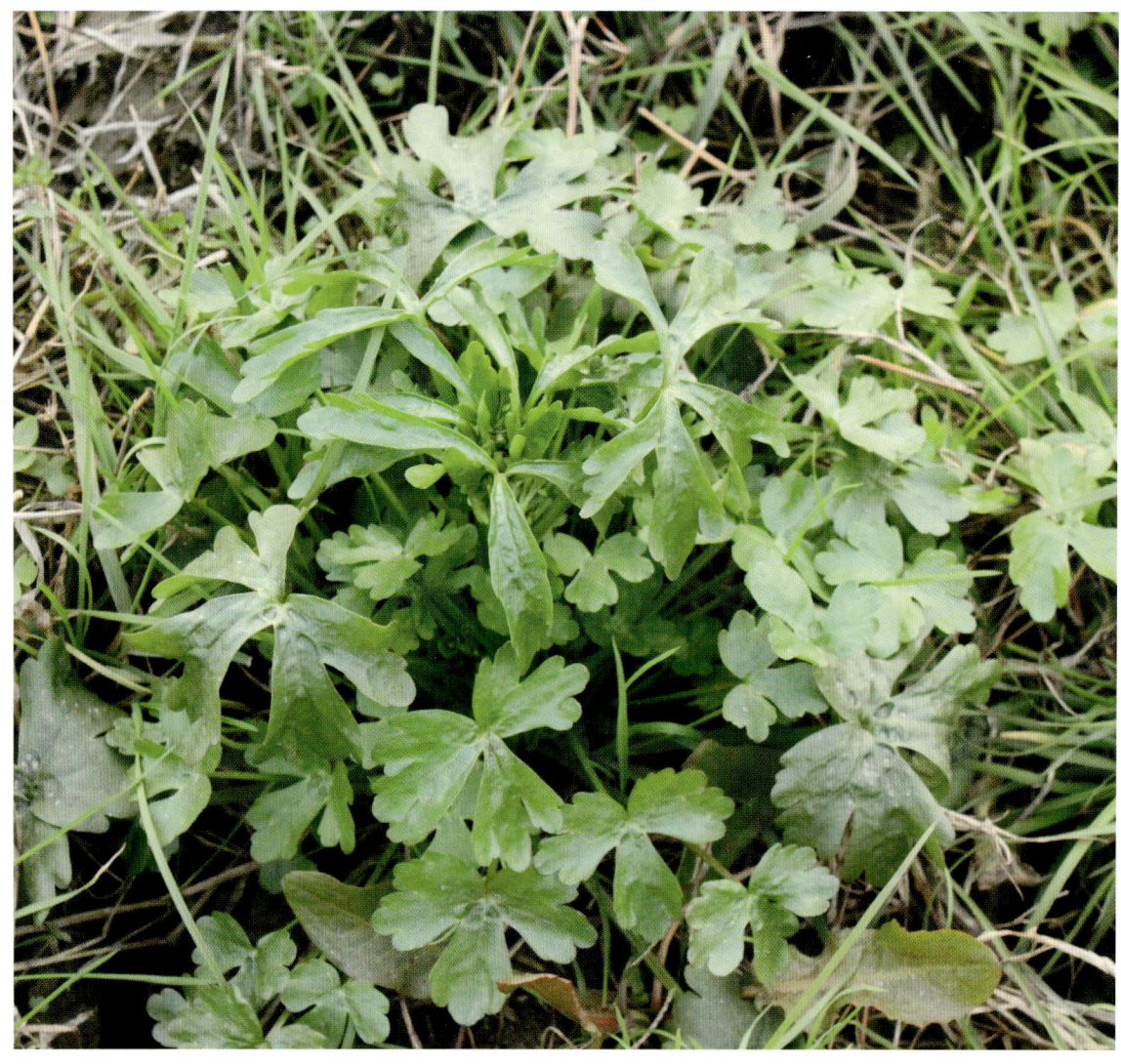

瓜子金

功效主治

镇咳，化痰，活血，止血，安神，解毒。主治咳嗽痰多，吐血，便血，怔忡，失眠，咽喉肿痛，痈疽疮毒。

用法用量

内服：10 ~ 15 g，煎汤；或研末，入丸、散服。外用：捣敷。

民族药方

1. 咽喉肿痛 瓜子金、八爪金、马兰、抱茎苦荬菜各 10 g，藤白薇、甘草各 6 g。水煎咽服。

2. 疟疾 瓜子金（鲜）18 ~ 30 g。酒煎，于疟发前 2 h 服。

3. **痰咳** 瓜子金根 60 g。酌加水煎，顿服。

4. **百日咳** 瓜子金 15 g。煎水兑蜂糖吃。

5. **小儿惊风** 瓜子金 6 g，佛顶珠 3 g。水煎服。

6. **小儿感冒** 瓜子金 3 g，蓝布正 15 g，射干 1.5 g。水煎服。

7. **头痛** 瓜子金、水皂角各 15 g，青鱼胆 12 g，蓝布正 9 g。水煎服。

8. **吐血** 瓜子金 15 g。水煎服。

9. **急性扁桃体炎** 瓜子金、白花蛇舌草各 15 g，车前草 6 g。水煎服，每日 1 剂。

10. **跌打损伤，疔疮痈疽** 瓜子金适量。晒干研粉，每日 3 次，每次 6 g，用黄酒送服。另取药粉适量。用黄酒调匀，敷患处。

11. **脱皮癞** 瓜子金、旱莲草、车前草各等份。煎水内服；外用红色的杠板归煎水洗。

12. **毒蛇咬伤** 鲜瓜子金 30 ~ 60 g。切碎捣烂，加泉水擂汁服，并以渣外敷于肿处。

13. **关节炎** 瓜子金根 30 ~ 60 g。酌加水煎，日服 1 ~ 2 次。

14. **血栓炎，皮肤现紫块，全身痛** 瓜子金根适量。捶绒，兑淘米水服。

▌使用注意

孕妇禁用。

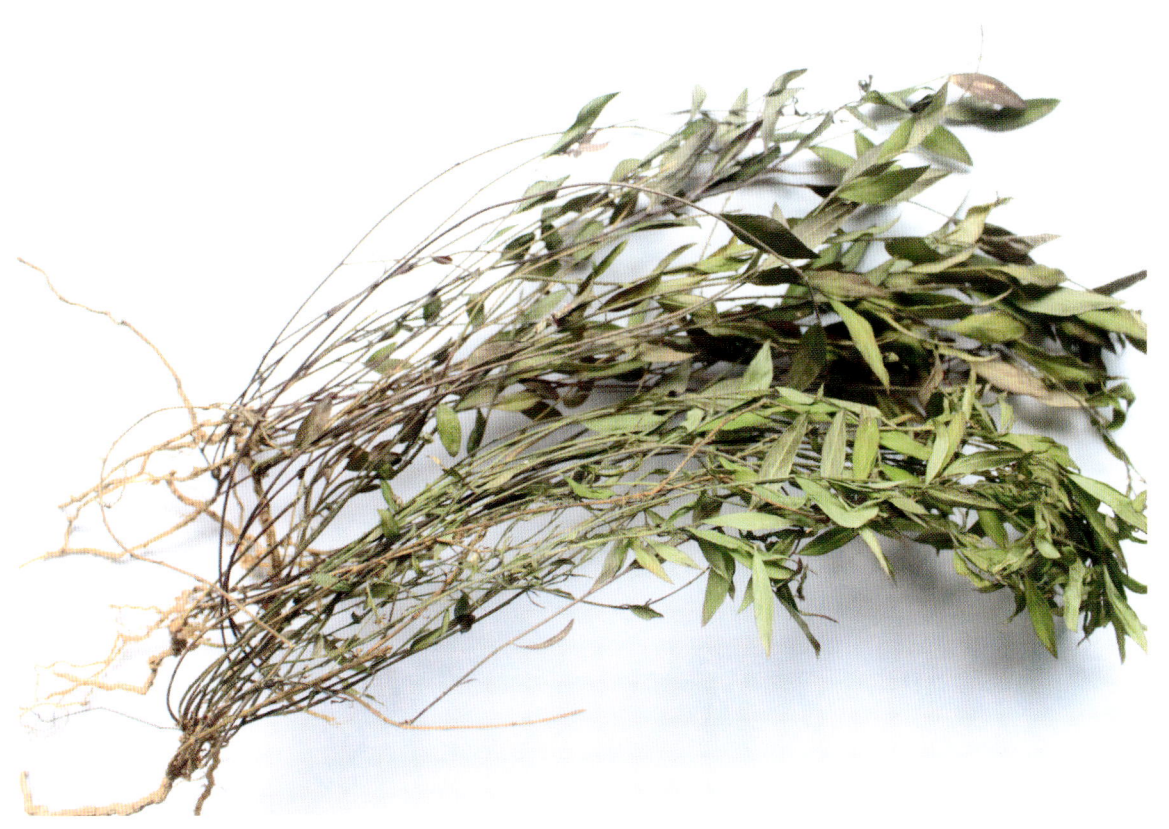

瓜子金药材

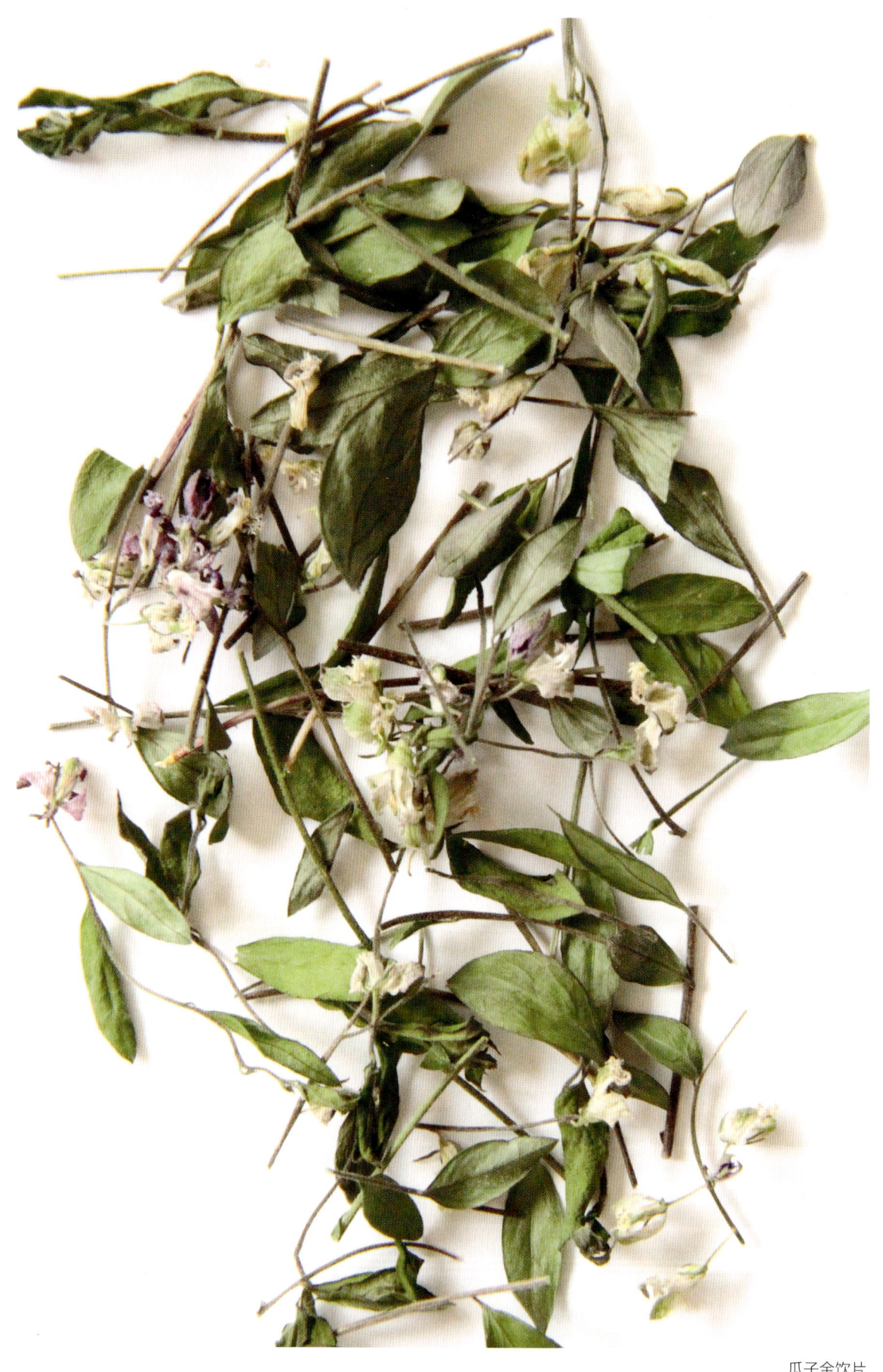

瓜子金饮片

图书在版编目（ＣＩＰ）数据

中国民族药用植物图典. 水族卷 ／ 肖培根，诸国本
总主编. -- 长沙 ： 湖南科学技术出版社，2023.12
　　ISBN 978-7-5710-2533-5

　　Ⅰ．①中… Ⅱ．①肖… ②诸… Ⅲ．①民族地区－药用
植物－中国－图集②水族－中草药－图集 Ⅳ.①R282.71-64

　　中国国家版本馆 CIP 数据核字(2023)第 196869 号

"十四五"时期国家重点出版物出版专项规划项目
ZHONGGUO MINZU YAOYONG ZHIWU TUDIAN SHUIZUJUAN DI-WU CE

中国民族药用植物图典 水族卷 第五册
总 主 编：肖培根　诸国本
主　　编：司有奇
出 版 人：潘晓山
责任编辑：李　忠　杨　颖
出版发行：湖南科学技术出版社
社　　址：长沙市芙蓉中路一段 416 号泊富国际金融中心
网　　址：http://www.hnstp.com
湖南科学技术出版社天猫旗舰店网址：
　　　　　http://hnkjcbs.tmall.com
邮购联系：0731-84375808
印　　刷：湖南天闻新华印务有限公司
　　　　（印装质量问题请直接与本厂联系）
厂　　址：长沙市望城区雷锋大道银星路 8 号湖南出版科技园
邮　　编：410219
版　　次：2023 年 12 月第 1 版
印　　次：2023 年 12 月第 1 次印刷
开　　本：889mm×1194mm　1/16
印　　张：20.25
字　　数：359 千字
书　　号：ISBN 978-7-5710-2533-5
定　　价：2580.00 元(共十册)